Bücher aus verwandten Sachgebieten

Pflegegrundlagen

Georg/Frowein (Hrsg.)
PflegeLexikon
(Buch und CD-ROM)
2. Auflage. 2001.
ISBN 3-456-83559-0

Pflegepraxis

Abraham/Bottrell/Fulmer/
Mezey (Hrsg.)
**Pflegestandards für die
Versorgung alter Menschen**
2001. ISBN 3-456-83424-1

Bischofberger
**«Das kann ja heiter werden»
Humor und Lachen in der Pflege.**
2002. ISBN 3-456-83831-X

Carr/Mann
**Schmerz und Schmerz-
management**
2002. ISBN 3-456-83680-5

Chellel
Reanimation
2002. ISBN 3-456-83681-3

Morgan/Closs
**Schlaf – Schlafstörungen –
Schlafförderung**
2000. ISBN 3-456-83405-5

Phillips
**Dekubitus und Dekubitus-
prophylaxe**
2001. ISBN 3-456-83324-5

Sachweh
«Noch ein Löffelchen?»
Effektive Kommunikation
in der Altenpflege.
2002. ISBN 3-456-83588-4

Salter
**Körperbild und Körperbild-
störungen**
1998. ISBN 3-456-83274-5

Soyka
**Rückengerechter Patienten-
transfer in der Kranken- und
Altenpflege**
2000. ISBN 3-456-83329-6

Tideiksaar
Stürze und Sturzprävention
2000. ISBN 3-456-83269-9

van der Weide
Inkontinenz
Pflegediagnosen und
Pflegeinterventionen.
2001. ISBN 3-456-83351-2

Komplementäre Pflege

Buchholz/Gebel-Schürenberg/
Nydahl/Schürenberg (Hrsg.)
Begegnungen
Basale Stimulation in der
Pflege – Ausgesuchte Fall-
beispiele.
2001. ISBN 3-456-83510-8

Buchholz/Schürenberg (Hrsg.)
**Lebensbegleitung alter
Menschen**
Basale Stimulation® in der
Pflege alter Menschen.
2003. ISBN 3-456-83296-6

Layer (Hrsg.)
**Praxishandbuch Rhythmische
Einreibungen nach Wegman/
Hauschka**
2003. ISBN 3-456-83591-4

Kostrzewa/Kutzner
Was wir noch tun können!
Basale Stimulation in der
Sterbebegleitung.
2002. ISBN 3-456-83658-9

Lett
**Reflexzonentherapie für Pflege-
und Gesundheitsberufe**
2003. ISBN 3-456-83832-8

Maietta/Hatch
Kinästhetik Infant Handling
2003. ISBN 3-456-83310-5

Price/Price
Aromatherapie
2003. ISBN 3-456-83440-3

Werner
**Konzeptanalyse – Basale
Stimulation® – 2. Auflage.**
2002. ISBN 3-456-83857-3

Wied
Farbenräume
Vom klinischen Weiß zu
pflegenden Farben.
2001. ISBN 3-456-83442-X

Pflegeberatung

Koch-Straube
Beratung in der Pflege
2001. ISBN 3-456-83626-0

London
Informieren, Schulen, Beraten
Praxishandbuch zur
pflegebezogenen
Patientenedukation.
2003. ISBN 3-456-83917-0

Kosmetik

Martini/Chivot/Peyrefitte
Lehrbuch Kosmetik
2001. ISBN 3-456-83319-9

Peyrefitte
**Lehrbuch Anatomie und
Physiologie der Haut für
Kosmetikerinnen**
2001. ISBN 3-456-83267-2

Weitere Informationen über unsere Neuerscheinungen finden Sie im Internet unter:
http://verlag.hanshuber.com oder per E-Mail an: verlag@hanshuber.com

Annegret Sonn †
Ursel Bühring

Heilpflanzen in der Pflege

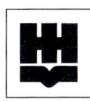

Verlag Hans Huber
Bern · Göttingen · Toronto · Seattle

Annegret Sonn †. Kinder- u. Krankenschwester, Hebamme, Fachkrankenschwester für Gemeinde-krankenpflege, Wickelfachfrau, Heilpraktikerin, Kursleiterin, Fachbuchautorin
E-Mail: Linum. A. Sonn@t-online.de, Internet: www.annegret-sonn.de

Ursel Bühring. Heilpraktikerin, Krankenschwester, Naturpädagogin, Phytotherapeutin, Dozentin für Pflanzenheilkunde, Fachbuchautorin
Freiburger Heilpflanzenschule, Oberbirken 17, D-79252 Stegen, Tel.: 0049/7661981961, Fax: 0049/7661981962, E-Mail: info@heilpflanzenschule.de, Internet: www.heilpflanzenschule.de

Lektorat: Jürgen Georg, Gaby Burgermeister, Barbara Müller
Bearbeitung: Gabriele Vef-Georg
Herstellung: Peter E. Wüthrich
Fotos: Annegret Sonn, Ursel Bühring, Jürgen Georg
Titelillustration: pinx. Design-Büro, Wiesbaden
Umschlag: Atelier Mühlberg, Basel
Satz: Kösel, Kempten
Druck und buchbinderische Verarbeitung: Kösel, Kempten
Printed in Germany

Bibliografische Information der Deutschen Bibliothek
Die Deutsche Bibliothek verzeichnet diese Publikation in der Deutschen Nationalbibliografie; detaillierte bibliografische Angaben sind im Internet unter http://dnb.dbb.de abrufbar.

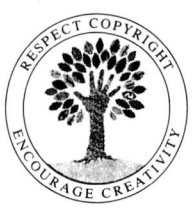

Anregungen und Zuschriften bitte an:
Verlag Hans Huber   Tel.: 0041 (0)31 300 4500
Lektorat: Pflege   Fax: 0041 (0)31 300 4593
z. Hd.: Jürgen Georg   E-Mail: juergen.georg@hanshuber.com
Länggass-Strasse 76   Internet: http://verlag.hanshuber.com
CH-3000 Bern 9

1. Auflage 2004
© 2004 by Verlag Hans Huber, Bern
ISBN 3-456-83455-1

Inhaltsverzeichnis

Vorwort

Wie dieses Buch entstanden ist – ein reflektierendes Gespräch der Autorinnen

Annegret Sonn: «Schon seit Jahren malten wir uns immer wieder die Idee eines Heilpflanzenbuchs aus, speziell verfasst für unsere Kolleginnen und Kollegen in der Pflege. Doch immer fehlte es an der nötigen Zeit, neben unserer Unterrichtsarbeit uns auch noch einem solchen Projekt zu widmen...»

Ursel Bühring (*schmunzelnd*): «... nicht dass das plötzlich anders geworden wäre mit der verfügbaren Zeit. ... Aber im Winter 2001 hat es uns dann doch ernsthaft gepackt und uns seither begleitet. In unserer täglichen Arbeit mit KursteilnehmerInnen wurde auch immer wieder deutlich, dass es unzählige, großartige Bücher über Heilpflanzen und ihre Anwendung gibt – aber keines, das als Nachschlag- und Nachlese-Buch für den praktischen Pflegealltag geeignet wäre.»

AS: «Dass wir das zusammen machen mussten, war klar: Durch deine langjährige Arbeit mit Heilpflanzen und durch die Erfahrungen in den ständig bei dir laufenden Heilpflanzenausbildungen hast du einen enormen Schatz an Wissen angesammelt. Gleichzeitig hast du Übungen und Methoden entwickelt, die aus einer trockenen Materie wie den Wirkstoffen der Heilpflanzen plötzlich etwas Interessantes und Lebendiges entstehen lassen.»

UB: «Ja – und bei anderen Kapiteln bist du mir dann so hartnäckig auf die Zehen getreten, bis ich doch noch mehr darüber herausfand, z.B. über die Rolle der Frauen in der Geschichte der Heilpflanzen, wo doch auch hier rasch auffällt, dass die Namen von großen Männern dominieren – obwohl Frauen beim Thema Heilen und Heilpflanzen in der Menschheitsgeschichte die Hauptrolle gespielt haben.»

AS: «Ja – zugegeben – ich hatte einige Anliegen, von denen ich wollte, dass sie in dieses Buch aufgenommen werden, weil – aus meiner Unterrichtserfahrung – es hier häufig zu Verwirrungen und Spekulationen kommt. Deshalb waren mir z.B. die Definitionen und Kurzdarstellungen zu den bekanntesten Heilweisen, die mit Heilpflanzen behandeln, so wichtig. Wenn zukünftig ein paar KollegInnen die Homöopathie nicht mehr mit der Pflanzenheilkunde verwechseln, freue ich mich schon. Aber auch zur entsprechenden Offenheit gegenüber anderen Sichtweisen von Heilkunde und Heilkunst soll dieser Teil ermutigen.»

UB: «Der rechtliche Rahmen oder die Abrechnungs- und Finanzierungsmöglichkeiten im Rahmen der Pflege mit Heilpflanzen (doch wahrlich trocken klingende Themen!) – das waren nun wieder Bereiche, zu denen du aus den Erfahrungen mit deiner Wickel-Fachausbildung die nötigen professionellen Kontakte und lange zusammengetragenes Wissen mitbringen konntest.»

AS: «Dagegen liegt es dir viel mehr, einzelne Pflanzen in Pflanzensteckbriefen sachkundig zu beschreiben und gleichzeitig so lebendig mit den von dir geliebten Geschichten und Mythen darzustellen – eindeutig ein besonders schöner Abschnitt dieses Buches …»

UB: « … dem du partout noch eins draufsetzen musstest mit dem Steckbrief zum Quark!»

AS: (lachend): «Ja – das hat Spaß gemacht. Es zeigt im Übrigen auch, dass uns beiden das Heilpflanzenthema ein wichtiges Anliegen ist, es uns aber vor zu viel tierisch-ernstem Dogmatismus und dem Missionieren für eine Idee graust.»

UB: «Und dann die beiden Kapitel mit den Tipps und den praktischen Handlungsanleitungen, die ja der eigentliche, nutzbringende Nachschlag- und Praxisteil für PflegekollegInnen und PatientInnen sein sollen. Hier geht es uns darum, die Befindlichkeit der PatientInnen wahrzunehmen, und nicht nur auf die Befunde zu schielen! Zuerst habe ich dafür eine tabellarische Übersicht erstellt, dann hast du diese praxisnahen Texte geschrieben, die Mut und Lust machen, sofort ‹loszulegen›, und ich habe sie dann Satz für Satz durchgearbeitet und mit meinen Erfahrungen ergänzt – das waren doch die arbeitsintensivsten Kapitel – findest du nicht?»

AS: «Oh ja – und was dabei zwar mühsam aber auch spannend zugleich war, war unser Leitgedanke, diese Anwendungen als pflegetherapeutische Maßnahme an den PatientInnen und ihren momentanen (Krankheitserlebens-)Situationen aufzuzeigen, und nicht nur als Versuch, konventionelle schulmedizinische Mittel gegen pflanzliche auszutauschen. Ich empfand es immer wieder als eine Herausforderung, klar beim pflegerischen Ansatz zu bleiben, und nur in ganz wenigen Ausnahmen auch einmal auf eines der pflanzlichen Fertigpräparate hinzuweisen, deren Anwendung – zumindest im stationären Bereich – häufig von einer ärztlichen Anordnung abhängig sind.»

UB: «Ja, und gerade dieser Ansatz macht unser Buch so einmalig! Was uns nicht leicht fiel war, dass wir uns immer wieder bremsen mussten, um nicht alles, was wir so kennen an Teerezep-

turen und praktischen Ansätzen, hier niederzuschreiben, sondern uns auf Wesentliches, Exemplarisches und Machbares zu reduzieren nach dem Motto: weniger ist oft mehr!»

AS: «Immer wieder stellten wir auch fest, wie sehr wir beim Zusammentragen unserer Texte gegenseitig von unserem Wissen und unseren Erfahrungen profitierten.»

UB: «Ich fand das gut, dass sich zwei so starke Frauen wie wir, die beide einzeln ihren Weg der Selbstständigkeit gehen, so gut ergänzen können, und es tat gut, durch unser gegenseitiges Vertrauen in die Kompetenz der anderen auch Bereiche abgeben zu können.»

AS: «Mehr noch: Wir lernten uns auch noch viel deutlicher gegenseitig kennen in unseren jeweiligen Schwerpunkten, die jede im Laufe der Jahre entwickelt hatte – und das, obwohl wir uns doch schon so lange kennen und in unserer Arbeit begegnen.»

UB: «Meine eigene Begeisterung für die Anwendung von Heilpflanzen in dieses Buch hineinzugeben und doch auch auf Grenzen hinzuweisen, die gerade im professionellen Umgang mit diesem Wissen nötig sind, das war mir auch sehr wichtig. Und es war höchste Zeit, dass du auf die wenigen Facharbeiten und Forschungsansätze, die aus der Pflege vorliegen, hinweist.»

AS: «Ich wollte damit auch auf den Umstand aufmerksam machen, dass sich zwar einiges in der Pflegeforschung tut, es jedoch spezielle Pflegeforschung zu Heilpflanzenanwendungen vor dem Hintergrund der üblichen wissenschaftlichen Forschungskriterien in einem solch interdisziplinären Bereich (Pharmakologie, Botanik und Medizin) nicht leicht hat.»

UB: «Dieser Teil soll Mut machen, selbst zu recherchieren und weiterzulesen, worüber bereits geforscht wurde und worauf wir zurückgreifen können – auch wenn dabei deutlich wird, wie viel noch nicht in der Weise erforscht ist, wie es unsere derzeit gängige Wissenschafts-Auffassung erwartet.»

AS: «Ja – und nun ist es nicht mehr lange bis zur Veröffentlichung unseres Buches, und ich halte dies hier für eine passende Stelle, all jenen zu danken, die uns bei der Entstehung des Buches begleitet haben.»

UB: «Da sind doch zuerst einmal die TeilnehmerInnen unserer Schulen zu nennen, nicht wahr? Und ganz oben steht auch der Dank an die Natur, die für mich immer die größte Lehrmeisterin ist. Weitergebracht haben mich auch Widerstände und Blockaden während meiner Arbeit in der Klinik – das hat mich eher stark gemacht und ermutigt, nach neuen Wegen zu suchen. Danken möchte ich aber auch meinen beiden Mitarbeiterinnen, Helga Ell-Beiser und Marion Oerding, die mich mit Fachkompetenz und spitzer Feder unterstützt haben.»

AS: «Darüber hinaus geht unser Dank an Fachleute aus dem Pflegerecht *(Hans Böhme)*, sowie aus der Krankenhaushygiene *(Franz Sitzmann,* bekannt durch seine Versuche, antimikrobielle Heilkräuter und Teesorten im Pflegealltag zur Desinfektion einzusetzen) und der Pflegeforschung *(Angelika Zegelin)*, die uns mit ihrer großen Fachkompetenz zur Seite standen. Herzlichen Dank für die große Unterstützung und Ermutigung von Seiten des Pflegelektorats vom Verlag Hans Huber (*Jürgen Georg* und *Gaby Burgermeister)*.»

UB: «Und ich würde gerne noch anfügen, was wir den LeserInnen unseres Buches wünschen, nämlich den Ansporn, sich eine Fachkompetenz anzueignen und genügend Mut, die Heilpflanzen einzusetzen. Es soll ja ein Buch sein für die Praxis, das den Rücken stärkt, zum Aufmuntern dient, zum Nachschlagen, ‹Loslegen› und auch als Argumentationshilfe.

AS: «Wir würden uns auch noch freuen, wenn es unseren LeserInnen nicht nur als Nachschlagewerk und Hilfe in der stationären Arbeit dient, sondern sie Spaß daran haben, in dem Buch auch mal aus Neugierde und Lust zu blättern und für sich selbst oder für den eigenen Umkreis von Familie, Freunden, Nachbarn etwas Hilfreiches finden. Besonders freuen würden wir uns natürlich über Rückmeldungen. Wir sind offen für kritische Anmerkungen und Verbesserungsvorschläge, für eigene Erfahrungen, Tipps und Rezepturen.»

1 Die Wurzeln der heutigen Pflanzenheilkunde

1.1 Ein Blick in die Geschichte

Die Geschichte der Pflanzenheilkunde ist so alt wie die Menschheit selbst. Ursprünglich lebten die Menschen aufs engste in die Natur eingebunden und sammelten mit der täglichen Nahrung zugleich ihre Heilmittel – die Pflanzen.

Die ersten Spuren der Verwendung von Pflanzen als Heilmittel lassen sich zurückverfolgen bis etwa **60 000 Jahre vor unserer Zeitrechnung.** In einem Grab in Shanidar im Iran wurden verschiedene Blütenpollen gefunden, unter anderem Schafgarbe, Eibisch, Tausendgüldenkraut und Wegerich. In den jungsteinzeitlichen Pfahlbauten am Bodensee fand man Samen von Holunder, Schlehe, Kümmel, Brombeere u.a. Auch «Ötzi», der Steinzeitmensch, trug eine große Anzahl verschiedener Heilkräuter in seinem Köcher mit sich.

Die wahrscheinlich ältesten schriftlichen Überlieferungen der Pflanzenheilkunde entstanden **3700 Jahre v. Chr.** Der damalige Kaiser von China, Shen-nung, verfasste eine pharmakologische Pflanzenheilkunde über 239 Pflanzendrogen, deren Heilwirkungen und Anwendungsmöglichkeiten. Zu den begehrtesten Heilpflanzen dieser Zeit gehörten Sternanis, Kampfer und Schlafmohn (Opium).

Das Wissen über heilende Pflanzen wurde schon immer in der Hauptsache von Frauen getragen und mündlich weitergegeben. Als mit dem Altertum die Niederschrift solcher Kenntnisse aufkam, blieb dieser Weg den Frauen meistens verwehrt. Es war ihnen nicht gestattet, schreiben, lesen oder später auch Latein als die Sprache der Gelehrten zu lernen oder an wissenschaftlichen Forschungen teil zu haben. Zwar finden sich historische Belege über bedeutende Frauen in der Pflanzenheilkunde, doch meist ist ihr Wissen durch männliche Schreiber verändert oder verfälscht zu Papier gebracht worden, häufig gekennzeichnet durch Ignoranz oder Verachtung weiblicher Belange. Frauen hatten ein intuitives Naturverständnis, das ihnen eine gewisse Macht verlieh und die Männer verunsicherte. Je mehr sich Männer durch wissenschaftliche Forschung und rationale Betrachtungsweise von den unmittelbaren Naturkräften entfernten, umso stärker entwickelte sich ein Argwohn gegenüber den Frauen, die diesen Bezug immer beibehielten. Der geschichtliche Verlauf zeigt, dass immer wieder versucht wurde, Frauen durch Ausschluss vom wissenschaftlichen Leben diese Macht zu nehmen.

Der erste schriftliche Beleg einer Ärztin, die sich mit Pflanzenheilkunde beschäftigte, datiert etwa aus dem Jahr **2500 v. Chr.**: Merit Ptah aus Ägypten. Die sehr gebildeten ägyptischen Frauen, die in großer Freiheit lebten, erhielten ihre Kenntnisse über die Heilmittelbereitung von den Priestern im Tempel. Die Frauen waren die eigentlichen Medizinerinnen des Landes und kurierten ihre Familien selbst **(Abb. 1-1)**.

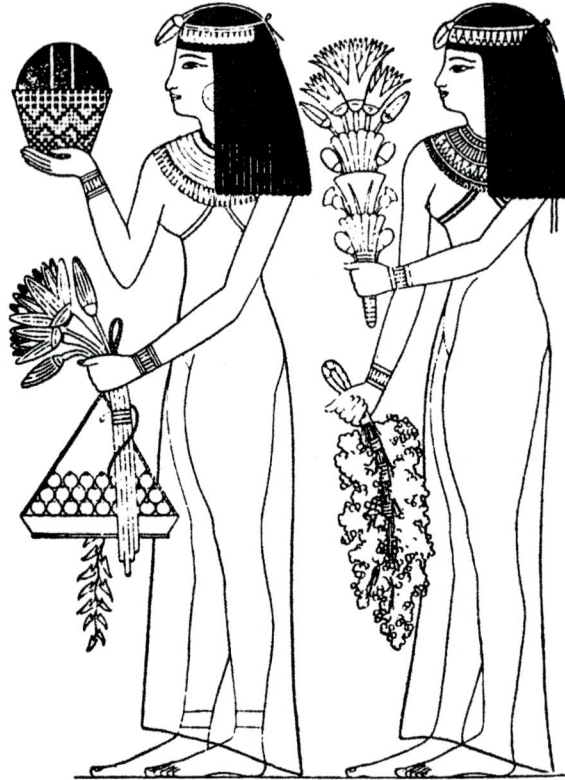

Abbildung 1-1: Frauen mit Früchten, Blumen, Würz- und Duftkräutern. Altägyptisches Relief.

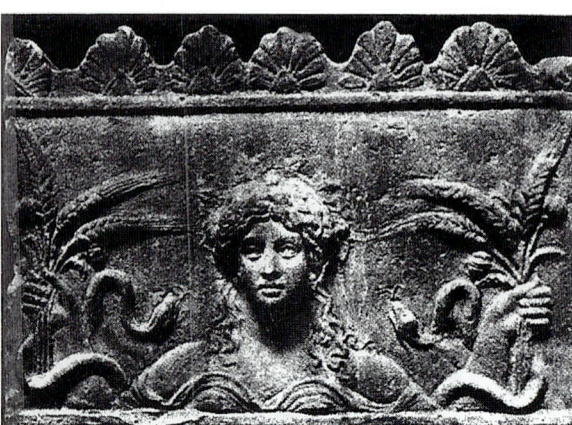

Abbildung 1-2: Ceres – die große Erdgöttin und Schützerin der Ernte. Altrömisches Terrakottarelief.

Zu den eindrucksvollsten und umfangreichsten Überlieferungen gehören Funde aus ägyptischen Königsgräbern, die auf ca. **1600 v. Chr.** geschätzt werden. Die berühmteste Aufzeichnung ist das «Papyros Ebers», worin 877 Rezepte mit zahlreichen Heilpflanzen, wie z. B. Wacholder, Myrrhe, Thymian oder Knoblauch niedergeschrieben stehen. Die Schriftrolle aus dem Jahre **1536 v. Chr.** hat eine Länge von über 20 Metern! Auf die gleiche Zeit wird auch die Kahun-Papyrusrolle datiert, die sich speziell mit Frauen- und Kinderkrankheiten befasst.

Die ersten Überlieferungen aus der indischen Heilkunde, der Ayur-Veda (Lehre vom langen Leben) entstanden um **1500 v. Chr.** Heilpflanzen, die heute wieder im Mittelpunkt des medizinischen Interesses stehen, wurden hier schon genutzt, wie die Rauwolfia, Aloe oder das Sandelholz.

Eine der herausragenden Größen im Griechenland der Antike war Hippokrates (**460–370 v. Chr.**), auf dessen Namen angehende Mediziner auch heute noch den «hippokratischen Eid» schwören. Er gilt als der geistige Vater der modernen Medizin. Hippokrates behandelte Krankheiten mit Heilpflanzen, Wasser und Diät. Er war der Begründer der Säftelehre und der Lehre von den so genannten «vier Temperamenten»: Choleriker, Sanguiniker, Melancholiker und Phlegmatiker. Zu dieser Zeit beschäftigte sich auch Pythagoras von Samos mit Heilpflanzen. Theophrast, ein Schüler von Aristoteles, verfasste 350 v. Chr. die «Naturgeschichte der Pflanzen», die etwa 450 verschiedene Heilpflanzen beschreibt.

Um **200 v. Chr.** galt die Schöne Helena als eine der bedeutendsten Heilerinnen und Kräuterkundigen, die bei Polydamna, einer ägyptischen Königin lernte und viele Kräuterrezepturen beherrschte. Auch Pythia, Priesterin und Orakelsprecherin zu Delphi, beherrschte die Pflanzenheilkunde. Vor ihrem Orakel kaute sie Lorbeerblätter und ließ Bilsenkraut räuchern **(Abb. 1-2)**.

Das **Alte Testament** führt im 3. Buch Mose (Levitikus) Krankheiten und Heilungsvorschläge auf. Zu dieser Zeit wurde aus dem Stamme Levi (Sohn Jakobs und Leas) stets der älteste Sohn als Priester berufen. Er war gleichzeitig eine Art Krankheitsberater. Zum Passahfest war es Brauch bei den Juden, viele bittere Kräuter zu sich zu nehmen: Zichorie, Löwenzahn, Lattich und Endivie, die heute einer Frühjahrskur entsprechen. Ein bekanntes Zitat aus dem Alten Testament lautet:

«Gott hat die Kräuter heilsam gemacht, und ein Vernünftiger verachtet sie nicht.»

Im **1. Jh. n. Chr.** verfasste der griechische Arzt Dioskurides das wohl bedeutendste Heilpflanzenbuch der Antike. Sein fünfbändiges Werk «materia medica» beschreibt ausführlich etwa 800 Pflanzen und ihre Verwendung. Es soll angeblich auf dem Wissen kräuterkundiger Frauen basieren und war bis ins 15. Jh. für die Pflanzenheilkunde maßgebend. Viele seiner Angaben sind bis heute gültig, einige der Pflanzenportraits von Dioskurides können sich mit den Erkenntnissen der heutigen Phytotherapie messen. So wurden damals schon Holunderblüten als schweißtreibendes Mittel eingesetzt, Tausendgüldenkraut als bittere Medizin und Pfefferminze als Mittel, das Krämpfe lindert und Blähungen beseitigt.

Ungefähr zur gleichen Zeit entstand eine 37-bändige Sammlung von über 2000 Schriften verschiedener Autoren über die Anwendung von Heilpflanzen, die von dem berühmten römischen Feldherr und Geschichtsschreiber Plinius (23–79 n. Chr.) zusammengetragen wurden. In seinen Schriften wurde auch pflanzenheilkundliches Wissen von Frauen veröffentlicht. Nach seinen Angaben soll zum Beispiel Aristoteles' Frau (um 350 v. Chr.) einen großen Anteil der umfangreichen Werke mitverfasst haben.

Die Werke von Dioskurides und Plinius waren die wichtigsten Quellen für alle mittelalterlichen Kräuterbuchautoren.

Als eigentlicher Begründer der Pflanzenheilkunde gilt der bedeutende griechische Arzt Claudius Galenus – Galen – (ca. 129–199 n. Chr.), der am Hofe des Kaisers Marc Aurel wirkte. Auf ihn gehen detaillierte Angaben zur Herstellung von pflanzlichen Destillaten, Tinkturen, Salben u. a. zurück. Durch «galenische Zubereitung» entsteht aus einer Rohdroge ein Arzneimittel. Diese werden heute noch als «Galenika» bezeichnet. Von Oktavia, der ersten Frau von Marcus Antonius sind häusliche Heilverfahren mit heilenden Kräutern wie Zimt, Kardamom, Rose und Lavendel überliefert.

Das sich ausbreitende Christentum setzte alles daran, heidnische Rituale zu unterbinden. Dadurch wurden die Errungenschaften der Antike auf dem Gebiet der Pflanzenheilkunde verdrängt. Auf der anderen Seite behielten weise Frauen trotz kirchlicher Ächtung ihr Vertrauen auf die lebensspendenden Kräfte althergebrachter Kräuterrezepturen bei. Vermögende Frauen aus der oberen Gesellschaftsschicht, die in ihren Burgen umfangreiche Kräutersammlungen hegten, wurden gleichermaßen aufgesucht wie die Kräutermarie in der ärmeren Dorfgemeinschaft.

In der Zeit vom **8.–13. Jh.** galten die Klöster als Hüter der Wissenschaft. Die Mönche «kopierten» die alten Schriften und bewahrten sie so für die Nachwelt. Es entstand die so genannte «Mönchs-» oder «Klostermedizin». Viele Mönche übten selbst die Heilkunde aus, an erster Stelle stand dabei der Orden der Benediktiner. Walafridus Strabo (809–849), Abt des berühmten Benediktinerklosters Reichenau am Bodensee, verfasste den bekannten «Hortulus» (lat. «Gärtchen»), ein Lehrgedicht über Gartenbau und 23 Heilpflanzen in 444 Hexameter-Versen. Der erste Entwurf zur Anlage eines Kräutergartens findet sich auf dem Bauplan des Klosters von St. Gallen. Die Räume, in denen die Heilkräuter aufbewahrt wurden, hießen «apotheca». Im **9. Jh.** stellte Karl der Große die Pflanzenheilkunde unter staatliche Kontrolle. Er förderte die Kultivierung bestimmter Heilpflanzen in Klöstern und erließ eine Verordnung, «Capitulare de villis», nach der bestimmte Heil- und Gewürzpflanzen zum Anbau vorgeschrieben waren.

Bereits im Laufe des **8. Jahrhunderts** kam es nach dem Zerfall des Römischen Reiches zur Ausdehnung des Islams; die Heilkunde wurde zunehmend vom Einfluss der arabischen Medizin geprägt. Der bedeutendste arabische Arzt und

Philosoph Abu Ali Ibn Sina (980–1035 n. Chr.), auch Avicenna genannt, war ein Kenner der tropischen Drogen und führte sie in den europäischen Arzneischatz ein. Das medizinische Wissen wurde ausgebaut in der Schule von Salerno, der ersten berühmten abendländischen Ausbildungsstätte von Ärzten. An dieser Schule, die ungewöhnlicherweise auch Frauen zuließ, wirkte eine Frau namens Trotula (gest. 1097). Sie hatte die antiken Lehren ausführlich erforscht und bewertete sie kritisch. Die gängigen Lehrmeinungen erweiterte sie um ihre eigenen Erkenntnisse. In ihrem Werk über Gynäkologie und Geburtshilfe «Passionibus Mulierum Curandorum», das bis ins 17. Jh. als die am meisten gelesene Schrift über Frauenmedizin galt, beschreibt sie u.a. ihre Ansicht, dass Frauen am besten von Frauen behandelt werden. Sie war eine Verfechterin ganzheitlicher Medizin. Hochschwangeren empfahl sie u.a., nur leichte Kost zu sich zu nehmen, oft zu baden und den Unterleib mit Veilchenöl einzumassieren. Gegen geschwollene Knöchel verordnete sie Rosenöl, bei Verdauungsbeschwerden Minze. Später, in der Renaissance, änderten Gelehrte ihren Namen in die männliche Form «Trotus» um, weil es als undenkbar galt, die Schriften einer Frau als Lehrbasis anzuerkennen.

Im **12. Jh.** lebte Hildegard von Bingen (1098–1179), die bis heute zu Recht als eine der bemerkenswertesten Frauen des Hochmittelalters gilt. Schon mit acht Jahren trat sie in ein Benediktinerinnenkloster ein. Sie gab erstmals eine Heilmittellehre heraus, die auch aus dem Volk überliefert und nicht nur den Denkern der Antike nachempfunden war. In ihrer neunbändigen «Physica» beschreibt sie viele in Mitteleuropa heimische Pflanzen, die nicht aus dem Mittelmeergebiet kamen und bis dahin in den Schriften der Antike weitgehend unerwähnt waren. Dadurch erweiterte sie das damalige Wissen um Heilpflanzen **(Abb. 1-3)**.

In ihren Werken «Physica» und «Causae et Curae» kommt es zu einer Vermischung von antikem Wissen, christlichem Glauben und germanischem Weltbild. Ihre Bücher sind ein Zeugnis der Volksmedizin des 12. Jahrhunderts. Heute

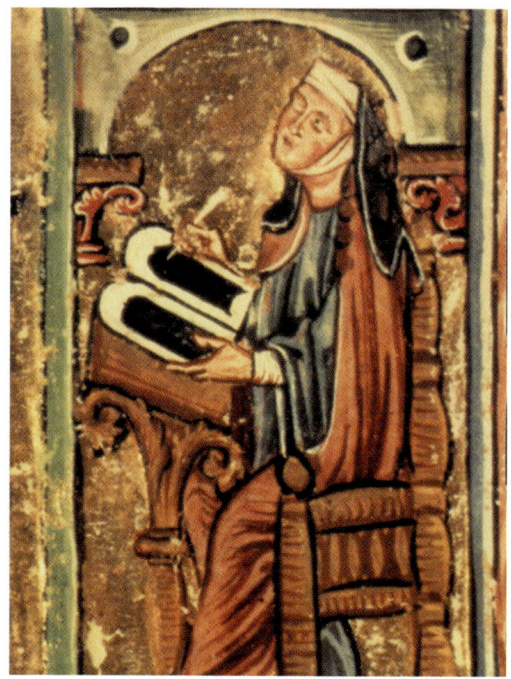

Abbildung 1-3: Hildegard von Bingen. *Foto: Archiv für Kunst und Geschichte. Aus: Greiner, K.; Weber, A.: Magie und Heilkraft der Frauenkräuter. Mosaik, München 1999.*

erlebt die Hildegard-Medizin einen großen Aufschwung. Viele ihrer Rezepturen sind noch immer gültig, bedürfen aber einer sorgfältigen Überprüfung bzgl. einer zeitgemäßen Anwendung.

Friedrich II. von Hohenstaufen führte im **13. Jh.** die «Medizinalordnung» ein: Ärzte- und Apothekerstand wurden voneinander getrennt, Arzneimittelpreise festgelegt und zahlreiche Apotheken eröffnet. Neben der Volksmedizin breitete sich nun verstärkt die Naturwissenschaft in Deutschland aus. Hierfür stehen zu Beginn die botanischen Werke des Dominikanermönches Albertus Magnus (1193–1280). Doch das einfache Volk konnte oft die teuren Behandlungen nicht bezahlen und suchte weiterhin Rat und Beistand bei den weisen Kräuterfrauen **(Abb. 1-4)**.

Als im **15. Jh.** die Buchdruckerkunst erfunden wurde (Johannes Gutenberg, um 1450), wurden erstmals viele Werke über Heilkräuter in deut-

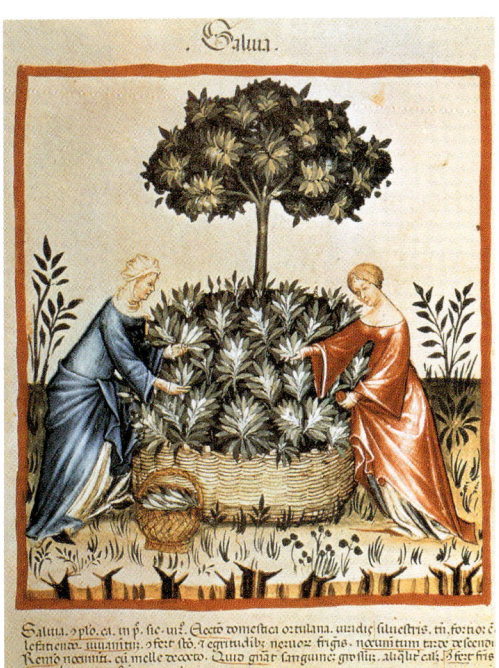

Abbildung 1-4: Kräutersammelnde weise Frauen. *Foto: Archiv für Kunst und Geschichte. Aus: Greiner, K.; Weber, A.: Magie und Heilkraft der Frauenkräuter. Mosaik, München 1999.*

scher Sprache herausgegeben. Die Heilpflanzenbücher zählten bald zu den meistverkauften Büchern überhaupt.

Das erste gedruckte Kräuterbuch in deutscher Sprache hieß «Garten der Gesundheit» und wurde 1485 vom Mainzer Verleger Peter Schöffer herausgegeben. Es war eine Sammlung von Schriften zahlreicher antiker und mittelalterlicher Ärzte und für die damalige Medizin und Botanik von größter Bedeutung als eine Fundgrube medizinischen Wissens. Weitere wichtige Bücher folgten, die auch heute noch wesentliche Quellen für das Heilpflanzenstudium darstellen. Otto Brunfels (1485–1534) verfasste das «Contrafeyt Kreuterbuch». Hieronymus Bock (1498–1554) war ein großer Naturbeobachter und beschrieb die Pflanzen naturgetreu und exakt. Mit zu den besten Werken zählt das farbige «New Kreutterbuch» des Mediziners Leonhart Fuchs (1501–1566) an der Hochschule Tübingen. Das erfolgreichste Buch schrieb der italienische Arzt Pietro Andrea Matthioli (1501–1577):

Die deutsche Übersetzung seines «Commentarii in sex libros Pedacii Dioscurides» kam 1563 unter dem damals häufig gebrauchten Titel «New Kreuterbuch» in Prag heraus. Auch das «New Kreuterbuch» des Jakob Theodor von Bergzabern, genannt Tabernaemontanus (1522–1590), eines Schülers von Otto Brunfels und Hieronymus Bock, begeistert nach wie vor die Leser **(Abb. 1-5)**.

Neben der Buchdruckerkunst sorgten auch die «Entdeckung» Amerikas, 1492, der neue Seeweg nach Indien, 1498, und danach der Import von Heilpflanzen aus Übersee für eine Verbreitung des Wissens. Der Frankfurter Stadtarzt, Adamus Lonicerus, brachte 1557 ein neu bearbeitetes Kräuterbuch heraus, in dem eine bis dahin in Europa nie gesehene Pflanze erwähnt wird. Es handelte sich um Tabak, der erst 1497 nach Europa gebracht worden war. Damit begann gleichzeitig der Import weiterer bedeutsamer Heilmittel, zum Beispiel Guajakholz und Sarsaparillwurzel gegen die Syphilis oder Chinarinde («Jesuitenpulver») gegen das Wechselfieber (Malaria).

Aberglaube und Mystik mischten sich in die Kräuterkunde des Mittelalters und begünstigten die Kurpfuscher, Quacksalber oder «Thyriakkrämer». Im Spätmittelalter verdunkelten miserable Ernährungszustände, katastrophale hygienische Verhältnisse, dicht bevölkerte Elendsquartiere und Seuchen das Leben der Menschen.

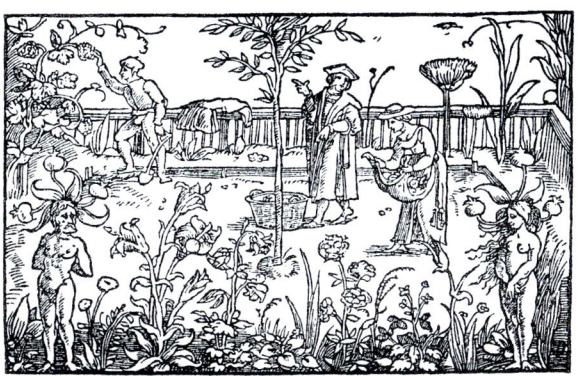

Gart der Gesuntheit, 1533 und 1547

Abbildung 1-5: «Garten der Gesundheit», um 1533–1547.

Zu dieser Zeit beäugte man Frauen und ihre Kräutermixturen besonders misstrauisch. Zum einen schienen sie mit ihrem nicht nachvollziehbaren Naturverständnis Unheil über die Menschen zu bringen, zum anderen wollten die Männer sich ihre Einnahmen nicht schmälern lassen durch die meist unentgeltlich oder nur gegen geringes Entgelt arbeitenden Frauen. Auch schienen Frauen den «Schwarzen Tod», die Pest, besser zu überstehen. Statt dies auf das Ungleichgewicht durch die unzähligen Kriege zurückzuführen, wurden die Frauen bezichtigt, Männern mit ihren magischen Kräften den Tod zu bringen. Schließlich wurde Frauen gänzlich und unter Androhung von schweren Strafen bis zum Tod untersagt, als Heilerinnen oder Hebammen zu arbeiten.

Das verhängnisvolle Frauenbild des 15. Jahrhunderts bildete den Nährboden für die schreckliche Zeit der Hexenverfolgungen. Zur Aufspürung und Ausrottung aller Hexen wurde von der Inquisition ein Handbuch in Auftrag gegeben, das zur Verfolgung und Verurteilung unzähliger Frauen zwischen dem **15. und 17. Jh.** führte: der «Hexenhammer» oder «Malleus Maleficarum». Die Hetzjagd dehnte sich bald auf jede Frauengestalt aus, die mit Pflanzen Linderung zu schenken suchte, und schließlich auch auf die Heilpflanzen selbst. Es wurde Frauen vollkommen unmöglich gemacht, die Heilkunde auszuüben. «Wenn sich eine Frau anmaßt zu heilen, ohne studiert zu haben, ist sie eine Hexe und muss sterben», steht im Hexenhammer geschrieben, ein perfides Urteil für Frauen, denen ja untersagt war zu studieren! Die letzte Hexenverbrennung in Deutschland fand im Jahr **1775** statt. Veringenstadt hat all den über die Jahrhunderte zu unrecht verfolgten Frauen ein Mahnmal gewidmet **(Abb. 1-6)**.

Der Schweizer Arzt und Naturwissenschaftler Philippus Theophrastus Paracelsus (s. **Abb. 1-7**) (eigentlich: Philipp Aureolus Theophrast Bombastus von (ab) Hohenheim, **1493–1541**) verkündete seine eigenen Erfahrungen und Lehren in seinen Vorlesungen in deutscher Sprache, was damals ungewöhnlich war, und zeigte seinen Studenten die Heilpflanzen auf botanischen Spaziergängen. Paracelsus' Größe lässt sich auf

> Den weisen Frauen der Jahrhunderte zur Ehre und uns zur Mahnung an Menschenwürde gewidmet.
>
> ### Hexe von Veringen
> **Anna Kramerin, genannt Bader-Ann**
> **(1619–1680)**
>
> war eine kluge und fromme Frau. Trotz strengster Folterung und tiefster Seelennot hat sie die ihr zu Unrecht angetane Schmach allein getragen und niemanden als Mittäter(in) angeklagt.

Abbildung 1-6: «Hexe von Veringen». *Foto: A. Sonn.*

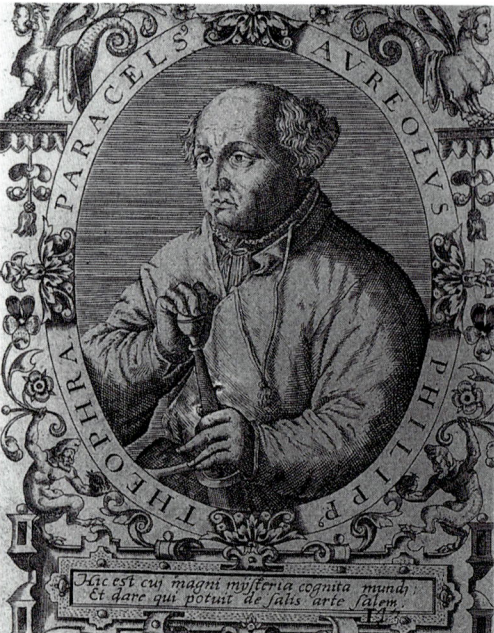

Abbildung 1-7: Theophrastus Bombastus von Hohenheim (Paracelsus). Holzschnitt aus dem Jahre 1568.

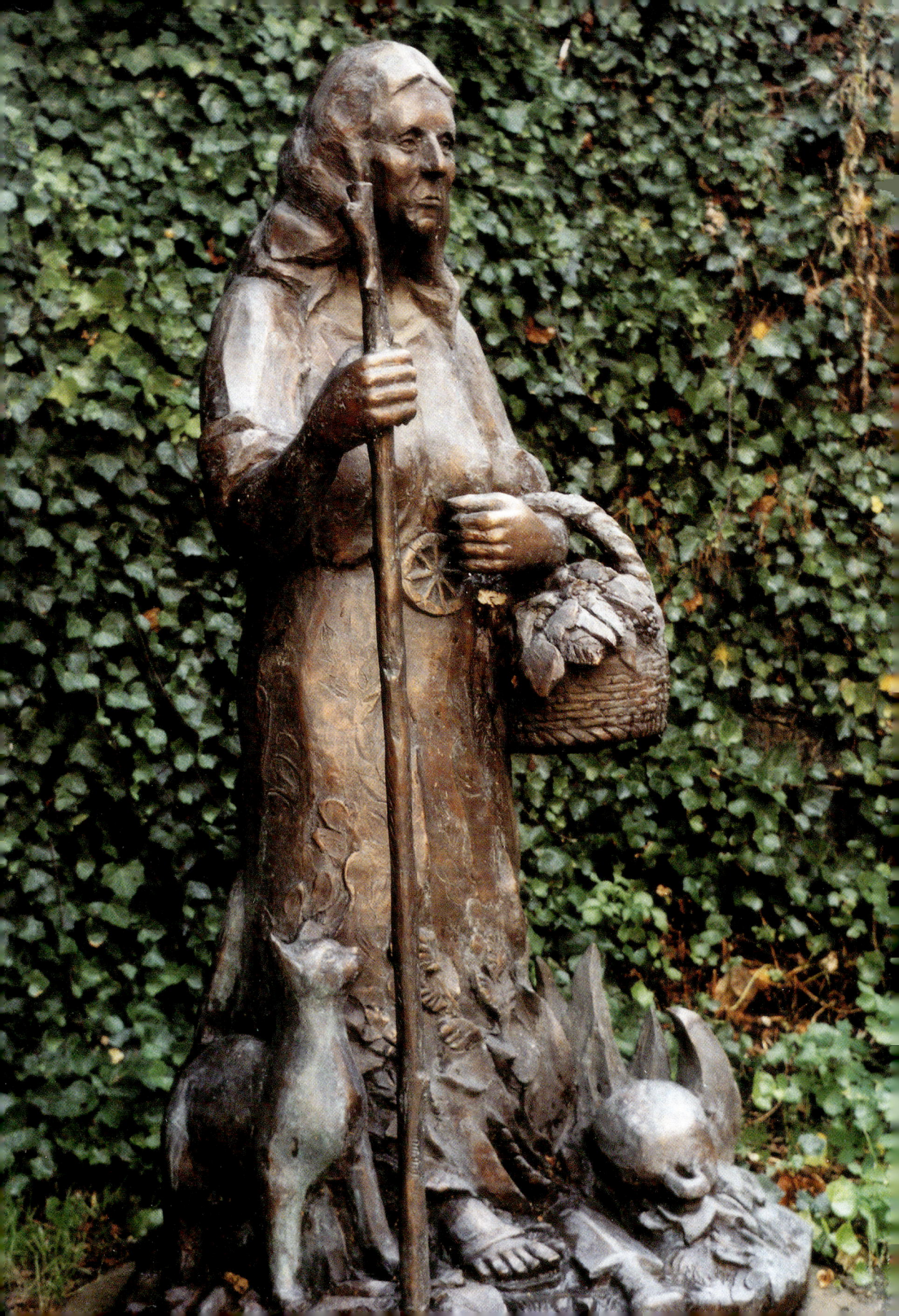

seine Vorgehensweise zurückführen. Er beobachtete genau, experimentierte unablässig und kam, losgelöst von der damaligen Wissenschaft, zu eigenen und teilweise genialen Erkenntnissen. Seine wertvollsten Kenntnisse über Heilmittel verdankte er den als Hexen verschrienen Kräuterweibern und dem fahrenden Volk. Er verbrannte 1527 seine Schrift über die Pharmazeutika mit dem Geständnis, er habe «von der Zauberin alles gelernt, was er wisse». Bis zum Jahre 1600 verfasste er über 200 Schriften, darunter eines seiner Hauptwerke: «Die große Wundarznei». Immer galt für ihn der Grundsatz: «*Das Buch der Arznei ist die Natur selbst.*» Von Paracelsus stammt auch das Zitat: «*Alle Dinge sind Gift und nichts ist ohne Gift. Allein die Dosis macht, dass ein Ding kein Gift ist.*» Er sprach sich aus gegen eine übermäßige Verwendung fremdländischer Heilpflanzen und war der Überzeugung, dass jedes Land mit seinen eigenen Gewächsen auch seine Krankheiten heilt. Paracelsus, der auch Alchemist war und als Vater der Spagyrik (s. Kapitel 2.11) bezeichnet wird, zählt zu den großen Wegbereitern der Naturheilkunde.

Im **18. Jh.** gab der Arzt und Botaniker Carl von Linné (1707–1778) den Pflanzen Gattungs- und Beinamen in lateinischer Sprache. So gelang ihm eine einfache Klassifizierung und Systematisierung der vielfältigen Pflanzenwelt. Die mit großer Konsequenz eingeführten lateinischen Doppelnamen (binäre Nomenklatur) finden sich noch heute in den meisten Pflanzenbüchern, einschließlich des Buchstaben «L.» hinter dem Namen, der anzeigt, dass Linné diesen Namen gegeben hat.

Unter den Leitsätzen aufstrebender Naturwissenschaften wurde mit der Zeit ein mechanistisches Weltbild geprägt, das die Natur entzauberte und sie mathematisch zu erfassen begann. Doch die jahrtausendealte Lehre von der Heilkraft der Pflanzen überdauerte bis in die heutige Zeit.

Waren es früher die Kräuterweiber, Engelmacherinnen oder Hebammen, so interessierten sich in der **beginnenden Neuzeit** die Wissenschaften für die überlieferte Heilkunde. Nachdem 1775 der englische Arzt und Botaniker Dr.

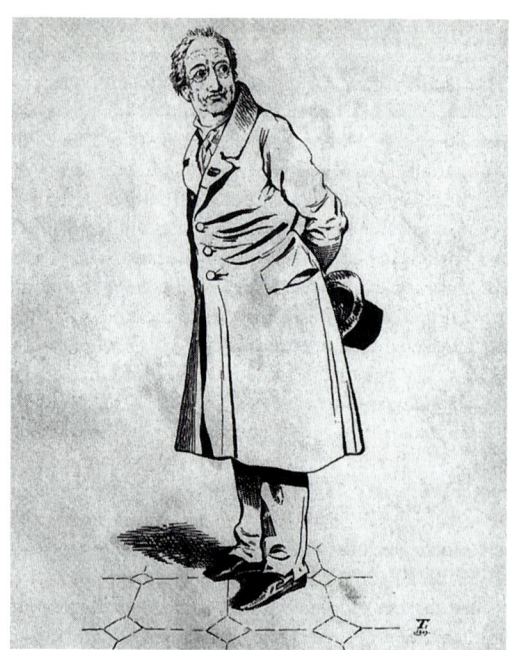

Abbildung 1-8: Johann Wolfgang von Goethe – der Naturwissenschaftler. *Aus: Mensch und Pflanze (Weleda).*

Withering die Heilung einer schwer herzkranken Frau mit «Wassersucht» durch den Kräutertee einer einfachen Kräuterfrau miterlebt hatte, ließ er die Teemischung untersuchen und erkannte aus den 20 Kräutern den Fingerhut als hauptwirksam. Er ließ die herzwirksamen Eigenschaften von Digitalis analysieren und gab damit zugleich den Anstoß, dass volksheilkundliches Wissen in Medizinerkreise Eingang fand.

Die erste genauere Untersuchung pflanzlicher Inhaltsstoffe begann mit der Alkaloidforschung durch die Apotheker Friedrich Wilhelm Sertürner (1783–1841), der das Morphin aus dem Schlafmohn entdeckte, und Karl Friedrich Wilhelm Meissner (1792–1855); auf ihn geht die Bezeichnung «Alkaloid» zurück.

Im **19. Jh.** begann mit der Industrialisierung der «Siegeszug» der Chemie. Doch immer wieder war auch der Ruf zurück zur Natur zu hören, und so kam es gleichzeitig zu einer Neubelebung der Naturheilkunde. Das analytische Denken, das alles Belebte auf Atome und deren Verbindungen zurückführte, geriet in Verruf als ein totes

Weltbild, und der Wunsch nach einer «Wiederbeseelung» wurde immer deutlicher vernehmbar.

In dieser Zeit stellte Johann Wolfgang von Goethe (s. **Abb. 1-8**) (1765–1816) seine ausführlichen Naturbetrachtungen an; er beschäftigte sich fast lebenslang mit den botanischen Wissenschaften, legte ein umfangreiches Herbarium an und gilt als Entdecker der Metamorphose der Pflanzen. Der Schweizer Kräuterpfarrer Johann Künzli (1857–1945) veröffentlichte seine reichhaltigen Erfahrungen und erprobten Heilkräuterrezepte in dem Buch «Chrut und Uchrut» und betonte, das «Pflanzenwissen hat mir fürs praktische Leben mehr genützt als Homer und Virgil». Der deutsche Pfarrer Sebastian Kneipp ging vorrangig von der Heilkraft des Wassers aus; Wasser- und Heilkräuterkur sind zwei der fünf Grundsäulen seiner Naturheiltherapie. Nach dem Grundsatz: «*Wer heilt, hat recht*», lehrte und praktizierte er seine ungewöhnlichen Therapiemethoden zur «Abhärtung» des Körpers, die bis in die heutige Zeit viele Anhänger gefunden haben.

Eine «gesunde Medizin für gesunde Körper» hielt sich bis in das Dritte Reich, ja sogar im Konzentrationslager in Dachau wurden Heilpflanzen angebaut. Vor allem aber suchte die hungernde und kränkelnde Kriegsbevölkerung im Ersten und im Zweiten Weltkrieg wieder vermehrt heilende Pflanzen in einer zerstörten Natur. Frauen und Kinder mussten Heilpflanzen sammeln für die Soldaten an der Front **(Abb. 1-9)**. In Kriegslazaretten wurde mit Kräutern therapiert – etwas anderes gab es nicht.

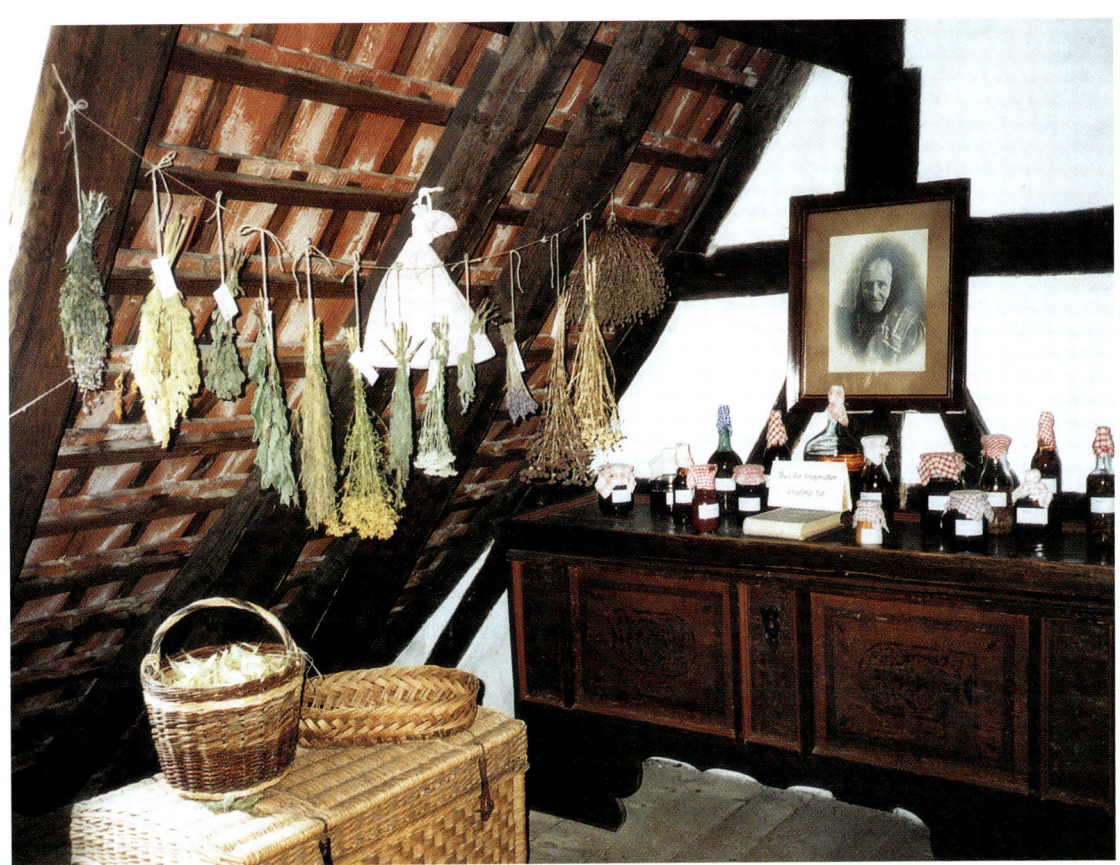

Abbildung 1-9: Heilkräuter – die Hausapotheke der Bevölkerung. *Foto: Maria Bililis-Gueffroy, Ludwigsburgerstr. 80/3, 71693 Freiberg/N.*

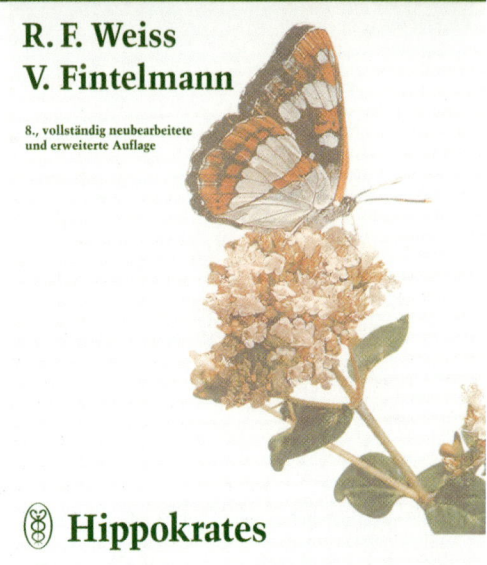

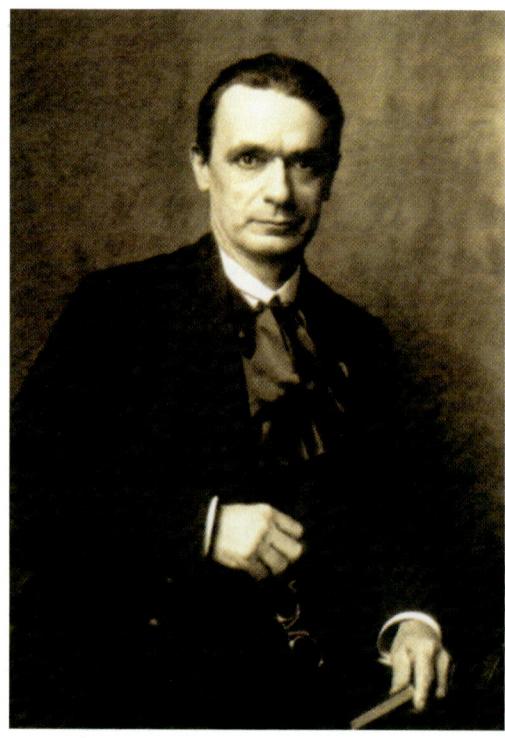

Abbildung 1-10: Rudolf Fritz Weiss (1895–1991) hat den Begriff «Phytotherapie» eingeführt. *Weiss, R. F.; Fintelmann, V.: Lehrbuch der Phytotherapie. Hippokrates, 1997 (8. Auflage).*

Abbildung 1-11: Rudolph Steiner (1861–1925). *Glöckler, M.; Schürholz, J. Walker, M. (Hrsg.): Anthroposophische Medizin. Ein Weg zum Patienten. Verlag Freies Geistesleben, Stuttgart 1993.*

Beste Erfahrungen bezüglich der Wirksamkeit von Arzneipflanzen unter den einfachsten Bedingungen im Lazarett machte damals der Arzt Dr. Rudolf Fritz Weiß (1895–1991), der auch nach dem Krieg die Therapie mit Arzneipflanzen zu seinem Thema machte. Er gilt als der «Nestor der Phytotherapie»; sein Lebensziel war die Anerkennung der Phytotherapie (von gr. *phytón*: das Gewachsene; Pflanze) als ein unverzichtbarer Bestandteil der gesamten Medizin. Sein «Lehrbuch der Phytotherapie», erstmals 1943 herausgegeben, gehört auch heute noch zu den Standardwerken der Phytotherapie **(Abb. 1-10)**.

Rudolph Steiner (s. **Abb. 1-11**) (1861–1925), der Begründer der Anthroposophie, zeigte – beeindruckt von Goethes naturwissenschaftlichen Werken – neue Wege zur Erkenntnis von Heilpflanzen und ihrer Anwendung in der Heil-

kunde auf. Er gab, in langjähriger Zusammenarbeit mit der Ärztin Ita Wegman (1876–1943), auch der Medizin und Pharmazie Anregungen, die zu einer Erweiterung der Heilkunst auf geisteswissenschaftlicher Basis führten (s. Kap. 2.7).

Im **20. Jh.** führte der französische Arzt Henri Leclerc (1870–1955) den heute gebräuchlichen Begriff «Phytotherapie» ein. Damit wurde die Pflanzenheilkunde als eine eigene Wissenschaft begründet. Mittlerweile genügen viele Phytotherapeutika hohen wissenschaftlichen Ansprüchen: Inhaltsstoffe können mittels genauer Analyse- und Messmethoden isoliert und in ihrer Wirksamkeit bestätigt werden. Doppelblinde, randomisierte Studien belegen nach modernen Anforderungen ihre Wirkung. Somit wurde der Phytotherapie zu ihrer heutigen Anerkennung verholfen und sie zum Gegenstand wissenschaftlicher Forschung gemacht – wichtige Voraussetzungen, damit die Arzneipflanzen nicht ganz aus der Apothekenschublade verschwinden.

Heute hat die Pflanzenheilkunde ihren festen Platz in der Schulmedizin. Im Allgemeinen werden Phytopharmaka weniger zur Anwendung bei schweren oder akuten Erkrankungen eingesetzt, sondern eher zur Gesunderhaltung und Vorbeugung, für leichtere Befindlichkeitsstörungen sowie bei vielerlei chronischen Krankheiten als Begleittherapie.

Die Wirkung pflanzlicher Mittel setzt meistens langsamer ein und ist in der Regel mit weniger unerwünschten Wirkungen belastet als bei synthetisch hergestellten Arzneimitteln.

So wurde am 3. Oktober 1991 vom «Kuratorium der Gesellschaft für Phytotherapie e. V.» folgende Definition verabschiedet: «Phytotherapie ist die Behandlung und Vorbeugung von Krankheiten bis zu Befindensstörungen durch Pflanzen, Pflanzenteile und deren Zubereitung. Die Phytotherapie ist nicht Alternative, sondern Teil der heutigen naturwissenschaftlich orientierten Medizin. Sie schließt therapeutische Lücken und bietet ergänzende oder adjuvante Möglichkeiten bei der Behandlung und Vorbeugung akuter und chronischer Krankheiten.»

Mit diesem langen Zeitraum der Erkenntnisse vor Augen wird deutlich, dass die erst 200 Jahre alte naturwissenschaftliche Ära so nicht hätte entstehen können ohne ihr historisches Fundament. Das Erfahrungswissen ist die «Mutter» der heutigen Medizin, und jeder Fortschritt basiert auf den Errungenschaften ihrer Vorgänger/innen.

Literatur-Tipps zum Weiterlesen und Vertiefen

Daems, Willem F.: Mensch und Pflanze. Weleda Schriftenreihe Nr. 15/1988. Weleda AG, Schwäbisch Gmünd.

Dioscorides Kreutterbuch. Kölbl, München, 1968 [Reprint der Ausg. Corthoys, Frankfurt, 1610].

Kölbl, Konrad: Kölb's Kräuterfibel. Eine Fundgrube alter und moderner Heilkräuter- und Hausmittelrezepte. Reprint-Verlag Kölbl, München 1995.

Müller, Irmgard: Die pflanzlichen Heilmittel bei Hildegard v. Bingen. Heilwissen aus der Klostermedizin. Herder, Freiburg 1997.

Schneckenburger, Stephan: In tausend Formen magst Du Dich verstecken. Goethe und die Pflanzenwelt. Begleitheft zur Ausstellung anlässlich des Goethe-Jahres 1999 im Palmengarten der Stadt Frankfurt am Main (Hrsg.: Stadt Frankfurt am Main, Palmengarten der Stadt Frankfurt am Main. Verantw.: Matthias Jenny.) Palmengarten, Frankfurt/Main 1999.

Stoffler, Hans-Dieter: Der Hortulus des Walahfrid Strabo. Aus dem Kräutergarten des Klosters Reichenau. Thorbecke, Sigmaringen 1989.

2 Heilweisen mit Pflanzen – Unterschiedliche Sichtweisen und Standpunkte

2.1 Die Blinden und der Elefant

Eine indische Geschichte

Der Lehrer an einer Schule für blinde Kinder wollte einmal seinen Schülern klarmachen, wie ein Elefant aussieht. Dazu wurde ein Elefant vor die Schule gebracht und die Kinder wurden aufgefordert, seinen Körper mit den Händen zu betasten, um eine Vorstellung von seiner Gestalt und Größe zu bekommen. Die Kinder gingen hinaus und begannen mit den Händen den Körper des Elefanten zu befühlen. Als sie fertig waren, forderte der Lehrer sie auf, die Gestalt und Größe des Elefanten zu beschreiben.

Eines der Kinder, das den Schwanz des Elefanten angefasst hatte, sagte, er sehe aus wie ein dicker, großer Strick.

Ein anderes Kind, das den Bauch befühlt hatte, sagte, er sehe aus wie ein ganz großer Korb.

Ein drittes, das eines seiner Ohren betastet hatte, sagte, er sei wie ein riesiger Fächer.

Eines, das den Rüssel gefühlt hatte, behauptete, er sei wie eine Säule.

Schließlich sagte eines der Kinder, das auf dem Rücken des Elefanten gewesen war, er sei wie ein ganz großer Berg!

Nun gleicht aber der Elefant keiner dieser Beschreibungen sondern ist die Gesamtsumme von ihnen – und noch etwas mehr ...

Diese indische Erzählung möchten wir ganz bewusst den verschiedenen Darstellungen von Heilweisen, die mit Pflanzen behandeln, voranstellen.

Pflanzen (Heilpflanzen) werden von den verschiedensten Kulturen, Traditionen und Wissenschaften zum Teil in recht unterschiedlicher Weise als Heilmittel verstanden und genutzt.

Doch welche dieser verschiedenen Heilweisen kann von sich behaupten, die richtige und wahre zu sein?

Dieses Kapitel soll über wesentliche Aspekte der verschiedenen Heilweisen informieren und zur Offenheit gegenüber unterschiedlichen Sichtweisen beitragen.

2.2 Heilpflanzenkunde

Den Begriff der *Heilpflanzenkunde* kann man als Dachbegriff verstehen, dem sich die einzelnen Therapieformen unterordnen lassen. Die Heilpflanzenkunde befasst sich einerseits mit der Pflanze selbst, ihrer stofflichen Zusammensetzung, ihren Lebens- und Wachstumsbedingungen (eher quantitative Aspekte) und nimmt sie außerdem auch in ihrem Pflanzenbild wahr, das sich in Gestalt, Farbe, Form, Duft etc. zeigt (eher qualitative Aspekte). Die Heilpflanzenkunde wurde im Verlauf der Jahrhunderte bis heute beeinflusst von den unterschiedlichen Auffassungen, mit denen die Menschen die Natur verstanden. Unter dem Einfluss des jeweiligen Weltbildes wandelten sich die Auffassungen und

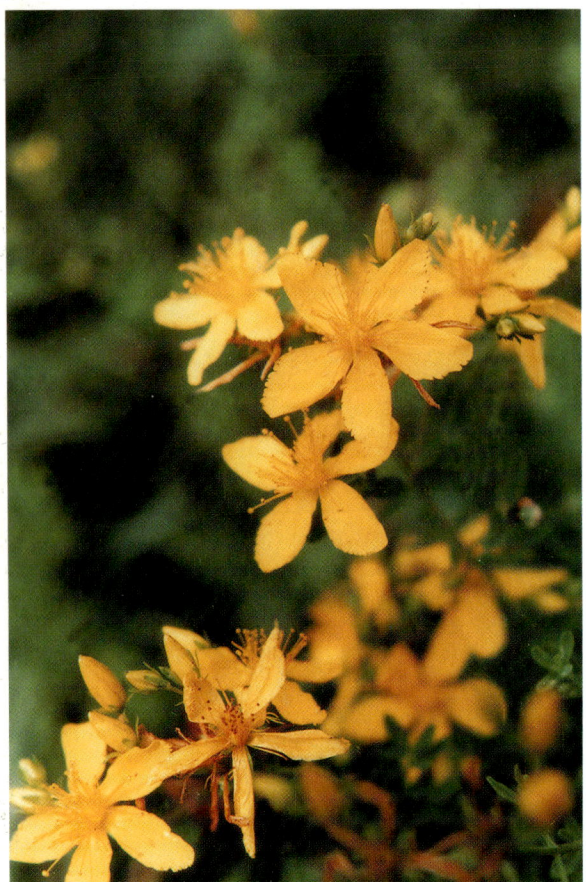

Abbildung 2-1: Johanniskraut. *Foto: A. Sonn.*

das Heilverständnis der Heilkundigen, während die Pflanzen selbst die blieben, die sie schon immer waren. Wissenschaftler, die sich heute mit Heilpflanzen auseinander setzen, interessiert für ihre Forschungen vor allem die *Phytochemie* (die Pflanzeninhaltsstoffe), die *Phytopharmazie* (wo die Pflanze als Droge im Mittelpunkt steht) und die *Phytopharmakologie* (die Erforschung der Wirkung von Heilpflanzen auf den Menschen), um daraus die Grundlagen für die angewandte Phytotherapie (Pflanzenheilkunde) zu liefern.

2.3 Phytotherapie

Die *Phytotherapie* (griech. *phyton* = Pflanze) nutzt eine Heilpflanze oder Teile von ihr grund-

sätzlich in ihrer stofflichen Ganzheit, bestehend aus der Vielfalt ihrer Inhalts- und Wirkstoffe (z.B. als Tee, Pulver, Salbenzubereitung etc.). Geprägt vom analysierenden Wissenschaftsdenken unserer Zeit konzentriert man sich in der Forschung inzwischen zunehmend nur noch auf einzelne Wirkstoffe, die aus Pflanzen isoliert, ja sogar chemisch-synthetisch nachgebaut werden können (Beispiel: Digitalisglykoside). Dies entspricht jedoch eher der konventionellen Medizin, die zwar ihre chemischen Medikamente von der Natur abgeguckt hat, aber nicht mehr als Phytotherapie bezeichnet werden kann.

Die Phytotherapie arbeitet nach den Regeln der Allopathie (die Heilbemühungen richten sich gegen die Symptome, man korrigiert, substituiert, eliminiert) und versteht sich als Teil der «Schulmedizin». Wie auch sonst in der Schulmedizin gibt es in der Phytotherapie verschiedene Meinungen und Strömungen. Die einen orientieren sich streng an einer naturwissenschaftlichen Medizin(-forschung). Andere versuchen die engen, veralteten Grenzen einer rein materiell ausgerichteten Wissenschaftlichkeit zu sprengen und sich an neuen, offeneren, ganzheitlicheren Erkenntnis- und Verständnismöglichkeiten zu orientieren.

Literatur-Tipps zum Weiterlesen und Vertiefen

Fintelmann, Volker; Weiss, Rudolf Fritz: Lehrbuch der Phytotherapie. Hippokrates Verl., Stuttgart ⁹2002.

Jänicke, Christof; Grünwald, Jörg; Brendler, Thomas: Handbuch Phytotherapie. Indikationen – Anwendungen – Wirksamkeit – Präparate. WVG, Stuttgart 2003.

Kraft, Karin; Blaser, Gisela: Checkliste Phytotherapie. Thieme, Stuttgart 2000.

Schilcher, Heinz; Kammerer, Susanne: Leitfaden Phytotherapie. Urban & Fischer, München ²2003.

Schilcher, Heinz: Phytotherapie in der Kinderheilkunde. WVG, Stuttgart 1999.

Schulz, Volker; Hänsel, Rudolf: Rationale Phytotherapie. Springer, Berlin/Heidelberg 1999.

Wagner, Hildebert; Wiesenauer, Markus: Phytotherapie – Phytopharmaka und pflanzliche Homöopathika. WVG, Stuttgart 1995.

Abbildung 2-2: Rose. *Foto: A. Sonn.*   ▶

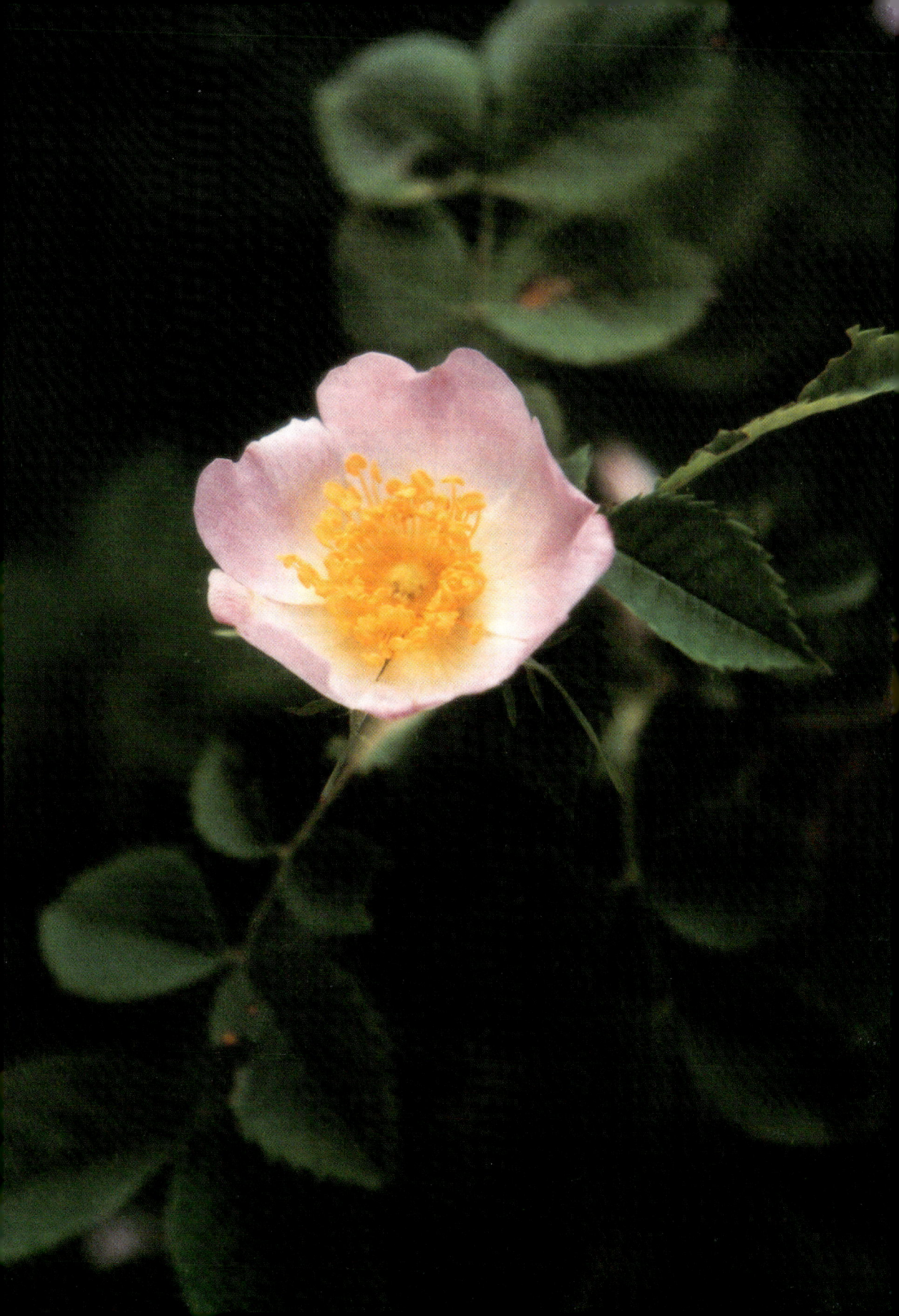

2.4 Aromatherapie

Die *Aromatherapie* ist ein Teil der Phytotherapie. Sie konzentriert sich auf die therapeutische Anwendung unverfälschter ätherischer Öle, also einer einzelnen Wirkstoffgruppe von Heilpflanzen. Dabei entfalten die komplexen chemischen Verbindungen von Duftmolekülen unterschiedlichste zentralnervöse aber auch systemische Wirkungen im Organismus.

Düfte haben die Menschheit schon immer fasziniert und sie wurden zu den unterschiedlichsten Zwecken eingesetzt. Erst im ausgehenden 19. und beginnenden 20. Jh. entstand die Aromatherapie als eigene Therapieform. In den letzten Jahrzehnten wurden die biochemische Zusammensetzung der Öle, Indikationen und Kontraindikationen und ihre Verträglichkeit zunehmend erforscht und Qualitätskriterien entwickelt.

Heutzutage gibt es ätherische Öle überall zu kaufen. Sie werden nicht selten auch gezielt eingesetzt, um Menschen zu beeinflussen (z. B. im Handel, um Produkte attraktiver zu machen). In unzähligen Produkten des täglichen Bedarfs und Lebensmitteln sind inzwischen ätherische Öle enthalten und dies oftmals in zweifelhafter Qualität. Dem unkontrollierten Verbrauch von ätherischen Ölen schreibt man inzwischen auch eine Mitschuld an der zunehmenden Allergiebereitschaft vieler Menschen zu.

Die Industrie kann schon längst natürliche Öle synthetisch nachkonstruieren und dadurch billiger herstellen, als sie aus der Natur, z. B. den Pflanzen, gewonnen werden können. Diese synthetischen Öle sind jedoch gesundheitlich eher bedenklich. Für Verbraucher/innen ist es schwierig festzustellen, ob ein Öl wirklich hundertprozentig naturrein ist. Eine Reihe von Herstellerfirmen hat sich deshalb zu einer eindeutigen Etikettierung entschlossen, die den Verbraucher/innen (aufgrund regelmäßiger Kontrollen) eine entsprechende Qualität des Inhalts garantiert.

In der Pflege erfreut sich die Aromatherapie seit Anfang der 90er Jahre zunehmender Beliebtheit. Inzwischen gibt es entsprechende Aus- und Fortbildungsmöglichkeiten, die einen sicheren und verantwortlichen Umgang mit der Aromatherapie für pflegerische und therapeutische Berufe ermöglichen.

Literatur-Tipps zum Weiterlesen und Vertiefen

Price, Shirley; Price, Len: Aromatherapie. Praxishandbuch für Pflege- und Gesundheitsberufe. Verlag Hans Huber, Bern/Göttingen/Toronto/Seattle 2003.

Zimmermann, Eliane: Aromatherapie für Pflege- und Heilberufe. Sonntag, Stuttgart 2001.

2.5 Klassische Homöopathie

Die *Klassische Homöopathie* (begründet von Samuel Hahnemann, 1755–1843) wird von vielen fälschlicherweise mit der Behandlung mit pflanzlichen Präparaten gleichgesetzt. Eine ganze Reihe – aber eben bei weitem nicht alle – homöopathische Arzneien sind zwar pflanzlicher Herkunft, doch ansonsten unterscheidet sich die Klassische Homöopathie grundlegend von der Phytotherapie. Die Phytotherapie arbeitet auf der Basis der Schulmedizin (Allopathie)

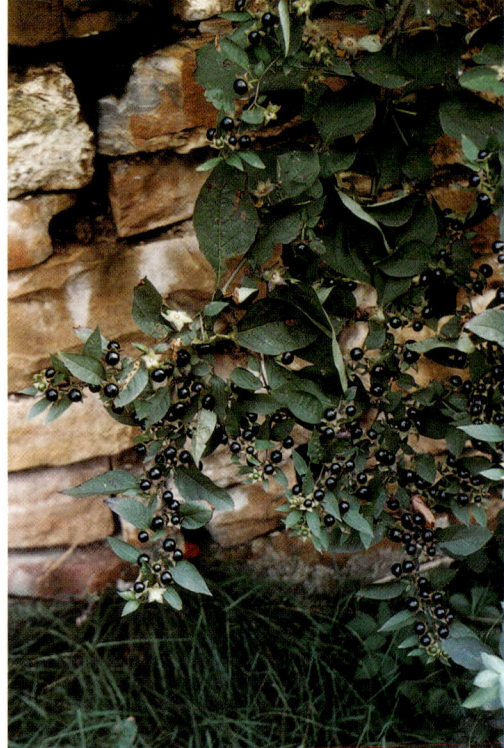

Abbildung 2-3: Belladonna (Tollkirsche). *Foto: A. Sonn.*

und hat damit eine ziemlich konträre Auffassung von Krankheit und Heilen im Vergleich zur Klassischen Homöopathie.

In der Homöopathie werden Arzneien u. a. pflanzlicher, tierischer, mineralischer Herkunft benutzt, deren Wirkungsbild am gesunden Menschen geprüft und in umfangreichen Arzneimittellehren festgehalten ist. Zur Anwendung kommen diese Arzneien, wenn ein Patient ein ähnliches Symptombild aufweist, wie es Gesunde bei der Arzneiprüfung zeigten (Ähnlichkeitsregel). Die Arzneien werden außerdem nach den Vorschriften des HAB (Homöopathisches Arzneibuch) hergestellt, indem die Urtinktur stufenweise stark verdünnt und dabei nach Vorschrift verschüttelt (potenziert) wird. Damit verlieren selbst Arzneien aus giftigen Stoffen (z. B. Aconitum, Belladonna) nach und nach ihre Toxizität und es werden andere Wirkkräfte der Ausgangssubstanz verfügbar. Bei höheren Potenzierungen kann man davon ausgehen, dass keine materiellen Bestandteile der Ausgangssubstanz mehr in der Lösung nachgewiesen werden können und dennoch eine tiefgreifende Heilwirkung möglich ist (bei Säuglingen und kleinen Kindern ebenso wie bei Tieren – was eine von Kritikern behauptete «Placebowirkung» widerlegt). Die Homöopathie arbeitet zwar u. a. auch mit Arzneien pflanzlicher Herkunft, und viele Homöopathen sind und waren hervorragende Pflanzenkenner, doch wird hier nicht die phytochemische Wirkung von Heilpflanzen genutzt, sondern heilwirksame Kräfte, die man zwar am Kranken beobachten kann, zu deren wissenschaftlichem Nachweis uns aber noch weitgehend das Instrumentarium zu fehlen scheint, sieht man einmal ab von ersten Ansätzen, welche die (Bio-) Physik in den letzten Jahren erbracht hat. Zur Herstellung homöopathischer Arzneimittel sind nur äußerst kleine Mengen der Ausgangssubstanzen nötig, sie ermöglichen so einen ausgesprochen sparsamen und schonenden Umgang mit den Ressourcen der Natur.

Die Klassische Homöopathie ist eine komplexe Heilkunde (Heilkunst), die neben ihrer Wirkung bei akuten Krankheiten vor allem bei den heutzutage verbreiteten chronischen Krankheiten gute Heilmöglichkeiten bietet – sofern man ihre Regeln genau kennt und anwendet. Vor etwa 100 Jahren gab es vor allem im angelsächsischen Raum Ärzte, die diese Regeln hervorragend beherrschten und der Homöopathie großen Erfolg brachten. Einer von ihnen, der englische Arzt Dr. Robert Thomas Cooper (1844–1903), verabreichte bei einseitig destruktiven Erkrankungen (wie z. B. Krebs) ergänzend zur Klassischen Homöopathie Heilpflanzen-Urtinkturen in kleinsten Mengen (z. B. 1 Tropfen in drei Wochen) und bewirkte damit die Rückbildung und Heilung von Tumoren. Er nannte diese Therapie Arborivital-Therapie.

Wer sich in einer klassisch-homöopathischen Behandlung befindet, sollte Kräutertees und andere Zubereitungen von Heilpflanzen (insbesondere ätherische Öle) nur nach vorheriger klärender Rücksprache mit der behandelnden Ärztin oder Heilpraktikerin benutzen, um keine unerwünschten Wechselwirkungen auszulösen und den Verlauf der homöopathischen Behandlung nicht ungewollt zu stören.

Literatur-Tipps zum Weiterlesen und Vertiefen

Grätz, Joachim F.: Klassische Homöopathie – ein Naturgesetz (Kurze Patienteninfo) Bezugsadresse: Andrea Grätz, Eyacher Str. 33, 82386 Oberhausen/Obb.

Leeser, Otto: Leesers Lehrbuch der Homöopathie (von Otto Leeser). Neu hrsg. von Martin Stübler u. Erich Krug. Haug, Heidelberg 1986.

Vonarburg, Bruno: Homöotanik. Farbiger Arzneipflanzenführer der klassischen Homöopathie. Haug, Heidelberg 1996.

2.6 Bachblütentherapie

Die *Bachblütentherapie* wurde von Dr. Edward Bach (1886–1936), einem englischen Arzt, entdeckt. Er war ein erfolgreicher Arzt und Forscher, was ihn schließlich ans Londoner Homöopathische Krankenhaus führte, wo er seine Forschung über die Darmnosoden (Arzneien aus Krankheitsprodukten des Darmes) fortsetzen konnte und von der Homöopathie inspiriert wurde. Sein Forscherdrang führte ihn auf die Suche nach Heilpflanzen, die diese Nosoden ersetzen könnten. Ausgehend von der Erfahrung, dass häufig seelische Ursachen hinter körperlichen Beschwerden stecken, machte er sich

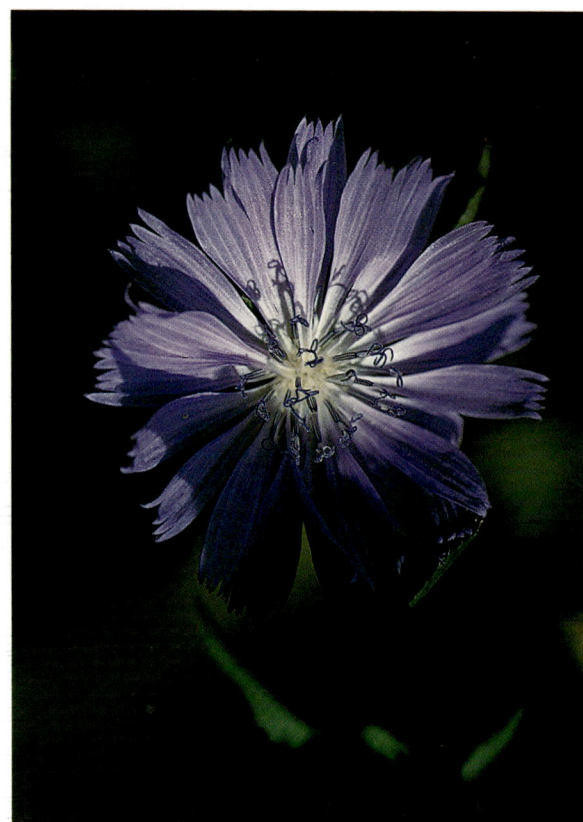

Abbildung 2-4: Chicory (Wegwarte). *Foto: U. Bühring.*

1930 auf nach Wales um sich die entsprechenden Pflanzen in der Natur zu suchen. Er fand schließlich 38 Blüten, deren Heilwirkung – primär auf die seelischen Hintergründe eines Krankheitsgeschehens einwirkend – er bei seinen Patienten nachweisen konnte. Die Arzneien entstehen, indem die Blüten in frisches Quellwasser gelegt werden, das sie unter Einwirkung von Sonnenlicht mit ihrer Wirkkraft anreichern. Auch hier zählen – ähnlich wie in der Homöopathie – nicht stofflich nachweisbare Bestandteile in der Arznei, sondern Kräfte, die sich einem Nachweis durch die heute übliche medizinisch-wissenschaftliche Forschung noch entziehen.

Literatur-Tipps zum Weiterlesen und Vertiefen
Hertweck, Judith: Bachblütentherapie bei Kindern. Die Schwester/Der Pfleger, 41 (2002) 2: 108–112.
Scheffer, Mechthild u. Storl, Wolf-Dieter: Die Seelenpflanzen des Edward Bach. Neue Einsichten in die Bachblütentherapie. Wilhelm Heyne Verlag, München 1991.
Scheffer, Mechthild u. Storl, Wolf-Dieter: Das Heilgeheimnis der Bachblüten. Von der Weisheit der Pflanzenseelen. Heyne, München 1995.

2.7 Anthroposophisch erweiterte Medizin und Pflege

Die *anthroposophisch erweiterte Medizin* versteht sich grundsätzlich als auf der naturwissenschaftlich orientierten Schulmedizin aufbauend. Erweitert wird diese Medizin durch ein geisteswissenschaftliches Menschenbild, das Grundlage ist für die Verwendung phytotherapeutischer und homöopathischer Arzneimittel, verschiedene künstlerische Therapien und die Aufmerksamkeit, welche die Patientin in Gespräch und Beratung erfährt.

«Geisteswissenschaftlich» in diesem erweiterten Sinn bedeutet, dass Phänomene des Lebendigen, des Seelischen und Geistigen in der Schöpfung auf sensible Weise wahrgenommen und in Bezug zueinander gebracht werden und so als hilfreiche Erkenntnisse in die medizinische Behandlung und Pflege einfließen.

Zwei Sichtweisen prägen das Menschenbild in der anthroposophischen Medizin und Pflege: Die Auffassung von der Dreigliederung weist auf die beiden Polaritäten der Nerven-Sinnes- und Stoffwechsel-Gliedmaßen-Systeme hin. Das dritte, das Rhythmische System, hält die Kräfte der beiden polaren Systeme in Balance. Analog zu diesem Menschenbild wird auch die Pflanze als dreigegliedertes Wesen wahrgenommen – allerdings in umgekehrter Ausrichtung (s. **Abb. 2-5**).

Die Sichtweise der Viergliederung sieht den Menschen im Bezug zu den Naturbereichen, in die er eingebunden ist: Im physischen Leib (der Anatomie des Menschen) wird ein Bezug zum Mineralischen, zur Erde gesehen. Die körperliche Physiologie (der so genannte Ätherleib) weist auf Entsprechungen im Pflanzenreich. Das Fühlen, die psychische Ebene (der so genannte Astralleib) wird als Wesenszug nicht nur des Menschen, sondern auch der Tiere gesehen. Die Fähigkeit, zu denken, zu entscheiden und bewusst zu gestalten (das Ich) ist nur dem Menschen eigen.

So spielt z. B. in der Entscheidung für oder gegen eine Pflanzenanwendung (innerlich oder als äußere Anwendung) neben der Phytochemie das Pflanzenbild mit seinen charakteristischen Wesenszügen eine entscheidende Rolle. In ihren Pflanzenbeschreibungen knüpft die anthroposophische Medizin häufig an die alte Tradition der Signaturenlehre an und lässt so auch aus diesem Blickwinkel das Pflanzenbild für seinen Gebrauch als Arzneimittel verständlich werden. So erkannte schon Rudolph Steiner, der Begründer der Anthroposophie, z. B. in der Mistel starke Ähnlichkeiten mit dem Krebsgeschehen. Diese Feststellung wurde von den ersten anthroposophischen Ärzt(inn)en aufgegriffen, bis heute wissenschaftlich fundiert weiterentwickelt und für die Krebstherapie nutzbar gemacht.

Das Bemühen, den Phänomenen des Lebendigen und den Wesensgliedern des Menschen auch durch eine entsprechende Pflege gerecht zu werden, spiegelt sich in den Bemühungen zahlreicher Pflegefachkolleg(inn)en, die in den vergangenen Jahren mit viel Engagement neue und unkonventionelle Pflegemethoden erkundet, erprobt und ihre Erfahrungen kritisch und

fundiert veröffentlich haben (Beispiele: Glaser et al.: Ingwer-Studie etc.).

Literatur-Tipps zum Weiterlesen und Vertiefen
Goedings, Peter (Hrsg.): Wege zur Erkenntnis der Heilpflanze. Verlag Freies Geistesleben, Stuttgart 1996.
Heine, Rolf; Bay, Frances (Hrsg.): Anthroposophische Pflegepraxis. Hippokrates, Stuttgart 2001.
Schramm, Henning: Metalle und Mineralien in der Therapie. Heilmittel-Kompendium zur anthroposophischen Medizin. Novalis-Verlag, Schaffhausen 1997.

2.8 Traditionelle Chinesische Medizin

Die Therapie mit Heilkräutern ist ein wesentlicher Teil der *Traditionellen Chinesischen Medizin (TCM)*, die inzwischen auch im Westen zunehmend zur Anwendung kommt. Auch mit der TCM ist es möglich, Krankheitsbilder erfolgreich zu behandeln, die unserer herkömm-

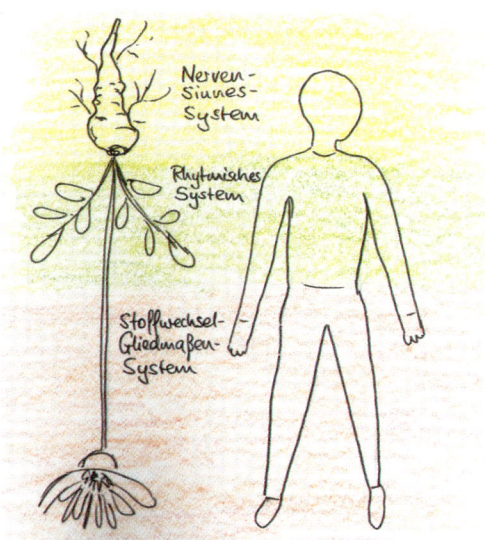

Abbildung 2-5: Dreigliederung des Menschen und der Pflanze. *Zeichnung: A. Sonn.*

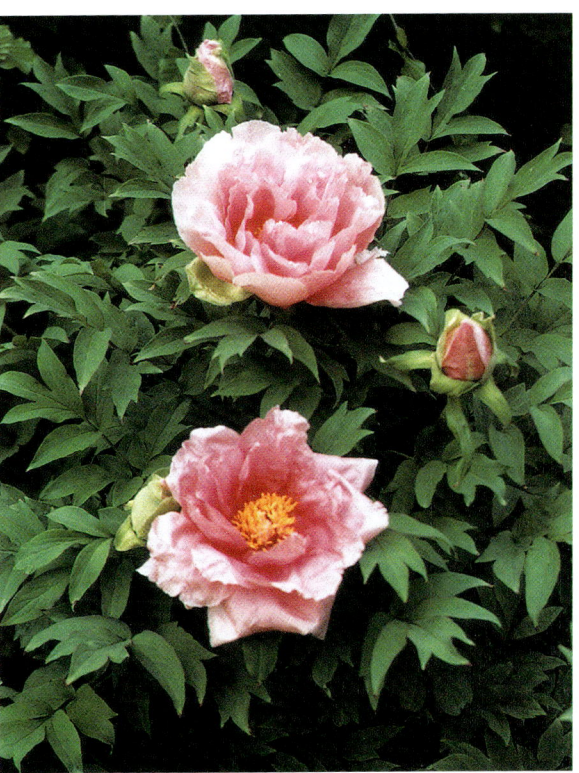

Abbildung 2-6: Paeonie (Pfingstrose). *Foto: A. Sonn.*

lichen Therapie unzugänglich scheinen. Die chinesischen Kräuterrezepturen können jedoch von uns nicht nur einfach so übernommen werden, da sie nur im Rahmen der Systematik dieser Medizin verstanden werden können. Dieses komplexe Wissen ist tausende von Jahre alt und beruht auf den alten philosophischen Vorstellungen des Taoismus und Konfuzianismus. In der heutigen TCM führen zunächst eine Vielzahl von Einzelbeobachtungen (u.a. eine fein differenzierende Zungen- und Pulsdiagnostik) zu einer Diagnose, die wiederum ein Grundmuster beschreibt, das unserer Denkweise eher fremd ist – z.B. Kälte/Hitze oder Leere/Fülle in Bezug auf Organsysteme oder Meridiane. Die Therapieformen der TCM bestehen zu etwa 80% aus Kräuteranwendungen, außerdem aus Akupunktur und Moxibustion (Verglimmen eines Kegels getrockneter Kräuter über bestimmten Akupunkturpunkten), Diätetik, Massage, Qi-Gong-Übungen und Bäderanwendungen.

Speziell für das diagnostizierte Syndrom des jeweiligen Patienten wird eine individuelle Rezeptur von Arzneidrogen zusammengestellt. Meist werden die Drogen vor der Zubereitung vorbehandelt, in einem Keramikgefäß mit Deckel erst ca. 30 min in Wasser eingeweicht, aufgekocht und bei schwacher Hitze ca. 20–30 min sieden gelassen, dann abgeseiht und erneut mit Wasser aufgekocht. Je nach Rezeptur gibt es verschiedene Sondervorschriften und Zubereitungsvarianten.

Dies alles setzt eine sehr genaue und umfassende Kenntnis der Einzeldrogen, ihrer Eigenschaften und möglichen Interaktionen untereinander voraus. Entscheidend bei der Wahl der Drogen sind nicht irgendwelche Inhaltsstoffe sondern die Charakterisierung der Drogen z.B. in die fünf Geschmacksrichtungen sauer, bitter, süß, scharf, salzig («süß» entspricht z.B. einer Grundwirktendenz «stärkend» und «harmonisierend»). Eine weitere Charakterisierung ist die Temperaturausstrahlung einer Droge in Bezug zur diagnostischen Einteilung in «heiße» und «kalte» Krankheitsbilder oder ihre Affinität zu den Organen.

Die chinesische Phytotherapie sollte hierzulande nur von fundiert in der TCM ausgebildeten und erfahrenen Ärztinnen und Heilprakti-

kerinnen angewendet werden. Ein Problem ist auch die Beschaffung der speziellen chinesischen Drogen, die bei uns unbekannt sind und deshalb importiert werden. Die Qualität der Importware ist in Bezug auf Reinheit und Rückstände zum Teil mehr als zweifelhaft und ihre sorglose Anwendung hat bereits zu Gesundheitsschäden und Todesfällen geführt (Belgien). Das Bundesinstitut für Arzneimittel empfiehlt daher, Heilpflanzen und Arzneien aus China nur in Fachgeschäften zu kaufen, die Prüfzertifikate vorlegen und über Inhaltsstoffe Auskunft geben können.

Literatur-Tipps zum Weiterlesen und Vertiefen

Mosheim-Heinrich, Eva: Westliche Kräuter in der TCM. Wermut-Artemisia absinthium. Heilpraktiker & Volksheilkunde. Fachzeitschrift für Natur- und Erfahrungsheilkunde, 70/55 (2003) 3.

Ody, Penelope: Heilen mit Kräutern. Ayurveda, chinesische und westliche Methoden im Vergleich. Taschen, Köln 2001.

Waller, Frank: Phytotherapie der traditionellen chinesischen Medizin. Zeitschrift für Phytotherapie 19 (1998) 2: 77–89.

2.9 Ayurveda

Auch in der indischen Medizin spielen Arzneipflanzen seit 3000 bis 4000 Jahren eine wesentliche Rolle. Die traditionelle indische Medizin – *Ayurveda* – setzt heute noch etwa 1000 Pflanzenarten ein. Doch auch hier lassen sich die Kräuterrezepturen nur auf dem Hintergrund des ayurvedischen Krankheitsverständnisses verstehen, wonach Störungen im Gleichgewicht der drei Lebensprinzipien (Wind, Feuer und Wasser) zum Ausbruch einer Krankheit führen. In der ayurvedischen Kräutermedizin spielt der Geschmack der einzelnen Substanzen, ähnlich wie in der TCM, eine wichtige Rolle. Neben wässrigen Zubereitungen (Extrakte und Fermentierungen) sind verschiedene fette Öle und geklärte Butter (Butterschmalz) die üblichen Lösungsmittel für die Heilpflanzenbestandteile. Dabei sind es auch hier komplexe Rezepturen, die entweder von Ärzten oder Polikliniken oder heutzutage von darauf spezialisierten Firmen zubereitet und vertrieben werden. Diese müssen dafür eine gesetzlich geregelte Lizenz erworben

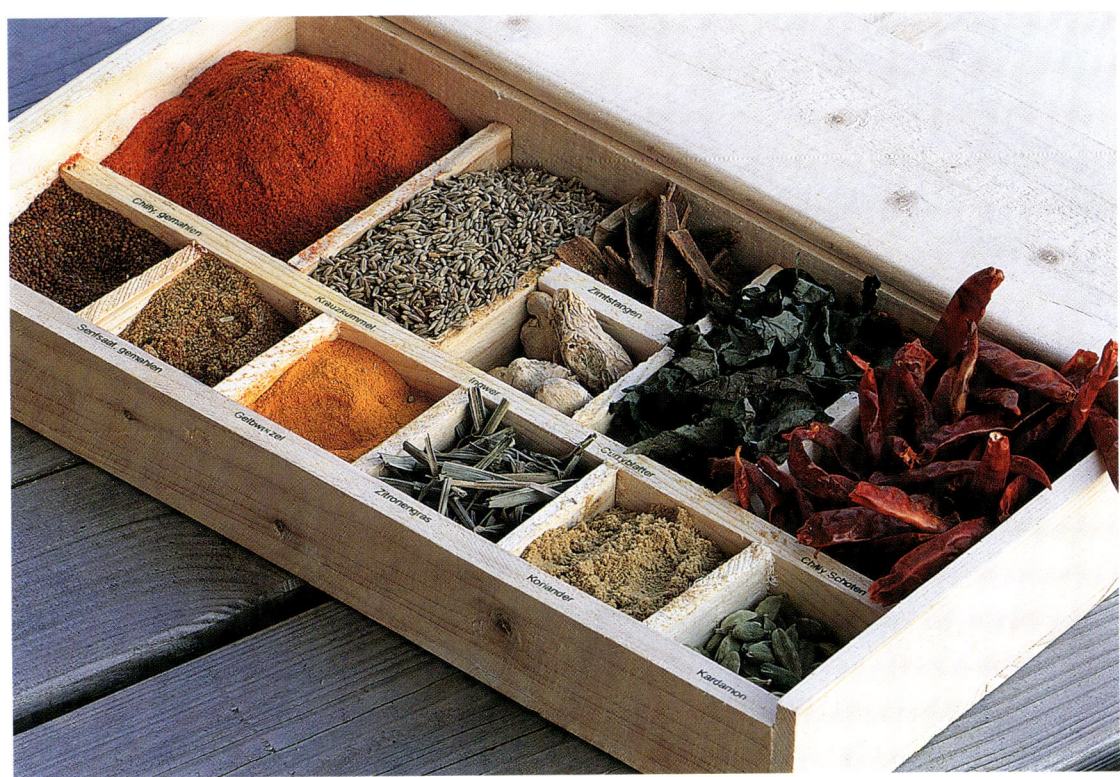

Abbildung 2-7: Indische Kräuter und Gewürze. *Foto: I. Schneider, M. Will.*

haben. Die ayurvedische Medizin beinhaltet aber auch eine ganze Palette von Hausmitteln für die Selbstbehandlung – ein in vielen indischen Familien wohl noch bekanntes Wissen.

Literatur-Tipps zum Weiterlesen und Vertiefen

Ammon, Hermann P. T.: Ayurveda. Arzneimittel aus indischer Kultur. Zeitschrift für Phytotherapie 3 (2001): 136–142.

Mazars, Guy: Ayurvedische Phytotherapie in Indien. Zeitschrift für Phytotherapie 19 (1998) 5: 269–274.

Ody, Penelope: Heilen mit Kräutern. Ayurveda, chinesische und westliche Methoden im Vergleich. Taschen, Köln 2001.

2.10 Hildegard-Medizin

Ein komplexes, ganzheitliches Denken, das uns heutzutage an der TCM oder der Ayurveda so fasziniert, lag noch bis vor wenigen Jahrhunderten auch der Heilkunde im mitteleuropäischen Raum zugrunde. Ein überliefertes Beispiel hierfür ist die Heilkunde der Äbtissin Hildegard von Bingen. Ihr Wissen über naturkundliche und medizinische Zusammenhänge, das sie für die Nachwelt aufgeschrieben hat, wird von manchen heute wieder als eine vermeintliche Quelle von Rezepten gegen allerlei Beschwerden entdeckt. Es darf jedoch bezweifelt werden, ob das in einer ganz eigenen, sehr religiösen und bildhaft-symbolischen Sprache verfasste heilkundliche Werk der Hildegard von Bingen so einfach als simples Rezeptbuch für unsere Gegenwart dienen kann. Dazu sind uns heute die Vorstellungen und die Begrifflichkeit jener Zeit (12. Jh.) viel zu fremd, um sie auf unser gegenwärtiges Weltbild zu übertragen.

Im Gegensatz zu ihren theologischen Schriften verfasste Hildegard von Bingen ihre Natur- und Heilkundewerke nicht aufgrund visionärer Eingaben, sondern diese spiegeln eher das Gedankengut antiker und mittelalterlicher Medi-

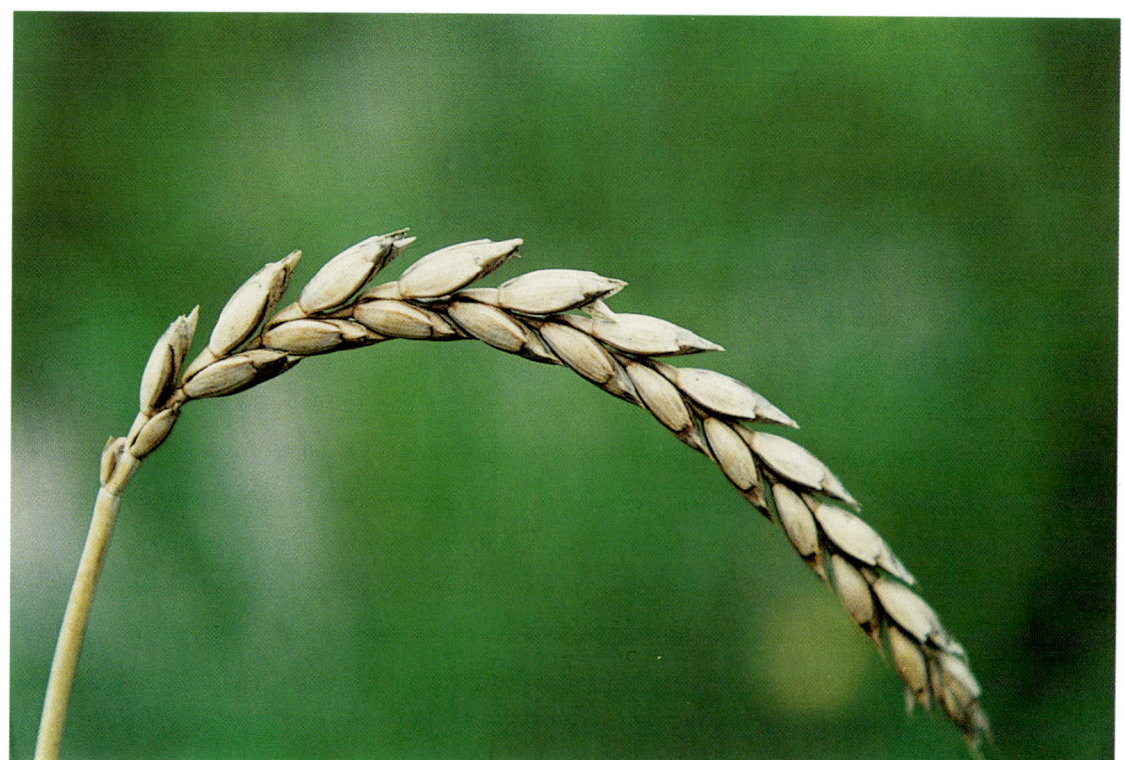

Abbildung 2-8: Dinkel. *Foto: A. Sonn.*

zin wider. Von den naturkundlichen und medizinischen Werken Hildegards sind auch keine Originale sondern nur Abschriften überliefert, die erst noch quellenkritisch auf ihre Authentizität geprüft werden müssen.

Sowohl die Begrifflichkeit der Krankheiten als auch der Pflanzennamen stimmt nur zum Teil mit unseren heutigen Definitionen überein, gab es doch damals noch keine verbindliche botanische Nomenklatur; diese wurde erst im 18. Jh. von Carl von Linnée eingeführt. Auch die damaligen Krankheitstermini wurden häufig anders benutzt als heute – so z.B. die Begriffe *Fieber* oder *Gicht*, die für die komplexe Symptomatik ganzer Krankheitsbilder standen und nicht nur für Einzelsymptome wie die Erhöhung der Körpertemperatur oder die Störung des Harnsäure-Stoffwechsels.

Was Hildegard von Bingen als Heil-Weisheit erkannte, entstammte einem Denken und sehr religiös geprägten Weltbild, dem wir uns heute sicher nur mit entsprechender Behutsamkeit und Zurückhaltung annähern können und dürfen.

Literatur-Tipp zum Weiterlesen und Vertiefen
Müller, Irmgard: Die pflanzlichen Heilmittel bei Hildegard von Bingen. Heilwissen aus der Klostermedizin. Herder Verlag, Freiburg i. Breisgau 1997.

2.11 Spagyrik

Die Spagyrik geht auf die alchemistischen Arbeiten und Erfahrungen des Altertums und des Mittelalters (z.B. Paracelsus) zurück. Zu Grunde liegt ihr die Vorstellung, dass in den Pflanzen – wie auch in Mensch und Tier – eine Gesundheit und Krankheit beeinflussende Lebenskraft enthalten ist, was übrigens eine gewisse Verständnis-Verwandschaft zur Homöopathie zeigt.

Im 19. und 20. Jh. wurde das alte Wissen wieder aufgegriffen (u.a. von dem Arzt Carl-Friedrich Zimpel, 1801–1879).

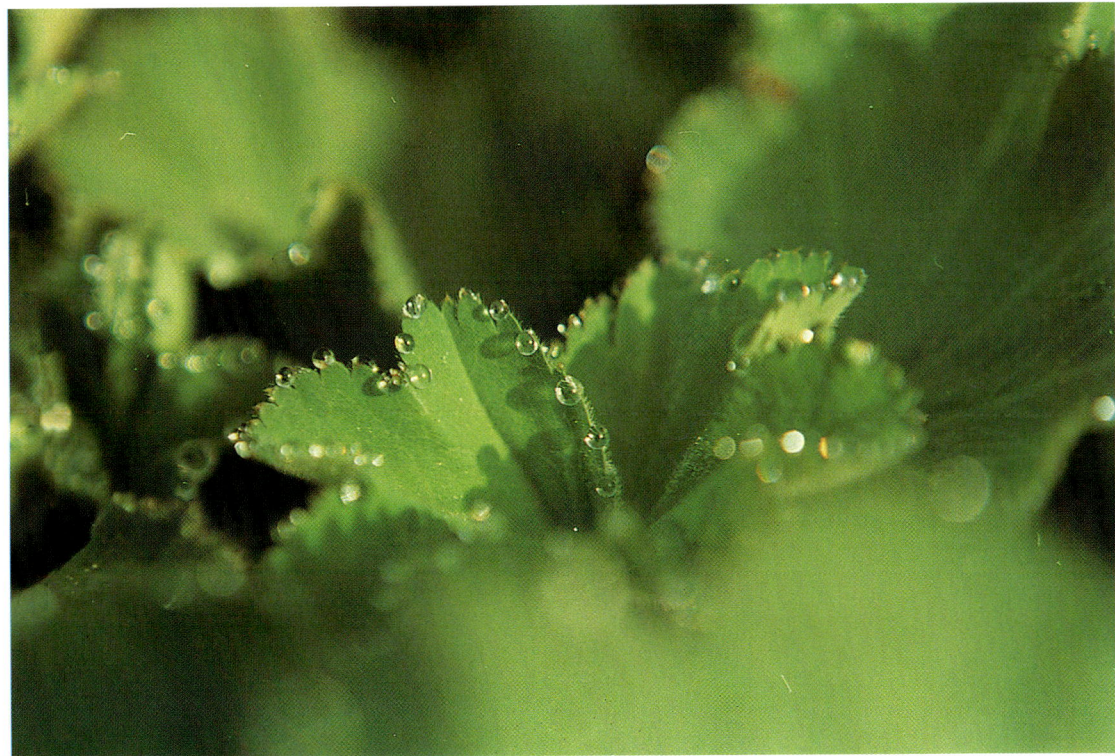

Abbildung 2-9: Alchemilla (Frauenmantel). *Foto: U. Bühring.*

Spagyrik leitet sich vom Griechischen *span* (= rennen, scheiden) und *agerirein* (= zusammenfügen, vereinigen) ab und weist auf Grundvorstellungen über die Wirkungsweise und auf das Herstellungsverfahren der Heilmittel hin. Die Herstellung der pflanzlichen Urtinkturen erfolgt in drei Schritten: Frische Pflanzen (bei ausländischen auch getrocknete) werden zunächst zerkleinert, angefeuchtet und vergoren. Die vergorene Masse wird dann in einem zweiten Schritt einer behutsamen Wasserdampfdestillation unterzogen. Die verbleibenden Pflanzenreste werden – als dritter Schritt – getrocknet und verascht. Diese Asche wird dann möglichst vollständig im Pflanzendestillat gelöst. Das bedeutet, dass alle Bestandteile (Wirkkräfte) der Pflanze in der fertigen Urtinktur enthalten sind – auch die Mineralsalze. Die meisten toxischen Stoffe gehen aufgrund ihrer chemischen Eigenschaften bei der Herstellungsstufe zwei nicht ins Destillat über. Die drei Herstellungsschritte bewirken, nach der Vorstellung der Spagyrik, auch eine gewisse Potenzierung der Wirkkräfte der Pflanze und können schon als Urtinktur oder aber in weiteren Potenzierungsschritten wie in der Homöopathie angewendet werden.

Die spagyrischen Mittel werden als «Umstimmungsmittel» eingesetzt, d.h. zur Unterstützung des Organismus bei der eigenen Krankheitsabwehr (z.B. zur Ausleitung toxischer Belastungen etc.). Auch die Anwendung von Komplexmitteln (eine Mischung verschiedener Arzneien) ist in der Spagyrik je nach Krankheitsbild möglich.

Literatur-Tipp zum Weiterlesen und Vertiefen
Infobroschüre Spagyrik nach Dr. med. Zimpel. Staufen-Pharma, Bahnhofstr. 35, 73033 Göppingen, 1997.

Ethnomedizin

Die Ethnomedizin ist – im Gegensatz zu den übrigen in diesem Kapitel genannten Heilweisen – keine eigene Therapieform. Sie ist vielmehr ein Forschungsfeld, das Verständnis für (eigene und fremde) Medizinsysteme wecken und deren Erfahrungen nutzbar machen soll.

Der Begriff Ethnomedizin leitet sich aus dem Griechischen ab und bedeutet wörtlich «Volksmedizin». Im 19. Jh. befassten sich Ärzte aus Interesse an den traditionellen Heilweisen kolonialisierter Völker mit diesem Gebiet. Man schätzte diese zunächst als primitive Medizin ein, die sich dank der «fortschrittlichen» Medizin der Industriestaaten zur so genannten modernen Medizin entwickeln konnte. Diese Denkschablonen gerieten jenseits der 50er Jahre des letzten Jahrhunderts zunehmend in die Kritik und wurden abgelöst durch das Bemühen, Medizinsysteme aller Kulturen genauer zu untersuchen.

Im Gegensatz zum angelsächsischen und französischen Raum ist in der Bundesrepublik Deutschland die Ethnomedizin ein interdisziplinäres Arbeitsfeld geblieben, angesiedelt zwischen Medizin, Ethnologie und Anthropologie.

Wenn es in den 1960er und -70er Jahren noch vorwiegend um die Erforschung von Formen der Heilkunde außerhalb der (westlich-) akademischen Medizin ging, so wird diese inzwischen selbst immer öfter zum Untersuchungsgegenstand. Heute untersucht die Ethnomedizin alle Medizinsysteme in ihren biologischen, psychosozialen und kulturellen Dimensionen. Ethnomedizin kritisiert heutzutage z.B. kulturblinde Gesundheitserziehungs-Projekte und Interventionen in so genannten Entwicklungsländern, die den Menschen westliche Lösungen überstülpen und damit leider die Gesundheit der jeweiligen Völker nicht immer verbessern helfen – manchmal sogar eher gefährden.

Interesse an der Ethnomedizin und -botanik haben inzwischen auch Pharmakonzerne, wenn es darum geht, z.B. im tropischen Regenwald, wo knapp jede dritte Pflanze als medizinisch verwertbar gilt, Heilpflanzen für neue Medikamente aufzuspüren. Doch immer wieder stößt man bei analytischen Labor-Untersuchungen solcher Pflanzen, die in der einheimischen traditionellen Medizin eine wichtige Rolle spielen, an Grenzen: Die gemessenen Wirkstoffe erklären die erfolgten Heilungen oftmals nicht. Hier versucht die Ethnomedizin, den gesamten Kontext dieser Heilungen zu erforschen, d.h. beispielsweise auch die Wirkung ritueller Komponenten.

Literatur-Tipp zum Weiterlesen und Vertiefen:
Curare. Zeitschrift für Ethnomedizin. Verlag für Wissenschaft und Bildung. 10833 Berlin ISSN: 0344–8622.

3 Erklärungsansätze – Forschung in Phytotherapie und Pflege

Versucht man die Wirkung von Heilpflanzen-Anwendungen aus pflegerischer Sicht zu betrachten, so wird rasch deutlich, dass es nicht ausreicht, die Wirkung nur von den Heilpflanzen und ihren Wirkstoffen herzuleiten.

Es ist vielmehr ein komplexes Zusammenspiel verschiedener Wirkfaktoren.

3.1 Die wichtigsten Wirkungsaspekte bei Heilpflanzen-Anwendungen

- Heilpflanzen-Anwendungen sind mit einem hohen Maß an *Zuwendung und Aufmerksamkeit* verbunden, mit dem *Eingehen auf die Befindlichkeit* der Patientin (vgl. **Abb.3-1**).
- Die Pflegemaßnahme *(es wird etwas getan)* schafft Hoffnung, hebt die Stimmung, sorgt möglicherweise für Ablenkung und vermittelt oft ein spürbares Wohlgefühl.
- Die tätige Hinwendung zur Patientin ist häufig auch mit *Nähe und Berührung* verbunden (z.B. Wickel, Einreibungen).
- Die Anwendungen ermöglichen *Sinneserfahrungen* wie z.B. Geruch, Geschmack, Aussehen, Konsistenz oder die Wahrnehmung über Hautrezeptoren (z.B. kühlende Pfefferminztee-Waschung).
- *Physikalische Faktoren* (warm oder kalt, feucht oder trocken) beeinflussen z.B. die Durchblu-

tung, die Stoffwechselaktivität, das Immunsystem (vor allem bei Bädern, Waschungen, Wickeln).
- Wirk-*Stoffe* (arzneiliche Pflanzeninhaltsstoffe) und Wirk-*Kräfte* («Informationen») – wie z.B. in der Homöopathie, Bachblütentherapie oder anthroposophischen Medizin) entfalten ihre Wirkung.
- Die *subjektive innere Einstellung* der Patientin gegenüber der Anwendung – und Anwenderin! – spielt genauso eine Rolle wie Sympathie oder Antipathie, Erinnerungen und Assoziationen.

3.2 Die Forderung nach wissenschaftlichen Studien zur Wirkung von Heilpflanzen

Vor allem von den eigenen Kolleginnen und Kollegen aus der Pflege, aber auch im Rahmen von Arzneimittelkommissionen und ärztlichen Gremien werden häufig wissenschaftliche Nachweise für die Wirkung von Heilpflanzen-Anwendungen verlangt, bevor man bereit ist, sich überhaupt damit auseinander zu setzen oder die klinikinterne Bestellung von Tees und Mitteln zur äußerlichen Anwendung zu ermöglichen. In Zeiten knapper finanzieller Mittel ist dies durchaus verständlich.

Ob allerdings der herkömmliche Ansatz von «Wissenschaftlichkeit» und die üblichen For-

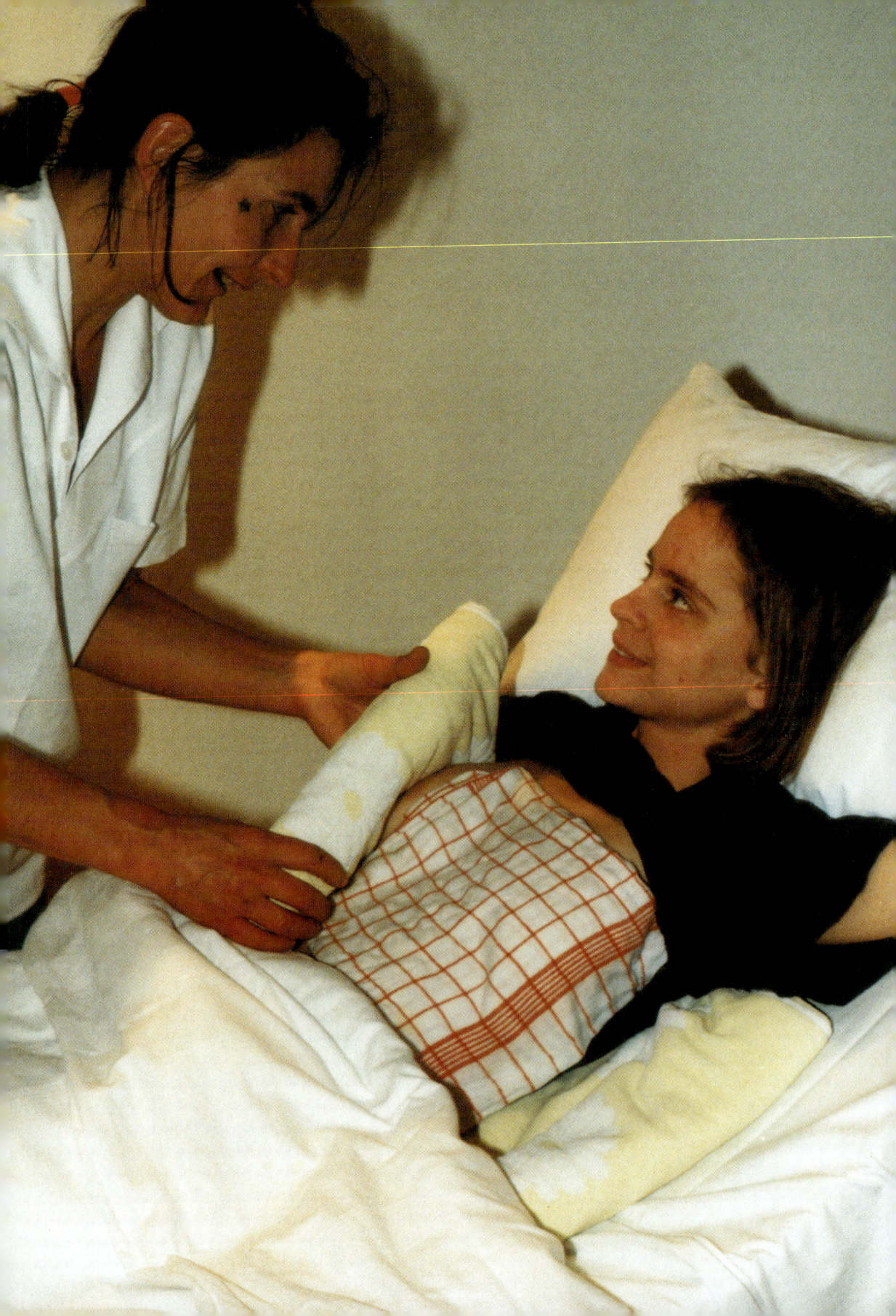

schungsmethoden geeignet sind, zu einer – durchaus notwendigen – Fundierung und Systematisierung des Wissens über Heilpflanzen und zur Übertragbarkeit von Ergebnissen beizutragen, ist fraglich.

3.3 Forschung in der Medizin

In der konventionellen Medizin dominieren die Forschungsmethoden der Naturwissenschaften (wie Biologie, Chemie, Physik), die auf einem materialistisch-mechanistischen Weltbild beruhen. Diese Denkweise der westlichen Medizin (-forschung) wird als die einzig global gültige vorausgesetzt. Dabei wird einfach die Tatsache ignoriert, dass auch andere Kulturen ein breites, heilkundliches Wissen haben (z. B. Traditionelle Chinesische Medizin, Ayurveda – s. Kap. 2.8; 9), das seit Jahrtausenden dokumentiert und überliefert ist. Heilverfahren, die nicht in das westlich-tradierte Vorstellungssystem passen, werden rasch als Außenseiter-Methoden behandelt. Medizinische Richtungen, die in der Auseinandersetzung mit der herkömmlichen Medizin ein eigenes Verständnis von Krankheit und Heilung und daraus eigene Forschungsansätze entwickelt haben (z. B. anthroposophisch erweiterte Medizin, Klassische Homöopathie), werden als «besondere Therapierichtungen» abgegrenzt.

3.3.1 Forschungsmethoden

Verbreiteter Standard ist in der medizinischen Forschung die *randomisierte klinische Studie*, die von zwei Versuchsgruppen ausgeht: der Versuchsgruppe, die z. B. das pflanzliche Mittel bekommt und der Kontrollgruppe, die ein «Placebo» erhält. Randomisiert heißt, dass die Verteilung, welche Versuchsperson zu welcher Gruppe kommt, dem Zufallsprinzip – heutzutage dem PC – überlassen wird. Bei einem Doppelblindversuch kommt noch hinzu, dass weder die Versuchsperson noch die forschende Person weiß, was die Patientin tatsächlich bekommt – pflanzliches Mittel oder Placebo.

Der Begriff des «*Placebo*» ist eines der Lieblingsargumente in Auseinandersetzungen um die Wirksamkeit naturheilkundlicher Verfahren und pflanzlicher Mittel, um damit deren «Wirkungslosigkeit» zu belegen. Das erstaunliche ist, dass ja auch ein Placebo-Effekt eine Wirkung ist – die aber schlicht für nicht-therapeutisch erklärt wird, nur weil Wissenschaftler sich nicht vorstellen können, dass die als Placebo bezeichnete Substanz oder Begleitumstände wirken können!

Kritikerinnen dieser Forschungsmethoden weisen darauf hin, dass der Mensch nun einmal keine Maschine ist und immer (ob Versuchsperson oder Forscherin) subjektiv in diesem Geschehen steht. Menschen reagieren – bei noch so vielen vergleichbaren Variablen – letztlich immer individuell und bringen alle ihre individuelle Vorgeschichte, Ausgangssituation und Begleitumstände mit. Genau dies ist ja auch die Absicht aller individuell orientierten Therapien. Sie gehen davon aus, dass Menschen verschieden sind und dass Therapien «personal» wirken.

3.4 Forschung in der Phytotherapie

In der Phytotherapie gibt es bisher zwei Hauptbereiche von Forschung:

- *die (phyto-) pharmazeutische Forschung*, die Anbau, Identifizierung, Stabilität, Qualität, Standardisierung und Darreichungsformen von Heilpflanzen zu ihrem Hauptthema macht.

Zu diesem Thema gibt es inzwischen zahlreiche Forschungsstudien, an welchen insbesondere die Hersteller von Phytopharmaka ihr Interesse haben zum Zweck der Zulassung, Nachzulassung und Vermarktung von pflanzlichen Arzneimitteln.

Verhältnismäßig einfach ist die Erforschung einzelner Wirkstoffe. Wesentlich schwieriger (und damit kostenintensiver) wird die Er-

◀ **Abbildung 3-1:** Thymianbrustwickel: Zuwendung und mehr … *Foto: A. Sonn.*

forschung von komplexen Gemischen von Wirk- und Begleitstoffen, d.h. in der Form, wie Pflanzen in der Natur vorkommen – deshalb gibt es da noch viel Nachholbedarf.

- Die *klinisch-therapeutische* Forschung, zwar dringend notwendig, fristet hingegen eher ein Schattendasein. Häufig konzentrieren sich hier die Forschungsstudien auf die Erhebung von *Befunden* (eher medizintypisch) sowie physiologischen oder pathophysiologischen Parametern. Die Frage nach dem *Befinden* (eher pflegetypisch!), nach der Besserung von Symptomen und Befindlichkeit wird häufig noch vernachlässigt. Wäre nicht gerade dies eine Aufgabe für die Pflegeforschung?!

Auch in der klinischen Forschung werden vor allem pflanzliche Arzneimittel (Extrakte einzelner Wirkstoffe oder von Wirkstoffgemischen) erforscht. Noch wenige wissenschaftliche Aussagen gibt es bisher zu Anwendungen von Heilkräutern in Form von Tees oder äußeren Anwendungen.

Weitere bisher nahezu unerforschte Themen sind z.B. die multikausale Wirkung in der Anwendung von Heilpflanzen, Wirkungsunterschiede bei unterschiedlichen Zubereitungsarten derselben Heilpflanze, unterschiedliche Dosierung (wirken niedrig dosierte Heilpflanzenanwendungen tatsächlich schwächer?) oder auch Wechselwirkungen zwischen verschiedenen Heilpflanzen und anderen Therapieformen.

3.5 Pflegeforschung

Die Pflegeforschung steht in Deutschland noch ziemlich am Anfang. Hinzu kommt, dass die Pflegeforschung in Deutschland immer noch zwischen den Stühlen der herkömmlichen Forschungsrichtungen und -methoden sitzt. Sie muss – als noch junge Wissenschaft – erst ihren eigenen Standort finden.

Wissenschaftliche Studien sind sehr zeit- und kostenintensiv. So werden zwangsläufig die Inhalte und Themen der Forschung durch die Auftraggeber diktiert. Wer also aussagekräftige

Pflegeforschung zu Heilpflanzen-Anwendungen fordert, sollte sich überlegen, wer als finanzkräftiger Auftraggeber und Sponsor in Frage käme, und da ist die Interessen- und Finanzlage häufig eine andere, als in der herkömmlichen Pharma- oder Medizintechnikforschung.

Gerade auch in der Pflege (-forschung) muss man von einer multikausalen Wirkung von Pflegemethoden, nicht zuletzt auch von der zwischenmenschlichen Beziehung und der Individualität jedes Menschen ausgehen. Die Fragestellungen und Methoden der Forschung müssen hierauf zugeschnitten sein. Rein quantitative Forschungsmethoden eignen sich nur in einigen Fällen. An ihrer Stelle sollten eher qualitative Forschungsmethoden gewählt werden – Studien mit kleinen Fallzahlen oder der differenzierten Beschreibung von Einzelfällen und -verläufen. Der quantitative Forschungsansatz kann jedoch für bestimmte Fragestellungen ergänzend notwendig sein.

Wir brauchen zum Themenkomplex der Heilpflanzen-Anwendungen Forschung, um z.B.:

- Heilpflanzen-Anwendungen begründen zu können
- darin eigenständige Handlungsmöglichkeiten zu finden und zu definieren
- diese eigenständigen Handlungsmöglichkeiten nach außen vertreten zu können
- einen fachlich-fundierten Beitrag zu Aus- und Fortbildung leisten zu können
- Qualität im Umgang mit diesen Anwendungen sicherzustellen
- die Finanzierung von Heilpflanzen-Anwendungen zu sichern.

3.6 Ermutigung zum «Forschen im Alltag»

Die Entstehung von (pflege-) wissenschaftlichen Studien aus der professionellen Pflegeforschung wird Geduld erfordern und (in Bezug auf die Vielfalt der Fragen und Themen) eher begrenzt sein – besonders zu solch unkonventionellen Themen wie Heilpflanzen-Anwendungen. Leider ist dies ein Themenbereich, der sowohl in der Medizin als auch in der Pflege derzeit nicht mit besonderem Nachdruck verfolgt wird.

Ein «Wissen schaffendes» Arbeiten im Alltag (mit dem Ansatz «kritisches Denken») ist jedoch für jede Pflegefachkraft möglich, und dazu soll hiermit auch von Herzen ermutigt werden:

- Suchen Sie sich sorgfältig ein Thema aus den Anwendungsmöglichkeiten z.B. mit Heilpflanzen aus, das den von Ihnen betreuten Patientinnen bei vielleicht häufig auftretenden Befindlichkeitsstörungen (z.B. Obstipation, Übelkeit oder in der Wund- und Hautpflege) helfen kann.
- Gewinnen Sie einige Ihrer Kolleginnen zum Mitmachen und werben Sie bei der (Stations-/Pflegedienst-) Leitung um Unterstützung.
- Benennen Sie möglichst eine hauptverantwortliche Person in ihrem Team, die sich dazu entsprechend fortbildet.
- Recherchieren Sie, was es zu Ihrer gewählten Anwendung an Wissen in der Fachliteratur, in Fachzeitschriften oder über das Internet gibt – das kann sehr faszinierend sein! Machen Sie sich kundig.
- Suchen Sie sich in Ihrer Region Experten und Verbündete.
- Dokumentieren Sie Ihre Erfahrungen, den Verlauf der Anwendungen sorgfältig – möglichst so, dass diese Dokumentation nicht mit den restlichen Krankenunterlagen in irgendeinem Archiv verschwindet, verstaubt und für niemanden sonst zur Verfügung steht. Sorgfältige Dokumentation ist der Beginn aller wissenschaftlichen Fundierung. Dabei ist es wichtig, dass dies nach einem strukturierten Leitfaden erfolgt.
- Stellen Sie die gemachten Erfahrungen anderen Kolleginnen zur Verfügung: In der Pflegefachpresse gibt es dazu genügend Möglichkeiten.
- Informieren Sie sich über neue Erkenntnisse und evtl. Erfahrungen anderer Kolleginnen, indem Sie regelmäßig entsprechende Fachzeitschriften (s. S. 279) lesen. Auf effektive Weise können Sie z.B. verschiedene Fachzeitschriften im Team aufteilen und einmal im Monat eine Kurzfassung der wichtigsten Beiträge für die Praxis z.B. in einer Dienstbesprechung einbringen und austauschen.

Literatur-Tipps zum Weiterlesen und Vertiefen

Liese, Petra; Hierholzer, Thomas: Kann auf pharmazeutische Produkte verzichtet werden? Tees zur Mundpflege. Pflegezeitschrift, (1996) 9.

Matthiessen, Peter F.; Rosslenbroich, Bernd; Schmidt, Sören: Unkonventionelle Medizinische Richtungen. Bestandsaufnahme zur Forschungssituation. Wirtschaftsverlag NW, Verlag für Neue Wissenschaft, Bremerhaven 1992. (= Materialien zur Gesundheitsforschung. Hrsg.: Projektträgerschaft Forschung im Dienste der Gesundheit in der Deutschen Forschungsanstalt für Luft- und Raumfahrt e.V. [DLR]. Im Auftrag des Bundesministeriums für Forschung und Technologie).

Saller, Reinhard; Feiereis, Hubert: Beiträge zur Phytotherapie. Marseille, München 1993. (= Erweiterte Schulmedizin, Bd. 1).

Schneider, Ernst: Trad. Pflanzliche Arzneimittel. (Probleme des Wirksamkeitsnachweises). Zeitschrift für Phytotherapie 5 (2001): 241–245.

Uehleke, Bernhard: Klinische Entwicklung neuer Phytopharmaka. Zeitschrift für Phytotherapie. (2002): 219–225.

Uehleke, Bernhard; Kraft, Karin: Rationales und Traditionelles in der Phytotherapie. Zeitschrift für Phytotherapie. 5 (2001): 246–250.

Unveröffentlichte Facharbeiten etc.

Glaser, H.; Heine, R.; Sauer, M.; Simon, L.: Praxisinterne Studie zur Darstellung der Frühwirkung von Ingwer (Zingiber officinale) als äußere Anwendung. Filderstadt-Bonladen. [2]1993 (neu überarbeitete Auflage 2002). Bezugsadresse: Verband anthroposophisch orientierter Pflegeberufe e.V., Roggenstr. 82, 70794 Filderstadt.

Gnatz, Barbara: Kamillensitzbäder auf der Transplantationsstation. WELEDA Pflegeforum (2001) 7. Bezugsadresse: B. Bahlmann, WELEDA AG, Möhlerstr.3, 73525 Schwäbisch Gmünd.

Schwab, Christa: Einführung von Heilpflanzentees in den stationären Alltag. Abschlussarbeit Pflegefachseminar, Ulm 1998. Bezugsadresse: C. Schwab, Ziegelhütte 1, 91719 Heidenheim.

Schwaighofer, Angela: Postoperative Kamillensitzbäder in der Gynäkologie – mehr als ein Ritual? Pflegefachseminar BZE, Essen 1994.

4 Die Wirkstoffe der Heilpflanzen

Einleitung

Die phytopharmazeutische Forschung hat bis heute viele Pflanzen-Inhaltsstoffe erforscht und definiert und versucht damit, die Wirkung von pflanzlichen Heilmitteln zu belegen. Die vorhandenen analysier- und messbaren Wirkstoffe in den Heilpflanzen machen es dem naturwissenschaftlich orientierten Menschen leichter, die Heilkraft zu begründen. Doch: Reicht dieses naturwissenschaftliche Denkmodell aus, um die Wirkung von Heilpflanzen zu belegen?

Die Natur ist voller Geheimnisse, und noch lange sind nicht alle Phänomene erforscht. Trotz fortschreitender, wissenschaftlicher Erkenntnis gibt es bei Pflanzen wie auch bei Menschen vieles, das nicht erklärbar oder messbar ist. So wenig man einem Menschen gerecht wird, wenn man nur die Moleküle seines Körpers betrachtet, so wenig wird man den Pflanzen gerecht, wenn man sie nur auf der Wirkstoffebene wahrnimmt.

In der Ethnomedizin werden Heilpflanzen untersucht, die große Heilerfolge vorzuweisen haben. Doch bei der analytischen Untersuchung war die Ausbeute enttäuschend mager, und die Frage, was die Heilung eigentlich verursacht hatte, blieb unbeantwortet. Ganz eindeutig stand die Heilung auch im rituellen Kontext – und das ist nicht messbar.

Die Homöopathie arbeitet erfolgreich mit Mitteln, die zum Teil so stark verdünnt sind, dass keine Moleküle der ursprünglich aktiven Substanz mehr enthalten sind. Hier erklärt man sich die Wirkung (aktiviert und verstärkt durch den Vorgang des Verschüttelns = Potenzieren) als eine Art von Informationsübertragung.

In letzter Zeit wird auch von Seiten der Schulmedizin immer wieder betont, dass bei einigen ausführlich in klinischen Studien erforschten Pflanzen nicht nur eine isolierte Monosubstanz wirkt. Ihre volle Heilkraft beruht auf der gesamten Komposition einer Vielzahl an Inhaltsstoffen, wie wir sie als Ganzes nur in der Pflanze vorfinden. Dabei spielen auch pflanzliche Begleitstoffe in ihrer Vielfalt eine bedeutende Rolle indem sie z.B. die Bioverfügbarkeit von Wirkstoffen im Gesamtextrakt gegenüber Monosubstanzen erhöhen können.

Studien zur therapeutischen Wirksamkeit mit modernem Prüfdesign liegen allerdings erst für wenige Pflanzenspezialextrakte vor, weil die Prüfverfahren von pflanzlichen Vielstoffgemischen sehr schwierig, aufwändig und teuer sind.

Um es mit Goethe auszudrücken:

Wer will was Lebendiges erkennen und beschreiben, sucht erst den Geist herauszutreiben, dann hat er die Teile in der Hand; – fehlt, leider, nur das geistige Band.

(Goethe, Faust, 1. Teil, 4. Szene)

4.1 Gerbstoffe

Wer ohne Buchwissen die Wirkung von Wirkstoffen erfahren möchte, kann sich dies über eigene Erfahrungen selbst herleiten und mit der Lösung am Ende des Kapitels vergleichen. Das geht bei den Gerbstoffen besonders einfach: Einen doppelt starken Schwarztee zubereiten, 15 Minuten lang ziehen und kalt werden lassen. Einen Schluck davon in den Mund nehmen und 3 Minuten lang im Mund belassen. Gleichzeitig einen Finger 3 Minuten lang in die Tasse mit Schwarztee tunken. Anschließend werden Mundraum und Finger genau erspürt: was fühlen Sie? Am besten geben Sie sich die Antwort, bevor Sie weiterlesen!

Um zu erfahren, warum Sie spüren, was sie spüren: lesen Sie weiter im Text.

Gerben heißt, Tierhäute mit Hilfe von gerbstoffhaltigen Pflanzen zu Leder zu verarbeiten. Dazu dienen Auszüge aus gerbstoffhaltigen Pflanzen wie Eichenrinde oder Blutwurz. Die Gerbstoffe der Pflanzen wirken auf Tierhäute zusammenziehend, austrocknend, festigend und eiweißausfällend. Diese Eigenschaften finden auch in der Medizin ihre Anwendung.

4.1.1 Eigenschaften

Gerbstoffe sind organische Säuren, wasserlösliche Verbindungen, die Eiweiße ausfällen. Sie vernetzen die Eiweißmoleküle miteinander und gehen unlösliche Verbindungen ein. Gerbstoffe ziehen zusammen und trocknen aus.

4.1.2 Wirkungen

Durch die Gerbstoffeinwirkung ziehen sich Schleimhäute und Gewebe zusammen, und die Zellen verlieren Wasser. Auf Wunden und Schleimhäuten bildet sich eine stabile Schutzschicht. Die Reizbarkeit des Gewebes nimmt ab; seine Widerstandsfähigkeit steigt. Durch die zusammenziehende, austrocknende Wirkung dichten sich die kleinen Blutgefäße ab, und die direkte Durchblutung wird unterdrückt. Das erleichtert die Blutstillung und Wundheilung. Durch die Funktionsbeeinträchtigung der Hautnerven infolge des verdichteten Gewebes kommt es außerdem zu einer Schmerzlinderung bzw. zu einer örtlichen Betäubung.

Gerbstoffe wirken bakterizid. Haut und Schleimhaut werden durch das verdichtete Gewebe vor dem Eindringen von Bakterien und Pilzen geschützt. Die Bakterienzelle selbst wird geschädigt, weil sie in dem ausgefällten Zellinhalt einen ungünstigen Nährboden findet. Gerbstoffe haben durch ihre zusammenziehende Wirkung auch einen günstigen Einfluss auf kleinere Brandwunden.

Gerbstoffe wirken als Adstringens (zusammenziehendes Mittel) und haben daher bei Durchfall stopfende Wirkung. Sie werden weder über die Haut noch über die Schleimhaut resorbiert.

Auch als **Gegengift** (Antidot) bei Alkaloidvergiftungen haben sich Gerbstoffe bewährt. Alkaloide sind eiweißhaltige, meist giftige Wirkstoffe, die mit den Gerbstoffen unlösliche Verbindungen eingehen und so neutralisiert werden. Gerbstoffe verhindern oder verzögern die Aufnahme von Alkaloiden ins Blut.

Jeder kennt diese Wirkung am Beispiel des Schwarztees: Drei bis max. fünf Minuten gezogen wirkt er anregend, denn das im Tee enthaltene Alkaloid Koffein entfaltet seine Wirkung. Die Gerbstoffe des Schwarztees lösen sich erst fünf bis zehn Minuten später und binden dann die Coffein-Alkaloide unlösbar an sich. Der Schwarztee wirkt nun nicht mehr anregend, durch die Gerbstoffwirkung zusätzlich stopfend und kann bei Durchfallerkrankungen eingesetzt werden.

Zusammenfassung: Pflanzen mit Gerbstoffen wirken stopfend, austrocknend, sekretionshemmend, entzündungshemmend, reizmildernd, leicht örtlich betäubend, blutstillend, bakterizid, fungizid, auch gegen Schimmelpilze und als Gegenmittel bei Alkaloid- oder Schwermetallvergiftung.

4.1.3 Anwendungen

Äußerlich: als Kompresse oder Badezusatz bei akut-entzündlichen Wunden, nässenden Hauterkrankungen, Frostbeulen, kleineren Verbrennungen, Blutungen sowie bei Hämorrhoiden. Als Gurgelmittel oder zu Spülungen bei Entzündungen des Mund- und Rachenraumes, bei Zahnfleischentzündungen und nach Zahnextraktionen

Innerlich: bei Durchfall, Magen-Darm-Katarrh sowie als Antidot bei Alkaloid- oder Schwermetallvergiftung.

Hinweis für die Zubereitung: Rinden und Wurzeln nicht länger als 5–10 min kochen, sonst wird die Wirksamkeit abgebaut.

4.1.4 Nebenwirkungen und Gegenanzeigen

Nebenwirkungen: In hohen Dosen oder bei zu langer Anwendung führen Gerbstoffe zu Brechreiz und Magenschleimhautreizungen. Gerbstoffe dürfen daher nicht langfristig angewendet werden.

Gegenanzeigen: Verstopfung, trockene Ekzeme, trockene Schleimhäute. Größere Verletzungen oder Verbrennungen dürfen nicht mit Gerbstoffen behandelt werden, weil die unter der Schutzschicht sich befindenden Bakterien und Giftstoffe schwere Komplikationen auslösen können.

4.1.5 Pflanzen mit Gerbstoffen
(Abb. 4-1)

Blutwurz, *Potentilla erecta,* Tormentillae rhizoma
Brombeere, *Rubus fruticosus* Rubi fruticosi folium
Eiche, *Quercus robur* und *Quercus petraea* Quercus cortex
Frauenmantel, *Alchemilla vulgaris* Alchemillae herba
Gänsefingerkraut, *Potentilla anserina* Potentillae anserinae herba
Heidelbeere, *Vaccinium myrtillus,* Myrtilli fructus
Himbeere, *Rubus idaeus* Rubi idaei folium
Rose, *Rosa gallica u. a.* Rosae flos

Salbei, *Salvia officinalis* Salviae folium
Walnuss, *Juglans regia* Juglandis folium
Zaubernuss, *Hamamelis virginiana* Hamamelidis folium/-cortex

4.2 Bitterstoffe

Auch bei den Bitterstoffen lohnt ein Selbstversuch, zum Beispiel ein Blatt Wermut kauen: Wie fühlt sich *bitter* an im Gegensatz zu den herben Gerbstoffen? Und wie gut ist es für den Magen, wenn nach einer Weile die angenehme Wärme zu spüren ist! Bitter macht warm – wie wohltuend im Winter, für ältere Menschen oder für ewig Frierende! Die tonisierenden Eigenschaften kommen noch dazu und stärken spürbar, wenn eine Bitterstoffkur drei bis vier Wochen lang durchgeführt wird. Probieren Sie es aus!

«Was bitter dem Mund, ist dem Magen gesund»
Schon lange ist in der Volksmedizin bekannt, dass das Trinken eines bitteren Getränkes den Körper kräftigt. Pflanzen mit Bitterstoffen sind die Hauptbestandteile vieler traditioneller Lebenselixiere (Theriaks), aus denen sich die heute gebräuchlichen «Schwedenbitter» entwickelt haben. Aus diesem alten Wissen stammt auch das geflügelte Wort von der «*bitteren Medizin*». (Abb. 4-2a)

4.2.1 Eigenschaften

Viele Pflanzen enthalten Bitterstoffe. Es werden aber nur solche zu den Bitterdrogen gerechnet, bei denen die Bitterstoffwirkung im Vordergrund steht. Bitterstoffe sind in ihrer chemischen Struktur nicht einheitlich aufgebaut, trotzdem ist ihre Wirkung im Allgemeinen gleich, so dass sich die Zusammenfassung zu einer gemeinsamen Gruppe rechtfertigt. Einziger Leitfaden dieser chemisch uneinheitlichen Stoffgruppe ist der bittere Geschmack.

Es gibt verschiedene Bittermittel, auch Amara genannt: Reine Bittermittel, bei denen die allge-

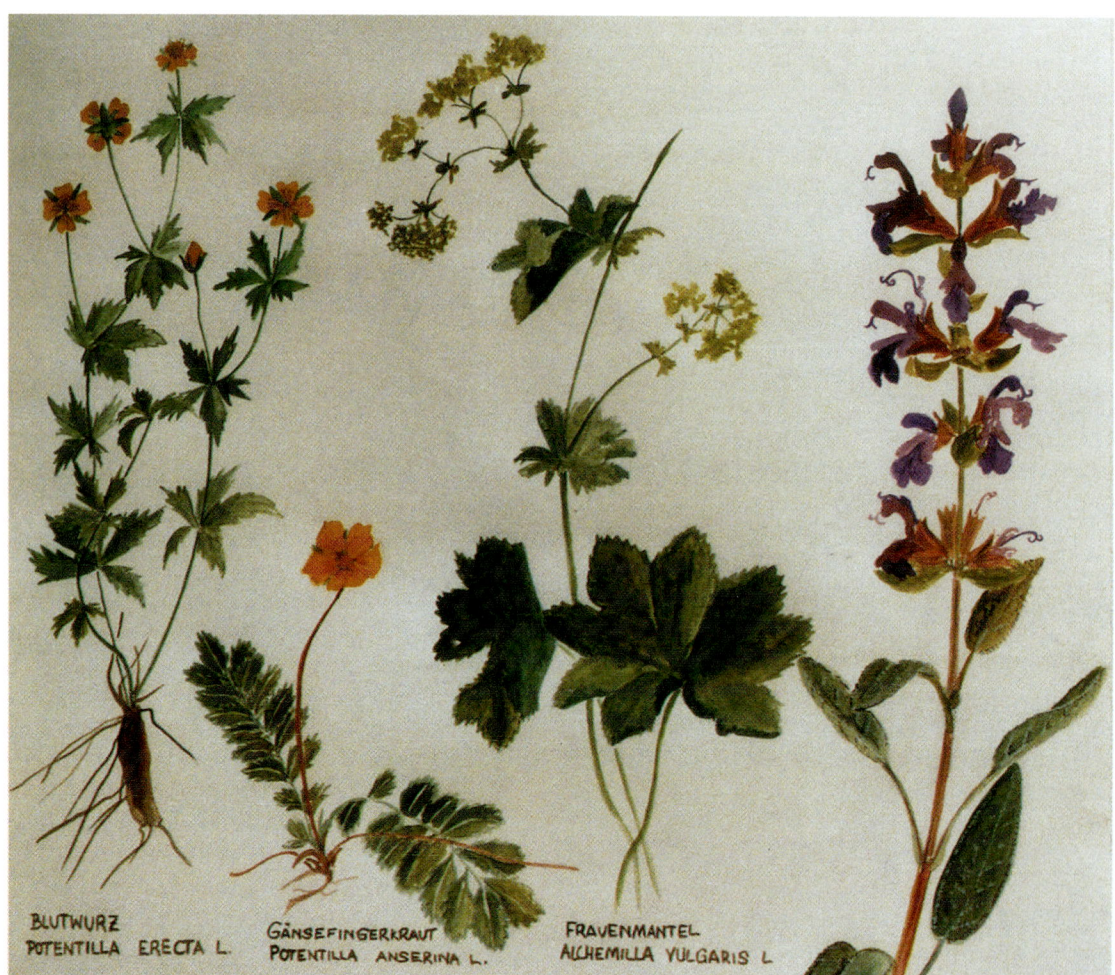

Abbildung 4-1: Gerbstoffpflanzen: Blutwurzel, Gänsefingerkraut, Frauenmantel, Salbei. *Foto: U. Bühring. Originalzeichnung: Ina Zielke.*

mein tonisierende Bitterwirkung im Vordergrund steht (Amara tonica, pura oder simplex), solche mit ätherischen Ölen (Amara aromatica), mit Scharfstoffen (Amara acria) oder mit Schleimstoffen (Amara mucilaginosa).

4.2.2 Wirkungen

Die Bitterstoffwirkung beginnt mit der ersten Wahrnehmung des bitteren Geschmacks im Mund, und zwar am Zungengrund, wo die Bitter-Geschmacksknospen sitzen. Bitterstoffe regen auf reflektorischem Weg die gesamte Verdauungstätigkeit an. Zudem tonisieren Bitter-

stoffe, d.h. sie steigern den Tonus der glatten Muskulatur. Diese Wirkung erstreckt sich spürbar auf den gesamten Organismus.

4.2.2.1 Wirkungen auf den Verdauungstrakt

Bitterstoffe regen über den Nervus vagus die Speichel- und Magensaftproduktion an. Es folgt eine Anregung der Belegzellen im Magen, eine vermehrte Bildung von Salzsäure und verstärkte Sekretion von Pepsin. Durch die Umwandlung von Progastrin zu Gastrin wird die Sekretion der Magendrüsen und die des exokrinen Pan-

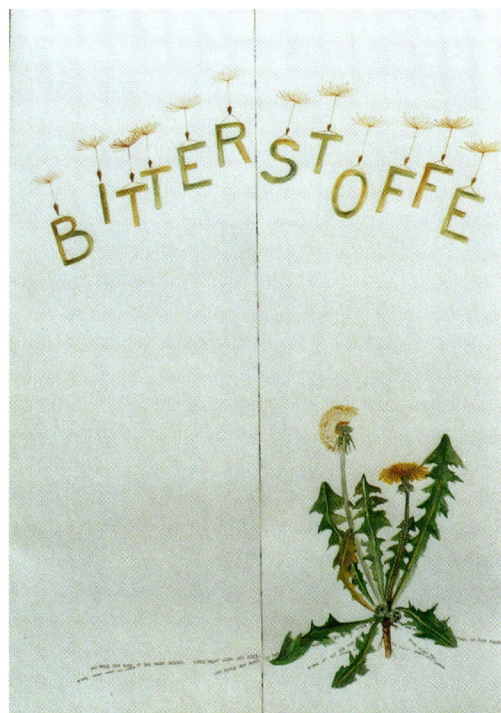

Abbildung 4-2a: Bitterstoffe. *Foto: U. Bühring. Original-zeichnung: Ina Zielke.*

kreas verstärkt. Die Magen-Darm-Bewegungen werden gesteigert, die Magenentleerung beschleunigt. Durch die Anregung der Belegzellen, die den intrinsic factor bilden, wird auch diese Produktion gesteigert. Der intrinsic factor ist verantwortlich für die Resorption von Vitamin B_{12}, das wiederum notwendig ist für die Reifung der Erythrozyten. In diesem Sinne unterstützen Bitterstoffe auch die Blutbildung.

Bitterstoffe sind auch leber- und gallefunktionsfördernd, sie wirken choleretisch und cholagog und fördern die Verdauung von Eiweiß, Kohlenhydraten und Fetten. Vor allem unterstützen sie die Resorption von Nahrungsbestandteilen, insbesondere der fettlöslichen Vitamine (A, D, E und K) und von Eisen (Fe III) und verbessern somit die Nährstoffaufnahme. Wärme wird freigesetzt und der gesamte Energiestoffwechsel angeregt.

Außerdem regen Bitterstoffe im menschlichen Körper die Basenbildung an. Damit helfen sie das Säuren-Basen-Gleichgewicht im Kör-

per zu regulieren und wirken einer Übersäuerung des Körpers entgegen.

Zusammenfassung: Bitterstoffe wirken sekretionsfördernd, appetitanregend und resorptionsfördernd, regen die Peristaltik an, vermindern Blähungen und hemmen Gärungs- und Fäulnisprozesse. Durch ihre gallefördernde Wirkung sind sie leicht abführend.

4.2.2.2 Allgemeine Wirkungen

Sympathikus und Parasympathikus sind Gegenspieler, dennoch werden beide von Bitterstoffen stimuliert. Dies zeigt sich vor allem in einer verbesserten Herztätigkeit. *«Bitter ist gut für das Herz»*, sagt der Volksmund. Bitterstoffe wirken herzstärkend, ausgleichend auf das Vegetativum, durchblutungsfördernd, wärmend, antriebssteigernd, stimmungsaufhellend und stoffwechselanregend.

Die unspezifische Abwehr des Körpers wird aktiviert und das Immunsystem unterstützt. Außerdem wirken Bitterstoffe fiebersenkend, denn durch die Anregung der Schweißdrüsen wird die Wärme nach außen abgeleitet (Chinarinde, Fieberklee). Auch die Schleimhautfunktion wird von den Bitterstoffen angeregt. Dadurch erhöht sich die Auswurfförderung bei Bronchitis.

4.2.3 Anwendungen

Anwendungen bei Verdauungsbeschwerden
Bei Appetitlosigkeit, Völlegefühl und Blähungen, dyspeptischen Beschwerden, Achylie (Verdauungssaftmangel), Untersäuerung des Magens, Sodbrennen infolge von Verdauungsschwäche, zur Galleproduktions- und Galleflussanregung.

Anwendungen zur Unterstützung des Allgemeinzustandes
Durch die Resorptionsförderung von Eisen und Vitamin B_{12} wird die Blutbildung angeregt. Menschen, die stets müde und antriebslos sind, könnten unter einem schlechten Resorptionsvermögen des Magen-Darm-Bereichs leiden: Hier lohnt ein Versuch mit Bittermitteln! Bitterstoffpflanzen können zur Unterstützung einge-

setzt werden bei Anämie und zur Resistenzsteigerung, zur Antriebssteigerung, zur Anregung des Stoffwechsels und des Wärmehaushalts. Zur unterstützenden Therapie bei Infektionserkrankungen und bei schwachen, alten, erschöpften Menschen, wo sie zum Ausgleich der körperlichen und seelischen Stimmungslage beitragen.

4.2.4 Nebenwirkungen und Gegenanzeigen

Bitterstoffe sind kontraindiziert, wenn ein Übermaß an Aktivität vorliegt, ebenso bei Hyperazidität des Magens, hyperazider Gastritis, Ulcus ventriculi und Ulcus duodeni; bei zu hohen Dosen evtl. Kopfschmerzen; Sekretionshemmung.

4.2.5 Pflanzen mit Bitterstoffen
(Abb. 4-2b)

Artischocke, *Cynara scolymus* Cynarae folium/-radix

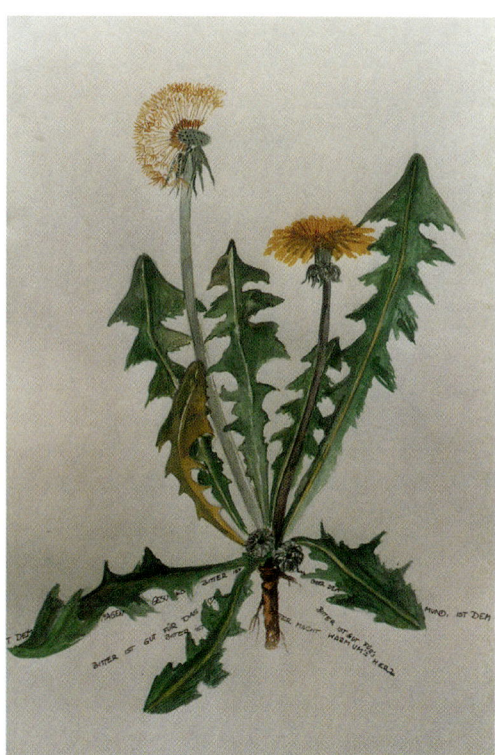

Abbildung 4-2b: Bitterstoffpflanze: Löwenzahn. *Foto: U. Bühring. Originalzeichnung: Ina Zielke.*

Bitterklee, *Menyanthes trifoliata* Menyanthidis folium

Engelwurz, *Angelica archangelica*, Angelicae radix

Gelber Enzian, *Gentiana lutea* Gentianae radix

Hopfen, *Humulus lupulus* Lupuli strobulus/-glandula

Ingwer, *Zingiber officinale* Zingiberis rhizoma

Kalmus, *Acorus calamus* Calami rhizoma/-aetheroleum

Löwenzahn, *Taraxacum officinale* Taraxaci radix cum herba

Mariendistel, *Silybum marianum* Silybi marianae fructus

Schafgarbe, *Achillea millefolium* Millefolii herba/-flos

Tausendgüldenkraut, *Erythrea centaurium* Centaurii herba

Wermut, *Artemisia absinthiium* Absinthii herba

4.3 Schleimstoffe (Abb. 4-3a)

Jede Pflanze erzeugt Kohlenhydrate, die sie für Aufbau, Energiestoffwechsel und als Reservesubstanz benötigt.

«Schleimdrogen» sind Heilpflanzen, die kohlenhydrathaltige Stoffe wie Schleime oder auch Pektine enthalten, beides Polysaccharide, also zusammengesetzte «Zucker».

Schleime sind Mukopolysaccharide (neben Galakturonsäure noch viele andere Zucker) und werden vor allem als Haut- und Schleimhautschutz verwendet.

Pektine bestehen aus Galakturonsäureketten und werden z. B. bei Durchfallerkrankungen eingesetzt.

4.3.1 Eigenschaften

Schleimstoffe haben die Fähigkeit, Wasser aufzunehmen und dabei aufzuquellen. Sie bilden schleimig-zähe Flüssigkeiten, mit denen sie andere Stoffe an ihrer Oberfläche «festhalten» können. Das erklärt die entgiftende Wirkung von Schleimstoffen und Pektinen in den Schleimhäuten des Verdauungskanals: Sie binden Giftstoffe an sich und behindern zugleich die Resorption von Giftstoffen.

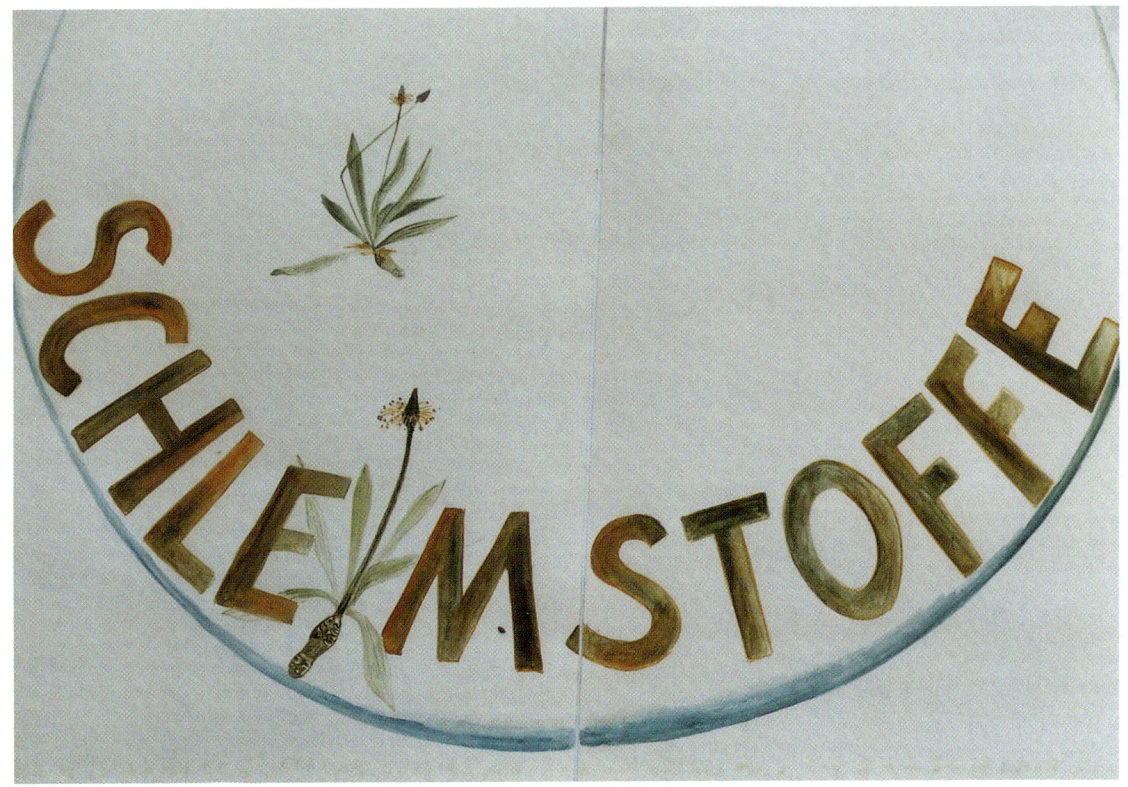

Abbildung 4-3a: Schleimstoffe. *Foto: U. Bühring. Originalzeichnung: Ina Zielke.*

Schleimstoffe bilden in kaltem und warmem Wasser viskose Lösungen, die unter gewissen Umständen gelieren.

Die für die Phytotherapie bedeutsamen Schleimstoffe sind wasserlöslich.

4.3.2 Wirkungen

Schleimstoffe legen einen Schutzfilm über Haut und Schleimhaut. Dadurch ist die Haut vor mechanischen und chemischen Reizen besser geschützt. Sie ist weniger schmerzempfindlich und kann sich besser regenerieren.

Im Verdauungskanal überziehen Pflanzenschleime die Schleimhäute mit einer viskosen Schicht und mindern dadurch Entzündungen. Sie verzögern das Eindringen chemischer Substanzen in die Schleimhaut und wirken durch ihre flüssigkeitsbindende, «aufsaugende» Eigenschaft

Schleimstoffe als Schutzfilm: Das ist gut nachzuvollziehen, wenn man etwas Leinsamenschleim auf den Unterarm streicht: Die Empfindlichkeit wird an dieser Stelle spürbar herabgesetzt!

giftbindend. Polysaccharide werden wegen ihrer Molekulargröße nicht resorbiert und passieren somit den Magen-Darm-Kanal unverdaut mit den adsorbierten Giftstoffen.

Schleimstoffe reduzieren außerdem den Geschmackssinn für bitter, sauer und scharf. Bei Entzündungen an den Schleimhäuten der Luftwege lindern fein verteilte Pflanzenschleime Husten und Hustenreiz.

Schleimstoffe wirken abführend, indem sie durch ihr Quellungsvermögen einen Dehnungsreiz an die Darmwand bewirken und so für eine verbesserte Kontraktion und eine beschleunigte Darmpassage sorgen.

Zusammenfassung: Pflanzenschleime wirken reiz- und schmerzlindernd, entzündungshemmend, entgiftend, resorptionsunterbindend oder -verzögernd. Sie schützen die Schleimhäute des Bronchialtraktes und wirken darmregulierend. Pflanzenschleimstoffe werden außerdem verwendet als Geschmackskorrigens.

4.3.3 Anwendungen

Schleimstoffe dienen als Haut- und Schleimhautschutz und werden zur Wundheilung und zur Schmerz- und Reizmilderung eingesetzt. **Innerlich:** bei Magen-Darm-Entzündungen, Gastritis, Colitis ulcerosa, zur Volumenvergrößerung bei Obstipation, zur Entgiftung, zur Resorptionsminderung und zur geschmacklichen Milderung von Arzneimitteln.

In der Kinderheilkunde auch als Diätetikum bei ständigem Erbrechen (Pylorus-Spasmus), denn Schleimdrogen erhöhen die Viskosität der Nahrung. **Äußerlich:** als Gurgelmittel bei Heiserkeit, trockenem oder Reizhusten, als erweichende und wärmespeichernde Kompressen oder als Waschung und Auflage bei trockenen Ekzemen, Hautentzündungen, Juckreiz oder trockenem Auge.

4.3.4 Nebenwirkungen und Gegenanzeigen

Bei einer therapeutischen Anwendung von Schleimpflanzen ist an die verminderte Resorption zu denken, die sich ja nicht auf unerwünschte (Gift-)Stoffe beschränkt. Empfehlenswert ist daher bei innerer Anwendung eine kurmäßige Intervalltherapie von jeweils ein bis zwei Wochen.

4.3.5 Pflanzen mit Schleimstoffen
(Abb. 4-3b)

Eibisch, *Althea officinalis* Althaeae radix/-folium/-flos

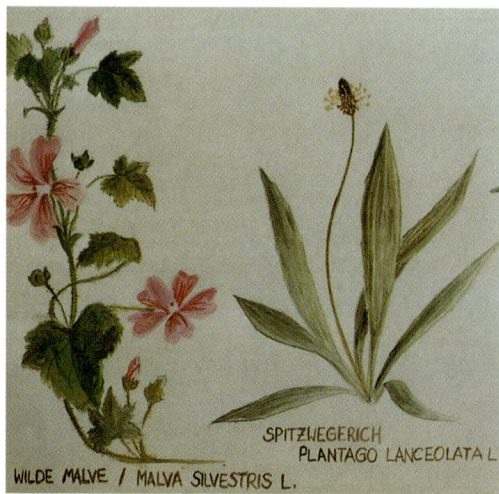

Abbildung 4-3b: Schleimstoffpflanzen: Spitzwegerich und Malve. *Foto: U. Bühring. Originalzeichnung: Ina Zielke.*

Flohsamen, *Plantago afra, Plantago psyllium* Psyllii semen
Huflattich, *Tussilago farfara* Farfarae folium/-flos
Königskerze, *Verbascum thapsiforme* Verbasci flos
Lein, *Linum usitatissimum* Lini semen
Malve, *Malva silvestris,* Malvae flos/-folium
Ringelblume, *Calendula officinalis* Calendulae flos
Spitzwegerich, *Plantago lanceolata* Plantaginis lanceolatae folium

4.4 Ätherische Öle (Abb. 4-4a)

Alles in der Natur ist mit Duft erfüllt, und ein Großteil der Pflanzen enthält ätherische Öle. Die leichten aromatischen Öle verflüchtigen sich ohne Rückstand, weshalb sie als «Himmelsluft», bezeichnet wurden, griechisch: «aither». Damit eine Pflanze als «Droge mit ätherischen Ölen» bezeichnet werden kann, muss sie einen definierten Gehalt an ätherischen Ölen aufweisen, und letztere müssen maßgeblich an den gesamten Wirkungseigenschaften und -mechanismen der Pflanze beteiligt sein. Jedes ätherische Öl ist einzigartig und enthält 10 bis 500 verschiedene aromatische Ölkomponenten. Es handelt sich um ein komplex zusammengesetztes Gefüge, das jeder Pflanze ihren auch innerhalb einer Pflanzenart unterschiedlichen

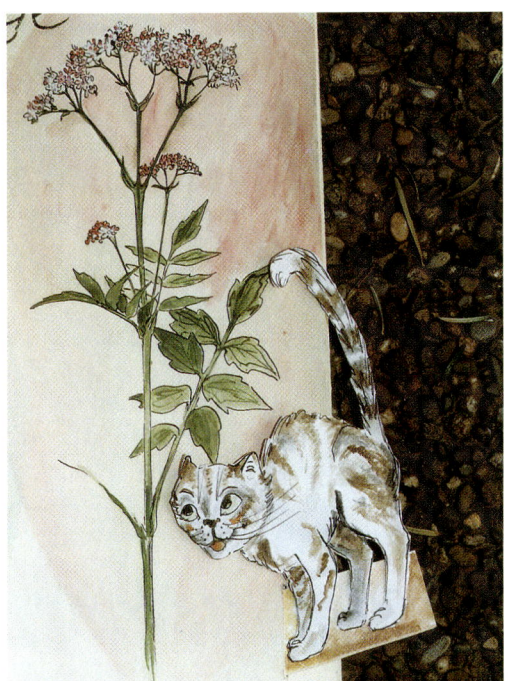

Abbildung 4-4a: Ätherische Öle: Baldrian («Katzentoll»). *Foto: U. Bühring. Originalzeichnung: Ina Zielke.*

charakteristischen Geruch, Geschmack und ihre individuelle Heilkraft verleiht. Solche aromatischen Öle sind aus Kohlenstoff, Wasserstoff und Sauerstoff aufgebaut und werden je nach Art und Hauptkomponente in unterschiedliche chemische Gruppen eingeteilt, die die Moleküle mit ihren Eigenschaften charakterisieren.

1928 wurde der Begriff der Aromatherapie geprägt, eine eigene Therapierichtung, die auch eine eigene Ausbildung erfordert. In der Phytotherapie werden nicht die ätherischen Öle an sich, sondern Heilpflanzen mit ätherischen Ölen verwendet. Die beiden Therapierichtungen unterscheiden sich erheblich: «Man müsste 45 Liter Salbeitee trinken, um die Wirkstoffe eines einzigen Tropfens ätherischen Salbeiöls zu erreichen.» (Ingrid Dierssen)

4.4.1 Eigenschaften

Ätherische Öle sind bei Zimmertemperatur meist flüssig und farblos bzw. von gelblicher Farbe. Sie sind leicht flüchtig und kleinmolekular. Sie lösen sich in Fett, Öl und Alkohol, aber nicht in Wasser. Aufgrund ihres lipophilen Charakters können sie die Zellmembranen unserer Haut durchdringen und gut und schnell über feinste Kapillare vom Organismus aufgenommen werden. Nahezu alle ätherischen Öle wirken desinfizierend und antibiotisch.

Ein einfacher Nachweis, wie gut ätherische Öle in den Körper gelangen ist der Knoblauchtest: Frischer Knoblauch auf die Fußsohle gerieben ist nach kurzer Zeit über den Atem wahrnehmbar!

4.4.2 Wirkungen

Die zirka 1 cm² große Riechschleimhaut in der Nase leitet die Riech-Botschaft der vielfältigen Duftmoleküle an die Riechkolben im Vorderhirn weiter. Normalerweise verhindert die Blut-Hirn-Schranke, eine lipidreiche Membran, die das Gehirn umhüllt und schützt, den unmittelbaren Kontakt unseres Gehirns mit der Außenwelt. Doch die Riechnerven haben sich, entwicklungsgeschichtlich gesehen, vor unserem Gehirn entwickelt und sind von dieser Hülle nicht eingeschlossen. Über den Hypothalamus werden die Signale in Form von «chemischen Botschaften» zur Blutbahn und an andere Gehirnteile (olfaktorischer und Neocortex, Thalamus) weitergesendet. Ätherische Öle können auf diesem Weg das zentrale Nervensystem direkt beeinflussen und bestimmte Regionen stimulieren, Neurotransmitter mit unterschiedlichsten Auswirkungen auszuschütten.

Vor allem die Gefühlswelt und die Erinnerungen werden davon angesprochen, denn Düfte berühren unsere Gefühle und unsere Seele. Schon Avicenna, der arabische Arzt und Mystiker (980–1037), schrieb: «In den Düften wohnt die Seele der Pflanzen, die auf die Seele der Menschen heilsam einwirken kann.»

Eine Massage mit ätherischen Ölen, in fettem Öl gelöst, beschleunigt die Aufnahme ätherischer Öle durch die Haut. Die Ausscheidung ätherischer Öle erfolgt entweder über die Nieren, die Haut oder den Respirationstrakt.

Zusammenfassung: Pflanzen mit ätherischen Ölen wirken *äußerlich* angewendet durchblutungsfördernd, hautreizend oder hautberuhigend, epithelisierend, desinfizierend, entzündungshemmend sowie bakterizid, viruzid, fungizid oder insektenabwehrend. Außerdem schmerzlindernd, anästhesierend oder antineuralgisch.

Pflanzen mit ätherischen Ölen wirken *innerlich* angewendet im HNO-Bereich auswurffördernd, schleimlösend, krampflösend, beruhigend, abschwellend, entzündungshemmend, antibiotisch oder Atemfrequenz und -tiefe steigernd. Zudem wirken sie beruhigend oder anregend, verdauungsfördernd, blähungswidrig, krampflösend, gallebildend und galleabflussfördernd, menstruationsfördernd, antirheuma-

tisch, schmerzlindernd, milchbildend, entzündungshemmend sowie keim- und wurmtötend.

4.4.3 Anwendungen

Pflanzen mit ätherischen Ölen werden *äußerlich* angewendet zur Wundheilung, zur Kühlung oder zur Durchblutungsförderung und bei Ischialgien und Rheuma, außerdem zur Inhalation bei Erkältungskrankheiten.

Innerlich werden sie zur Verdauungsförderung angewendet, bei Blähungen, Krämpfen und Entzündungen von Magen oder Darm sowie zur Verbesserung der Darmflora, ferner zur Förderung der Diurese sowie zur Kreislaufanregung oder zur Beruhigung und Schlafförderung. Ebenso werden bei Erkältungskrankheiten, bei Bronchitiden, Schnupfen und bei Nebenhöhlenaffektionen Teemischungen mit ätherischen Öldrogen eingesetzt.

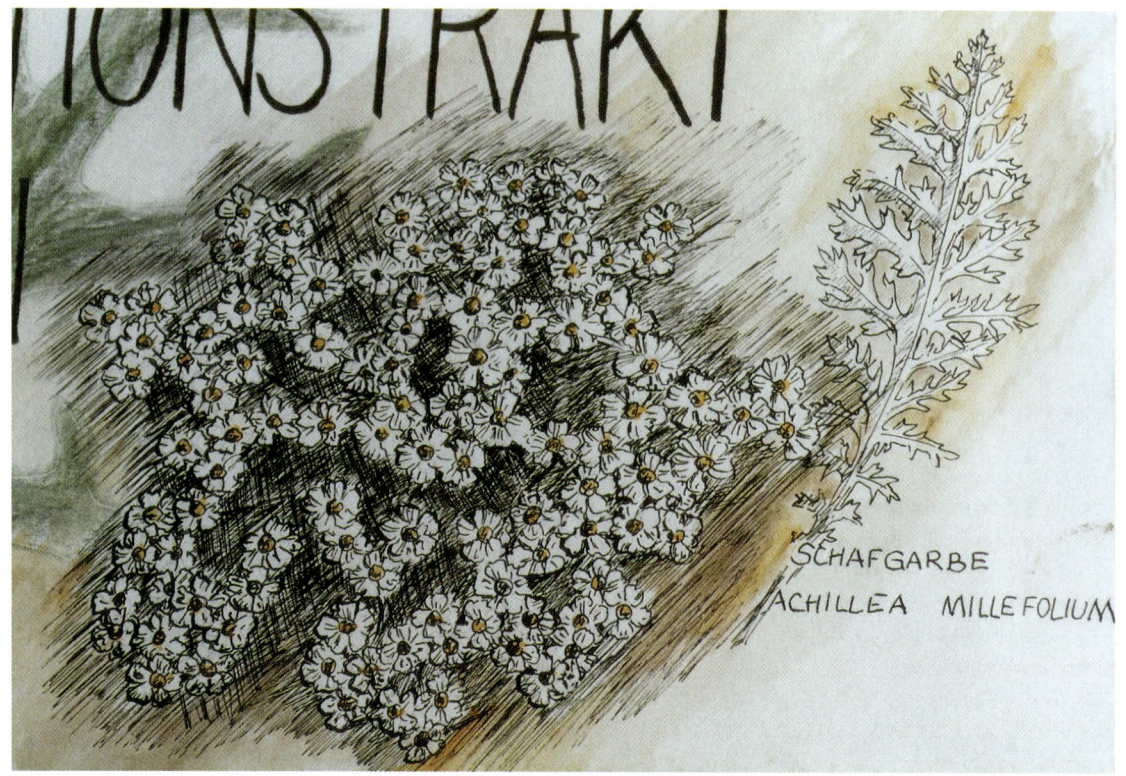

Abbildung 4-4b: Ätherische Öle: Schafgarbe. *Foto: U. Bühring. Originalzeichnung: Ina Zielke.*

4.4.4 Nebenwirkungen und Gegenanzeigen

Pflanzen mit ätherischen Ölen können kanzerogen, abortiv, allergen, narkotisch, nephrotoxisch, hepatotoxisch, photosensibilisierend oder hautreizend wirken. Bei innerlichem Gebrauch von ätherischen Ölen mit höheren Dosierungen sind Überreizungen möglich, und es kann zu Nierenschäden, Leberschäden, Gastroenteritis oder auch zum Abort kommen. Bei Gastritis, Nierenschwäche, Hautempfindlichkeit oder Schwangerschaft, Epilepsie und Allergien muss besonders behutsam und gekonnt mit ätherischen Ölpflanzen therapiert werden!

Für die Aromatherapie gilt eine eigene, enge Indikationsstellung, die nur durch speziell geschulte und erfahrene Aromatherapeutinnen und -therapeuten gewährleistet werden kann.

4.4.5 Pflanzen mit ätherischen Ölen
(Abb. 4-4c)

Anis, *Pimpinella anisum* Anisi fructus
Baldrian, *Valeriana officinalis* Valerianae radix
Engelwurz, *Angelica archangelica* Angelicae radix/-aetheroleum
Feld-Thymian, *Quendel, Thymus serpyllum* Thymi herba/-folium
Fenchel, *Foeniculum vulgare* Foeniculi fructus/-aetheroleum/-radix
Fichte, Rottanne, *Picea abies* Piceae aetheroleum
Kamille, *Matricaria chamomilla* Matricariae flos/Chamomillae aetheroleum
Kümmel, *Carum carvi* Carvi fructus
Lavendel, *Lavandula angustifolia* Lavandulae flos
Majoran, *Majorana hortensis* Majoranae herba/-aetheroleum
Melisse, *Melissa officinalis* Melissae folium/-aetheroleum
Pfefferminze, *Mentha piperita* Menthae piperitae folium/-aetheroleum
Rose, *Rosa damascena* Rosae flos/-aetheroleum
Rosmarin, *Rosmarinus officinalis* Rosmarini folium/-aetheroleum
Salbei, *Salvia officinalis* Salviae folium/-aetheroleum

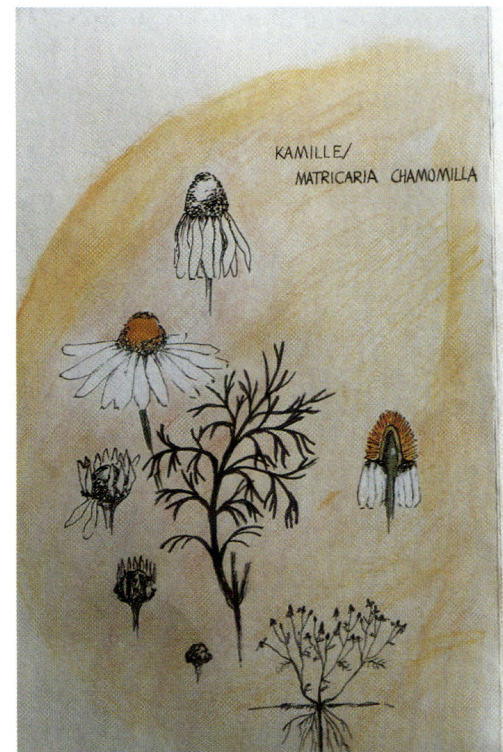

Abbildung 4-4c: Ätherische Öle: Kamille.
Foto: U. Bühring. Originalzeichnung: Ina Zielke.

Schafgarbe, *Achillea millefolia* Millefolii herba/-flos
Thymian, Garten-, *Thymus vulgaris* Thymi herba/-folium
Wacholder, *Juniperus communis* Juniperi fructus/-aetheroleum
Wermut, *Artemisia absinthium* Absinthii herba

4.5 Glykoside

Glykoside sind organische Substanzen, die grundsätzlich aus zwei Bausteinen zusammengesetzt sind: aus einer Zuckerkomponente, dem Glykon und einem Nichtzuckeranteil, dem Aglykon. Sie werden durch Hydrolyse in diese beiden Bestandteile aufgespalten und kommen erst dann zur Wirkung. Das freigesetzte Aglykon bestimmt die Wirkungsweise.

Die wichtigsten Glykosidgruppen:

- Digitalisglykoside
- Senfölglykoside
- Flavonoidglykoside
- Anthocyanglykoside
- Cumaringlykoside
- Saponinglykoside
- Phenolglykoside
- Anthrachinonglykoside

4.5.1 Digitalisglykoside

(Abb. 4-5 a)

Digitalisglykoside verbessern mit ihrer spezifischen Herzwirkung die Ökonomie der Herzarbeit. Die große Gruppe der Herzglykoside ist heute für die Herzinsuffizienz-Therapie außerordentlich wichtig, vor allem bei der Linksherzinsuffizienz und dem «Altersherzen». Seit einigen Jahrzehnten jedoch sind die Digitaliswirkstoffe isoliert, synthetisiert und standardisiert worden, so dass die Glykoside 1. Ordnung nicht mehr zu den Phytotherapeutika zählen.

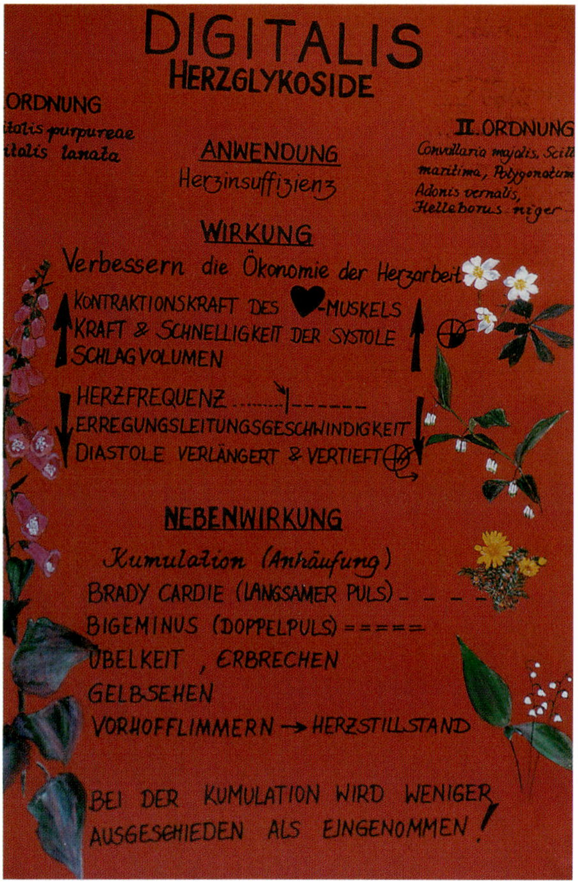

4.5.1.1 Eigenschaften

Herzglykoside sind stark wirkende Verbindungen mit geringer therapeutischer Breite. Die synthetisierte Monosubstanz Digitoxin ist schlecht in Wasser löslich. Jedoch enthalten mit Wasser hergestellte Blattextraktlösungen aus der Droge viel Digitoxin, weil hier die Begleitstoffe als Lösungsvermittler wirken. (Das ist ein charakteristisches Merkmal von Phytotherapeutika, dass durch das Vorhandensein von Begleitstoffen die Bioverfügbarkeit von Wirkstoffen im Gesamtextrakt gegenüber Monosubstanzen erhöht bzw. verändert werden kann.)

4.5.1.2 Wirkungen

Digitalisglykoside erhöhen die Kontraktionskraft des Herzmuskels (positiv inotrop). Sie vermindern die Herzfrequenz und die Erregungsleitungsgeschwindigkeit vom Vorhof zur Kammer (negativ chronotrop und negativ dromotrop) und setzen die Reizschwelle herab (positiv bathmotrop). Die Kraft und Schnelligkeit der Systole wird gesteigert, die Diastole verlängert und vertieft. Gleichzeitig wird das Schlagvolumen erhöht, so dass eine optimale Ausnutzung der Kräfte erfolgen kann.

4.5.1.3 Anwendungen

Bei muskelbedingter Herzinsuffizienz (lebenslange Dauertherapie), bei manifester und bei latenter Herzinsuffizienz
Hinweis: Digitalisglykoside sind verschreibungspflichtig.

Abbildung 4-5 a: Digitalisglykoside. *Foto: U. Bühring. Originalzeichnung: Ina Zielke.*

4.5.1.4 Nebenwirkungen und Gegenanzeigen

Nebenwirkungen: Bei einer Überdosierung kann es zur Kumulation (Anhäufung) der Digitalisglykoside kommen, weil sie weniger schnell ausgeschieden als aufgenommen werden. Eine Überdosierung kündigt sich an mit Übelkeit, Erbrechen, Farb- bzw. Gelbsehen. Es kann zu einer ausgeprägten Bradykardie kommen mit Extrasystolen und Bigeminus (Doppelpulsschlag) bis zum Vorhofflimmern und Herzstillstand.
Gegenanzeigen: Digitalisglykoside sind kontraindiziert bei Vorhof- und Kammertachykardie, Überleitungsstörungen, schweren ventrikulären Extrasystolen und Elektrolytstörungen.

4.5.1.5 Digitalis-Pflanzen

Adonisröschen *Adonis vernalis* Adonidis herba
Fingerhut, wolliger/roter *Digitalis lanata/purpurea* Digitalis lanatae folium/purpureae folium
Maiglöckchen *Convallaria majalis* Convallariae herba
Meerzwiebel *Scilla maritima* Scillae bulbus

4.5.2 Senfölglykoside

4.5.2.1 Eigenschaften

Bei der enzymatischen Spaltung von Senfölglykosiden entstehen fettlösliche, flüssige, flüchtige und stechend riechende Verbindungen, die so genannten Senföle.
Hinweis: Mäßige Wärme fördert die Senfölabspaltung, Erhitzung über 45 °C hemmt bzw. verhindert sie.

4.5.2.2 Wirkungen

Senfölglykoside sind örtliche Hautreizmittel (Rubefacientia), die als fettlösliche Substanzen schnell in die Haut eindringen und sofort heftiges Brennen, Stechen, Wärmegefühl und Hautrötungen auslösen. Über die Head'schen Zonen werden die entsprechenden inneren Organe besser durchblutet. Über eine reflektorische Fernwirkung kann die Atmung vertieft, die Herztätigkeit angeregt und der Blutdruck erhöht werden. Appetit und Resorption werden gesteigert, wenn sie innerlich (als scharfe Gewürze) eingenommen werden. Senföle werden über die Nieren und auch über die Lungen ausgeschieden, wo sie ihre antibiotische Wirkung entfalten. Das keimtötende Wirkungsspektrum ist breit: grampositive und -negative Keime, Sprosspilze (Candida albicans), Ricettsien und Influenzaviren – also ein hervorragendes Breitspektrum-Antibiotikum.

4.5.2.3 Anwendungen

Äußerlich: als Kataplasma und Auflage zur Segmenttherapie bei rheumatischen Schmerzen, Bronchitis, Pneumonie, Pleuritis, Kopfschmerzen, Nasennebenhöhlenentzündungen und chronisch-degenerativen Gelenkerkrankungen. Senföle finden überall dort Anwendung, wo eine spontane Durchblutungsförderung erwünscht ist. Sie können im Notfall als Erste-Hilfe-Maßnahme bei Angina pectoris oder Kollaps angewendet werden.
Hinweis: Anwendung äußerlich 2 bis max. 15 min!
Innerlich: als «pflanzliches Antibiotikum» oder als verdauungsförderndes Gewürz.

4.5.2.4 Nebenwirkungen und Gegenanzeigen

Nebenwirkungen bei äußerlicher und innerlicher Anwendung: bei sachgemäßer Anwendung ohne Nebenwirkungen.

Bei *äußerlicher Anwendung* kann es bei zu hoher Konzentration oder zu langer Anwendung (länger als 15 Minuten) zu unerträglich heftigen Schmerzen und irreversibler Schädigung des Gewebes bis zur Nekrose kommen! Deshalb sollte die betreuende Person während der Anwendung die ganze Zeit dabeibleiben. Auf die Nasen- und Augenschleimhäute wirken schon die Dämpfe stark reizend. **Vorsicht:** die Augen bei der Anwendung schützen.
Gegenanzeigen: Senföl-haltige Auflagen dürfen nicht angewendet werden bei Kindern unter 6 Jahren sowie bei Menschen, die unter Paraesthesien leiden oder sich nicht mitteilen können (s. S. 185).

4.5.2.5 Senföl-Pflanzen

(Abb. 4-5 b)

Brunnenkresse *Nasturtium officinale* Nasturtii herba
Kapuzinerkresse *Tropaeolum majus* Tropaeoli herba
Meerrettich, *Armoracia rusticana/Armoraciae rusticanae radix*
Senf, schwarzer/weißer *Brassica nigra/alba* Sinapis nigrae semen
Winter-Rettich, Schwarzrettich Raphanistri radix *Raphanus sativus*

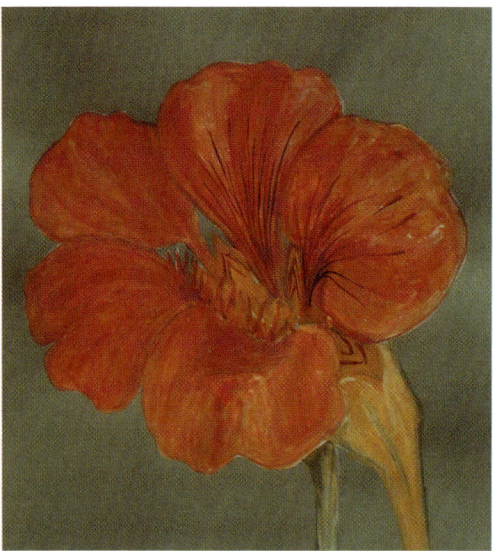

Abbildung 4-5 b: Senfölglykosidpflanze: Kapuzinerkresse. *Foto: U. Bühring. Originalzeichnung: Ina Zielke.*

4.5.3 Flavonoidglykoside

4.5.3.1 Eigenschaften

Flavonoide sind gelblich-orange Farbstoffe (von lateinisch «flavus» = gelb) und gehören zu den wichtigsten Wirkstoffen in der Phytotherapie. Zahlreiche Flavonoide kommen in unserer täglichen Ernährung vor, deshalb werden sie als semiessentiell bezeichnet. Der Körper baut sie schnell und mühelos ab.

Wenn sich im Herbst die Blätter verfärben, genauer gesagt entfärben, dann holt der Baum Chlorophyll, das Blattgrün, aus dem er Magnesium und vor allem Stickstoff benötigt, zu sich in den Stamm zurück. Stickstoff ist einer der wichtigsten Faktoren für das Wachstum der grünen Sprossteile, für Atmung und Assimilation. Zurück bleibt das Gelb, die Flavonoide, die er jedes Jahr aufs Neue wieder bildet und die im Sommer als eine Art Sonnenschutz vor UV-Strahlung dienen.

4.5.3.2 Wirkungen

Flavonoide haben vielfältige pharmakologische Wirkungen auf die Durchblutung und das Gefäßsystem. Sie bewirken durch ihre gefäßabdichtenden und antiödematösen Eigenschaften einen Kapillarwandschutz und werden daher bei allergischen und entzündlichen Prozessen sowie bei Infektionserkrankungen eingesetzt. Sie verbessern die Koronardurchblutung, wirken koronardilatatorisch, kräftigen das Herz-Kreislaufsystem und verbessern die periphere und zentrale arterielle Durchblutung. Außerdem wirken sie blutdrucksenkend, beruhigend, krampflösend, schweißtreibend, diuretisch und entzündungshemmend sowie als Radikalfänger und radioprotektiv.

4.5.3.3 Anwendungen

So vielfältig die Wirkungen der Flavonoide sind, so vielseitig sind auch die Anwendungen: bei Herz-Kreislauf-Erkrankungen zur verbesserten Versorgung des Herzens mit Blut und Sauerstoff; bei Krampfadern und Veneninsuffizienz zur Reduzierung der erhöhten Kapillardurchlässigkeit; bei Allergien und Neigung zu Blutergüssen und bei Ödemen; bei Lebererkrankungen als Zellschutz; in der Strahlentherapie zur Reduzierung der Nebenwirkungen; bei Infektionserkrankungen als Unterstützungsmittel und bei Fieber als Diaphoretikum sowie zur Förderung der Diurese.

4.5.3.4 Nebenwirkungen und Gegenanzeigen

Es sind keine Nebenwirkungen/Gegenanzeigen bekannt.

4.5.3.5 Flavonoid-Pflanzen

Arnika *Arnica montana* Arnicae flos
Buchweizen *Fagopyrum esculentum* Fagopyri herba
Ginkgo *Ginkgo biloba* Ginkgo bilobae folium
Johanniskraut *Hypericum perforatum* Hyperici herba
Kamille *Matricaria chamomilla* Matricariae flos
Linde *Tilia cordata* Tiliae flos
Mariendistel *Silybum marianum* Cardui mariae fructus
Ringelblume *Calendula officinalis* Calendulae flos
Rosskastanie *Aesculus hippocastannum* Hippocastani semen
Steinklee *Melilotus officinalis* Meliloti herba
Weißdorn *Crataegus monogyna* Crataegi flos/-fructus/-folium cum flore
Zaubernuss *Hamamelis virginiana* Hamamelidis folium/-cortex

4.5.4 Anthocyanglykoside

4.5.4.1 Eigenschaften

Anthocyanglykoside sind rote, blaue und violette natürliche Farbstoffe, die chemisch in enger Verbindung zu den Flavonoiden und Gerbstoffen stehen.

4.5.4.2 Wirkungen

Ihre Wirkung ist noch nicht ausreichend erforscht, jedoch gelten sie als Zellschutz und Leberschutzmittel und gleichzeitig als krebsverhütend.

4.5.4.3 Anwendungen

Innerlich werden sie u.a. bei Netzhauterkrankungen diabetischer und vaskulärer Genese eingesetzt und bei Magen-Darmgeschwüren zur Förderung der Epithelregeneration.
Äußerlich werden sie verwendet zur besseren Abheilung bei Wunden und Verbrennungen.

4.5.4.4 Nebenwirkungen und Gegenanzeigen

Es sind keine Nebenwirkungen/Gegenanzeigen bekannt.

4.5.4.5 Anthozyan-Pflanzen

Heidelbeere *Vaccinium myrtillus* Myrtilli fructus
Holunder *Sambucus niger* Sambuci fructus
Malve *Malva silvestris* Malvae flos
Rote Beete *Beta vulgaris*
Schwarze Johannisbeere *Ribes nigrum* Ribis nigri fructus

4.5.5 Cumaringlykoside
(Abb. 4-5 c)

4.5.5.1 Eigenschaften

Cumarine sind fein duftende Pflanzeninhaltsstoffe, die erst nach einiger Zeit entstehen, wenn sich durch den Trocknungsprozess die Cumarine entfalten konnten. Sie sind uns bekannt durch den Geruch von frischem Heu oder von Waldmeisterbowle. Cumarine sind *lipophil* und werden vom Magen-Darm-Trakt gut resorbiert. Danach gelangen sie in das ZNS, wo sie unspezifische Wirkungen entfalten. Spezielle Cumarinverbindungen (Furo- und Furanocumarine) werden in der Haut gelagert und gespeichert.

Das kennt jeder: Ein frisches Sträußchen Waldmeister duftet (noch) nicht, es muss erst verwelken, um zu duften und zu wirken. Es passt dafür genau: Morgens auf der Tageswanderung gesammelt, ist es abends soweit getrocknet, dass es gleich in den Bowlentopf gehängt werden kann, natürlich in der richtigen Dosierung! … zum Wohl …

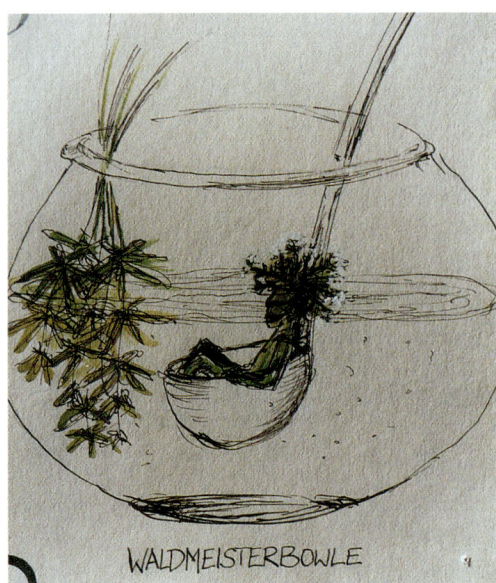

Abbildung 4-5c: Cumaringlykosidpflanze: Waldmeister. *Foto: U. Bühring. Originalzeichnung: Ina Zielke.*

4.5.5.2 Wirkungen

Cumaringlykoside wirken gefäßentkrampfend, ödem- und entzündungshemmend, lymphabflussfördernd und zentral beruhigend. Bei der Wirkung des Heublumensacks zum Beispiel (mit den Cumarin-Pflanzen Ruchgras und echtem Labkraut) spielt die Gefäßwirkung des Cumarins eine große Rolle: Rötung und Durchblutungsförderung machen den Heublumensack zu einem bewährten Phlogistikum. Die Wärmewirkung geht aufgrund der Blut- und Zirkulationsveränderung durch die Cumarine zwei- bis dreimal so tief. Diese Wirkung macht sich vor allem bei Arthrosen und Spondylosen wohltuend bemerkbar.

Dicumarol, ein Vitamin-A-Antagonist, wurde erstmals aus gärendem Heu isoliert. Es setzt die Zellwandspannung herab, verlangsamt die Blutgerinnung und erhöht die Blutungsbereitschaft. Dicumarol wird heute hauptsächlich synthetisch hergestellt und zur Prophylaxe und Therapie thromboembolischer Erkrankungen, einschließlich des Herzinfarktes, eingesetzt.

Furocumarine, die hauptsächlich in Doldenblütlern vorkommen, wirken phototoxisch und bilden unter Einwirkung von UV-Strahlung Sauerstoffradikale mit membranzerstörenden Eigenschaften, die zur so genannten «Wiesendermatitis» führen. In der *Photochemotherapie* werden spezielle Pflanzenvertreter (Khella, Bergamotte) therapeutisch zu einer Melaninstimulierung der Haut eingesetzt, was bei *Vitiligo* oder *Psoriasis* zu einem erwünschten Bräunungseffekt führen kann.

4.5.5.3 Anwendungen

Cumarinpflanzen werden zur Behandlung von Lymphstauungen und Hämorrhoiden, bei nächtlichen Wadenkrämpfen, als Ödemprophylaxe bei chronischer venöser Insuffizienz und zur unterstützenden Therapie bei Thrombophlebitis sowie zur Durchblutungsförderung eingesetzt. Sie werden vor allem äußerlich angewendet. Cumarinpflanzen haben sich aber auch bewährt zur Linderung bei Kopfschmerzen.

4.5.5.4 Nebenwirkungen und Gegenanzeigen

Reichlicher Genuss cumarinhaltiger Getränke kann zu Kopfschmerzen und Benommenheit führen: Es wird empfohlen, nicht mehr als 3 g Waldmeister (auf 1 l Waldmeisterbowle, das sind zirka 13–20 Stängel) zu nehmen. Bei einer Überdosierung (mehr als 4 g) können Kopfschmerzen, Erbrechen und Schlafsucht, bei extrem hohen Dosen Atemstillstand auftreten.

Furo- und Furanocumarine können karzinogen wirken!

Gegenanzeigen: Blutungsneigung

4.5.5.5 Cumarin-Pflanzen
(Abb. 4-5d)

Engelwurz *Angelica archangelica* Angelicae radix/-aetheroleum
Honigklee *Melilotus officinalis* Meliloti herba
Kamille *Chamomilla officinalis* Matricariae flos
Lavendel *Lavandula angustifolia* Lavandulae flos
Ruchgras *Anthoxanthum odoratum*
Schafgarbe *Achillea millefolium* Millefolli herba/-flos
Waldmeister *Galium odoratum* Asperulae herba

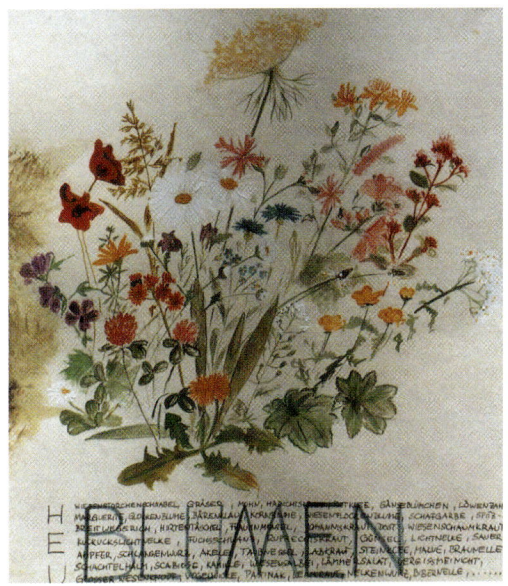

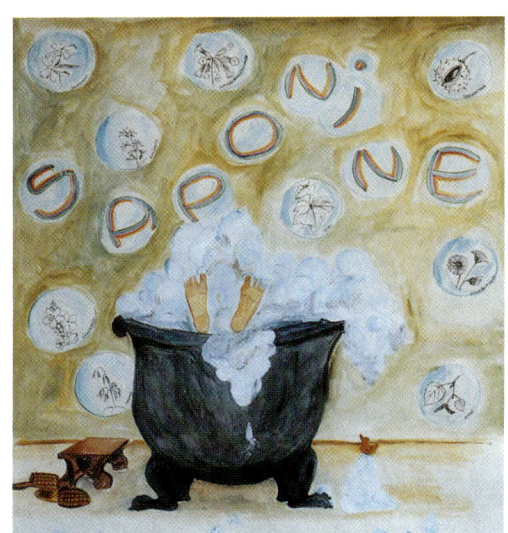

Abbildung 4-5 d: Cumaringlykosidpflanze: Heublumen (Ruchgras). *Foto: U. Bühring. Originalzeichnung: Ina Zielke.*

Abbildung 4-5 e: Saponinglykoside – Saponin. *Foto: U. Bühring. Originalzeichnung: Ina Zielke.*

4.5.6 Saponinglykoside
(Abb. 4-5 e)

4.5.6.1 Eigenschaften

Saponin leitet sich ab von lateinisch: «sapor» = Seife. Saponine setzen die Oberflächenspannung des Wassers herab und verbinden Wasser und Luft zu einer schäumenden Lösung. Das ist gut zu erkennen beim Waschen von saponinhaltigen Salaten wie dem Ackersalat – das Wasser schäumt.

> Gibt man saponinhaltige Efeublätter oder zerkleinerte Rosskastaniensamen in ein Glas und schüttelt dieses kräftig, entwickelt sich schnell ein gut erkennbarer Seifenschaum!

4.5.6.2 Wirkungen

Saponine sind vielfältig in ihrer Wirkung. Viele Expektoranzien enthalten Saponine. Sie wirken zum einen direkt auf die Schleimhäute: Sie reizen sie, regen die Sekretion an, verflüssigen und lösen den Schleim, hemmen den Husten und fördern den Auswurf. Die sekretionsanregende Wirkung erstreckt sich auch auf den Verdauungskanal. Hier wirken Saponine stoffwechselanregend und mild abführend. Außerdem haben sie harntreibende und antiexsudative, also ödemhemmende Eigenschaften. Saponine stimulieren auch die Schweißdrüsen, deshalb leisten sie bei grippalen Infekten und zur allgemeinen Entgiftung über die Haut wertvolle Dienste. Saponinpflanzen erhöhen die Resorption vieler Nahrungs- und Heilmittel und können bei entsprechender Indikation gut in Teemischungen mit verordnet werden.

4.5.6.3 Anwendungen

Saponinpflanzen werden bei Erkältungskrankheiten, zur Durchspülung der Nieren, bei Stoffwechselträgheit, rheumatischen Erkrankungen, Hautkrankheiten sowie bei chronischer venöser Insuffizienz mit «schweren Beinen», nächtlichen Wadenkrämpfen und Beinschwellungen eingesetzt. Außerdem werden sie zur besseren Resorption anderer Inhaltsstoffe in Teemischungen verwendet.

4.5.6.4 Nebenwirkungen und Gegenanzeigen

Saponine werden normalerweise über den Magen-Darm-Trakt nur schwer resorbiert. Allerdings können sie bei Überdosierung, offenen Wunden, innerer Blutungsneigung oder bei blutigen Entzündungen im Bereich des Rachens oder der Verdauungsorgane vermehrt in die Blutbahn aufgenommen werden. Dadurch können Übelkeit, Erbrechen und Überreizungen der Schleimhäute auftreten. Im Extremfall könnte die Oberflächenspannung der Erythrozyten herabgesetzt werden, was wiederum zu einer Hämolyse führen kann.

4.5.6.5 Saponinpflanzen
(Abb. 4-5f)

Ackerstiefmütterchen *Viola tricolor* Violae tricoloris herba
Birke *Betula pendula* Betulae folium
Efeu *Hedera helix* Hederae helicis folium
Gänseblümchen *Bellis perennis* Bellidis flos/-folium
Goldrute *Solidago virgaurea* Solidaginis herba
Königskerze *Verbascum densiflorum/-phlomoides* Verbasci flos
Rosskastanie *Aesculus hippocastanum* Hippocastani semen
Schlüsselblume, duftende *Primula veris* Primulae radix/-flos
Seifenkraut *Saponaria officinalis* Saponariae herba/rubrae radix

4.5.7 Phenolglykoside (Salicylsäure und Arbutin)

4.5.7.1 Eigenschaften

Phenolglykoside liegen in der Pflanze als so genannte *prodrugs* vor und müssen erst durch Enzyme gespalten werden, bevor sie zu ihrer Wirksamkeit gelangen. Das Phenolglykosid Salicinin wird bei der Hydrolyse durch das Enzym Salicinase gespalten zu Salicylalkohol und geht im Organismus oxidativ in die wirksame Salicylsäure über.

Auch Arbutin (in Bärentraubenblättern) wird erst nach der Ausscheidung durch die Niere im Harn unter Freiwerden des eigentlichen Wirkstoffs Hydrochinon hydrolysiert und damit wirksam. Allerdings erfolgt die Abspaltung von Hydrochinon und damit die antiseptische Wirkung nur bei einem stark alkalischen Harn mit einem pH-Wert von 8,0−8,5.

4.5.7.2 Wirkungen

Salicilin entfaltet im Körper fiebersenkende, antiphlogistische, schmerzlindernde, antirheumatische, antiseptische und diuretische Wirkungen. Synthetisch hergestellte *(Acetyl-)Salicylsäure* (= «Aspirin») wirkt außerdem gerinnungshemmend und wird heute in geringen Dosen auch zur Prophylaxe eines Reinfarktes verwendet. Diese (Neben-)Wirkung besitzt das natürliche Salicin nicht!

Arbutin wirkt antiseptisch und desinfizierend.

4.5.7.3 Anwendungen

Salicin: Vor allem als zuverlässiges, ausführlich erforschtes pflanzliches Schmerzmittel bei rheumatischen Beschwerden, aber auch bei fieberhaften Infekten, Kopfschmerzen, Schmerzzuständen allgemeiner Art und «Kater» nach Alkoholgenuss.

Arbutin: Nieren- und Harnwegsinfekte.

4.5.7.4 Nebenwirkungen und Gegenanzeigen

Präparate aus *Weidenrinde*, die neuerdings wieder auf den Markt kommen, sind nicht so rasch wirksam, aber besser verträglich als die synthetisch hergestellte (Acetyl-)Salicylsäure. Selten kann es zu Magenunverträglichkeiten kommen.

Abbildung 4-5f: Saponinglykosidpflanze: Stiefmütterchen. *Foto: U. Bühring. Originalzeichnung: Ina Zielke.* ▶

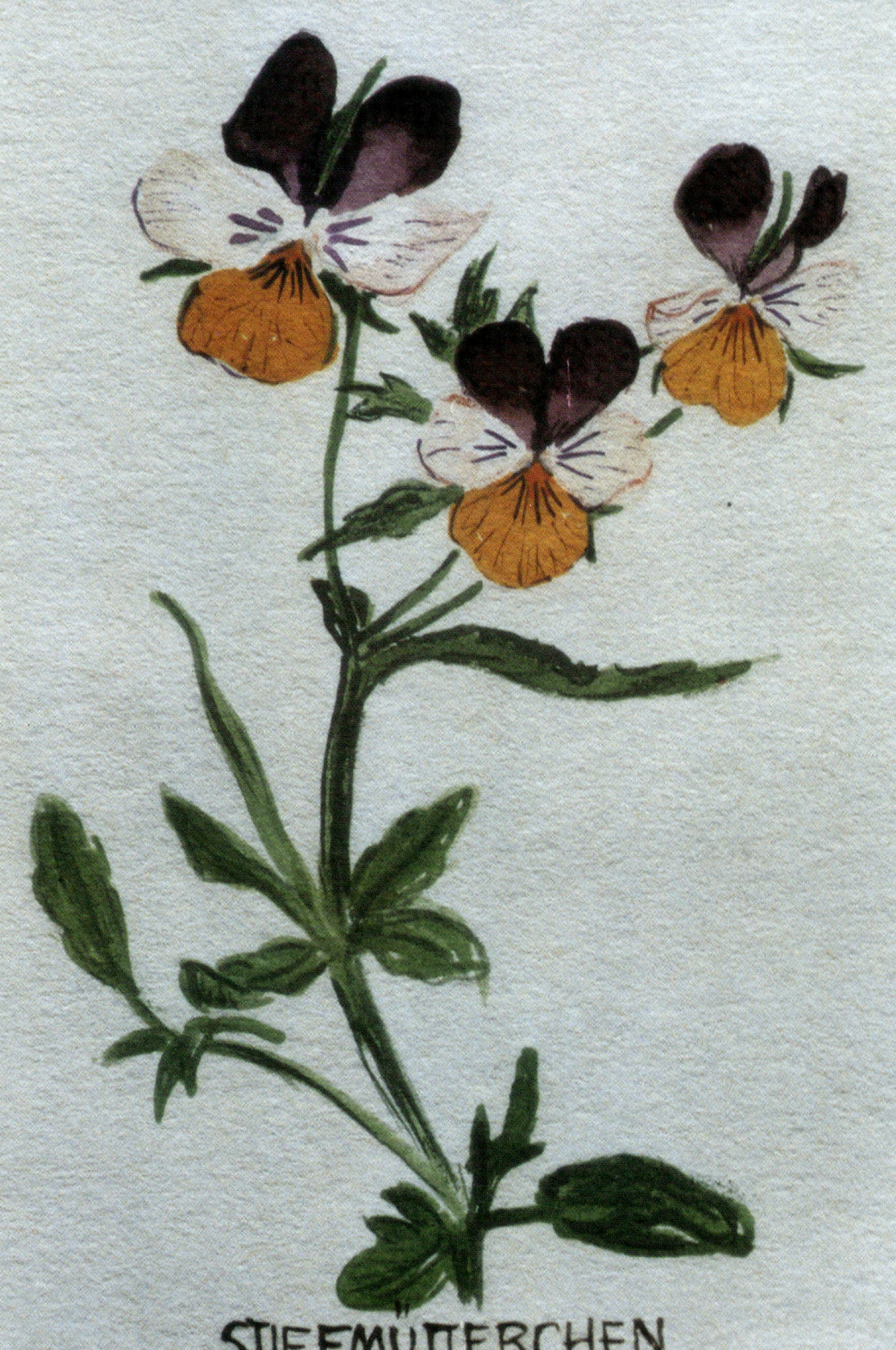

STIEFMÜTTERCHEN

VIOLA TRICOLOR L.

Die Gerinnungsfähigkeit des Blutes wird nicht verändert.

Bei Überdosierungen mit *Arbutin* kann es zu einer chronischen Hydrochinon-Vergiftung kommen mit Erbrechen, Durchfall, Kreislaufkollaps oder Anämie. Deshalb ist die Anwendung auf jeweils acht Tage zu begrenzen, maximal fünfmal jährlich.

4.5.7.5 Phenolglykosid-Pflanzen
(Abb. 4-5g)

Salicinsäurehaltig:
Mädesüß *Spiraea ulmaria* Spiraeae herba/-flos
Schwarzpappel *Populus nigra* Populi cortex/-folium/-gemma
Silberweide *Salix alba* Salicis cortex

Arbutinhaltig:
Bärentraube *Arctostaphylos uva-ursi* Uvae ursi folium

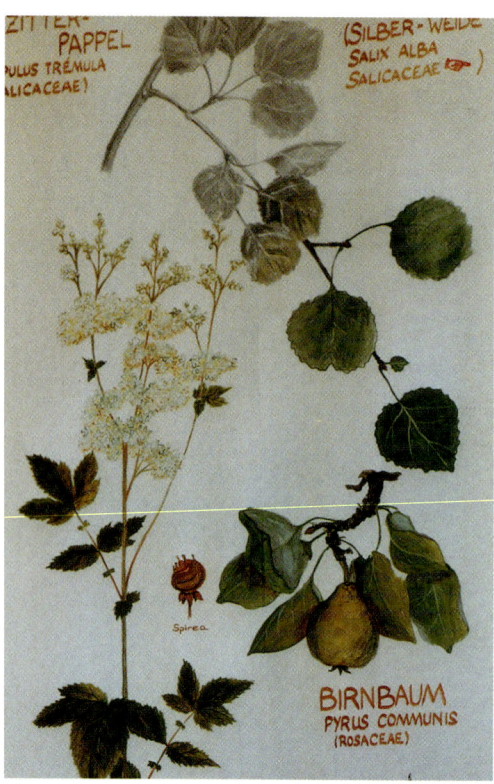

Abbildung 4-5g: Phenolglykosidpflanzen: Zitterpappel, Birnbaum, Mädesüß. *Foto: U. Bühring. Originalzeichnung: Ina Zielke.*

4.5.8 Anthrachinonglykoside

4.5.8.1 Eigenschaften

Anthrachinonglykoside sind stark abführende Stoffe.

4.5.8.2 Wirkungen

Anthrachinone wirken über neuromuskuläre Mechanismen direkt auf die glatte Muskulatur des Dickdarms. Dabei werden Histamin und Prostaglandine freigesetzt, welche die (Rück-)Resorption von Elektrolyten und Wasser aus dem Dickdarm verhindern und eine Flüssigkeitsübertragung in den Dickdarm bewirken. Dadurch entfällt die Verfestigung des Kotes. Es kommt zu einer Volumenzunahme des Darminhaltes und zur Füllungsdruckverstärkung. Etwa fünf bis sieben Stunden nach der Aufnahme kommt es zu einer breiigen, bei zu hoher Dosierung krampfartigen Entleerung des Stuhls. Anthrachinonglykoside erregen auch die Uterusmuskulatur und wirken wehenauslösend.

4.5.8.3 Anwendungen

Zur kurzfristigen Behandlung von Obstipation, z. B. Reiseobstipation, zur Vorbereitung von klinischen Untersuchungen oder Operationen.
Hinweis: Es ist bei Anthrachinon-Drogen besonders wichtig, Dosierung und Anwendungsdauer genau zu beachten: nie länger als acht bis zehn Tage.

4.5.8.4 Nebenwirkungen und Gegenanzeigen

Nebenwirkungen: starke Krämpfe und Abort sind möglich. Außerdem führen Anthrachinonglykoside bei längerem Gebrauch zur Gewöhnung, so dass immer höhere Dosen benötigt werden. Dies kann zu einer Überreizung des Dickdarmes führen und im Extremfall zu einer Präkanzerose.
Gegenanzeigen: Schwangerschaft, Darmverschluss und akut-entzündliche Darmerkrankungen.

4.5.8.5 Anthrachinon-Pflanzen

Curacao-Aloe, Kap-Aloe *Aloe barbadensis/-capensis* Extractum Aloes
Faulbaum *Rhamnus frangula* Frangulae cortex
Kreuzdorn *Rhamnus catharticus* Rhamni catharici fructus
Senna *Cassia acutifolia/-angustifolia* Sennae folium/-fructus

4.6 Alkaloide (Abb. 4-6)

«Alle Dinge sind Gift und nichts ist ohne Gift. Allein die Dosis macht, dass ein Ding kein Gift ist.» *(Paracelsus)*

Berauschende Pflanzensäfte aus Schlafmohn, prophetischer Rausch durch Bilsenkraut, Dämpfe von verglühenden Stechapfelsamen, die hypnotisch auf Andächtige in den Tempeln wirkten – dies und noch viel mehr verdanken wir alkaloidhaltigen Pflanzen.

Halluzinogene Alkaloid-Drogen spielten und spielen eine wichtige Rolle bei religiösen Zeremonien und schamanistischen Handlungen. Mit ihnen gelingt es, in andere Bewusstseinszustände zu gelangen und die gewohnten Grenzen der Wahrnehmung zu überschreiten. Viele Heilkundige waren zugleich pflanzenkundig und benutzten halluzinogene Pflanzen als Vermittler zur Götterwelt. Mit deren Hilfe ließen sich Wege zur Heilung finden.

Das erste Alkaloid, das der Apotheker Friedrich Wilhelm Anton Sertürner (1783–1841) zu Beginn des 19. Jahrhunderts isolieren konnte, war **Morphin**. Die von ihm entdeckte Substanz *Morphium* benannte er nach Morpheus, dem griechischen Gott des Traumes. Heute werden Substanzen entweder nach der Pflanze benannt, aus der sie gewonnen wurde, wie z. B.: *Papaverin* von «papaver», dem Mohn, oder nach ihrer Wirkung, wie z. B. *Narcotin*: narkoseerzeugend.

Die **Pyrrolizidinalkaloide,** eine Sonderform, haben keine therapeutische, aber eine toxikologische Bedeutung: In entsprechender Dosierung können sie hepatotoxische, kanzerogene, mutagene oder teratogene Eigenschaften entfalten. Bedeutende Heilpflanzen mit Pyrrolizidinalkaloiden (P. A.) sind Huflattich, Beinwell oder Pestwurz, die aus diesem Grunde vorübergehend heftig umkämpft waren. Im Rahmen der E-Monographierung von Heilpflanzen wurden in Tierversuchen krebserregende und leberschädigende Eigenschaften nachgewiesen, allerdings bei unglaublich überhöhter Dosierung! Es folgten einerseits ein regelrechter Kreuzzug auf P. A.-haltige Heilpflanzen und auf der anderen Seite ein Aufschrei der biologischen Medizin zur Erhaltung dieser überaus heilkräftigen Heilpflanzen. Inzwischen haben sich die Wogen geglättet. Die Arzneipflanzen mussten nicht vom Markt genommen werden, sondern unterliegen heute einer Anwendungsbegrenzung. So sind zum Beispiel Huflattichblätter nur zweimal pro Jahr während je drei Wochen, oder Beinwellwurzel nur zur äußerlichen Anwendung erlaubt.

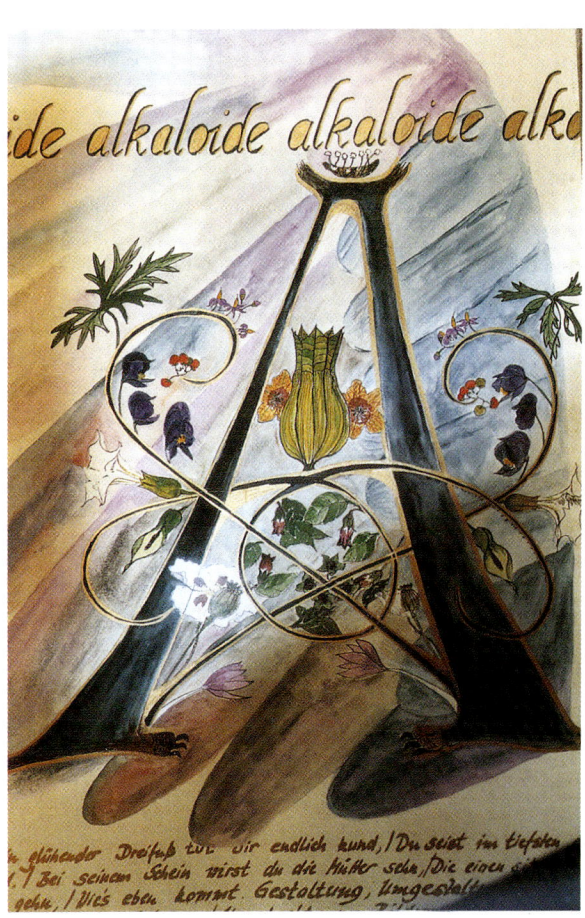

Abbildung 4-6: Alkaloide. *Foto: U. Bühring. Originalzeichnung: Ina Zielke.*

4.6.1 Eigenschaften

Alkaloide sind alkalische, komplizierte Stick-stoffverbindungen. Die organischen Substanzen setzen sich aus Kohlenstoff, Wasserstoff, Stick-stoff und Sauerstoff zusammen, bilden mit Säu-ren charakteristische Salze und sind meist lipo-phil. Fast alle Alkaloide kommen in kristalliner Form vor und schmecken bitter. Ganz wenige sind in flüssiger Form vorhanden, z. B. Coniin, Nikotin und Capsicain, sie schmecken scharf und brennend. Für Mensch und Tier können Alkaloide wegen ihrer ausgeprägten Wirkung auf das Nervensystem extrem giftig sein, in Ab-hängigkeit von ihrer Dosierung.

In wärmeren Gegenden sind Pflanzen alka-loidreicher. Eine Pflanze muss einen Mindestge-halt von 0,01 % Alkaloiden aufweisen, damit sie noch als Alkaloid-Pflanze bezeichnet werden kann. Alkaloide dienen der Pflanze vorwiegend als Fraßschutz. Ihr bitterer Geschmack hat Sig-nalfunktion.

4.6.2 Wirkungen

Alkaloide wirken hauptsächlich auf das Ner-vensystem und das Vegetativum, da sie in ihrem chemischen Aufbau bestimmten Neurotrans-mittern im Körper ähnlich sind und so mit körpereigenen Stoffen verwechselt werden kön-nen – Alkaloide gehen wie Neurotransmitter aus Aminosäuren hervor. Ihre pharmakolo-gische Wirkung kann sehr schnell in akute Ver-giftungszustände bis zum Tod umschlagen. Die Anzahl der Alkaloide ist groß, ihr Aufbau un-terschiedlich, Wirkungen und Anwendungs-bereiche sind ungemein vielfältig. Die meisten Alkaloide passieren die Blut-Hirn- und die Pla-zenta-Schranke und treten in die Muttermilch über.

Ein Beispiel: *Atropin*, das Alkaloid der Toll-kirsche, besitzt eine strukturelle Ähnlichkeit mit dem Neurotransmitter Acetylcholin, das den Parasympathikus steuert. Das Atropin setzt sich anstelle des Acetylcholins an die Synapsen der Nervenbahnen und hemmt bzw. blockiert deren Tätigkeit. Die Folge ist eine Sekretionshem-mung der Verdauungs- und Schweißdrüsen, eine Spasmolyse der Hohlorgane und glatten Muskulatur, Beschleunigung der Herzfrequenz und Erweiterung der Pupillen.

Alkaloide haben überaus vielfältige, wechsel-schichtige Wirkungen auf Wahrnehmung und Bewusstsein. Sie rufen Gefühle hervor oder unterdrücken sie, engen ein oder enthemmen, haben hypnotische oder prophetische Wirkun-gen und können Menschen durch Halluzinatio-nen alle Grenzen ihres Egos sprengen lassen oder auf immer verändern bis zur Psychose. Die Anziehungskraft dieser Pflanzen ist faszinierend und kann gefährlich sein.

4.6.3 Anwendungen

In der Hauptsache sind Alkaloid-Drogen ange-zeigt bei akuten und heftigen Krankheitszustän-den, weniger bei chronischen Prozessen. Nur wenige Menschen kennen heutzutage noch die richtige Dosierung von Alkaloiddrogen, dazu gehören langjährige Erfahrung und ein Wissen, das Laien heute kaum noch zur Verfügung steht. In der Therapie sind Alkaloiddrogen daher meist entweder rezeptpflichtig oder der Homöo-pathie vorbehalten.

4.6.4 Nebenwirkungen

Akute Vergiftungen: Es können Schwindel, Er-brechen, heftiges Delirium mit Halluzinationen oder Kreislaufkollaps auftreten. Meist ist zuerst Erregung spürbar, dann Lähmung, evtl. Be-wusstlosigkeit, schließlich Atemlähmung.

Als **erste Hilfe** ist Tierkohle bekannt, zu-sammen mit einem starken Abführmittel und einer starken Gerbstoffdroge, die Alkaloide unlöslich bindet, z. B. Kaffee mit Vitamin C, das die Gifte zusätzlich schneller abbauen hilft. Selbstverständlich sind für ernsthafte Vergif-tungen Giftnotrufzentralen und Kliniken zu-ständig.

«Wie lieblich duftet uns
im März der Seidelbast!
Doch innerwärts ist er
voll Gift und Galle,
weil wir, in diesem Falle,
das Wunder nur beschauen sollen;
(man muss nicht alles kauen wollen!)»

Karl Heinrich Waggerl: «Heiteres Herbarium»

4.6.5 Pflanzen mit Alkaloiden

Gefleckter Schierling *Conium maculatum* Conii herba

Tollkirsche *Atropa belladonna* Belladonnae folium/-radix

Bilsenkraut *Hyoscyamus niger* Hyoscami folium/-semen

Stechapfel *Datura stramonium* Stramonii folium/-semen

Bittersüßer Nachtschatten *Solanum dulcamara* Dulcamarae stipes

Schlafmohn *Papaver somniferum* Papaveris immaturi fructus

Schöllkraut *Chelidonium majus* Chelidonii herba/-radix

Erdrauch, echter *Fumaria officinalis* Fumariae herba

Eisenhut, echter Sturmhut *Aconitum napellus* Aconiti tuber

Tee-Strauch *Camelia sinensis* Theae folium

Kaffee *Coffea arabica* Coffeae semen

Pflanzen mit Pyrrolizidin-Alkaloiden

Beinwell *Symphytum officinale* Symphyti radix
Pestwurz *Petasites hybridus* Petasitidis rhizoma
Huflattich *Tussilago farfara* Farfarae folium/-flos

Literatur-Tipps zum Weiterlesen und Vertiefen

Gessner, Otto: Gift- und Arzneipflanzen von Mitteleuropa. Hrsg. und neu bearb. von Gerhard Orzechowski. Winter, Heidelberg 1974.

Storl, Wolf-Dieter: Von Heilkräutern und Pflanzengottheiten. Aurum, Braunschweig 1993. *(insbesondere ab S. 229)*

Teuscher, Eberhard: Biogene Arzneimittel. WVG, Stuttgart 1997.

Waggerl, Karl Heinrich: Heiteres Herbarium. Blumen und Verse. Otto Müller Verlag, Salzburg 1950.

Zeitschrift für Phytotherapie. Hippokrates Verlag, Postfach 300504, 70445 Stuttgart. Internet: www.hippokrates.de, *10 Ausgaben jährlich*

Lösung zum Kasten auf S. 54:
Trocken, wie zusammengezogen, leicht betäubt, die Zähne stumpf, eine sich glatt anfühlende Mundschleimhaut – das ist die Gerbstoffwirkung: zusammenziehend, austrocknend, örtlich betäubend, schmerzlindernd etc.

5 Heilpflanzen in der Pflege

5.1 Möglichkeiten, Grenzen und Zeitaufwand

5.1.1 «Solche Methoden sind doch in der heutigen Pflege gar nicht umsetzbar!»

Die Tatsache, dass es in Deutschland ganze Kliniken bzw. einzelne Abteilungen in Krankenhäusern gibt, in denen Heilpflanzen auf verschiedene Weise innerlich und äußerlich in der Pflege angewendet werden, widerlegt diese Behauptung.

Es hängt zu einem großen Teil vom eigenen Pflegeverständnis ab, ob man in der täglichen Arbeit Möglichkeiten wahrnehmen möchte, Heilpflanzen-Anwendungen in die praktische Pflege zu integrieren. Wenn professionelle Pflege als eigenständige, von der medizinischen Behandlung unabhängige oder diese ergänzende Tätigkeit verstanden wird, werden Bereiche sichtbar, wo wir uns mit einem fundierten Heilpflanzenwissen einbringen können. Dies kann durchaus in partnerschaftlicher bzw. interdisziplinärer Zusammenarbeit mit anderen Gesundheitsberufen geschehen.

5.1.2 Anwendungsmöglichkeiten

5.1.2.1 Zur Gesundheitsförderung und -erhaltung

In der (Gesundheits-) Beratung von Patienten, Klienten, Angehörigen kann Heilkräuterwissen zur Anwendung kommen. Beispiele: Empfehlung und Anleitung von entspannenden Wickeln, Einreibungen oder Bädern; Ernährungstipps in Bezug auf Gewürzkräuter.

5.1.2.2 Als prophylaktische Maßnahme (Abb. 5-1)

Heilkräuter können innerlich und äußerlich wirkungsvoll zur Prophylaxe eingesetzt werden. Beispiele: ein schleimlösender Tee in der Pneumonieprophylaxe oder eine die Schleimhaut stabilisierende Spülung in der Mundpflege.

5.1.2.3 Zur Linderung von Befindlichkeitsstörungen

Viele alltägliche Beschwerden von Patientinnen lassen sich nebenwirkungsarm mit Heilpflanzenanwendungen lindern. Beispiele: ein Teeaufguss oder Extrakt als Waschungs- oder Badezusatz bei Unruhe oder ein Schlaftee bei Schlafstörungen.

5.1.2.4 Zur begleitenden Unterstützung einer medizinischen Behandlung

In vielen Fällen ist eine konventionelle medizinische Behandlung unverzichtbar, sie kann aber wirkungsvoll ergänzt werden durch gezielte Anwendungen. Beispiele: eine Blasenauflage bei Harnwegsinfekt, bestimmte Teemischungen bei Stoffwechselerkrankungen.

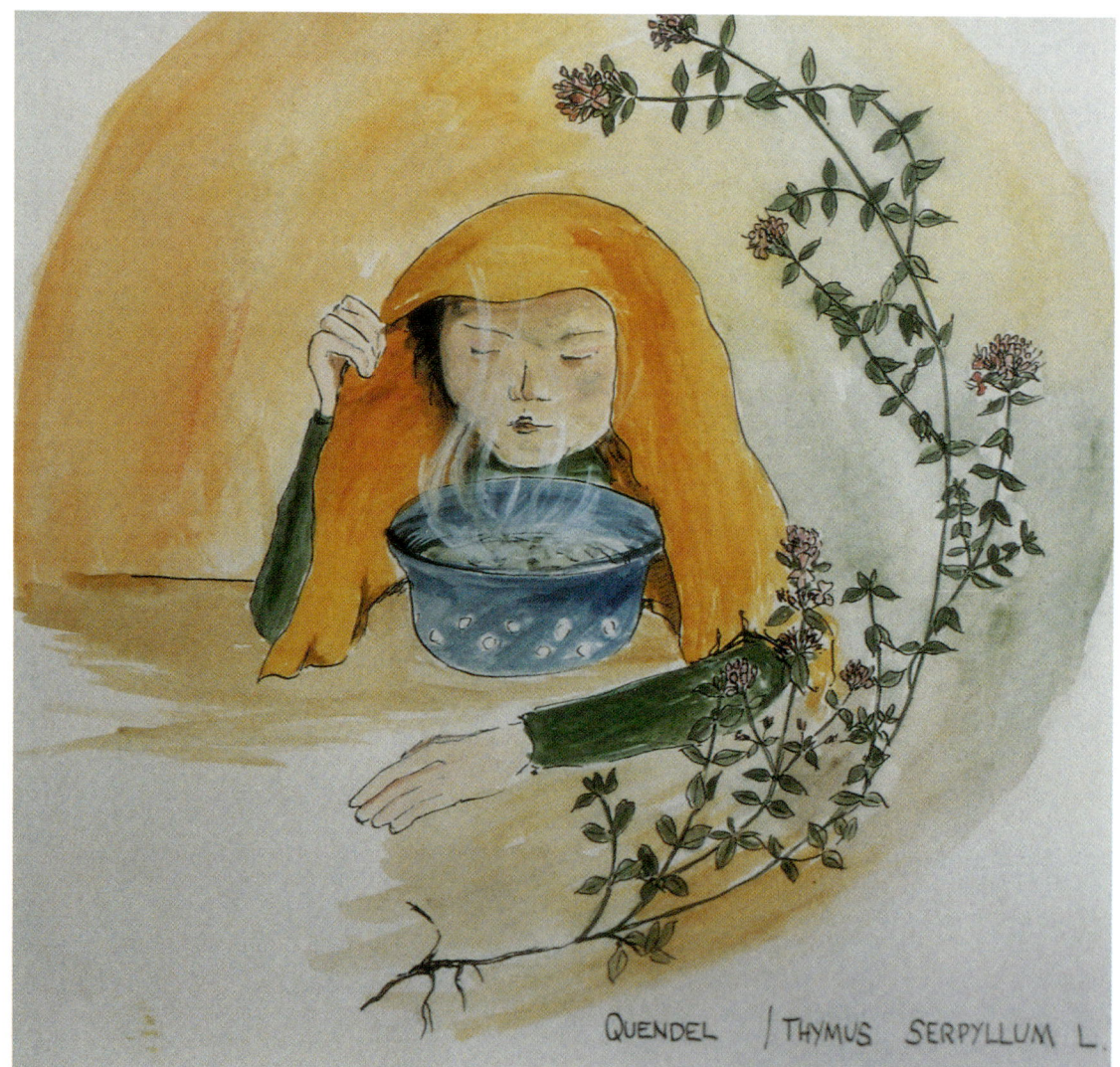

QUENDEL / THYMUS SERPYLLUM L.

Abbildung 5-1: Prophylaktische Anwendung von Heilpflanzen. *Foto: U. Bühring. Originalzeichnung: Ina Zielke.*

5.1.2.5 Palliativ

In der Pflege Schwerstkranker oder Sterbender können Heilpflanzenanwendungen eine wohltuende Ergänzung sein. Beispiel: Johannisöl-Einreibung zur Unterstützung einer Schmerztherapie.

5.1.2.6 Zur Selbstpflege der Pflegenden

Wenn professionell Pflegende bei sich selbst beginnen, bei eigenen Unpässlichkeiten und Beschwerden nach anderen Mitteln zu greifen als nach denen, die sie vom Stations-Medikamentenschrank kennen, dann ist ihnen bereits ein entscheidender Schritt hin zur Umsetzung gelungen. Beispiel: Kartoffelauflage bei Rücken- und Nackenverspannungen.

Literatur-Tipps zum Weiterlesen und Vertiefen
Schwab, Christa: Einführung von Heilpflanzentee in den stationären Alltag. Abschlussarbeit Pflegefachseminar, Ulm 1998.
Bezugsadresse: C. Schwab, Ziegelhütte 1, 91719 Heidenheim.

5.1.3 Grenzen und Gefahren bei der Anwendung

Die Meinung, dass Heilkräuter doch eigentlich nicht schaden können, ist zwar weit verbreitet, trifft so aber nicht zu. Wer professionell mit Heilpflanzen arbeiten will, muss Folgendes beachten:

5.1.3.1 Heilkräuter sollten grundsätzlich als Arznei verstanden werden

Die meisten Heilkräutertee-Mischungen haben eine arzneiliche Wirkung und eignen sich nicht als durstlöschendes Getränk, das man in beliebiger Menge und über unbegrenzte Zeit zu sich nehmen kann.

5.1.3.2 Indikationen und Kontraindikationen kennen und beachten

Indikationen und Kontraindikationen zu der jeweiligen Anwendungsform müssen bekannt sein und beachtet werden. Zu beachten ist auch, in welchen Lebenssituationen (z. B. Schwangerschaft oder Stillzeit – s. Kasten) oder für welche Altersgruppen (z. B. Säuglinge oder Kleinkinder) welche Heilpflanzen oder pflanzlichen Wirkstoffe ungeeignet sind.

5.1.3.3 Heilpflanzen, die in der Schwangerschaft gar nicht angewendet werden sollen

- Abführtees (Faulbaumrinde, Sennesblätter, medizinischer Rhabarber, Kreuzdorn, Aloe): können vorzeitige Wehen auslösen.
- Bärentraubenblätter, Beinwell, Huflattich, Lungenkraut, Pestwurz, Schlangenwurz: möglicherweise erbgutschädigend

5.1.3.4 Heilpflanzen, die in der Schwangerschaft nicht in großen Mengen angewendet oder als ätherische Öle benutzt werden sollen

- Beifuß, Fenchel, Eisenkraut, Ingwer, Kampfer, Majoran, Muskatellersalbei, Mutterkraut, Nelken, Petersilienwurzel, Rosmarin, Salbei, Wacholderbeeren, Ysop, Zimt; großflächiger Gebrauch von Pfefferminzöl; äußerliche Senfmehlanwendungen: können vorzeitige Wehen auslösen.
- Honigklee (Steinklee): blutverdünnend, evtl. Blutungsneigung

(Würzkräuter in kleinen Mengen zum Abschmecken bei der Essenszubereitung sind natürlich erlaubt.)

5.1.3.5 Folgende Heilpflanzen oder ätherische Öle nur nach Rücksprache mit Hebamme oder Frauenarzt

- Wacholderbeeren; alle Nieren- und Blasentees: zu belastend für die Nieren
- Rosmarin, Ysop (vorwiegend als ätherisches Öl): blutdrucksteigernd
- Thymian, Majoran (vorwiegend als ätherisches Öl): blutdrucksenkend

5.1.3.6 Auf sachgemäße Handhabung achten

So muss z. B. die korrekte Art der Tee-Zubereitung, die sichere Durchführung äußerer Anwendungen, die richtige Dosierung (d. h. pro Tasse, pro Tag, pro Behandlungs-Zeitraum) genauso beachtet werden wie beim Umgang mit anderen Medikamenten. Die Dosierung muss außerdem dem jeweiligen Lebensalter der betreffenden Person angepasst sein. «Die Dosis macht's, ob etwas ein Heilmittel oder Gift ist.» (Paracelsus)

5.1.3.7 Mögliche Nebenwirkungen kennen und vermeiden

Informieren Sie sich vorab über mögliche Nebenwirkungen. Überlieferte Erfahrungen legen zwar nahe, dass pflanzliche Arzneien im Allgemeinen weniger starke Nebenwirkungen haben, als herkömmliche Medikamente – aber auch sie sind nicht frei davon. Leider gibt es noch zu wenige verlässliche Forschungsstudien über unerwünschte Wirkungen von Heilpflanzen-Anwendungen.

5.1.3.8 Mögliche Wechselwirkungen kennen und ausschließen

Auch darüber sollten Sie informiert sein bzw. eine Abklärung bewirken: Ist eine Person bereits in Behandlung mit einer unkonventionellen (Heil-) Methode, so kann z. B. eine Selbstmedikation mit Phytopharmaka oder ein Heilpflanzentee zur Störung des begonnenen Heilungsverlaufs oder zur Unterdrückung einer Heilreaktion führen. Außerdem können bestimmte Substanzen und Wirkstoffe aus der Pflanzenheilkunde (z. B. Menthol/Pfefferminze) die Wirkung eines homöopathischen Arzneimittels stören.

Aber auch die Möglichkeit einer Wechselwirkung mit anderen pflanzlichen oder konventionellen Medikamenten ist in Betracht zu ziehen. Eindrückliches Beispiel dafür ist die Entdeckung, dass Johanniskraut-Präparate, die angeblich völlig harmlos sind und die man problemlos sogar im Supermarkt erhält, möglicherweise eine negative Wechselwirkung zu verschiedenen herkömmlichen Medikamenten haben. Die Wechselwirkungen zeigten sich in einigen Fällen durch eine verminderte Wirksamkeit von wichtigen Medikamenten, mit denen Patientinnen behandelt wurden (z. B. Digoxin, trizyklische Antidepressiva, antivirale Medikamente), wenn gleichzeitig Johanniskraut-Präparate – allerdings nur in höherer Dosierung (nach dem Motto «viel hilft viel») – eingenommen wurden (s. Steckbrief, S. 233).

5.1.3.9 Auf mögliche Unverträglichkeit und Allergieneigung achten

Bei Personen mit erhöhter Allergiebereitschaft und diversen bekannten Unverträglichkeiten sollten Heilpflanzen umsichtig, eventuell mit vorheriger Testgabe eingesetzt werden.

5.1.3.10 Mögliche toxische Wirkungen ausschließen

Heilkräuter können dann (lebens-) gefährlich werden, wenn man zwar mit Begeisterung aber ohne die nötige Kenntnis Kräuter sammelt und dabei vermeintliche Heilpflanzen mit ähnlich aussehenden *giftigen Pflanzen* verwechselt. Wer

z. B. die Blätter von Herbstzeitlose und Bärlauch nicht eindeutig unterscheiden kann, sollte auf eine selbst gemachte Bärlauchsuppe besser verzichten. Wer selbst sammeln möchte, sollte sich vorab über Verwechslungsmöglichkeiten mit ähnlichen aber toxischen Pflanzen informieren, d. h. Pflanzen sicher bestimmen lernen.

Manchmal ist der Bezug von Kräutertees aus der Apotheke oder dem Kräuter-Fachhandel diesbezüglich einfach sicherer.

Eine mögliche *Schadstoffbelastung durch Insektizide oder Pestizide* ist auch bei gekaufter Ware nie ganz auszuschließen, auch wenn die Bemühungen, Rückstände in den Kräutern aufzuspüren, bei den Produzenten und im Großhandel groß sind. Die Schadstoffe stammen dann meist aus dem Anbau oder vom Trocknungsvorgang (z. B. wenn Heilpflanzen auf mit Holzschutzmitteln imprägnierten Holzrosten zum Trocknen ausgelegt wurden). Heilkräuter sollten deshalb da bezogen werden, wo Rückstandskontrollen stattfinden – insbesondere bei Heilkräutern, die in anderen Regionen der Welt produziert werden, wo andere Verfahren und Grenzwerte in Bezug auf Schadstoffe gelten (Beispiel: Heilkräuter der Traditionellen Chinesischen Medizin).

5.1.3.11 Keine Verzögerung/kein Verschleppen einer notwendigen fachkundigen Behandlung riskieren

Durch allzu langes «Selbst-Herumdoktern» kann eine notwendige medizinische Diagnose und Therapie für schwer oder kritisch Kranke verschleppt werden.

5.1.3.12 Sorglosen Umgang mit den Ressourcen der Natur vermeiden

Für die Herstellung von Phytopharmaka sind große Mengen von Pflanzenmaterial nötig. Dies erfordert wiederum große Anbauflächen, um diesen Mengenbedarf abdecken zu können. Das birgt die Gefahr der Plünderung von Ressourcen der Natur, der Rodung von Urwäldern oder der Ummünzung von Ackerland, das eigentlich zur Grundversorgung der Bevölkerung in vielen Regionen der Welt benötigt würde.

Heilpflanzen sollten aus all diesen Gründen umsichtig, sparsam und mit dem nötigen Hintergrundwissen eingesetzt werden.

5.1.4 Ist das Arbeiten mit Heilpflanzen im Pflegealltag nicht zu zeitaufwändig?

Heilpflanzen-Anwendungen liegen durchaus im Rahmen des Möglichen, wenn man folgende Tipps beachtet:

- Einfache Maßnahmen auswählen (z. B. Rezepturen für Teeaufguss wählen statt -kaltauszug).
- Organisieren Sie die anfallenden Tätigkeiten so, dass sie zu einem festen Bestandteil der täglichen Routinearbeiten werden. Es gibt Stationen, wo es z. B. Aufgabe der Auszubildenden ist, zu Beginn jeder Schicht für die Teezubereitung (nach einem am Küchenschrank hängenden Plan – s. S. 163) zu sorgen. So werden Tees regelmäßig frisch zubereitet und angeboten.
- Vor allem in der ambulanten Pflege, aber auch im stationären Alltag können die Patientinnen selbst oder deren Angehörige mit einbezogen werden. Es gibt Krankenhäuser, die eine kleine Teeküche/Nische für Patienten eingerichtet haben, wo sich diese ihren Tee auch selbst zubereiten können. Nach einer Anfangsphase und mit guter Einführung kann man sie so viel wie möglich selbst machen lassen (Lerneffekt!). Dabei sollte man aber immer begleitend am Ball bleiben (nachfragen, ob's klappt, was das Ergebnis war, ob es gut tat, Linderung verschaffte etc.).
- Eine äußere Anwendung mit Heilpflanzen kann durchaus nur kurz dauern (z. B. als feucht-heiße Kompresse für wenige Minuten, als Waschung, als Einreibung) und kann dennoch eine deutliche Wirkung haben. Wichtig dabei ist die Konzentration auf die Maßnahme, so dass die behandelte Person das Gefühl hat, dies ist eine bewusste und mit Überzeugung durchgeführte Anwendung. Wichtig ist auch, dass die behandelte Person selbst noch nachruhen bzw. nachspüren oder nachschmecken kann (wozu aber die Pflegekraft nicht mehr anwesend sein muss).

- Beobachtungen im Stationsalltag zeigen, dass die mit solchen Anwendungen verbundene Zuwendung oder beispielsweise auch der mit der Anwendung verbundene Duft die Patientinnen hinterher zufriedener sein und besser zur Ruhe kommen lässt, als man es sonst von ihnen gewohnt ist.

Literatur-Tipps zum Thema Toxikologie und Wechselwirkungen zum Weiterlesen und Vertiefen

Becker-Brüser, W. (Redaktion): Arzneitelegramm. www.arznei-telegramm.de. Arzneimittelinformation, Bergstr. 38 A, 12 169 Berlin.

Buff, Wolfram; von der Dunk, Klaus: Giftpflanzen in Natur und Garten. Parey, Berlin/Hamburg 1988.

Lewin, Louis: Gifte u. Vergiftungen. Lehrbuch der Toxikologie. Haug, Heidelberg 1992.

Novotny, Uli: Heilkräuter in der Schwangerschaft – eine harmlose Alternative? Natur & Heilen (2002) 3: S. 47–51.

5.2 Tipps zur Umsetzbarkeit in verschiedenen Pflegebereichen

Pflege unter Verwendung von Heilpflanzen ist in den unterschiedlichsten Fachbereichen möglich, was anhand der folgenden Beispiele deutlich wird. Eine Auseinandersetzung mit dem Argument, dass dies im Zeitalter von reduzierter Leistungs-Abrechnung (in der ambulanten Pflege und im Pflegeheim) bzw. Fallpauschalen (Krankenhäuser) nicht realisierbar ist, finden Sie in Kapitel 6.6.

Befindlichkeitsstörungen wie Schlafstörungen, Verdauungsprobleme, Schmerzzustände, eingeschränkte Atemfunktion etc. sind bei Patientinnen aller Altersstufen und in fast allen Pflegefachbereichen gleichermaßen verbreitet. Hier wären zahlreiche Maßnahmen anwendbar – wenn Pflegekräfte sie nur in ihrem Kenntnis- und Fertigkeiten-Repertoire hätten. Das reicht von der gezielt eingesetzten Tasse Kräutertee über Wund- oder Mundspülungen bis hin zu Waschungen, Bädern, Wickeln oder Einreibungen. In Kapitel 7 finden Sie praktische Tipps und Rezepte – hier geht es erst einmal um grundsätzliche Perspektiven für die einzelnen Fachbereiche und konkrete Tipps zur Einführung im Pflegealltag.

5.2.1 Heilpflanzen in den verschiedenen Pflegebereichen – wo geht was?

5.2.1.1 Altenpflege

Heilkräuter sind vielen älteren Menschen noch von früher bekannt und vertraut. Für sie verbinden sich damit Kindheitserinnerungen an (Kinder-) Krankheitszeiten oder wie sie in Kriegsjahren und Notzeiten Kräuter sammeln mussten und gegen ein kleines Taschengeld abliefern konnten. Für viele waren im Krieg, im Lazarett, in der Gefangenschaft oder als Flüchtlinge Heilpflanzen die einzigen verfügbaren Heilmittel – die oft zu den erstaunlichsten Genesungen führten. Viele alte Menschen bringen solchen Methoden also eine hohe Akzeptanz, Vertrauen und positive Erwartungen entgegen.

Gerade bei alten Menschen können Anwendungen auf pflanzlicher Basis dazu beitragen, den Medikamentenverbrauch zu reduzieren, zumal viele herkömmliche Medikamente in ihrer Wirkung auf alte Menschen und ihren Nebenwirkungen oft nur unzulänglich erforscht sind. Aber auch pflanzliche Mittel sollten bei alten Menschen (vor allem innerlich) sparsam dosiert werden und mit der nötigen Kenntnis möglicher Neben- oder Wechselwirkungen eingesetzt werden. Bei äußeren Anwendungen wie Wickel oder Bäder sollte intensive Wärme oder Kälte eher gemieden werden.

Gerade in der älteren Generation gibt es jedoch auch diejenigen, die sich stark mit den Entwicklungen und dem Fortschrittsdenken der 1960er und -70er Jahre identifizieren. Für sie sind moderne Medikamente- und Medizintechnik der Inbegriff von Fortschritt und Wohlstand, mit dem sie – oft durch eigene harte Arbeit errungen – endlich die Notzeiten abschütteln konnten. Und dann kommt die Pflegefachkraft mit einem Blümchentee! … Niemand sollte «zwangsbeglückt» werden, auch eine Ablehnung solcher Methoden muss respektvoll zur Kenntnis genommen werden.

Literatur-Tipp zum Weiterlesen und Vertiefen
Köther, Ilka; Gnamm, Else (Hrsg.): Altenpflege in Ausbildung und Praxis. Thieme, Stuttgart/New York 2000. *Mit Kapiteln zu Wickeln und Heilpflanzen von Annegret Sonn.*

5.2.1.2 Ambulante Pflege

Zunehmend sind in der ambulanten Pflege alle Altersgruppen, die meisten Krankheitsbilder und auch Pflegeanforderungen aus den verschiedensten Fachbereichen vertreten – allerdings unter häuslichen Bedingungen. Der Unterschied zur stationären Pflegesituation liegt darin, dass die Pflege hier zunächst in einem arztfreien Bereich stattfindet (s. Kap. 6) und daher ihr Wissen grundsätzlich eigenverantwortlich nutzen und einbringen kann. Oftmals ist hier pflegerische Beratung und Unterstützung über einen längeren Zeitraum nötig, was Gelegenheit bietet, beratend, anleitend oder direkt bei der Pflege Heilpflanzen-Anwendungen einzusetzen. Mit dem Argument, dass solche Leistungen nicht mit den gesetzlichen Krankenkassen abgerechnet werden können, werden solche Möglichkeiten häufig allzu rasch abgeblockt und gute Chancen für ein innovatives und attraktives Leistungsangebot vertan (vgl. Kap. 6).

Inzwischen gibt es vereinzelt Sozialstationen mit angegliederter Pflegepraxis, die entsprechende Beratung und Anwendungen anbieten. In Kursen zur Gesundheitspflege und dem vernünftigen Umgang mit alltäglichen Beschwerden beziehen manche bereits naturheilkundliche Methoden ein – ein sinnvolles gesundheitspädagogisches Angebot für die Bevölkerung.

Literatur-Tipp zum Weiterlesen und Vertiefen
Marschke, Waltraud: Infomaterial über Sozialstation und Pflegepraxis «für-einander» W. Marschke, Nikolaistr. 17, München.

5.2.1.3 Frauenheilkunde und Geburtshilfe

Gerade bei funktionellen Störungen (z. B. Dysmenorrhoe, Beschwerden in den Wechseljahren) können betroffene Frauen mit Hilfe von Kompressen, Einreibungen, Bädern und entsprechenden Tees nicht nur Linderung der Beschwerden erfahren, sondern auch einen anderen Umgang mit ihrem Körper, seinen Zyklen und Veränderungen erlernen.

Die pflanzlichen Östrogene (z. B. in Leinsamen, Rotklee, Salbei), krampflösende Wirkstoffe oder Mineralien und Spurenelemente zum Blutaufbau finden sich in einigen Frauen-Heilpflanzen und können Erstaunliches bewirken.

Schwangerschaft, Geburt und Wochenbett sind Zeiten, in denen bei vielen Frauen, die bisher ganz auf die konventionelle Medizin ausgerichtet waren, ein Umdenk-Prozess abläuft. Das zarte, neue Leben, das da heranwächst, möchte man vor massiven, eben auch medikamentösen Einflüssen schützen.

Werdende und junge Eltern stehen naturheilkundlich orientierten Methoden häufig recht aufgeschlossen gegenüber. Viele Hebammen haben dies erkannt und bieten ein Repertoire von Tipps und Rezepten, die bei Beschwerden in der Schwangerschaft gefahrlos Linderung verschaffen, auf die Geburt vorbereiten (z. B. Tees, Massagen mit Johannisöl) oder die Milchbildung rechtzeitig anregen. Auch das Neugeborene kann (wenn es gestillt wird) zunächst über die Mutter mit Heilkräuter-Tees behandelt werden (z. B. bei Neugeborenen-Gelbsucht, Blähungskoliken).

Literatur-Tipps zum Weiterlesen und Vertiefen

Adamaszek, Kristin; Bloemeke, Viresha, J.; Brühl, Monika; Bühring, Ursel: Naturheilverfahren in der Hebammenarbeit. MVS Medizinverlage, Stuttgart 2002.
mit Kapitel zur Phytotherapie.
Fischer, Heide: Das Frauenheilbuch. Nymphenburger Verlag, München 2004.
Greiner, Karin; Weber, Angelika: Magie und Heilkraft der Frauenkräuter. Altes Wissen neu entdecken und anwenden. Mosaik Verlag, München 1999.
Stadelmann, Ingeborg: Die Hebammensprechstunde. Einfühlsame und naturheilkundliche Begleitung zu Schwangerschaft, Geburt, Wochenbett und Stillzeit mit Heilkräutern, homöopathischen Arzneien und ätherischen Ölen. Ermengerst. Eigenverlag, 2002.

5.2.1.4 Kinderkrankenpflege

Gerade auch bei kranken Kindern lässt sich ein vorschneller Einsatz von starken Medikamenten durch die Anwendung von Heilpflanzen vermeiden. Grundsätzlich können Kinder so ziemlich alle Tees bekommen, die man auch bei Erwachsenen anbieten würde. Tees für Kinder sollten aber immer in der kindgemäßen Dosierung zubereitet werden (s. Kap. 8.1.2), und es sollten solche Mischungen ausgewählt werden, die ge-

schmacklich auch für Kinder geeignet sind. Äußere Anwendungen wie Wickel oder Bäder sollten ebenfalls ganz auf das Alter des Kindes angepasst werden. Sie sollten grundsätzlich nicht zu heiß oder zu kalt, zu beengend, hautreizend oder mit zu starkem Geruch verbunden sein. Ätherische Öle sollten möglichst erst ab dem dritten Lebensjahr eingesetzt werden.

Kinder mögen es, wenn mit solchen Anwendungen die entsprechende Zuwendung und Nähe verbunden ist. Wenn Anwendungen spielerisch ablaufen (das Tee-Zubereiten auch in der Puppenküche nachgespielt wird, der Teddy ebenfalls einen Wickel bekommt, die Puppe ein extra kleines Kräutersäckchen kriegt), ist rasch die erste Skepsis überwunden. Und wie wär's dann noch mit dem Vorlesen eines originellen und ansprechenden Kräutermärchens? (Tipps am Ende des Abschnittes)

Heutzutage werden auf vielen Kinderstationen die Pflegemaßnahmen am Kind häufig von Eltern (-teilen), die mit aufgenommen werden, ausgeführt. Der Kinderkrankenpflege-Fachkraft fällt dadurch eine neue Rolle als anleitende und begleitende Person zu. Kenntnisse und Erfahrungen in der Anwendung mit Heilpflanzen (Teerezepturen, Substanzen für Einreibungen oder Hautpflege, Wickel, Kräutersäckchen und Bäder) können hier von großem Nutzen sein. Es gibt inzwischen einige Kinderkliniken bzw. Kinderabteilungen, wo gerade auch von ärztlicher Seite solche Methoden gefördert und gefordert werden. Für die ambulante Kinderkrankenpflege bietet sich die Zusammenarbeit mit Kindergärten, Schulen, Selbsthilfegruppen etc. in Form von Vorträgen oder Kursen an.

Literatur-Tipps zum Weiterlesen und Vertiefen

Bergmann, H.; Bühring, U.; Groß, A.: Kleine Grüne Wunder. Mit Kindern die Natur entdecken. 2002.
Bezugsadresse: Freiburger Heilpflanzenschule, Oberbirken 17, 79252 Stegen, oder,
http://www.heilpflanzenschule.de
Bertsch, Ursel: Heilkräutermärchen. Eigenverlag, Freiburg 2002.
Bezugsadresse: Hansjakobstr. 136, 79117 Freiburg.
Ell-Beiser, Helga; Girsch, Michaela: Naturheilkunde für Kinder mit Schwerpunkt Phytotherapie, Friesenheim 2002. [Unterrichtsskript]
Bezugsadresse: Helga Ell-Beiser, Herrenstr. 12, 77948 Friesenheim.

Wiesenkräutermärchen. Mit wundervollen Kräuterrezepten von Rüdiger Liller, von Anne Liller und Anita Büscher. B&B Verlag, Obersulm, 1996.
Bezugsadresse: Historische Schlossmühle, 55483 Horbruch/Hunsrück.

5.2.1.5 Intensivpflege

Der günstigere Personalschlüssel pro Patientin – im Vergleich zu den meisten anderen Fachbereichen – schafft gute Voraussetzungen dafür, dass die hier gängigen Pflegemethoden um Heilpflanzen-Anwendungen erweitert werden. Tees zur Atemunterstützung, bei Unruhe oder Fieber (je nach Zustand der Patientin), zur Mundpflege, als Wickelzusatz oder zu Waschungen (z.B. zur Fiebersenkung oder Schweißreduktion) können gute Dienste leisten. Für sedierte oder bewusstlose Patientinnen sind Methoden, die über die Haut wirken (Waschungen, Einreibungen, zum Teil auch Wickel), eine Möglichkeit, auf behutsame Weise «angesprochen» zu werden, Zuwendung und begleitende Unterstützung zu spüren. Allerdings ist bei Intensiv-Patientinnen ein professionelles Wissen und ein feines Gespür bei der Wahl der Anwendungen Voraussetzung.

Literatur-Tipps zum Weiterlesen und Vertiefen
N. N.: Versch. Facharbeiten über Ölkompressen in der Intensivpflege: A&I Weiterbildung, Frankfurt a. Main 2001/2002. (Kontinuierliche Projektarbeit)
Anfragen: A&I Weiterbildung, Uniklinik, Theodor-Stern-Kai 7, 60590 Frankfurt.

5.2.1.6 Innere Medizin

Viele Patientinnen schätzen es, wenn sie bei Befindlichkeitsstörungen nicht nur Tabletten angeboten bekommen (s. Kapitel-Anfang), sondern einen besonderen Tee oder eine äußere Anwendung. Pflege-Fachkräfte können hier auch einen Beitrag dazu leisten, dass Patientinnen für sich zu Hause andere Möglichkeiten kennen lernen als nur den raschen Griff zu Tablette. Bei längerer Verweildauer können evtl. pflegende Angehörige aktiv in die Anwendungen mit einbezogen werden. Warum soll nicht eine Person, die regelmäßig zu Besuch kommt und ein oder zwei Stunden am Bett eines kranken Menschen verbringt, in dieser Zeit eine Heilpflanzen-Anwendung zubereiten und verabreichen?

5.2.1.7 (Unfall-) Chirurgie

Arnika, Ringelblume und Co. können in Form von Umschlägen oder Salben in vielen Fällen starke Schwellungen nach einer Verletzung oder nach einer Operation verhindern, die Wundheilung beschleunigen und übermäßige Vernarbungen vermeiden. Doch wer kennt sich damit noch aus? Prä- und postoperativ gibt es eine Reihe von Möglichkeiten, chirurgischen Patientinnen bei Unruhe und Schlafstörungen, bei Verdauungsproblemen, bei postoperativem Harnverhalten oder bei Wundheilungsproblemen Linderung zu verschaffen durch Tees, Wickel und Auflagen, Einreibungen oder Waschungen.

Literatur-Tipp zum Weiterlesen und Vertiefen
Glaser, Hermann: Erfolgreiche Wundbehandlung. Aus der Praxis der anthroposophischer erweiterten Krankenpflege. Verlag Urachhaus, Stuttgart 2000.
(Kohl/Honig)

5.2.1.8 Stomapflege/Inkontinenz

Stomapatientinnen leiden oft unter Vernarbungsschmerzen, Blasenentleerungsstörungen und einer beeinträchtigten sexuellen Funktion – alles Beschwerden, die Folgen der Rektumamputation sind. Dazu kommen oft noch Verdauungsbeschwerden wie Verstopfung, Durchfälle oder Blähungen. Hier können Tees gute Dienste leisten, aber auch äußere Anwendungen wie Wickel oder Einreibungen. Alles was das körperliche (und damit auch das seelische) Wohlbefinden verbessern hilft und Verspannungen lösen kann, ist für diese Patientinnen hilfreich.

5.2.1.9 Urologie/Dialyse

Tees, welche die Funktion der Harnwege unterstützen, und antibakterielle pflanzliche Präparate könnten in vielen Fällen den Einsatz stärkerer Medikamente hinauszögern oder vermeiden. Bei Blasenentzündung und Harnverhalten können Auflagen wirkungsvoll eingesetzt werden.

Für Dialysepatientinnen, die u. U. durch jahrelangen Arzneimittel- (z. B. Schmerzmittel-) Abusus ihre gesunde Nierenfunktion eingebüßt haben, sind Kräuteranwendungen eine Alternative zur Schmerztablette (z. B. bei Kopfschmerzen). Auch wenn Dialysepatientinnen nur eine begrenzte Trinkmenge erlaubt ist, so bleiben außer Tees noch Möglichkeiten äußerer Anwendungen (z. B. bei Obstipation, mitverursacht gerade durch die eingeschränkte Flüssigkeitsaufnahme). Auch bei Dialysepatientinnen wird eine wichtige Aufgabe der Pflegefachkraft vor allem in der Beratung liegen, denn sie kommen ja meist nur für die kurze Dauer der Dialyse in die Klinik oder haben eine Heimdialyse.

5.2.1.10 Palliativpflege/Hospiz

Schwerpunkte der Pflege schwer bzw. unheilbar kranker und sterbender Menschen liegen in der Linderung von Schmerzen, der Erleichterung von Atemnot, Übelkeit und den verschiedenen Auswirkungen eines Endstadiums der jeweiligen Erkrankung. Gibt es hier Möglichkeiten einer Anwendung von Heilpflanzen? Grundsätzlich bieten sich Tees und äußere Anwendungen als Ergänzung zu den üblichen Methoden an, z. B. für Waschungen, zur Haut- und Wundpflege, zur Mundpflege oder zur Atemunterstützung. Wenn Patientinnen ihre Zustimmung oder Abneigung nicht äußern können, sollten keine sehr heißen oder sehr kalten, keine stark duftenden oder hautreizenden Anwendungen gemacht werden. Ein wesentlicher Faktor ist hier sicher auch die Zuwendung und Berührung, die mit den meisten dieser Anwendungen verbunden ist. Auch für Pflegende (Angehörige) kann es hilfreich sein, sanfte und angenehm duftende Substanzen in der Pflege einsetzen zu können, die auch ihnen selbst angenehm sind. Und manchmal ist es vielleicht gerade die pflegende Angehörige, die von einem Schlaftee oder einer stimmungsaufhellenden Teemischung profitiert und dadurch selbst zu einer besseren Nachtruhe in dieser anstrengenden Begleitungsphase findet.

Literatur-Tipp zum Weiterlesen und Vertiefen
Böge, Thomas: Standards alternative Pflegemethoden in der Palliativpflege. Luise-Henrietten-Hospiz, 14797 Lehnin 2001.

5.2.1.11 Psychiatrie

Es ist eine Frage des Verständnisses psychischer Erkrankungen, ob in der psychiatrischen Pflege mit Heilpflanzen-Anwendungen gearbeitet werden kann. Vorwiegend psychoanalytisch arbeitende Richtungen werden solche Maßnahmen eher ablehnen, da die Erkrankung nach ihrer Auffassung über ein Bewusstmachen und psychotherapeutisches Aufarbeiten bewältigt werden soll. Wenn psychische Erkrankungen als untrennbar von körperlichen Funktionen, Erlebens- und Verhaltensweisen verstanden werden, werden Heilpflanzen-Anwendungen eher als eine willkommene Ergänzung der Therapie gesehen. Gerade bei psychosomatischen Erkrankungen liegt oft eine gestörte Körperwahrnehmung vor, und insbesondere äußere Anwendungen, die womöglich auch noch wohlriechend sind, können hier hilfreich sein. Bei Suchtkranken können pflanzliche und äußere Anwendungen z. B. bei Kopfschmerzen oder Schlafstörungen eine gute Alternative zum gewohnten Griff nach der Tablette sein (insbesondere bei Medikamentenabusus) – doch darf es natürlich nicht passieren, dass einem alkoholabhängigen Menschen Pflanzentropfen oder -elixiere auf alkoholischer Basis angeboten werden!

Die Verwendung von Johanniskraut-Präparaten bei der Behandlung leichter und mittlerer Depressionen ist inzwischen in vielen Einrichtungen gebräuchlich. Auch leberfunktionsunterstützende Tees und Wickel können Depressionen günstig beeinflussen.

Literatur-Tipp zum Weiterlesen und Vertiefen
Müller, Elke; Reimer, Ludmilla: Bericht v. Projektarbeit «Einführung d. Therapiesegments Wohltuende Maßnahmen auf d. Depressionsstation», Zentrum f. Psychiatrie, Zwiefalten 2002.

5.2.1.12 Pflege-Ausbildung/Innerbetriebliche Fortbildung

Anwendungsmöglichkeiten von Heilpflanzen lassen sich didaktisch mit sehr vielen Themen in der Pflege-Ausbildung verknüpfen (z. B. Pflege bei Fieber – u. a. mit Pfefferminzteewaschungen) und werden auf diese Weise integriert und nicht gesondert als exotische Alternativbehandlung vermittelt.

Zur Selbstpflege bieten sich mit Heilpflanzen unzählige Möglichkeiten. Wer in der Pflegeausbildung an sich selbst die Erfahrung machen kann, dass solche Mittel wirkungsvoll sind bei alltäglichen Beschwerden (Kopfweh, Infekte, Verspannung, Menstruationsbeschwerden etc.), wird dabei auch lernen, anders mit der eigenen Gesundheit umzugehen. Wer gelernt hat, vernünftig mit der eigenen Gesundheit umzugehen, kann dies auch überzeugend an andere (z. B. Patientinnen) vermitteln.

In der Grundausbildung erlernte Methoden machen allerdings nur Sinn für die praktische Umsetzung, wenn sie im Alltag von den Auszubildenden auch angewendet werden können. Dafür ist aber zunächst die Gruppe der examinierten Pflegekräfte zu gewinnen. Deshalb nützen noch so progressiv-alternative Elemente in der Grundausbildung wenig, wenn nicht parallel dazu die Examinierten auf den Stationen über innerbetriebliche Fortbildungen in die «neuen» Methoden eingeführt werden.

5.2.1.13 Heilpflanzen in der Hygiene

Um die Resistenzbildung von Erregern gegenüber Antibiotika und desinfizierenden Mitteln zu vermindern und die Umwelt (einschließlich der im Krankenhaus arbeitenden Personen) vor belastenden Chemikalien zu schützen, laufen schon seit Jahren Bemühungen und Forschungsansätze, Desinfektionsmittel und -verfahren durch pflanzliche Mittel (insbesondere ätherische Öle) zu ergänzen und – wo möglich – zu ersetzen.

Es gibt dazu allerdings noch fast keine wissenschaftlichen Studien – und wenn, dann Berichte von in-vitro-Versuchen. An einigen Krankenhäusern gibt es allerdings schon langjährige Erfahrungen mit der praktischen Anwendung von schonenderen Reinigungsverfahren.

Beispiele: In besonders sensiblen Bereichen (z. B. Neugeborenenzimmer) werden in diesen Kliniken inzwischen die Wickeltischauflagen und Säuglingsbettchen nicht mehr mit herkömmlichen Desinfektionsmitteln abgewischt sondern mit dem Zusatz von bestimmten, sorgfältig dosierten ätherischen Ölen zum Putzwasser (Seifenlösung) gereinigt.

Auf einigen Intensivstationen werden derzeit Erfahrungen gesammelt im Umgang mit pflanzlichen Zusätzen zum Pflege-Waschwasser. Damit sollen die Keime auf der Haut von Patientinnen mit MRSA und VRE (Methicillin-resistenten Staphylococcus aureus und Vancomycin-resistenten Enterokokken) reduziert werden. Es laufen derzeit Versuche mit Thymiantee-Waschungen als Alternative zu den sonst üblichen hautdesinfizierenden Waschzusätzen.

Von Studien aus der Aromatherapie ist zwar die antibakterielle, antivirale und antimykotische Wirkung vieler Öle nachgewiesen, doch für die Umsetzung auf den Hygienebereich sind noch weitergehende Studien nötig.

Literatur-Tipps zum Weiterlesen und Vertiefen

Bühring, Ursel: Unterrichtsskript zur Phytotherapieausbildung der Freiburger Heilpflanzenschule (Zertifiziertes Studienprogramm für Pflanzenheilkunde (FVDH), Stegen 2003.
Bezugsadresse: Freiburger Heilpflanzenschule, Oberbirken 17, 79252 Stegen oder http://www.heilpflanzenschule.de
Sitzmann, Franz: Gegen Mikroben ist manches Kraut gewachsen. In: Huber Pflegekalender 2003, Verlag Hans Huber Verlag, Bern/Göttingen/Toronto/Seattle 2003: S. 190–193.
Zimmermann, Eliane: Aromatherapie für Pflege- und Heilberufe. Sonntag, Stuttgart 2001. S. 67–69.

5.2.1.14 Pflegeberatung in Ambulanz und Pflege-Praxis

Grundsätzlich hat jede Krankenpflege-Fachkraft die Möglichkeit, eine «Pflegepraxis» mit dem Angebot phytotherapeutischer Pflege zu eröffnen. Sie kann dies im Rahmen ihrer pflegerischen Kompetenz eigenständig anbieten (s. dazu auch Kap. 6.5).

Solche Ansätze sind z. B. aus der anthroposophisch orientierten Pflege bekannt. In München gibt es – angegliedert an eine Sozialstation – eine Pflegepraxis (geleitet von einer sehr erfahrenen Krankenschwester), die neben diversen äußeren Anwendungen auch eine Seminarreihe zu Methoden der anthroposophisch orientierten Pflege (für Laien und Fachkolleginnen) anbietet.

In der naturheilkundlichen Ambulanz einer deutschen Universitätsklinik (unter Leitung einer Ärztin mit Zusatzqualifikation Naturheilkunde) betreut eine erfahrene Krankenschwester Patientinnen, die mit diversen Beschwerden in die Sprechstunde kommen. Sie berät diese und führt verschiedene äußere Anwendungen durch.

Literatur-Tipp zum Weiterlesen und Vertiefen
Marschke, Waltraud: Infomaterial über Sozialstation und Pflegepraxis «für-einander» W. Marschke, Nikolaistr. 17, München.

5.2.1.15 Selbstpflege für Pflegende

Etwas Neues beginnt an einzelnen Krankenhäusern zu keimen: das Angebot von Selbstpflege-Sprechstunden für Kolleginnen und Mitarbeiter aus der eigenen Einrichtung. Eine Pflegefachkraft der jeweiligen Einrichtung bietet an einem bestimmten Nachmittag (monatlich oder wöchentlich) in einem dafür zur Verfügung gestellten Raum Einreibungen und/oder Wickelanwendungen, äußere Anwendungen (z.B. Fußbäder) und beratende Gespräche an. Was früher (und auch heute noch in großen Firmen) die Betriebsschwester war, könnte somit eine Neuauflage erfahren – allerdings mit einem neuen Verständnis.

Literatur-Tipp zum Weiterlesen und Vertiefen
Sonn, Annegret: Mit Blüten, Kräutern und Essenzen. Selbstpflege für Pflegende. Rezepte und Anleitungen. Pflegezeitschrift, Sonderdruck, 1998. (Vergriffen. Kopien über Verlag W. Kohlhammer, Hessbrühlstr. 69, 70565 Stuttgart oder über Internet: http://www.kohlhammer.de)

5.2.2 Tipps zur praktischen Einführung von Heilpflanzenanwendungen in den Pflegealltag

- Beginnen Sie mit *einer* Anwendung (z.B. einer Schlafteemischung, wenn Sie häufig Patientinnen haben, die unter Schlafstörungen leiden).
- Wählen Sie eine Anwendung aus, die einfach zu machen ist, mit wenigen und leicht zu beschaffenden Materialien und Zutaten (z.B.: Teemischung, Einreibung mit Ölauszug, Waschung mit Tee oder speziellem Zusatz).

- Wenden Sie die Einreibung, Waschung oder Mundspülung anfangs bei Personen an, die kooperativ sind und bei denen die Chance besteht, dass die Maßnahme Erfolg hat. Ein sichtbarer Erfolg und zufriedene, überzeugte Patientinnen beeindrucken auch skeptische Kolleginnen – oder Mitpatientinnen!
- Vermerken Sie die Verordnung, Durchführung und das Ergebnis von Anwendungen mit Heilpflanzen stets sorgfältig in der Pflegedokumentation.
- Erst wenn mit einer Anwendungsform genügend Erfahrung und Routine in weniger komplizierten Pflegesituationen aufgebaut worden ist, kann diese Maßnahme auch bei erkrankten Personen mit schwierigeren Voraussetzungen probiert werden.
- Machen Sie nie eine Anwendung gegen den ausdrücklichen Willen des behandelnden Arztes, auch nicht «heimlich» (s. Kap. 6.5.3).
- Wenn einer Person eine Anwendung besonders gut bekommt, gibt es rasch eine Reihe anderer, die auch in den Genuss eines Tees, einer Einreibung oder einer Waschung kommen möchten – verständlicherweise! Handhaben Sie Heilpflanzen-Anwendungen von Anfang an als spezielle pflegerische Verordnung, die an- aber auch wieder abgesetzt wird und nicht automatisch allen als Teil eines fürsorglichen Service Tag für Tag zusteht.
- Versuchen Sie nicht, auf geradezu missionierende Art ihre Kolleginnen für Heilkräuter begeistern zu wollen … Sprechen Sie es mit den Kolleginnen (und auch mit der Leitungsebene!) ab, wenn Sie selbst neue Möglichkeiten ausprobieren und das vielleicht bei einer Fortbildung Gelernte gerne umsetzen möchten. Verlangen Sie von den anderen nicht, dass sie gleich alle mitziehen müssen. Machen Sie zuerst – transparent für alle – Ihre eigenen Erfahrungen, dokumentieren Sie diese und berichten Sie davon kurz und sachlich in der Übergabe. Irgendwann stellt sich dann die Neugierde der anderen von selbst ein …
- Wenn die Neugierde und das Interesse der Kolleginnen geweckt ist, beraten Sie über das Ausmaß an Neuerungen, die Sie aufnehmen wollen (weniger ist mehr!) und ob dies z.B.

zunächst einmal für eine befristete Modell-
phase sein soll.

- Sorgen Sie für Information, Schulung, Erstel-
len von Arbeitshilfen (z. B. Teezubereitungs-
plan in der Küche) – am besten *zusammen*
mit den Kolleginnen.
- Wenn Sie bei der Beschaffung von Heilkräutertees, Salben, Ölen etc. im stationären Bereich anfangs Probleme haben, überlegen Sie
sich, ob es noch eine andere Anwendungs-Al-
ternative gibt (z. B.: Muss es dieser bestimmte
Bade-/Waschzusatz sein – oder kann ich auch
einen Teeaufguss verwenden?). Wenn Sie bei
der zunächst angesetzten Anwendung bleiben
wollen, versuchen Sie, die Unterstützung der
Stations-/Abteilungs- oder Pflegedienstlei-
tung oder eines Qualitätszirkels in Ihrer Einrichtung zu gewinnen. Bitten Sie diese, sich
für Sie in der Zentralapotheke, der Küche
oder anderen Beschaffungsdiensten einzusetzen. Informieren Sie die dortigen Kolleginnen
über Ihr Vorhaben, um jegliches Misstrauen
auszuschließen und ihr Verständnis zu gewinnen.
- Manchmal kann es auch eine vorübergehende
Lösung sein, Angehörige zu bitten, doch einmal das Benötigte (z. B. eine bestimmte Teemischung, einen bestimmten Ölauszug) als
Mitbringsel selbst einzubringen, um vorübergehend eine institutionsbedingte Lücke zu
überbrücken und dadurch Erfahrungen überhaupt machen und Erfolge demonstrativ
nachweisen zu können. Oft erleichtert dieses
Dranbleiben die Materialbeschaffung deutlich. Bei der Entlassung nach Hause bitte daran denken, das Selbstgekaufte mitzugeben!
- Reflektieren Sie immer wieder, wie weit die
Neuerungen auf Ihrer Station greifen, wo es
Hindernisse und Probleme gibt, und beraten
Sie gemeinsam, wie Sie diese lösen können.
- Eine Krankenschwester hat in einem süddeut-
schen Krankenhaus mit Hilfe der Planungs-
schritte, wie sie vom Pflegeprozess her bekannt sind, die Einführung von Tees auf ihrer
Station geschafft und dies in einer sehr an-
schaulichen Facharbeit beschrieben. (s. Literatur-Tipp, S. 78).

Literatur-Tipp zum Weiterlesen und Vertiefen
Zegelin, Angelika: Change als Chance – Veränderungen
als Möglichkeit. Pflege Aktuell 52 (1998) 4:
S. 246–248.

6 Rechtliche und finanzielle Rahmenbedingungen

Wer Heilpflanzen bei Beschwerden innerlich oder äußerlich für sich selbst anwendet, kann dies in aller Freiheit tun und sich dazu die nötigen Kräuter oder Präparate selbst in der Apotheke (solange sie nicht rezeptpflichtig sind) oder in der Natur besorgen. Gute Kenntnisse sind dafür natürlich Voraussetzung. Dass solche Mittel nicht grundsätzlich harmlos und nebenwirkungsfrei sind – wie manche meinen – wurde schon in Kapitel 5.1.3, S. 79 dargestellt.

Wer jedoch mit Heilpflanzen und entsprechenden Fertigpräparaten professionell pflegen möchte, sollte etwas darüber wissen, wie die arzneiliche Zulassung für Heilpflanzen (-Produkte) geregelt ist.

6.1 Arzneimittelsicherheit für moderne Heilpflanzenanwendungen

Die weit verbreitete Ansicht, Phytotherapeutika seien nebenwirkungsfrei, kann mit Sicherheit nicht vertreten werden. Bei der Anwendung von Heilpflanzen können toxische, ungewollte pharmakologische, mutagene oder karzinogene Effekte oder allergische Reaktionen auftreten, aber auch Wechselwirkungen mit anderen Medikamenten. Genauso können Heilpflanzen auch mit Schädlingen, Pilzen, Schwermetallen, Insektiziden, Herbiziden oder anderen Giften konta-miniert oder verfälscht bzw. mit anderen Pflanzen verwechselt worden sein.

Ausgelöst durch den «Contergan-Skandal» Anfang der 1960er Jahre trat 1976 ein neues **Arzneimittelgesetz** in Kraft, das für alle Arzneimittel, gleichgültig ob synthetisch oder aus Pflanzen hergestellt, den Nachweis sowohl der Wirksamkeit als auch der Unbedenklichkeit forderte. Es wurde beschlossen, die Anforderungen für die Zulassung neu entwickelter, aber auch bereits im Handel befindlicher Arzneimittel deutlich zu verschärfen. Das Ergebnis der Überlegungen war das zweite Arzneimittelgesetz (2. AMG) vom 24. 08. 1976.

Für die Zulassung eines Arzneimittels wurden Nachweise über die Wirksamkeit, über pharmazeutische Qualität (analytische Daten) und über ihre Unbedenklichkeit (Ausschluss unerwünschter Wirkungen) gefordert.

6.2 Monographien der Kommission E (Abb. 6-1)

Zur Beurteilung von Arzneipflanzen wurde vom damaligen Bundesgesundheitsamt (heute Bundesinstitut für Arzneimittel und Medizinalprodukte = BfArM) die **Kommission E** gegründet. Die Mitglieder dieser Sachverständigenkommission mit interdisziplinärer Zusammensetzung, u.a. Wissenschaftler, Ärzte und Heilpraktiker, befass-

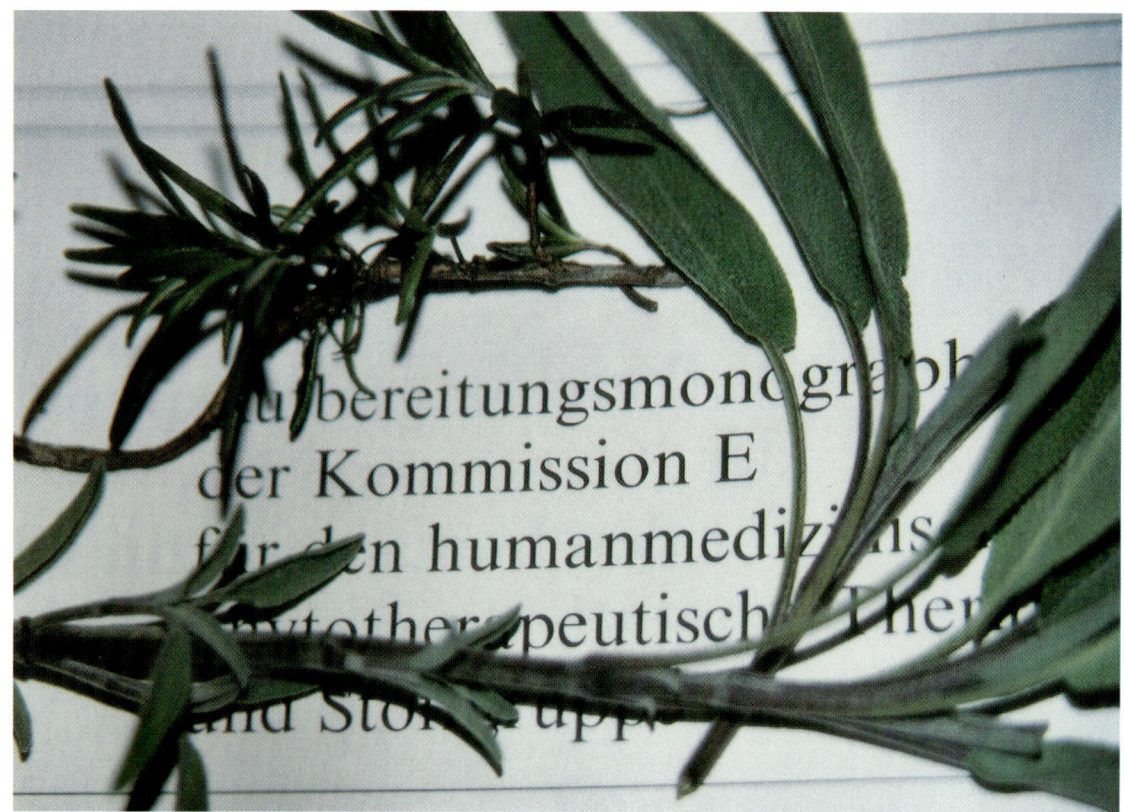

Abbildung 6-1: Monographien der Kommission E. *Foto: A. Sonn.*

ten sich mit der Beurteilung von Heilpflanzen. Sie prüften vorgelegte Forschungsergebnisse und Studien von Firmen und unabhängigen Instituten und erstellten daraus eine Art Steckbrief für die Pflanze, Monographie genannt. Diese enthält wissenschaftliches Erkenntnismaterial zu Wirksamkeit und Unbedenklichkeit, Informationen über Anwendungsempfehlungen, Wirkungen und Nebenwirkungen, Gegenanzeigen, Wechselwirkungen mit anderen Medikamenten sowie die empfohlene Dosierung der Heilpflanzen. Je nach Ergebnis der Prüfung verteilten die Fachleute eine Positiv-, Null- oder Negativmonographie.

Eine *Positivmonographie* wurde an Pflanzen vergeben, für die in klinischen Studien die angegebene Wirkung bestätigt werden konnte und bei denen keine oder allenfalls geringe, vertretbare Nebenwirkungen auftreten.

Eine *Negativmonographie* wurde für Pflanzen erteilt, bei denen die Nebenwirkungen überwiegen, so dass von einer Anwendung als Heilpflanze abgeraten wird.

Eine *Nullmonographie* bekamen Pflanzen, für die eine volksmedizinisch beschriebene Wirkung nicht ausreichend belegt werden konnte, bei denen aber auch keine schädlichen Wirkungen auftreten. Sie können nach wie vor ohne Bedenken zur Verbesserung von Aussehen, Geruch und Geschmack – zum Beispiel in Teemischungen – verwendet werden.

Die in diesem Buch in Kapitel 9 vorgestellten Heilpflanzen haben alle eine Positiv-Monographie erhalten, deren Wortlaut in unseren Steckbriefen mit aufgenommen wurde.

In der Zwischenzeit sind für **378 Heilpflanzen,** die in unserem Arzneischatz eine Rolle spielen,

Monographien erstellt worden. Sie spiegeln den vorhandenen Wissensstand über die betreffende Heilpflanze zum Zeitpunkt der Veröffentlichung wider. Für 133 der bewerteten Pflanzen haben sich Null- oder Negativmonographien ergeben.

Alle bereits im Handel befindlichen *Alt-Arzneimittel* mussten nach diesen Vorgaben bewertet werden, und über ihre mögliche Nachzulassung wurde neu entschieden. Am 1. Januar 1993 war der dafür geplante Zeitraum abgelaufen, so dass «Altspezialitäten» mit einer negativen Bewertung zu diesem Zeitpunkt vom Markt genommen werden mussten. Viele Präparate, über deren Nachzulassung noch nicht entschieden wurde, befinden sich jedoch nach wie vor im Handel.

Seit 1995 ist die Monographierung der Pflanzen abgeschlossen. Es werden jedoch ständig Nachbesserungen vorgenommen für Arzneimittel, welche die Zulassung noch nicht erreicht haben, aber bis Ende 2004 auf dem Markt bleiben dürfen. Werden bis dahin keine ausreichenden Unterlagen für eine Nachzulassung eingereicht, dürfen die Produkte nicht mehr weiter vertrieben werden.

Die Kommission E ist inzwischen nur noch beratend für das BfArM tätig und erstellt nicht mehr wie früher neue Monographien. Sie hat heute die Aufgabe, neue pflanzliche Arzneimittel auf der Basis der vorhandenen Monographien nach den Kriterien des 2. AMG zu beurteilen.

Bei Entscheidungen über die Rücknahme von Zulassungen (wie jüngst z. B. sämtliche Kava-Produkte) hat die Kommission E als Sachverständigen-Kommission inzwischen nur noch eine geschwächte Position und soll voraussichtlich abgeschafft werden. Die positiv erstellten Monographien sollen im Laufe der Zeit eine Aufwertung durch die ESCOP-Monographien erfahren.

Für den Nachweis der Wirksamkeit wird heute vom Gesetzgeber in erster Linie die kontrollierte klinische Studie gefordert. Phytopharmaka, die solche produktbezogenen Studien durchlaufen haben, werden am höchsten bewertet.

Viele Phytopharmaka konnten inzwischen diesen Kriterien gerecht werden, doch die meisten der traditionell erfolgreich eingesetzten Phytopharmaka sind nach wie vor ohne Wirksamkeitsnachweis durch klinische Studien.

Dafür bietet die Zulassungsbehörde die Möglichkeit einer Zulassung ohne den Wirksamkeitsnachweis unter Verzicht auf die Angabe einer Indikation. Sie werden mit dem Vermerk «traditionell angewendet bei …» oder «kann in der Selbstmedikation sinnvoll sein» empfohlen und werden eingesetzt bei Befindlichkeitsstörungen und leichteren Erkrankungen.

Für so genannte *Standardzulassungen* wurden nach Art. 36 AMG für 91 Monographien von bewährten, traditionell angewandten Phytopräparaten Zulassungserleichterungen eingeräumt. Davon betroffen sind vor allem Teemischungen oder Tinkturen, die seit langem apothekenüblich sind.

Zulassungsverfahren sind für die Phytopharmaka-Hersteller mit enormen Kosten verbunden. Eine Zulassung einschließlich Studien kostet den Hersteller eines Präparats zirka 1–3 Mio. Euro! Manche Produkte werden deshalb lieber als Nahrungsergänzungsmittel oder Kosmetika deklariert und vertrieben, um solche Kosten zu umgehen (z. B. viele Aloe vera-Produkte oder manche Körperöle).

Nicht unter die Arznei-Zulassung fallen Pflanzen, die als Lebensmittel oder Diätetika eingestuft werden, wie viele Gewürze (z. B. Fenchel), oder Gemüse wie Kartoffeln, Weißkohl etc. (teilweise haben diese eine Null-Monographie bekommen).

Anthroposophische und homöopathische Arzneimittel zählen nicht zu den Phytotherapeutika, da sie sowohl pflanzliche als auch tierische und mineralische Bestandteile enthalten. Zu ihrer Anwendung gehört eine eigene Erkenntnistheorie. Homöopathische Arzneimittel können entweder ohne Angabe von Anwendungsgebieten registriert oder mit Angabe von Anwendungsgebieten zugelassen werden. In diesem Fall müssen auch Homöopathika mit Beipackzettel (mit Angaben zu Anwendungsgebieten und Dosierung) versehen sein, was jedoch aufgrund der Diagnosestellung und Arzneimittelfindung nach homöopathischen Regeln keinen Sinn macht und die Patienten nur verwirrt. Der medizinische Einsatz anthroposophischer und homöopathischer Arzneimittel sollte entsprechend ausgebildeten Therapeuten vorbehalten sein.

Voraussetzung für die Kostenerstattung eines homöopathischen Präparats ist das Vorliegen einer Positivmonographie der hierfür zuständigen Kommission D des BfArM bei nachgewiesener Wirksamkeit.

Mittlerweile sind eine ganze Reihe von Phytopharmaka in Bezug auf Wirksamkeit und Unbedenklichkeit untersucht worden. Doppelblinde, randomisierte Studien belegen im Vergleich mit Placebo und Standardtherapeutika eindeutig die Wirksamkeit von pflanzlichen Arzneimitteln. Daraus ist ersichtlich, dass pflanzliche Zubereitungen, in der richtigen Dosierung und für die entsprechende Indikation eingesetzt, den Synthetika in der Wirksamkeit ebenbürtig sind und im direkten Vergleich mit gleich wirkenden Synthetika bezüglich ihres Nebenwirkungsprofils zum Teil deutlich besser abschneiden.

Für eine Reihe von Phytopharmaka ist dies mit wissenschaftlichen Studien belegt – Beispiele hierfür sind: Johanniskraut bei leichten bis mittelschweren Depressionen; Sägepalme bei Prostataadenom im 1. und 2. Stadium; Brennnessel bei entzündlich-degenerativen rheumatischen Beschwerden; Weidenrinde bei chronischen Rückenschmerzen.

Literatur-Tipps zum Weiterlesen und Vertiefen

Frohne, Dietrich: Heilpflanzenlexikon. Ein Leitfaden auf wissenschaftlicher Grundlage. Wissenschaftliche Verlagsgesellschaft, Stuttgart [7]2002.

Fintelmann, Volker; Menßen, Hans Georg; Siegers, Claus-Peter: Phytotherapie Manual. Pharmazeutischer, pharmakologischer und therapeutischer Standard. Hippokrates Verlag, Stuttgart 1993.

Schilcher, Heinz; Kammerer, Susann: Leitfaden Phytotherapie. Urban & Fischer, München 2003.

6.3 ESCOP-Monographien

Die «European Scientific Cooperative on Phytotherapy» (ESCOP) hat in den letzten Jahren eigene so genannte ESCOP-Monographien erarbeitet, die internationale Gültigkeit besitzen. Gegründet wurde die ESCOP 1989. Ein Jahr später wurden die ersten fünf Vorschläge für Europa-Monographien veröffentlicht (Sennae fructus und Sennae folium, Frangulae cortex, Matricariae flos und Valerianae radix). Derzeit sind im wissenschaftlichen Komitee von ESCOP Vertreter von zwölf Ländern mit der Aufbereitung des wissenschaftlichen Erkenntnismaterials und der Erstellung von Vorschlägen für Europamonographien beschäftigt.

Phytotherapeutische Fachgesellschaften aus Belgien, Deutschland, Frankreich, Griechenland, Großbritannien, Irland, Italien, den Niederlanden, Schweden, der Schweiz und aus der Türkei sind als «Vollmitglieder» dabei. Daneben gehören dem wissenschaftlichen Komitee als assoziierte Mitglieder Fachgesellschaften von Dänemark, Österreich, Portugal und Ungarn an.

Internetquelle zum Weiterlesen und Vertiefen

http://www.escop.com: The European Scientific Cooperative on Phytotherapy (ESCOP). *Internetseite mit interessanten internationalen Links.*

6.4 WHO-Monographien

Parallel dazu erarbeitet die WHO auf Ersuchen von Mitgliedstaaten ein Dokument über häufig verwendete Arzneipflanzen für die primäre medizinische Versorgung im Rahmen des WHO-Programms «Traditionelle Medizin». Das ehrgeizige Ziel dieser internationalen Organisation wird umschrieben mit «Gesundheit für alle». Damit sollen auf regionaler Ebene internationale Vereinbarungen über Politik, Vorschriften, Registrierungen und Standards in der traditionellen Medizin umgesetzt werden können. Das scheint vor allem in Anbetracht der Unterversorgung mit Ärzten und pharmazeutischen Produkten der Bevölkerung in Entwicklungsländern wichtig zu sein, die hauptsächlich auf

traditionelle Therapeuten und lokale Arzneipflanzen angewiesen sind, um ihren primären
Bedarf an Gesundheitsfürsorge zu decken.

Professor Norman R. Farnsworth von der
Universität von Illinois (Chicago), Experte für
Heilkräutertherapien und Medizin-Botanik,
arbeitet seit 1983 auf diesem Gebiet. Er wirbt
weltweit für neue Möglichkeiten, überlieferte
Heilwirkungen von Naturstoffen für künftige
Generationen zu erhalten und zu erforschen.
Mit Hilfe des Computersystems «Napralert»,
das per Internet zur Verfügung steht, und unter
der ständigen Auswertung von 6000 verschiedenen wissenschaftlichen Journalen werden
weltweit seit 1975 pharmazeutische und volks-
tümliche Anwendungen von Heilpflanzen gespeichert.

Somit ist das Ziel vieler Mediziner und Wissenschaftler, der Phytotherapie zur wissenschaftlichen Anerkennung zu verhelfen, in greifbare
Nähe gerückt, nicht zuletzt aufgrund moderner
Untersuchungsmethoden. «Dadurch, dass es
jetzt möglich geworden ist, auch Pflanzenex-
trakte in ihrer Inhaltszusammensetzung und
ihrem Wirkprofil zu standardisieren, wird die
Phytotherapie rational anwendbar und kann
völlig in das Gesamtkonzept der modernen Arz-
neimitteltherapie integriert werden», erklärte
Prof. Dr. Hildebert Wagner anlässlich des
3. Internationalen Kongresses für Phytomedizin
im Oktober 2000 in München.

6.5 Die neun häufigsten recht-
lichen Fragen von Pflegenden

6.5.1 Sind «alternative» Methoden
wie Heilpflanzen-Anwendungen in
der Pflege grundsätzlich zulässig?

In der Rechtsprechung wird vom Grundsatz
ausgegangen, dass verschiedene Methoden
gleichrangig nebeneinander stehen (Therapie-
freiheit). Es gibt also keine Verpflichtung, nach
bestimmten (z. B. schulmedizinischen) Methoden zu behandeln.

Bei gefährlichen Erkrankungen bzw. kriti-
schen Krankheitszuständen muss jedoch ge-

prüft werden, ob die angewendeten Methoden
den geltenden Regeln ärztlicher und pflegerischer Wissenschaft entsprechen, ob eine «alternative» Methode noch vertretbar ist. Wenn
nicht, muss der Patientin zu wirksameren Methoden geraten und auf diese umgeschwenkt
werden.

Das heißt also: «Alternative» Methoden sind
grundsätzlich erlaubt bis zu dem Punkt, wo
man feststellt, dass man das Problem mit der
Methode nicht mehr beherrscht. Oberstes Ge-
bot ist die Sicherheit der Patientin.

Allerdings bestimmen die Kostenträger (gesetz-
liche und private Krankenversicherungen) häufig durch ihr Finanzierungsverhalten, welche
Verfahren (schulmedizinische genauso wie «alternative») laut ihrem Kostenkatalog als «medizinisch erforderlich» gelten und welche nicht.
Über diese «Erlaubnis» zum In-Rechnung-Stel-
len entsteht leicht der Eindruck einer grundsätz-
lichen Erlaubnis. Ähnlich ist es mit manchen
pflanzlichen Mitteln, die von der Kostenerstattung durch die Krankenkassen ausgeschlossen
sind, was aber nicht heißt, dass sie nicht verordnet werden dürfen. Für sie muss ein Privatrezept
ausgestellt werden und die Patientin muss die
Kosten selbst tragen.

6.5.2 Dürfen Pflegekräfte Heil-
pflanzen-Anwendungen (z. B. als Tee,
als äußere Anwendung) überhaupt
selbstständig und eigenverantwortlich anwenden?

Grundsätzlich muss hier zunächst unterschie-
den werden, ob die Anwendungen im Rahmen
der Krankenhauspflege, der ambulanten Pflege
oder der stationären Altenpflege gemacht werden.

6.5.2.1 Im Krankenhaus, Reha-Klinik
oder Hospiz

Das Sozialversicherungsrecht in Deutschland
regelt, dass Heil- und Hilfsberufe (also auch die
Pflegeberufe) im Krankenhaus (sowie in der
Reha-Klinik und im Hospiz) der ärztlichen Ge-
samtverantwortung für Diagnostik und The-

rapie unterstehen. Heilen (Diagnostik und Therapie) und Pflegen sind jedoch nicht strikt voneinander abgrenzbar. So wird die Grundpflege von der Pflegefachkraft bestimmt – hierzu ist keine ausdrückliche ärztliche Anordnung erforderlich. *Grundpflege* schließt u. a. die Unterstützung bei den ATLs (Aktivitäten des täglichen Lebens), die prophylaktischen Maßnahmen und die Sorge um die Befindlichkeit der Patientin ein – und kann erfahrungsgemäß sehr wohl heilenden Charakter haben.

Nach gängiger Auffassung ist für die *Behandlungspflege* grundsätzlich eine ärztliche Verordnung erforderlich.

Doch inzwischen wird diese bisher gültige Grenze zwischen Grund- und Behandlungspflege offener, denn das Bundessozialgericht macht (im Zuge der Abgrenzung zwischen Krankenversicherung und Pflegeversicherung) bei der Behandlungspflege inzwischen eine Unterscheidung zwischen *einfacher Behandlungspflege* und *Fachbehandlungspflege.* Die einfache Behandlungspflege kann demzufolge von jedermann (z. B. Familienangehörigen) – und damit natürlich auch von der Pflegefachkraft – ohne ärztliche Anordnung erfolgen, während die Fachbehandlungspflege eine ärztliche Anordnung und Durchführung durch Pflegefachkräfte verlangt.

Für Heilpflanzen-Anwendungen in der Pflege bedeutet dies praktisch: Sie sind grundsätzlich anwendbar im Rahmen der Grundpflege (z. B. Haut- und Körperpflege, der Prophylaxen, zur Unterstützung der Mobilisierung, der allgemeinen Befindlichkeit/Wohlgefühl). Aber auch als wirksame Behandlung von Befindlichkeitsstörungen (z. B. grippaler Infekt, Kopfweh, Verdauungsstörungen, Hämatome) oder ergänzende Maßnahmen z. B. bei der Schmerzlinderung, Wundbehandlung etc. können Heilpflanzen-Anwendungen zum Zuge kommen. Tatsache ist, dass eine Pflegefachkraft, die sich dazu das notwendige Hintergrundwissen und die notwendigen Fertigkeiten im Umgang mit diesen Methoden angeeignet hat, auf diesem Gebiet oftmals kompetenter ist als die meisten Ärztinnen, die solche Methoden bisher nicht in der Ausbildung erlernen. Weil aber im Rahmen einer Krankenhausbehandlung immer die Gesamtverantwor-

tung beim ärztlichen Dienst liegt, bedarf es einer Abstimmung mit der behandelnden Ärztin, d. h. diese muss grundsätzlich hinter solchen Anwendungen stehen. Es ist auch nur im Sinne eines interdisziplinären Austausches und dient letztlich dem Wohl der Patientin, wenn zuvor abgeklärt wird, ob irgendwelche Diagnosen, Befunde, bestimmte Medikationen oder andere Therapien die vorgeschlagene Heilpflanzen-Anwendung kontraindiziert erscheinen lassen oder Wechselwirkungen möglich sind.

Die Erfahrungen von Kolleginnen reichen von der Konfrontation mit einem ärztlichen Dienst der solche Methoden rundweg ablehnt (eher selten – dann aber auch ziemlich hoffnungslos), über Zustimmung oder zumindest Duldung (möglicherweise milde lächelnd) bis hin zur ausdrücklichen Konsultation von Pflegefachkräften mit entsprechenden Fachkenntnissen («Was schlagen Sie in diesem Fall als alternative Maßnahme vor?»).

Wichtig ist grundsätzlich, dass die Pflegekraft die ärztliche Zustimmung in der Pflegedokumentation notiert.

6.5.2.2 In der ambulanten Pflege

Hier ist die rechtliche Situation grundsätzlich eine andere als im Krankenhaus. Die ambulante Pflege ist seit der Einführung der Pflegeversicherung ein arztfreier Bereich. Im Pflegeversicherungsfall ist der ärztliche Dienst nicht mehr an der Leistungserbringung beteiligt (höchstens indirekt in der Gutachterfunktion für den Medizinischen Dienst der Krankenkassen).

Im Pflegeversicherungsfall ist es die Pflegefachkraft, die die Pflegediagnose stellt und die entsprechende Pflege durchführt. Die angesetzten pflegerischen Maßnahmen – auch Heilpflanzen-Anwendungen – zielen ja geradezu darauf ab, den Behandlungsfall zu vermeiden. Wichtig ist jedoch, dass die Pflegefachkraft überhaupt abwägen kann, ob die gewählte Heilpflanzen-Anwendung in dem betreffenden Fall gegenüber einer sonst üblichen Methode genauso vertretbar ist. Sie muss also die entsprechenden Fachkenntnisse, Fertigkeiten und Erfahrung haben, um die Möglichkeiten und Grenzen realistisch und verantwortlich einschätzen zu können und z. B. eine notwendige ärztliche Konsultation nicht zu verschleppen (s. Kap. 6.5.1).

Das bedeutet, dass die Pflegefachkraft entscheidet, wann der Zustand einer Patientin das Hinzuziehen einer Ärztin erforderlich macht; erst dann ist sie (im Falle der Behandlungspflege) an deren Anordnung gebunden.

Stößt die Pflegefachkraft mit den von ihr vorgeschlagenen Heilpflanzen-Anwendungen auf ärztlicher Seite auf Ablehnung, darf sie diese nicht trotzdem oder gar heimlich durchführen (s. unten, Fallbeispiel 6.5.3).

6.5.2.3 Im Pflegeheim

Die Pflegefachkraft mit Leitungsfunktion (Stationsleitung/PDL) hat im Pflegeheim eine vergleichbare Stellung wie der ärztliche Dienst im Krankenhaus: Sie entscheidet eigenständig bezüglich der Maßnahmen im Rahmen der Pflegeversicherung und trägt dafür die Verantwortung. Somit kann sie Heilpflanzen-Anwendungen im Rahmen der Pflege integrieren und entscheidet, wann der Zustand einer Patientin eine ärztliche Konsultation erforderlich macht. Im Übrigen gilt das unter «ambulante Pflege» Gesagte.

6.5.3 Ein Fallbeispiel aus der praktischen Pflege

> *Eine «alternative» Pflegemethode wird von ärztlicher Seite bei der Behandlung einer Patientin mit Ulcus cruris ausdrücklich abgelehnt. Die Patientin möchte jedoch, dass die Pflegekraft ihre offenen Beine mit Kohlauflagen behandelt: «Machen Sie's doch einfach auf meinen Wunsch – ich erzähle der Ärztin ganz bestimmt nichts davon!» bittet sie.*

«Alternative» Anwendungen dürfen niemals gegen den erklärten Willen des ärztlichen Dienstes gemacht werden (s. auch unten, Frage 4)

Anders ist die Situation, wenn eine Ärztin – mit spöttischem Unterton – sagt: «Na ja, machen Sie's halt – es kann ja wohl nicht schaden …» Hier liegt rechtlich eine «Zustimmung durch schlüssiges Verhalten» vor. Es ist aber dringend ratsam, solche Aussagen in der Pflegedokumentation festzuhalten.

6.5.4 Welche Rechte der Selbst- oder Mitbestimmung hat die Patientin?

Wie jeder gesunde Mensch hat auch jede Patientin ein Selbstbestimmungsrecht – sie muss es allerdings auch wahrnehmen können (nicht möglich bei Bewusstlosigkeit oder Demenz). Das heißt sie kann sich die medizinische Behandlung bzw. die Ärztin ihres Vertrauens aussuchen. Die Ablehnung einer ärztlichen Anordnung oder eines bestimmten Behandlungswunsches muss die Patientin mit der Ärztin direkt abklären – sie kann von der die Anordnung ausführenden Pflegekraft kein Zuwiderhandeln erwarten oder fordern (s. 6.5.3).

Pflegende haben auch in Bezug auf «alternative» Maßnahmen eine umfassende Aufklärungspflicht gegenüber der Patientin – vergleichbar mit der ärztlichen Eingriffsaufklärung. Die Patientin muss der geplanten Heilpflanzen-Anwendung zustimmen, was wiederum in der Pflegedokumentation vermerkt werden sollte. (Eine schriftliche Einverständniserklärung ist allerdings nicht notwendig.)

6.5.5 Wer haftet bei alternativen Pflegemethoden?

Bei ärztlichen Anordnungen (Behandlungspflege) haftet die Ärztin für die Anordnung (Anordnungsverantwortung). Die Pflegekraft ist für die fachlich korrekte Durchführung verantwortlich (Durchführungsverantwortung).

Bei Zweifeln (Schrift unleserlich, Methode nicht geeignet für die Patientin) hat sie immer eine Rückfragepflicht, um Risiken zu vermeiden. Die Ärztin haftet für die Richtigkeit der Anordnung – wobei diese nicht schriftlich sein muss. Bei telefonischen Anordnungen ist es immer sinnvoll, die Anordnung zu wiederholen und zu dokumentieren!

Verantwortlich für die Maßnahmen im Pflegeversicherungsfall ist die Pflege*fach*kraft. Hilfskräfte und pflegende Angehörige dürfen die Anwendungen zwar auch durchführen, aber nur unter ihrer Anleitung und Kontrolle. Sie muss sich zuvor vergewissern, dass die betreffende Hilfskraft oder pflegende Angehörige in der Lage sind, die Anwendung zuverlässig durchzuführen. Die Pflegefachkraft kann allerdings nur für die Folgen zur Verantwortung gezogen werden, die sie durch mangelhafte Anleitung oder unterlassene Kontrolle mit verursacht hat. Die Pflegefachkraft hat also die Anleitungsverantwortung (entsprechendes sollte aus der Pflegedokumentation ersichtlich sein), die Durchführung selbst liegt in der Verantwortung der Hilfskraft oder der pflegenden Angehörigen.

6.5.6 Welcher Sorgfalts-Maßstab gilt für Pflegekräfte, die «alternative» Methoden anwenden?

Als Sorgfaltsmaßstab ist auf den Standard der Berufsgruppe, also darauf abzustellen, was im jeweiligen Berufsfeld gewusst werden muss. Das heißt, dass die Pflegefachkraft bei der Anordnung von Heilpflanzen-Anwendungen ihre Grenzen bzw. die Grenzen dieser Methoden kennt und die nötige Fachkompetenz für die Durchführung hat (Fortbildungen, Fachliteratur, -presse etc.). Maßgebend ist also nicht die Schulmedizin, sondern der Wissensstandard der Pflegeberufe (Pflegewissenschaften, Erfahrungswissen der Berufsgruppe etc.).

6.5.7 Darf eine Pflegekraft eine Ölmischung für äußere Anwendungen bei einer Patientin selbst herstellen (z. B. ein Basisöl mit einem ätherischen Öl mischen)?

Für den Gebrauch zur Anwendung bei der Patientin ist dies erlaubt. Nicht erlaubt ist die Abgabe zur Anwendung gegen Bezahlung – damit wird die Pflegekraft zur Herstellerin und fällt unter die Regelungen des Arzneimittelgesetzes (AMG). («Herstellen» im Sinne des AMG heißt erstmaliges in den Verkehr/Verkauf bringen.) Ein Mischen eines Öls zur Anwendung bei der Patientin fällt so auch nicht unter die Kosmetikverordnung, die ausschließlich die Herstellung von Kosmetika regelt.

Das bedeutet für die Leistungsabrechnung in der ambulanten Pflege und der stationären Altenpflege: Wenn für die Durchführung einer Ölkompresse oder einer Einreibung mit einer Ölmischung eine Rechnung erstellt wird, darf die Substanz nicht extra berechnet werden, sondern sollte im Pauschalbetrag für die Anwendung enthalten sein – oder die Patientin besorgt sich die Ölmischung selbst z. B. in der Apotheke.

6.5.8 Dürfen Quark, Kohl oder Honig überhaupt zur Therapie genutzt werden – verbietet das nicht das Arzneimittelgesetz?

Das Arzneimittelgesetz regelt das Herstellen und die Abgabe von Arzneimitteln, aber nicht deren Einsatz. Substanzen, die unter die Arzneimittelherstellung fallen, müssen abgrenzbar sein zum Medizinproduktegesetz sowie zum Lebensmittel- und Bedarfsgegenständegesetz. Die Abgrenzung/Zuordnung erfolgt (nach der Rechtsprechung des Bundesverwaltungsgerichts) nach der so genannten «Eindruckstheorie», d.h. nach dem Eindruck, den der Verbraucher von der Verwendbarkeit der betreffenden Substanz hat. Somit sind Quark, Honig oder Kohl eindeutig in erster Linie Lebensmittel und fallen nicht unter die Regelungen des AMG. Im Übrigen gilt das unter den Kap. 6.5.1 bis 6.5.3 Gesagte.

6.5.9 Kann sich eine Krankenschwester und Fachfrau für Wickel- und/oder Heilpflanzen-Anwendungen selbstständig machen (z.B. mit einer «Pflegepraxis»)?

Ja – im Rahmen der Kompetenz des eigenen Berufsstandes kann sie sich als Krankenschwester mit dem Angebot von Pflegeanwendungen aus dem Bereich Wickel, Auflagen und Heilpflanzen selbstständig machen. Da die Ausbildung zur Altenpflegerin/zum Altenpfleger derzeit in Deutschland noch nicht bundeseinheitlich geregelt ist, gilt diese Möglichkeit noch nicht für Altenpfleger/innen. Nachdem jedoch das Bundesverfassungsgericht (Herbst 2002) den Weg für das neue Bundesaltenpflegegesetz frei gemacht hat, ist eine künftige Angleichung denkbar.

Für die Tätigkeit einer solchen «Pflegepraxis» ist es ratsam, zu Beginn einer «alternativen»

Pflegebehandlung eine Pflegeanamnese und -diagnose zu stellen und alles zu dokumentieren.

Die Angst, dadurch mit dem Heilpraktikergesetz in Konflikt zu kommen, ist unbegründet. Wer in einem Gesundheitsberuf eine staatlich geregelte Ausbildung mit Staatsexamen hat, fällt keinesfalls unter das Heilpraktikergesetz.

Die Kosten für Behandlungen im Rahmen einer solchen «Pflegepraxis» müssen allerdings von den Patientinnen selbst getragen werden.

Darüber hinaus ist zu beachten, dass die Pflegefachkraft, wenn sie außerdem noch bei einer Pflegeeinrichtung angestellt ist, zuvor das Einverständnis zu einer solchen Nebentätigkeit von ihrem Arbeitgeber einholen muss (Arbeitsrecht).

Literatur-Tipps zum Weiterlesen und Vertiefen

Böhme, Hans: Alternative Heil- und Pflegemethoden. In: Herold, Eva Elisabeth: Ambulante Pflege. Die Pflege gesunder und kranker Menschen, Band 3, Schlütersche Verlagsanstalt, Hannover 2. Auflage, 2002: S. 865–898.

Böhme, Hans: Professionalisierung der Pflege: Ein Rezeptblock für die Pflegekraft? Dürfen Pflegefachkräfte Behandlungs- und Pflegemaßnahmen verordnen? Pflegen Ambulant. 11 (2000) 3: 45–48.

Böhme, Hans: Alternative Pflegemethoden am Beispiel Wickel & Auflagen. Pflegen Ambulant, 10 (1999) 2: 38–41.

Böhme, Hans: Die Regeln der Heilkunst – rechtliche Aspekte jenseits der Schulmedizin. Pflege & Krankenhausrecht. (1999): 2, 33–37.

Böhme, Hans: Alternative Pflege – was ist erlaubt? Heilberufe, 48 (1996): 52–53.

Böhme, Hans; Sonn, Annegret: Heilpflanzen-Anwendungen in der Pflege. Juristische Aspekte bei alternativen Methoden. Pflegen Ambulant, 13 (2002) 6: 54–56.

Sonn, Annegret: Pflegethema: Wickel und Auflagen. Georg Thieme Verlag, Stuttgart 1998.
Rechtliche Aspekte zu Wickeln und Auflagen. S. 87–90.

6.6 Abrechnung und Kostenerstattung von Heilpflanzen-Anwendungen (Abb. 6-2)

Das Sozialversicherungsrecht regelt in der Bundesrepublik Deutschland, für welche Leistungen welche Berufsgruppe im Gesundheitswesen zuständig ist und damit zugleich auch die Frage des zuständigen Kostenträgers.

Wer kommt also für die Kosten «alternativer» Behandlungs- und Pflegemaßnahmen auf?

Auch dies hängt wieder davon ab, wo die entsprechende Leistung erbracht wird.

6.6.1 Im Krankenhaus

Zum Zeitpunkt, in dem diese Ausführungen geschrieben werden, gilt noch, dass z.B. äußere Anwendungen wie Wickel und Auflagen oder Einreibungen mit dem allgemeinen Pflegesatz abgegolten sind.

Versuche, dies z.B. Privaten Krankenversicherungen als gesonderte Leistung mit der Arztrechnung den Ziffern der Gebührenordnung für Ärzte (GOÄ/Abschnitt E) entsprechend in Rechnung zu stellen, wurden bisher meist abgelehnt oder höchstens im Einzelfall auf Kulanzbasis und befristet übernommen.

Im Zuge der Einführung der DRGs (engl.: *diagnosis related groups*) werden Leistungen wie «alternative Methoden» ebenfalls grundsätzlich in der Fallpauschale enthalten sein. Eine gute Zusammenarbeit zwischen dem ärztlichen Dienst und der Pflege wird notwendiger sein denn je. Vor allem die Nebendiagnosen, die häufig Pflegediagnosen entsprechen, werden von Pflegenden genutzt werden müssen, um aufwändigere Pflegemaßnahmen (sowohl konventioneller als auch «alternativer» Art) im Rahmen der Pauschale(n) finanziell abgesichert durchführen zu können.

6.6.2 In der ambulanten Pflege

Eine wichtige Voraussetzung für den Umgang mit «alternativen» Methoden in der ambulanten Pflege ist, dass jede Pflegefachkraft – und allen voran die Leitung – ein bisschen unternehmerisch denken lernt. Ein professionell um Teerezepturen, Wickel oder Einreibungen erweitertes Leistungsangebot ist gut für das Image des Pflegedienstes. Bedenkt man, dass laut einer Umfrage des Allensbacher Instituts im April 2002 die deutsche Bevölkerung naturheilkundlichen bzw. pflanzlichen Mitteln gegenüber in der Mehrzahl positiv eingestellt ist (73% wen-

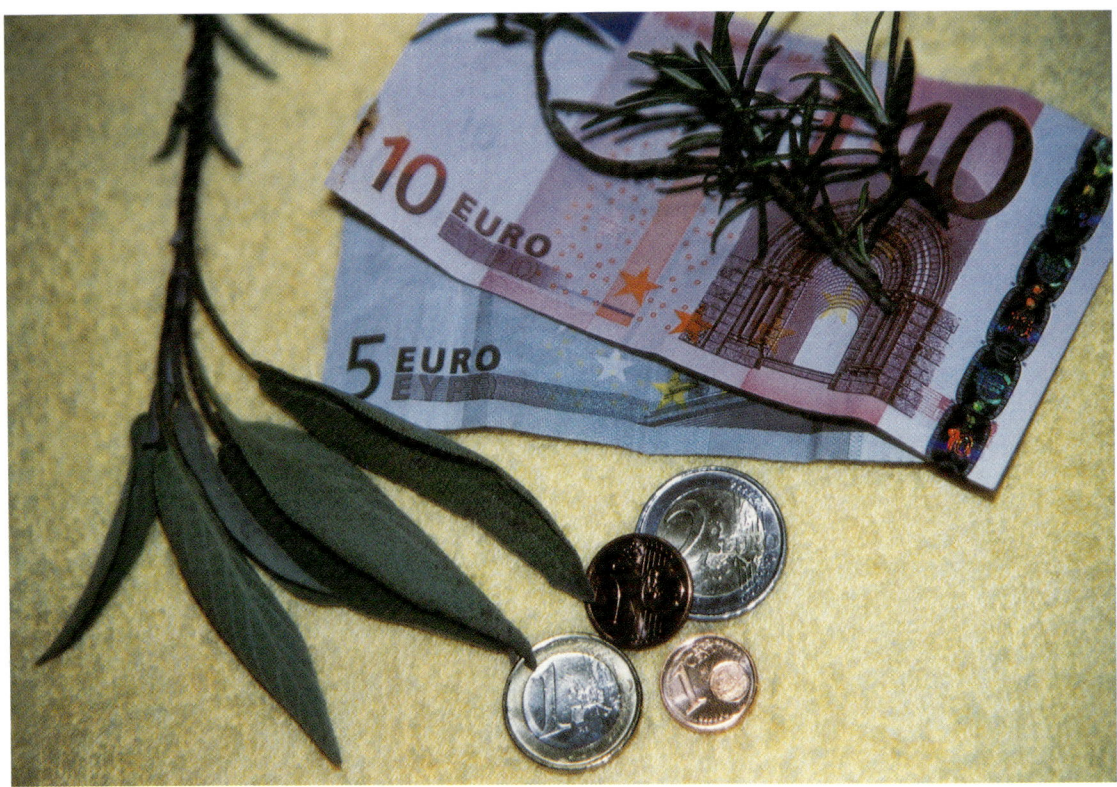

Abbildung 6-2: Abrechnung von Heilpflanzenanwendungen. *Foto: A. Sonn.*

den bereits pflanzliche Mittel an – fünf Jahre früher waren es noch 65 %), so ließe sich hier sicher noch einiges ausbauen.

Doch auch in der ambulanten Pflege ist es nicht einfach, «alternative» Methoden wie z. B. Heilpflanzen-Anwendungen mit Kostenträgern (von deren Offenheit vieles abhängt!) abzurechnen. Umfassende Informationsarbeit gegenüber Kostenträgern und der Ärzteschaft und ein entsprechendes Verhandlungsgeschick sind notwendig.

Grundsätzlich gibt es die folgenden drei Finanzierungsmöglichkeiten:

6.6.2.1 Nach SGB V § 92

Beispiel: Dekubitus-Behandlung (Leistungskomplex Nr. 12) oder Wundversorgung (Nr. 31)

Ab Dekubitusgrad 2 ist die ärztliche Verordnung einer Behandlungspflege mit dem Ziel der Wundheilung möglich. Die im SGB genannten Hydrokolloid- oder Feuchtverbände sind nur beispielhaft genannt und nicht als Therapievorschrift zu verstehen, es lässt also auch phytotherapeutische Methoden zu. Der Entscheidung, mit was behandelt wird, muss letztendlich der Arzt zustimmen. Die übrigen Vorschriften über begleitende Maßnahmen (Lagerung, Wundheilungsverlauf) müssen protokolliert werden. Diese Behandlungsaspekte sowie Wundheilungskontrolle, -reinigung, Einreibung im Wundgebiet oder das Überprüfen von Drainagen sind im Leistungskomplex eingeschlossen.

Beispiel: Medikamentengabe (Leistungskatalog Nr. 26)

Medizinische Bäder, Einreibungen oder Wickel mit Heilpflanzenzusätzen sind Medikamentengaben über die Haut. Die im Gesetzestext genannten Indikationen wie akut entzündliche Gelenkserkrankungen oder Wirbelsäulensymptome sind beispielhaft und schließen andere Indikationen nicht aus. Zwei Voraussetzungen müssen allerdings erfüllt sein: Die Patientin darf zur Selbstbehandlung aufgrund ihrer krankheitsbedingten Einschränkungen nicht fähig sein, und die Substanz muss ärztlich verordnet sein. Dabei muss es sich nicht zwingend um eine rezeptpflichtige Substanz handeln – die Materialkosten werden dann allerdings nicht von der Kasse übernommen.

Auch bei der Auflage von Kälteträgern (Nr. 21) wird die Art des Kälteträgers nicht vorgeschrieben – die Anwendung muss jedoch auf 3 Tage begrenzt sein. Aber auch hierfür werden die Materialkosten nicht übernommen.

Beispiel: Anleitung zur Pflege (Leistungskatalog Nr. 1 bzw. Nr. 7)

Diese Möglichkeit kann wahrgenommen werden, wenn Pflegefachkräfte Angehörige eingehend z. B. bezüglich äußerer Anwendungen beraten und anleiten, damit diese die weiteren Anwendungen selbst übernehmen können. Die Anleitung im Rahmen einer Behandlungspflege darf bis zu zehn Tagen, die zur Grundpflege bis zu fünf Tagen in Anspruch genommen werden. Ob die Anleitung zu einer Heilpflanzen-Anwendung unter die Behandlungs- oder die Grundpflege fällt, muss ärztlich abgeklärt werden. Erstattet wird für eine Anleitungsleistung jeweils der 1,5fache Gebührensatz, der für diese Leistung vorgegeben ist.

6.6.2.2 Nach SGB XI

Im Rahmen der Pflegeversicherung können Heilpflanzen-Anwendungen innerhalb der gewährten Module eingesetzt werden: als Prophylaxe/Hilfe bei der Körperpflege/Hilfe bei Ausscheidungen u. Inkontinenz/Aktivierung und Mobilisation.

Außerdem bezahlt die Pflegeversicherung auch für Anleitung und Beratung: entweder während des Pflegebesuchs nach § 37, 3 SGB XI (Kurzberatung) oder bei einem ausführlicheren Beratungsbesuch nach § 45 SGB XI (Anleitung und Beratung einmalig bis zu zwei Stunden).

6.6.2.3 Private Abrechnung

Einige Anbieter von «alternativen Pflegemethoden» bieten Heilpflanzen- und äußere Anwendungen in Fällen, in denen eine Abrechnung mit der Krankenkasse nicht möglich ist, auf Privatrechnung an.

Es kann aber auch (insbesondere bei zeitaufwändigeren Methoden) notwendig werden, der Patientin einen zusätzlichen entsprechenden Differenzbetrag in Rechnung zu stellen, weil die Kostenerstattung der Kostenträger nicht zur Deckung des tatsächlichen Kostenaufwands ausreicht. Wichtig ist hier eine transparente Information (evtl. eine private Vergütungsvereinbarung) und korrekte Rechnungsstellung.

Über die Höhe der Beträge, die für «alternative» Leistungen privat berechnet werden können, bestehen derzeit noch sehr unterschiedliche Auffassungen. Manche Pflegedienste legen den Satz von –,60 Euro für eine Pflegeminute zugrunde und berechnen die Anwendungen nach dem tatsächlichen Zeitaufwand. Andere legen für die einzelnen Methoden einen festen Preis fest (zwischen 35 und 50 Euro pro Stunde). Wer solche Methoden erst einführen, d. h. potenzielle Nutzerinnen dafür finden will, sollte keine zu hohen Preise ansetzen, sondern evtl. erst einen – noch nicht kostendeckenden – Einführungs- oder Kennenlern-Preis anbieten.

6.6.3 Stationäre Altenpflege

Heilpflanzen-Anwendungen im Rahmen der stationären Altenpflege können mit den Kostenträgern nicht separat abgerechnet werden. Sie müssen im Rahmen des Pflegesatzes, je nach Pflegebedürftigkeit, finanziert werden. Hier hängt es daher ganz besonders von der Philosophie einer Einrichtung ab, was sie ihren Bewohnern und Pflegebedürftigen anbieten kann und will. Selbstverständlich ist es auch hier möglich, «alternative» Pflegemethoden privat abzurechnen.

Literatur-Tipp zum Weiterlesen und Vertiefen

Winterer, Sieglinde: Damit sich Wickel und Auflagen bezahlt machen. Forum Sozialstation 26 (2002) 115: 46–47.

7 Tipps in Bezug auf konkrete Pflegeindikationen und Beschwerden

In diesem Kapitel soll es nicht darum gehen, eine möglichst große Anzahl von «Rezepten» aufzulisten. Es ist uns vielmehr ein Anliegen, die pflegerische Handlung bei den vorgestellten Möglichkeiten zu betonen und nicht nur die Verordnung oder Verwendung einer Substanz. Mit den vorgeschlagenen Anwendungen soll die Patientin als ganzer Mensch angesprochen – «berührt» – werden und dabei auch über ihre Sinne eine Erfahrung machen, die möglichst wohl tut.

Mit den Tipps in diesem Kapitel soll auch die Wahrnehmung der Pflegenden dahingehend erweitert werden, dass sie mit Symptomen und Beschwerden nicht nach dem Motto verfahren «jedem Topf sein Deckelchen», sondern sich eher ganzheitliche Gedanken machen und Zusammenhänge sehen können. Es geht um mehr als nur den Versuch, konventionelle Mittel gegen solche pflanzlicher Herkunft auszutauschen.

Professionelle pflegetherapeutische Angebote, die Möglichkeiten aus dem Wissens- und Erfahrungsschatz der Heilpflanzenkunde mit einbeziehen, können zur Prophylaxe oder Linderung von Beschwerden und zur Förderung von Selbstheilungs-Fähigkeiten beitragen. Darüber hinaus zeigen sie auch den Betroffenen selbst andere, möglichst behutsamere und angenehmere Wege, mit der eigenen Gesundheit bzw. Krankheit umzugehen.

In diesem Kapitel werden nur wenige Fertigpräparate (Phytotherapeutika) genannt, denn ihre Anwendung und Beschaffung ist häufig abhängig von einer ärztlichen Verordnung. Statt dessen haben wir bevorzugt Anwendungen wie Teezubereitung , Wickel und Auflagen , Einreiben bzw. dünnes Auftragen von Substanzen , die Durchführung von Spülungen, Waschungen und Bädern und die Verabreichung von Tropfen gewählt. Unter führen wir noch Tipps an, auf die wir nicht verzichten möchten, die aber nicht unter die Heilpflanzen fallen.

Zur besseren Übersichtlichkeit werden die meisten Tipps in diesem Kapitel nur kurz aufgeführt – eine genauere Durchführungsanleitung findet sich in Kapitel 8, ergänzt durch Beschreibungen, wie Tinkturen, Salben, Ölauszüge und -gemische hergestellt oder Waschungen, Einreibungen und Wickel durchgeführt werden. Die meisten der genannten Heilpflanzen können bezüglich ihrer Wirkungsweise (einschließlich möglicher Neben- oder Wechselwirkungen) in Kapitel 9 genauer studiert werden.

Umfassende Literatur-Tipps mit jeweiligem Bezug zu einem speziellen Thema sind so integriert, dass die Lesenden einzelne Themen noch selbst vertiefen können.

Literatur-Tipps zum Weiterlesen und Vertiefen

AID Verbraucherinformation «Wildgemüse» Faltblatt Nr. 2521.
Bezugsadresse: AID-Verbraucherdienst, Konstantinstr. 124, 53179 Bonn.

Bühring, Ursel: Kochen mit Wildkräutern, Heft 1–4. Edition Achillea, Stegen 1992.
Bezugsadresse: Freiburger Heilpflanzenschule, Oberbirken 17, 79252 Stegen.
Detaillierte Informationen zu den einzelnen Heften finden Sie auf der Homepage der Freiburger Heilpflanzenschule, http://www.heilpflanzenschule.de

Bühring, Ursel: Freiburger Heilpflanzenblätter, Sammelband 1–4. Edition Achillea, Stegen 2002.
Bezugsadresse: Freiburger Heilpflanzenschule, Oberbirken 17, 79252 Stegen.
Detaillierte Informationen zu den einzelnen Heften finden Sie auf der Homepage der Freiburger Heilpflanzenschule, http://www.heilpflanzenschule.de

Bühring, Ursel: Unterrichtsskript zur Phytotherapieausbildung der Freiburger Heilpflanzenschule (Zertifiziertes Studienprogramm für Pflanzenheilkunde (FVDH)), Stegen 2003.
Bezugsadresse: Freiburger Heilpflanzenschule, Oberbirken 17, 79252 Stegen oder http://www.heilpflanzenschule.de

Egli, Judith; Emmenegger, Julia: Förderung der Eigenheilkräfte. Gesundheits- und Krankenpflege mit natürlichen Anwendungen für groß und klein. Hofstetten 1996.
Bezugsadresse: A. Gschwind-Marbacher, Mariasteinstrasse 17, CH-4114 Hofstetten.

Ell-Beiser, Helga; Girsch, Michaela: Naturheilkunde für Kinder mit Schwerpunkt Phytotherapie. Friesenheim 2002. [Unterrichtsskript]
Bezugsadresse: Helga Ell-Beiser, Herrenstr. 12, 77948 Friesenheim.

Karl, Josef: Neue Therapiekonzepte für die Praxis der Naturheilkunde. Ein Wegweiser durch Erkrankung und Heilung aus ganzheitlicher Sicht. Pflaum, München 1995.

Klemme, Brigitte: Delikatessen am Wegesrand. Das Begleitbuch zu Radio WDR-5 «Öko – Der Wirtschafts- und Umweltreport». (Hrsg. Wilfried Bommert im Auftrag des WDR.) Rau, Düsseldorf 1995.

Klemme, Brigitte: Un-Kräuter zum Genießen. Noch mehr Delikatessen am Wegesrand. Das Begleitbuch zu Radio WDR-5 «Öko – Der Wirtschafts- und Umweltreport». (Hrsg. Wilfried Bommert im Auftrag des WDR.) Rau, Düsseldorf 1996.

Klemme, Brigitte: Baumblättersalat. Neue Delikatessen vom Waldesrand. Das Begleitbuch zu Radio WDR-5 «Lebensmittelreport». (Hrsg. Wilfried Bommert im Auftrag des WDR.) Rau, Düsseldorf 1999.

Kraft, Karin; Blaser, Gisela: Checkliste Phytotherapie. Thieme Verlag, Stuttgart/New York 2000.

Lenherr, Andreas: «Heilpflanzen bei…» Artikelfolge «Natürliche Heilmittel». Zeitschrift bisch zwäg Vitaswiss, Postfach, CH-8036 Zürich.

Schilcher, Heinz; Kammerer, Susanne: Praxisleitfaden Phytotherapie. Urban & Fischer, München/Jena 2000.

Sonn, Annegret: Pflegethema: Wickel und Auflagen. Thieme, Stuttgart 1998.

Sonn, Annegret: Mit Blüten, Kräutern und Essenzen. Pflegezeitschrift, Sonderdruck. Kohlhammer Verlag, Stuttgart 1998.
(Vergriffen. Kopien über Verlag W. Kohlhammer, Hessbrühlstr. 69, 70565 Stuttgart oder über Internet: http://www.kohlhammer.de)

Sonn, Annegret: Selbstpflegetipps: Wohlfühlen an Wintertagen. Forum Sozialstation, 26 (2002) 119: 46–47.

Weiss, Rudolf Fritz; Fintelmann, Volker: Lehrbuch der Phytotherapie. Hippokrates, Stuttgart [8]1997. (Neuauflage 2002)

Wenigmann, Margret: Phytotherapie. Arzneipflanzen, Wirkstoffe, Anwendung. Urban & Fischer, München 1999.

Zimmermann, Walther: Praktische Phytotherapie. Die Arzneipflanze in der Medizin. Sonntag, Stuttgart 1994.

7.1 Pflegetipps in Bezug auf die Haut, Haare und Nägel

Querverweise zu anderen Themengruppen in diesem Kapitel:

Im Abschnitt «Pflegetipps für die Wochenpflege: Das Neugeborene» wird gesondert auf die Hautpflege und mögliche -probleme bei Neugeborenen eingegangen – s. S. 155 f.

7.1.1 Zur Gesunderhaltung: Tipps für die Haut-, Haar- und Nagelpflege

Haut- und Körperpflege ist nicht nur eine Frage der Körperhygiene, sondern ermöglicht es auch, einem (gesunden oder kranken) Menschen Zuwendung und Aufmerksamkeit zu geben und Beruhigung oder Anregung zu vermitteln. Wir können die Art der Berührung und was wir dazu verwenden (Hände, Waschhandschuh, Bürste, Wärme, Kälte, Düfte, Wirkstoffe etc.) für die betreffende Person individuell wählen, um eine bestimmte Wirkung und ein möglichst umfassendes Wohlbefinden zu erzielen. Dazu gehört vor jeder hautpflegenden Maßnahme die offene Wahrnehmung für das momentane Hautbild und die momentanen Bedürfnisse der Person. Eingefahrene Routinen à la «Waschanlage» mögen für ein Auto angemessen sein, nicht aber für den Menschen. Gewisse Haut- und Körperpflege-Rituale, wie z. B. eine abendliche beruhigende Waschung oder ein erfrischendes Trockenbürsten am Morgen, können durchaus Sinn machen, wenn ihr Nutzen immer wieder offen wahrnehmend reflektiert wird.

Auch das Organ *Haut* hat seinen Rhythmus zwischen Ruhe und Belastetwerden. Deshalb sollte sie – z. B. zur Nachtruhe – eher nur eine reinigende Pflege bekommen, so dass sie sich ohne Creme oder Salbe über die Nacht regenerieren kann. Für die Tagesaktivitäten kann sie dann – wenn nötig – mit einer Creme oder Salbe geschützt werden.

Um die gesunde Funktion der Haut zu unterstützen, sollte die Regel gelten: «Weniger ist mehr» – d. h. ein sparsamer Umgang mit Wasser (ist tägliches Duschen nötig?), mit Seifen oder seifenfreien Waschsubstanzen, mit Salben und Lotionen, mit Ölen und ätherischen Ölen. Wer Seife benützt, sollte diese beim Waschen auch wieder mit klarem Wasser abspülen. Wenn Fette und Öle nötig sind, dann nur solche pflanzlicher Herkunft. Öle mineralischer Herkunft (die meisten Babyöle, Melkfett, Vaseline, Fettbestandteile in Körperlotionen) können nicht in die Haut einziehen und behindern eher eine gesunde Hautfunktion. Manche Emulgatoren in Körperlotionen oder Badezusätzen greifen auch das vorhandene Hautfett an.

Von Zeit zu Zeit sollten Körperpflegemittel auf ihre Frische bzw. Haltbarkeit überprüft werden. Gerade natürliche Pflegemittel sind nicht so lange haltbar (aber deshalb auch verträglicher), weil ihre Bestandteile «lebendige» biologisch reagierende Substanzen sind und wenig oder gar keine Konservierungsstoffe enthalten. Ranzig gewordene Pflegemittel dürfen nicht mehr verwendet werden.

Oft tut es auch ein Teeaufguss als Waschzusatz oder ein Kräuteraufguss ins Bad anstelle von Fertigzusätzen.

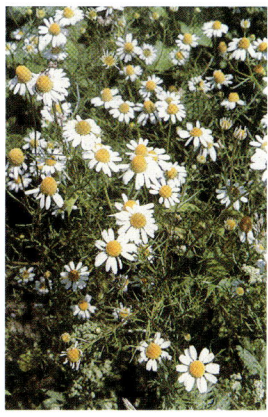

a)

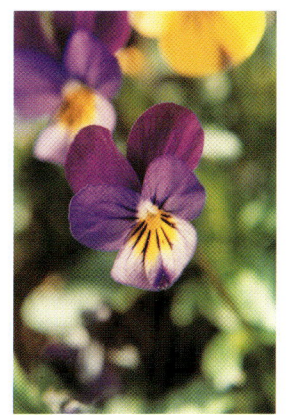

b)

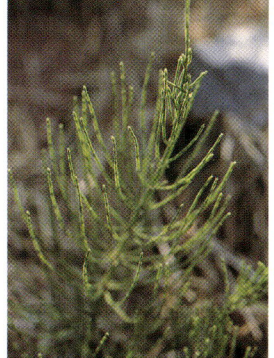

c)

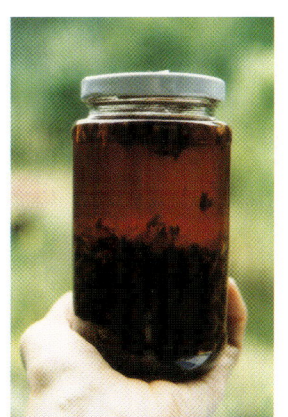

d)

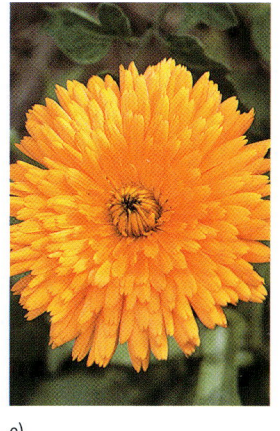

e)

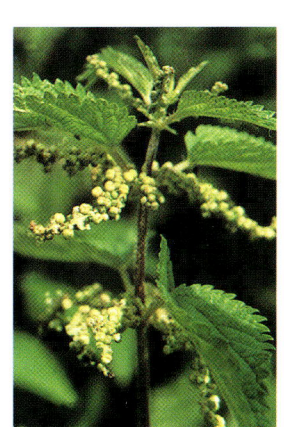

f)

Abbildung 7-1: a) Kamille, b) Stiefmütterchen, c) Schachtelhalm, d) Johannisöl, e) Ringelblume, f) Brennnessel. *Fotos: A. Sonn, U. Bühring.*

Verträgliche Körperpflegemittel sollten Schutz vor Umwelteinflüssen (Sonnenbestrahlung, Feuchtigkeit etc.) bieten, aber nicht durch ihre Zusammensetzung die Haut belasten.

Nicht alle Hauterscheinungen (Pickel, Ausschläge, Juckreiz etc.) sollten gleich bekämpft werden: Oftmals haben sie eine Ventilfunktion für systemische Prozesse des Körpers. Ein Beispiel hierfür sind klassische Kinderkrankheiten wie z.B. Masern. Wenn der Ausschlag richtig «blüht», ist die Gefahr eines komplizierten Verlaufs meist gebannt. Hauterscheinungen im Zusammenhang mit den klassischen Kinderkrankheiten dürfen daher keinesfalls beschwichtigt und damit unterdrückt werden.

Auch das Schwitzen (in Maßen) kann eine gesunde Hautfunktion durchaus unterstützen, weil Stoffwechsel und Ausscheidung darüber intensiviert werden (Körperaktivität, Sauna).

Eine innerliche Unterstützung der Leber- und Stoffwechselfunktion macht bei allen Hautproblemen Sinn. Wenn Leber, Nieren, Darm und Lungen ihre Entgiftungsfunktion besser erfüllen können, beruhigt sich in der Folge oft auch die Haut. Die Leistungsfähigkeit innerer Organe und des Stoffwechsels wird auch stark beeinflusst von Faktoren wie Schlafmangel, Erschöpfung und psychischer Belastung. Die Haut spiegelt immer den inneren Zustand wider.

7.1.1.1 Ernährung

Was dem Körper an Nahrung zugeführt (zugemutet) wird, beeinflusst die Hautfunktionen. Eine vitalstoffreiche Ernährung (frisches Obst und Gemüse der Saison, (Wild-) Kräuter, Frischpresssäfte und Vollkornprodukte) sowie eine ausreichende Flüssigkeitszufuhr (öfter auch einfaches Wasser) unterstützen eine gute Hautfunktion. Eine Belastung mit Genussgiften (reichlich Nikotin, Süßigkeiten, Alkohol etc.) hinterlässt auf Dauer ihre Spuren.

7.1.2 Ekzeme und Hautallergien

Für viele Betroffene bringt es Linderung, tierisches Eiweiß und Fabrikzucker zu meiden. Um eine ausreichende Versorgung mit Eiweiß und Vitalstoffen zu gewährleisten (insbesondere bei Kindern), muss eine solche Ernährungsumstellung neu erlernt und fachkundig begleitet werden. Eine Behandlung sollte nicht nur an der Haut ansetzen, sondern an der systemischen Ursache für die Allergiebereitschaft.

Ekzeme und Hautallergien zeigen sich entweder als entzündliches, nässendes oder auch als trockenes, schorfiges oder schuppendes Hautbild. Lokale Linderungsmöglichkeiten dazu siehe unter den jeweiligen Rubriken.

7.1.3 Sehr trockene Haut

Eine trockene Haut braucht Feuchtigkeit von innen (Flüssigkeitszufuhr überprüfen) und außen. Seifen sollten gemieden werden. Wenn Seife verwendet wird, dann solche auf Kernseifenbasis, die eine raschere Rückfettung bewirkt. Seife immer klar abspülen, eventuell mit Obstessig nachspülen. Fette und Öle eher sparsam verwenden, sie machen die Haut oft nur noch trockener. Wenn Fette verwendet werden, dann auf der Basis pflanzlicher Öle (s.o.). Eine gute Möglichkeit ist es auch, die Haut nach dem Waschen oder Duschen nur abzutupfen und in die noch gut feuchte Haut ein wenig Körperöl direkt einzumassieren.

Äußerliche Anwendungen

  Malvenbäder.

Einzelne Hautpartien mit Tee von blauer Malve oder Ringelblumen behandeln.

Ringelblumen-Salbe oder Johannisöl dünn auftragen.

Bürstenmassage (s.S. 200) – Hautdefekte und Krampfadern aussparen.

7.1.4 Schorfige, schuppige Hautpartien

Äußerliche Anwendungen

Ringelblumen-Salbe, Johannis- oder Leinöl (möglichst nach dem Waschen in die noch feuchte Haut) einreiben.

Equisetum-Ölbäder.

 Auflagen mit 40-prozentigem Sahnequark (messerrückendick) auf die betroffenen Hautpartien, 2–3 h einwirken lassen, dann mit viel Wasser abspülen; Borken und Krusten lösen sich dabei ab; behutsam trocken tupfen, hinterher schützend mit Schlauchverband, Gaze etc. abdecken.

 tägliche Bürstenmassage (s. S. 200) – eventuelle Hautdefekte und Krampfadern aussparen.

7.1.5 Juckreiz

Körperpflegemittel, Ernährung, Flüssigkeitszufuhr sowie Leber- und Nierenfunktion überprüfen.

Innerliche Anwendungen

- Mariendistelfrüchte (zerstoßen) 30,0
- Löwenzahnwurzel u. -blüten 20,0
- Brennnesselblätter 20,0
- Birkenblätter 10,0
Zubereitung: Infus; 1–2 Tassen täglich während bis zu 6 Wochen oder: Tee von Gänseblümchenblüten, Stiefmütterchenkraut oder Ringelblumenblüten.

Äußerliche Anwendungen

 Kompressen mit Tee von Stiefmütterchenkraut, Ringelblumen- oder Gänseblümchenblüten; Eichenrinde, Walnussblätter, Hamameliswasser oder -teeauflagen; Malvenblüten.

 Waschungen mit Pfefferminztee oder Obstessig; oder in einer Flasche mit Pumpspray-Aufsatz: Mischung aus 1 Tasse Wasser, 2 EL Apfelessig, evtl. 1 Tr. Lavendelöl in etwas Honig gelöst.
Malvenblüten- (eher trockene Haut) oder Eichenrindetee (eher nässende Haut); Waschungen mit Stärkemehl (z. B. Mondamin) im Waschwasser aufgelöst. Juckende Hautpartien immer wieder damit benetzen.

 Stärkemehl (z. B. Mondamin), einige EL im Waschwasser verrühren.

 Dünnes Auftragen von Aloe vera oder Combudoron-Gel (WELEDA).

 Behutsame Bürstenmassage (s. S. 200), besonders geeignet bei trockener aber intakter Haut.

7.1.6 Übermäßige Fett- und Talgproduktion

Stark entfettende Körperpflegemittel meiden, eher ab und zu dick einfetten (pflanzliches Fett), um Nachfetten der Haut zu drosseln.

Innerliche Anwendungen

 Teemischung aus:

- Stiefmütterchenkraut 36,0
- Eichenrinde 12,0
- Ringelblumenblüten 12,0
Zubereitung: Infus; 1–2 Tassen täglich während 3–4 Wochen.

Äußerliche Anwendungen

 Kompressen mit Heilerde oder Lava-Erde, welche mit Wasser oder Ringelblumen- oder Stiefmütterchentee zu einer streichfähigen Paste angerührt wurden; Auflagen mit Magerquark (leicht entfettend und die Poren klärend)

7.1.7 Wunde, nässende Hautpartien und -falten

Für Luftzufuhr und Trockenheit sorgen, evtl. trocken föhnen, Kompresse zwischen Hautfalten einlegen oder – für den Hausgebrauch – abgezupfte Fasern vom Rohwollevlies.

Innerliche Anwendungen

 Teemischung aus:

- Hamamelisblätter 30,0
- Ringelblumenblüten 10,0
- Stiefmütterchenkraut 10,0

Zubereitung: Infus; 2 Tassen täglich während 4–5 Wochen.

Infus nur von Stiefmütterchenkraut, 2 Tassen täglich während 4–5 Wochen.

Äußerliche Anwendungen

Bäder mit Tee von Ringelblumenblüten, Stiefmütterchenkraut, Salbeiblätter (10 min ziehen lassen), Eichenrinde, Hamamelis.

Kompressen mit Tee von Ringelblumenblüten, Stiefmütterchenkraut, Salbeiblätter (10 min ziehen lassen); mit Schwarztee oder Eichenrindetee oder Blutwurztee.

Blutwurz- oder Ringelblumen-Salbe dünn auftragen.

7.1.8 Unreine, entzündliche Haut (Entzündungen, Eiterbildung)

Leber- und Stoffwechselfunktion unterstützen, Zucker meiden.

Innerliche Anwendungen

Leberteemischung zur Unterstützung der Stoffwechsel- und Ausscheidungsfunktionen:
- Ringelblumenblüten 15,0
- Eichenrinde 10,0
- Kamillenblüten 10,0
  oder
- Löwenzahnwurzel u. -kraut 20,0
- Goldrutenkraut 20,0
- Birkenblätter 20,0

Zubereitung: Infus; 2 Tassen täglich während 4–6 Wochen; oder Infus aus Löwenzahnwurzel und -kraut; oder Infus von Gänseblümchenblüten, Stiefmütterchenkraut, Ringelblumenblüten.

Äußerliche Anwendungen

Kompressen mit Tee aus Stiefmütterchenkraut, Ringelblumen- und Gänseblümchenblüten. Kamillenblütentee (nur 3 min ziehen lassen).

Heilerde oder Lava-Erde, welche mit Wasser oder Ringelblumen- oder Stiefmütterchentee zu einer streichfähigen Paste angerührt wurde, messerrückendick auf Kompresse oder direkt auf die Haut auftragen oder (Mager-) Quarkkompresse.

Zum Erweichen verhärteter Abszesse oder Furunkel etc. eventuell Leinsamen-Kompressen.

7.1.9 Übermäßiges Schwitzen

Schweiß nicht vorschnell unterdrücken. Schwitzen ist eine wichtige Ausscheidungs- und Ventilfunktion des Organismus. Besser wäre, durch Pflegemaßnahmen die Folgen und Unannehmlichkeiten für die betroffene Person (Körpergeruch, Gefahr des Auskühlens wegen durchnässter Kleidung etc.) zu lindern.

Bei Personen, die zu starkem Schwitzen neigen, sollte man die Beschaffenheit von Bekleidung oder Bettwäsche prüfen. Wasserundurchlässige Betteinlagen, Matratzenbezüge und synthetische Materialien für die Kleidung verstärken Wärmestaus und Schweißausbrüche, gleichzeitig aber auch ein Auskühlen, weil die Feuchtigkeit nicht vom Stoff aufgesogen werden kann. Fasern wie Wolle oder Seide können in hohem Maße Feuchtigkeit aufsaugen, ohne sich nass anzufühlen. Wolle vermag auch Gerüche zu neutralisieren und ist relativ pflegeleicht. Baumwolle saugt zwar gut den Schweiß auf, fühlt sich dann aber rasch klamm und kühl an und muss entsprechend häufig gewechselt werden. Sie ist bei Unverträglichkeit von Wolle und bei Allergieneigung die bessere Alternative.

Innerliche Anwendung

Tee von Salbeiblättern, in den Wechseljahren auch: Hopfen.

Äußerliche Anwendung

Waschung mit Salbei- oder Pfefferminztee oder mit Zitrone aus kontrolliert biologischem Anbau (kbA) (unter Wasser in der Schüssel sternförmig eingeschnitten und ausgequetscht); bei starkem Fußschweiß Fußbäder mit Eichenrindetee oder Salbeitee (doppelte Dosierung als üblich) oder 3–4 Tr. eines 100 % naturreinen ätherischen Salbeiöls in einer halben Tasse Vollmilch emulgiert.

Körperpuder von WALA (feinst vermahlene Seide mit hautfreundlichen pflanzlichen Zusätzen) ganz dünn auftragen, Reste mit trockenem Handtuchzipfel oder Wattebausch wegstäuben.

Deo-Roll-on zum Selbermachen für den Hausgebrauch:
5 Tr. 100 % reines, natürliches ätherisches Salbeiöl (bevorzugt vom Griechischen Salbei/hat weniger Thujongehalt) in 50 ml 70-prozentigem Alkohol lösen, darin 1 Messerspitze Xanthan auflösen, 50 ml destilliertes Wasser aufgießen, umrühren und in eine Flasche mit Kugelapplikator füllen (antibakteriell, verhindert oder vermindert Körpergeruch).

7.1.10 Hautpilz

Beachte: Das Auftreten von Hautpilz ist meist ein Hinweis auf eine bestehende, latente Abwehrschwäche; deshalb parallel zu lokalen Maßnahmen auf vitalstoffreiche Nahrung, gute Stoffwechselfunktion und Ausscheidung sowie sorgfältige Körper- bzw. Hautpflege achten. Pflegende Behandlung mit natürlichen Mitteln bei Hautpilz erfordert Geduld und Ausdauer.

Befallene Hautpartien sauber und trocken halten (evtl. trocken föhnen), evtl. Kompresse zwischen Haut-Kontaktflächen legen. Bei Fußpilz für luftdurchlässiges Schuhwerk und Strümpfe sorgen.

Innerliche Anwendung

Schachtelhalm-Tee (während 2–3 Wochen tägl. 1–2 Tassen).

Äußerliche Anwendung

Ringelblumen-Salbe; Echinacea-Salbe; Teebaumöl-Lavendelöl-Mischung (10 ml süßes Mandelöl mit je 3 Tr. eines jeweils 100 % reinen ätherischen Öls von Lavendel und Teebaum) – sparsam auftragen.

regelmäßige Waschungen oder (Teil-) Bäder mit Ringelblumen- oder Salbeiblättertee

oder einer Abkochung von Schachtelhalm oder Eichenrinde oder Blutwurz.

Kompresse auflegen bzw. zwischen Haut-Kontaktflächen legen, die mit einer der o. g. Substanzen bestrichen oder getränkt ist.

Ringelblumen-Frischpresssaft (Ringelblumen-Blütenblättchen in eine Knoblauchpresse stopfen und Saft ausquetschen) mit Wattestäbchen auf befallene Stellen tupfen, oder pinseln mit Ringelblumen- oder Blutwurz-Tee; für den Hausgebrauch: betupfen mit Saft von Knoblauchzehe.

7.1.11 Herpes

Herpesinfektionen weisen auf eine Schwächung des Immunsystems hin und sollten, wenn sie immer wieder auftreten, nicht nur lokal sondern auch systemisch behandelt werden.

Äußerliche Anwendung

Dünnes Auftragen von: Johannisöl oder Melissenöl-Mischung (10 Tr. 100 % naturreines ätherisches Öl von Melissa officinalis in 30 ml Mandelöl), Melissen-Salbe (Lomaherpan®, aus der Apotheke), Echinacea-Salbe.

Kompresse mit Melissenöl-Mischung oder Melissen-Salbe (Lomaherpan®) auf lokale Herpesbläschen auflegen.

Auch das Auftupfen des Saftes einiger zerquetschter Zitronenmelisse-Blättchen hilft.

Bei Gürtelrose während des nässenden Stadiums eher Tee-Umschläge evtl. mit Seidenläppchen z. B. von Johanniskraut (doppelt starker Aufguss), Eichenrinde, Echinacea; danach und wenn bereits abgeheilt, aber die Hautpartie noch sehr schmerzhaft ist: Johannisölauflagen, bei Bedarf leicht erwärmt.

7.1.12 Verletzungen/Wunden

Bei allen Arten von Unfällen und Verletzungen empfiehlt es sich, Arnika C 30 als Globuli einzunehmen: 5 Globuli im Mund zergehen lassen, 5 weitere Gl in 1 Glas (Leitungs-) Wasser auflösen, mit Löffel (nicht Metall) verrühren und davon alle ein bis zwei Stunden 1 Teelöffelchen einnehmen. Wenn dies unmittelbar nach der Verletzung nicht möglich war, kann es auch noch ein bis zwei Tage hinterher mit einer einmaligen Gabe von 5 Globuli nachgeholt werden und so Schmerzen lindern, das Abklingen einer Schwellung oder eines Hämatoms unterstützen.

7.1.12.1 Leichte Verbrennungen und Verbrühungen (ersten Grades)

Äußerliche Anwendung

100-prozentiges, naturreines ätherisches Lavendelöl (ausnahmsweise pur), wenige Tropfen direkt auftupfen; Combudoron-Gel (WELEDA); Blutwurz-Salbe, Johannisöl, Ringelblumen-Salbe; frisch ausgequetschter Saft von Aloe vera.

Kompressen mit Combudoron-Lösung (1 : 9 verdünnt); Auflagen mit Speisequark.

7.1.12.2 Kleinere Schnittverletzungen und Schürfungen

Möglichst ausbluten (und damit sich selbst reinigen) lassen.

Äußerliche Anwendung

Blutwurz-Salbe, Johannisöl, Ringelblumen-Salbe, Kamillen-Salbe; Spitzwegerich-Frischpresssaft dünn auftragen.

Blutwurz-, Hirtentäschel-, Ringelblumen-, Kamillentee; ein gequetschtes Wegerichblatt (zu Hause oder unterwegs).

7.1.12.3 Prellungen und Blutergüsse

Äußerliche Anwendung

Arnika-Gel oder -Salbe; Beinwell- oder Kytta®-Salbe.

Kühle Umschläge mit Arnika- oder Ringelblumen- oder Symphytum-Tinktur (nach Vor-

schrift verdünnt); Quarkauflagen; Kohlblätter; Umschläge mit Hamameliswasser.

Beachte: Arnika kann bei empfindlichen Personen eine lokale, allergische Reaktion (leichte Hautrötung) auslösen. Haut während der ersten 1–2 h auf eventuelle Reaktion beobachten; wenn Reaktion auftritt, dann statt Arnika mit Ringelblume weitermachen.

7.1.12.4 Insektenstiche

Zur Prophylaxe: Einreiben mit Ölmischung mit Citronella oder Lavendel oder Rosmarin oder Zeder (auf 30 ml pflanzliches Öl 6 Tropfen eines der ätherischen Öle von 100 % reiner, natürlicher Herkunft).

Innerliche Anwendung

Tipp aus der Homöopathie: Ledum C 6, 5 Globuli im Mund zergehen lassen – lindert die Folgen des Einstichs von Insekten gleich welcher Art.

Äußerliche Anwendung

Saft aus gequetschten Wegerich-, Gänseblümchen-, Minze-, Giersch-, Schafgarbenblättern; Saft von frisch angeschnittener Zwiebel; Saft von Aloe vera; Combudoron-Gel (WELEDA).

 Speisequark- oder Heilerdeauflagen.

7.1.12.5 Wundheilung (allgemein)

Innerliche Anwendung

Teemischung aus:

- Kamillenblüten 20,0
- Ringelblumenblüten 20,0
- Spitzwegerichblätter 15,0

Zubereitung: Infus; davon täglich 2–3 Tassen, bis Wundheilung deutlichen Fortschritt zeigt.

Arnika D 6 Globuli: 2 × 5 Globuli tägl. im Mund zergehen lassen während 2 bis 3 Tagen postoperativ.

Äußerliche Anwendung

Beachte: Grundsätzlich so wenig wie möglich eingreifen, am besten Wunde ungestört heilen lassen; dafür sorgen, dass die Wunde sauber bleibt oder wird, evtl. Wundränder zum Schutz vor Sekret mit einer dünnen Schicht Ringelblumen-Salbe abdecken. Wunden nie mit (verfärbenden) Substanzen behandeln, die eine gute Wundbeobachtung verhindern.

Ringelblumen-Salbe, Echinacea-Salbe; Ringelblumen-, Kamillen-, Johannisöl.

Spülung (wenn unsaubere Wunde) oder Bad mit Ringelblumen-Tinktur (mit Ringer-Lösung gemäß Packungsbeilage verdünnt) oder Ringelblumen- oder Schachtelhalm- oder Hamamelistee.

Kompressen mit Ringelblumen-Tinktur (entsprechend verdünnt mit Ringer-Lösung); Ringelblumen- oder Kamillen- oder Hamamelistee; Weißkohlauflagen; Johannisöl-Kompressen; Applikationen eines guten Imker-Honigs (s. S. 164).

 Bei Wunden mit nässenden, mazerierten oder blutenden Wundrändern: Blutwurz-Salbe; Blutwurz- oder Eichenrindetee-Spülung.

7.1.12.6 Ulcus Cruris

Erfahrene Pflegekräfte und Ärzte kennen die Beobachtung, dass sich der Allgemeinzustand bei vielen Patientinnen mit Ulcus cruris plötzlich verschlechtert, wenn das Geschwür am Abheilen ist. Der Krankheitsprozess scheint sich «nach innen zu schlagen». Deshalb kann es sehr nützlich sein, die Stoffwechsel- und Leberfunktion parallel zur lokalen Behandlung zu unterstützen – und vielleicht die eigenen ehrgeizigen Ansprüche, dass ein Ulcus immer abheilen sollte, zurückzunehmen. Wichtig ist, dass es der Patientin insgesamt so gut wie möglich geht und die Wunde selbst sauber wird bzw. bleibt.

Innerliche Anwendung

Teemischung aus:

- Pfefferminzblätter 15,0
- Schafgarbenkraut 15,0
- Löwenzahnwurzel u. -kraut 15,0
- Kamillenblüten 15,0

Äußerliche Anwendungen
s. unter «Wundheilung»

7.1.12.7 Dekubitus

Auch ein Dekubitus ist nicht nur ein lokales Problem, sondern eines, das die Wahrnehmung und Pflege des ganzen Menschen erfordert. Als Stichworte seien hier nur genannt: wenn möglich Mobilisierung, bei Lagerung eine optimale Druckentlastung, eine vitalstoffreiche Ernährung, eine ausreichende und angemessene Flüssigkeitszufuhr, eine gute Wärmeverteilung im Körper (periphere Durchblutung evtl. durch Hand- oder Fußbäder unterstützen), eine behutsame, vorbeugende Hautpflege (z. B. mit – sparsamen! – Johannisöl-Einreibungen).

Äußerliche Anwendungen
s. unter «Wundheilung»

7.1.12.8 Narben

Äußerliche Anwendung

 Einreiben bzw. dünnes Auftragen von Johannisöl, Ringelblumen-Salbe.

7.1.13 Ödematöses Gewebe

Beachte: Ursache der Ödeme medizinisch abklären. Bei Ödemen aufgrund von Herz-, Kreislauf-, Nieren-Funktionsstörungen keine arzneilichen Tees (meistens ausschwemmende Rezepturen) innerlich verabreichen ohne ärztliche oder therapeutische Rücksprache und Anordnung.

Bei Ödemen aufgrund von Lymphstau, venöser Insuffizienz, para-gelaufener Infusionen oder post-operativen Ödemen bieten sich folgende Möglichkeiten an:

Innerliche Anwendung

Teemischung aus:

- Brennnesselblätter 20,0
- Birkenblätter 10,0
- Honigklee 10,0

Zubereitung: Infus; davon täglich 2 Tassen bis Wirkung eingetreten (maximal 3–4 Wochen).

Äußerliche Anwendung

Einreiben bzw. dünnes Auftragen von Rosmarinöl, -lotion oder -salbe (zur Tonisierung der Gefäße); Rosskastanien-Gel (z. B. Reparil®) bei postoperativen Ödemen.

Waschungen oder Bäder mit Rosmarinzusatz.

Speisequarkauflagen;   Heilerdeauflagen (evtl. mit Honigklee-Tee angerührt); Kohlauflagen; Umschläge mit Honigklee- oder Ringelblumentee.

7.1.14 Warzen

Beachte: Warzen sind Hauterscheinungen, die auf einen systemischen Erkrankungsprozess des Organismus hinweisen und eine «Ventilfunktion» haben. Sie sollten nach Möglichkeit nicht unterdrückt werden. Die Klassische Homöopathie bietet systemische Behandlungsmöglichkeiten «von innen».

Äußerliche Anwendung

Regelmäßig (täglich) aufgetupfter Schöllkraut-Frischsaft (aus den Stängeln der Pflanze).

Über Nacht auf die Hautstelle geklebte Knoblauchscheibchen: Haut um Warze mit Heftpflaster abkleben (zum Schutz vor dem scharfen Knoblauchsaft). Ein frisch geschnittenes Scheibchen einer Knoblauchzehe auf die Warze legen und festkleben. Über Nacht wirken lassen, morgens entfernen. 3–4 Wochen lang jeden Abend wiederholen bis sich die Warze herauslösen lässt.

7.1.15 Tipps zur Haarpflege

Bei der Haarwäsche die Kopfhaut gründlich massieren und das verwendete Haarwaschmittel gut mit Wasser ausspülen. Festes Haar nicht zu warm waschen, weiches oder zum Nachfetten neigendes Haar eher gut warm. Nach dem Waschen und Spülen noch mit etwas Essigwasser nachspülen (4–5 EL Obstessig auf 500 ml Was-

ser). Vermeidet Kopfjucken und macht (insbesondere bei sehr kalkhaltigem Wasser) die Haare weich.

Auch an den Haaren lässt sich der Gesamtzustand eines Menschen erahnen. Deshalb auch hier systemisch vorgehen (Ernährung etc.).

7.1.15.1 Trockene, brüchige Haare

Äußerliche Anwendung

Spülungen mit Brennnesselblätter- oder Rosmarintee.

Waschen mit Eigelb (in das nasse Haar und die Kopfhaut einmassieren – schäumt sehr –, ein paar Augenblicke einziehen lassen und sorgfältig abspülen).

Haar-Packung: 1 Eigelb + 2 EL Olivenöl + 1 EL Zitronensaft; Mixtur in die Haare und Kopfhaut einmassieren, mit einer Duschhaube oder Plastiktüte einbinden, ca. 30 min einwirken lassen und gründlich klar nachspülen.

7.1.15.2 Stark nachfettende Haare

Je häufiger die Haare gewaschen werden, desto rascher fetten sie nach, insbesondere, wenn man ein stark entfettendes Haar-Waschmittel benutzt – deshalb: «weniger ist mehr»!

Äußerliche Anwendung

Spülungen mit Rosmarin-, Schachtelhalm-, Ringelblumen-, Birkenblättertee.

Haar-Packung mit Olivenöl (ca. 30 min vor dem Waschen Kopfhaut einmassieren und mit Duschhaube abdecken).

7.1.15.3 Schuppenbildung

Haarwäsche mit Eigelb (s. «Trockene, brüchige Haare»).

Äußerliche Anwendung

Rosmarintee oder Rosmarin-Haartinktur (WELEDA) in die Kopfhaut einmassieren.

Haar-Packung mit Olivenöl (ca. 30 min vor dem Waschen in die Kopfhaut einmassieren und mit Duschhaube abdecken).

7.1.15.4 Haarausfall

Ernährung überprüfen: auf ausreichende Zufuhr von Vitaminen, Mineralstoffen und Spurenelementen achten.

Äußerliche Anwendung

Einmassieren einer Haarwuchstinktur: 40 g Klettenwurzel, 30 g Brennnesselwurzel, 10 g Rosmarin, 20 g Kapuzinerkresse-Blätter und Blüten; alles zusammen klein hacken und quetschen und mit 300 ml Korn und 100 ml Rosenwasser in einem hellen Schraubglas übergießen, 3–4 Wochen ziehen lassen, abseihen.

7.1.16 Tipps zur Nagelpflege

7.1.16.1 Brüchige Nägel

Ernährung überprüfen: auf ausreichende Zufuhr von Vitaminen, Mineralstoffen und Spurenelementen achten.

Innerliche Anwendung

Schachtelhalm-Tee (2–3 Wochen tägl. 1–2 Tassen) Zubereitung: Dekokt.

7.1.16.2 Nagelbettentzündung

Äußerliche Anwendung

Einreiben bzw. dünnes Auftragen von Ringelblumen-, Echinacea-Salbe, Beinwell-Salbe.

1–2 × tägl. Schmierseife- oder Kernseife-Bäder; mit Schachtelhalm-, Kamillenblüten- oder Ringelblumenblütentee oder (nach Vorschrift verdünnter) Ringelblumen- oder Equisetum-Tinktur.

Nagelgebiet mit Kohlauflagen einwickeln; Heilerde-Kompresse, evtl. mit Kamillen- oder Ringelblumentee angerührt.

Literatur-Tipps zum Weiterlesen und Vertiefen

Bühring, Ursel: Schuppenflechte: So gut helfen die richtigen Heilpflanzen. Heilpraxis-Magazin 2 (2003): 6–10.

Glaser, Hermann: Erfolgreiche Wundbehandlung. Aus der Praxis der anthroposophisch erweiterten Krankenpflege. Verlag Urachhaus, Stuttgart 2000. *(Kohl/Honig)*

Hess Heer, Pia; Krauchthaler, Rosemarie: Schönheit durch Kräuter und Essenzen. Selbstgemachte Kosmetik für Haut und Haar. AT-Verlag, Aarau 1994.

Ott, Anneliese: Haut und Pflanzen. Allergien, phototoxische Reaktionen und andere Schadwirkungen. Fischer, Stuttgart/Jena/New York 1991.

Sonn, Annegret: Körperpflege – aber natürlich. Forum Sozialstation, 20 (1996) 83: 39–41.

Sonn, Annegret: Körperfrisch auf sanfte Art. Forum Sozialstation, 21 (1997) 84: 50–52.

Sonn, Annegret: Heilendes aus Küche und Kräutergarten. Forum Sozialstation, 21 (1997) 85: 51–53.

Sonn, Annegret: Mit heiler Haut davongekommen – pflanzliche Anwendungen für die Pflege verletzter Haut. Forum Sozialstation, 25 (2001) 111: 44–47 (Teil 1).

Sonn Annegret: Mit heiler Haut davongekommen – pflanzliche Anwendungen für die Pflege verletzter Haut. Forum Sozialstation, 25 (2001) 112: 44–47 (Teil 2).

WALA/Hauschka: Heilpflanzen in Haut- und Massageölen. Broschüre.
Werbe-Informationsbroschüre der Firma, die von Zeit zu Zeit neu aufgelegt wird. Bezugsadresse: WALA-Heilmittel GmbH, 73085 Bad Boll/Eckwälden.

WALA/Hauschka: Präparate für eine Therapie über die Haut. Broschüre.
Werbe-Informationsbroschüre der Firma, die von Zeit zu Zeit neu aufgelegt wird. Bezugsadresse: WALA-Heilmittel GmbH, 73085 Bad Boll/Eckwälden.

7.2 Pflegetipps in Bezug auf die Augen

7.2.1 Gesunderhaltung/Funktionsunterstützung

Sehen ist nicht nur eine physikalisch-optische Funktion sondern ein Vorgang, der z.B. durch wohltuende Anreize beeinflusst wird – z.B. eine ansprechende, abwechslungsreiche Farbgestaltung, eine augenfreundliche Beleuchtung, eine Raumgestaltung, die neugierig macht zu schauen. Augenübungen und ein gezieltes Sehtraining können sogar eine verminderte Sehkraft verbessern (s. Literaturtipps). Eine gute Entspannung und Durchwärmung des ganzen Körpers (einschließlich der Füße) wirkt sich auf die Funktion der Augen günstig aus.

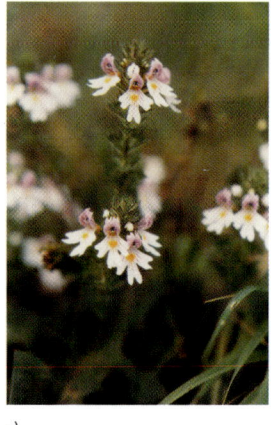

a)

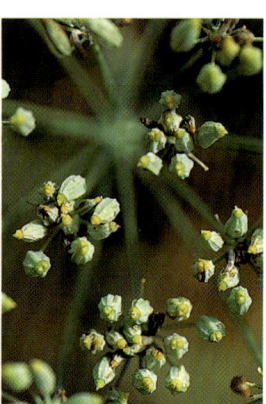

c)

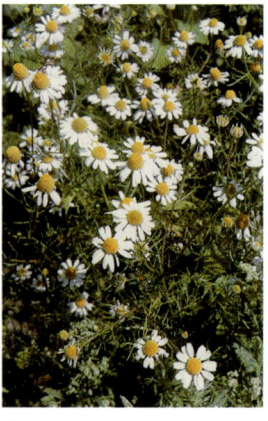

e)

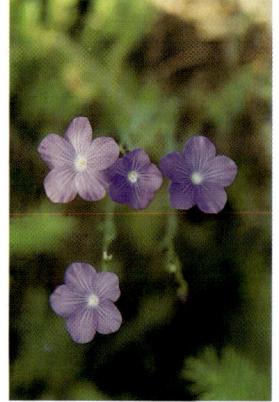

b)

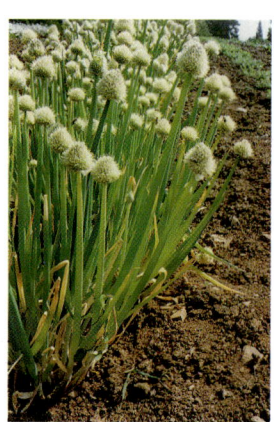

d)

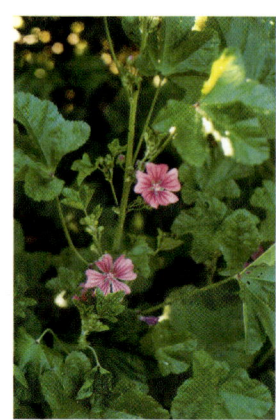

f)

Augen können sehr empfindlich gegenüber Zugluft sein, aber auch gegen blendendes (Sonnen-) Licht (Sonnenbrille tragen oder Raum abdunkeln). Durch entspannte Lagerung können Nackenverspannungen gemildert werden, welche die Sehfunktion erheblich beeinflussen können.

7.2.1.1 Ernährung

Denken Sie daran, dass beim Essen auch die Augen mit einbezogen werden (Farbigkeit; schön angerichtet – Wohltat, es anzuschauen); insbesondere Vitamin A ist notwendig für die Reproduktion und Regeneration der Sehzellen. Vitamin-A-haltige Gemüse (Karotten, Spinat, Grünkohl – am besten frisch und roh gegessen – oder Feldsalat) sollten auf dem Speisezettel nicht fehlen. Für zu Hause lässt sich dies noch durch Wildkräuter mit hohem Vitamin-A-Gehalt ergänzen: Rotkleeblüten über den Salat gestreut, einige junge Löwenzahnblättchen unter die Salatkräuter gemischt, eine Brennnessel-Giersch-Suppe, Heidelbeeren oder Sanddorn-Elixier.

Beachte: Kamille darf (laut Kommission E in Deutschland) nicht im Bereich der Augen angewendet werden.
Beachte: Augenkompressen mit Tees sind in der Klinik umstritten (wegen fehlender Positiv-Monographie). Wer sie dennoch bei Patientinnen anwenden möchte, sollte dies vorher mit der ärztlichen Seite abklären.

7.2.2 Müde Augen

Äußerliche Anwendung

Gekühltes, mit Amaranth oder Hirse gefülltes Augenkissen; die geschlossenen Augen mit rohen Kartoffelscheibchen bedecken.
Zur Selbstpflege oder für den Hausgebrauch: Augenkompressen (kühl oder warm nach Belie-

---

Abbildung 7-2: a) Augentrost, b) Lein, c) Fenchel, d) Zwiebel, e) Kamille, f) Malve. *Fotos: A. Sonn, U. Bühring.*

ben) mit Fenchel-, Malven- oder Augentrosttee; warme Leinsamen-Kompressen über Augen und/oder Umgebung; (intensiv warme) Kartoffelauflage in den Nacken oder Rücken.

Entspannendes, durchwärmendes Fußbad, evtl. mit Lavendel-Zusatz.

7.2.3 Trockene Augen/mangelnder Lidschlag

Äußerliche Anwendung

Gekühltes, mit Amaranth oder Hirse gefülltes Augenkissen; die geschlossenen Augen mit rohen Kartoffelscheibchen bedecken.

Zur Selbstpflege oder für den Hausgebrauch: Augenkompressen (kühl oder warm nach Belieben) mit Fenchel- oder Malventee.

Mercurialis-Augentropfen (WALA) (Bingelkraut); Chelidonium-Augentropfen (WALA) (Schöllkraut).

Entspannendes, durchwärmendes Fußbad, evtl. mit Lavendel-Zusatz.

7.2.4 Entzündete Augen

Äußerliche Anwendung

Gekühltes, mit Amaranth oder Hirse gefülltes Augenkissen; die geschlossenen Augen mit rohen Kartoffelscheibchen bedecken.

Zur Selbstpflege oder für den Hausgebrauch: Augenkompressen (kühl oder warm nach Belieben) mit Augentrosttee.

Euphrasia- oder Echinacea- Augentropfen (WALA).

Augen auswaschen mit einem mit physiologischer Kochsalzlösung getränkten Wattebausch, die Lidränder von oben außen nach innen und weiter nach unten außen wischen (in einem Zug, dann Wattebausch wegwerfen und frischen benutzen); entspannendes, durchwärmendes Fußbad, evtl. mit Lavendel-Zusatz.

7.2.5 Tränende, brennende Augen (z. B. allergische Reaktion)

Bei Allergieneigung: Stoffwechsel- und Ausscheidungsvorgänge unterstützen, sparsamer Konsum oder Meiden von tierischem Eiweiß und Zucker; Leberfunktionsunterstützende Tees (s. S. 125 ff.).

Bei Beteiligung der Nasenschleimhaut auch diese in die lindernden Maßnahmen einbeziehen (s. S. 115).

Äußerliche Anwendung

gekühltes, mit Amaranth oder Hirse gefülltes Augenkissen; die geschlossenen Augen mit rohen Kartoffelscheibchen bedecken.

Zur Selbstpflege oder für den Hausgebrauch: Augenkompressen (kühl oder warm nach Belieben) mit Augentrosttee.

Euphrasia Augentropfen (WALA oder WELEDA).

Periphere Durchblutung anregen: Wechselfußbäder; warmes Fußbad mit Rosmarin-Zusatz.

7.2.6 Gerstenkorn

Warme Leinsamen-Kompressen oder mit warmem Fencheltee getränkte Kompressen auflegen.

Euphrasia (Augentrost) Augentropfen (WALA oder WELEDA).

7.3 Pflegetipps in Bezug auf die Ohren

7.3.1 Gesunderhaltung/Funktionsunterstützung

Ohren warm halten und vor Zugluft schützen; bei Schnupfen die Nase nur sanft schnäuzen, da jeder zu starke Druck entzündliche Prozesse verstärkt in die Ohrtrompete (aber auch Nasennebenhöhlen) treibt. Empfindliche Personen und Kinder sollten bei kaltem, windigem Wetter die Ohren geschützt bekommen (Mütze oder Stirnband). Wärmestau jedoch vermeiden, da ein verschwitzter Kopf die Anfälligkeit verstärkt. Möglichst nichts in den Gehörgang stopfen (Watte, Rohwolle), da dies zu Luftabschluss, Feuchtigkeitsstau und damit zu einem idealen Nährboden für Gehörgangsinfektionen führen kann.

7.3.2 Jucken im Gehörgang

Äußerliche Anwendung

Wenn Gehörgang belegt oder verstopft ist: Spülung – nach vorheriger ärztlicher Absprache – mit warmem Ringelblumentee.

1–2 Tr. Johannisöl oder ein wenig Ringelblumen-Salbe auf einem Wattestäbchen behutsam ins Ohr einbringen (nur ganz wenig, so dass Gehörgang noch belüftet bleibt!).

7.3.3 Ohrenweh

Ohrenweh entsteht häufig als Folge eines Schnupfens, deshalb mehrmals täglich (Kochsalz-) Nasentropfen.

Wenn die angebotenen innerlichen und äußerlichen Maßnahmen nicht innerhalb eines Tages zu deutlicher Besserung führen, muss ärztlicher Rat gesucht und das Ohr genau angeschaut werden (Ohrspiegel).

Innerliche Anwendung

Holunderblütentee (2–3 Tassen täglich, solange Schmerzen) lindert die Schmerzen (und eventuelles Fieber) und fördert den Sekretabfluss.

Äußerliche Anwendung

1–2 Tropfen warmes Johannisöl in den Gehörgang tropfen.

Feucht-warme Kamillen-Kompresse (über Wasserdampf erwärmt); trocken-warmes Kamil-

lenkissen (z. B. auf Heizung erwärmt); Zwiebel-Ohrenauflage; Kohlauflage; Zwiebelauflagen auf die Fußsohlen.

Fußbäder mit oder ohne Zusatz zum Durchwärmen der Peripherie.

Die Umgebung des Ohrs behutsam mit ein paar Tropfen Johannisöl einreiben; Fußeinreibung (für warme Füße) mit Rosmarinöl (nur erste Tageshälfte), Johannisöl oder einfachem Pflanzenöl.

Ohrkerzen (sie enthalten spezifische Kräutermischungen) können ebenfalls lindern, sie sollten jedoch korrekt angewendet werden (s. Packungsbeilage).

7.4 Pflegetipps in Bezug auf die Atmung

7.4.1 Gesunderhaltung/Funktions-unterstützung

Das Atmen lässt sich mit verschiedenen pflegerischen Mitteln unterstützen und beeinflussen:

Eine (dem Gesundheitszustand der Person) angemessene Mobilisierung, ein förderliches Raumklima (Belüftung und Luftfeuchtigkeit) und eine gute Durchwärmung des ganzen Körpers (dabei schweißtreibende Wärmestaus vermeiden). Jegliches «Ansprechen» über die Haut durch Wickel, Auflagen, Teilbäder oder Einreibungen hat immer seine Auswirkung auf Atemtiefe und -frequenz! So eignen sich zur Prophylaxe von Atemwegserkrankungen bei atemgefährdeten Personen z. B. feucht-heiße Brustauflagen (mit oder ohne Thymiantee), Öl-Kompressen (mit oder ohne Zusatz ätherischer Öle) oder eine Senfauflage; Fußbäder (mit oder ohne Zusatz) unterstützen eine bessere periphere Durchblutung und Regulierung der Atemfunktion; Einreibungen (z. B. die Atemstimulierende Einreibung aus der Basalen Stimulation) vertiefen ebenfalls die Atmung. Die verwendete Substanz ist dabei zweitrangig: Eine patienteneigene Körperlotion kann genauso verwendet werden wie eine (Pflanzen-) Ölmischung mit Rosmarin- oder Melissenöl. Vorsichtig sollte man mit ätherischen Ölen umgehen – sie können mancher Person erst richtig «die Luft nehmen». Kinder unter 2 Jahren sollten erst gar nicht damit in Berührung kommen.

7.4.1.1 Ernährung

Leichte Kost und ein ausreichendes Flüssigkeitsangebot wirken sich ebenfalls förderlich auf die Atmung aus.

7.4.2 Schnupfen (einfacher/festsitzender)

So lästig ein Schnupfen ist – er hat eine wichtige Ausscheidungs- und Ventilfunktion und sollte nicht unterdrückt werden. Die im Folgenden genannten Linderungsmöglichkeiten unterstützen den physiologischen Verflüssigungs- und Ausscheidungs-Prozess und beschleunigen so ein Abheilen.

Inhalieren (Kopfdampf) mit Salz, Kamillenblüten-Salbeiblätter-Mischung (1:1), nur Salbeiblätter, Pfefferminzblätter, Majoran- oder Thymiankraut als Teeaufguss, 1–2 mal täglich; Senffußbad 1–2 mal tägl. während 2 bis 3 Tagen; wärmende Fußbäder mit Rosmarin-Zusatz (nur erste Tageshälfte) oder Lavendel.

Beachte: Bei einem Kopfdampf das Durchnässen der Haare vermeiden, indem das Handtuch nur um das Gesicht gelegt oder ein spezielles Gefäß mit Masken-Aufsatz benutzt wird.

Beachte: Bei Kindern unter 2 Jahren sollten – zur Vermeidung reflektorischer Atemstörungen – keine Substanzen, die reine ätherische Öle enthalten, angewendet werden. Die Anwendung ätherischer Öle, wie sie in getrockneten Kräutern vorkommen, ist wesentlich sicherer.

Zwiebel-Fußsohlenauflage
bei festsitzendem Schnupfen oder Nasenneben-

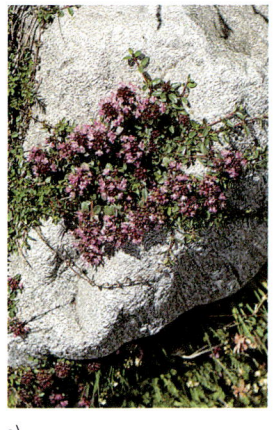

a)

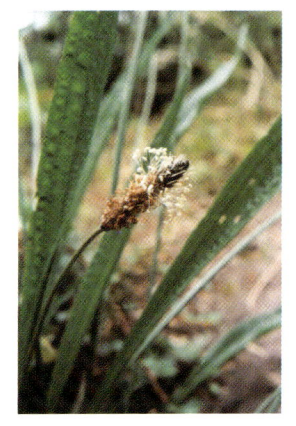

b)

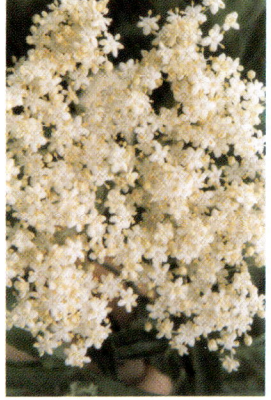

c)

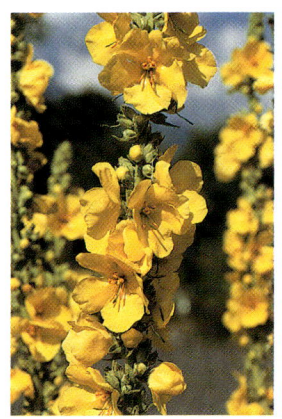

d)

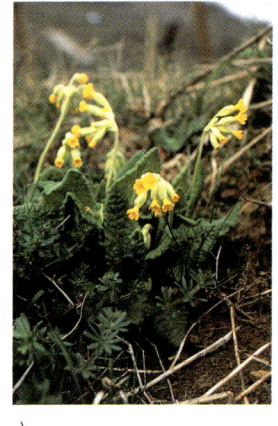

e)

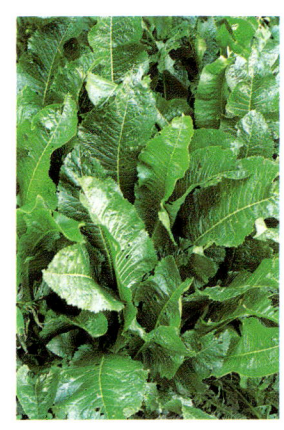

f)

Abbildung 7-3: a) Thymian, b) Spitzwegerich, c) Holunder, d) Königskerze, e) Schlüsselblume, f) Meerrettich. *Fotos: A. Sonn, U. Bühring.*

höhlenbeteiligung: kleine Meerrettich- (oder Senfmehl-) Kompresse in den Nacken, 1 × täglich, nach 5 Tagen 1 bis 2 Tage pausieren; Leinsamen-Kompressen auf die Stirn oder über den Nasenrücken.

Eine halbe, kleingeschnittene Zwiebel auf einem Teller ans Bett stellen, hält die Nase frei (nur für zu Hause geeignet).

7.4.3 Nasenbluten

Einen kalten Waschlappen oder ein gefrorenes (Trocken-) Erbsen-Säckchen in den Nacken legen; lang anhaltender Druck auf den blutenden Nasenflügel.

Innerliche Anwendung

Bei wiederholter Neigung: Hirtentäscheltee (Infus), trägt möglicherweise zur besseren Gefäßabdichtung bei.

Äußerliche Anwendung

Blutwurztee oder -Tinktur mit Wattestäbchen vorsichtig auf die Nasenschleimhaut tupfen.

Blutwurz-Salbe mit Watteträger vorsichtig auftragen.

Hirtentäscheltee behutsam in die Nasenöffnung hochschnupfen.

7.4.4 Heiserkeit

Stimme schonen.

Innerliche Anwendung

Odermennig-Tee, damit mehrmals täglich gurgeln oder in kleinen Schlückchen trinken (wenn möglich mit 2 EL Brombeersaft verstärkt). Tee mit: (blauen) Malvenblüten oder Eibischwurzel, Königskerzenblüten (Mazerat); Huflattichblättern, Spitzwegerichblättern (Infus).

Äußerliche Anwendung

Zitronen- oder Quark- oder Heilerde-Halswickel (nach Belieben leicht warm oder Zimmertemperatur).

Bei entzündlich geschwollenen Schleimhäuten: Salbei-Pastillen lutschen; bei trockenen, schmerzhaften Schleimhäuten: Isländisch-Moos-Pastillen (aufteilen in kleine Stückchen, damit die Schleimhäute kontinuierlich benetzt bleiben); zu Hause kann auch ein frisches Salbeiblatt aus dem Garten gekaut und gelutscht werden.

7.4.5 Halsschmerzen

Bei akut entzündlichen Halsschmerzen sind Anwendungen mit eher kühlendem (nicht eiskaltem!) Effekt angebracht, bei bereits eitrigen Mandeln oder bei chronischem Halsweh eher warme Tees oder Wickel. Im Zweifelsfall ausprobieren lassen, was wohl tut.

Innerliche Anwendung

Zum Gurgeln und Trinken: Eibischwurzel- oder Malventee (Mazerat) bei sehr wundem, trockenem Halsweh; Blutwurztee (Dekokt) bei entzündlichem, geschwollenem Hals; Odermennig-Tee (Infus).

Teemischung: (Infus) 2–3 Tassen täglich
- Holunderblüten 20,0
- Huflattichblätter 20,0
- Spitzwegerich 20,0

Äußerliche Anwendung

Zitronen- oder Quark-Halswickel (nach Belieben leicht warm oder Zimmertemperatur); Kohl-Halswickel; Halswickel mit gut warmen Kartoffeln oder Leinsamen-Kompressen. Salbenwickel (oder Einreibung) mit Archangelika-Salbe (insbesondere bei geschwollenen Lymphknoten).

Durchwärmende Fußbäder (einfach Wasser oder Senfmehlfußbad).

Bei entzündlich geschwollenen Schleimhäuten: Salbei-Pastillen lutschen; bei trockenen, schmerzhaften Schleimhäuten: Isländisch-Moos-Pastillen (aufteilen in kleine Stückchen, damit die Schleimhäute kontinuierlich benetzt bleiben); zu Hause kann auch ein frisches Salbeiblatt gekaut und gelutscht werden.

7.4.6 Husten

Grundsätzlich hat Husten die wichtige Aufgabe, den Schleim, der sich durch die Entzündung der unteren Atemwege bildet, herauszutransportieren. Husten ist also Teil des Heilungsprozesses und kann durch schleimlösende, verflüssigende, entkrampfende Heilpflanzen unterstützt werden. Wenn ein Husten zu sehr den Schlaf raubt und entzündete Atemwege weh tun, können spezifische Heilpflanzen diese Zustände lindern, ohne den Husten zu unterdrücken.

7.4.6.1 Trockener Hustenreiz

Innerliche Anwendung

(Blaue) Malvenblüten oder Eibischwurzel (Mazerat) 2–3 Tassen täglich schluckweise.
Teemischung: (Infus) 2–3 Tassen täglich, schluckweise trinken
- Huflattich 20,0
- Spitzwegerich 20,0
- Königskerzenblüten 10,0
- (blaue) Malvenblüten 10,0

1 EL Johannisöl innerlich eingenommen kann Hustenreiz lindern, bei Bedarf mit etwas Imker-Honig vermischt und 1 Tr. Sanddorn-Fruchtfleischöl.

Äußerliche Anwendung

Brustauflagen: feucht-heiße Dampf-Kompresse (mit oder ohne Thymiantee); warme Kartoffelauflage (bei Kindern besser Leinsamen-Kompresse); Öl-Kompresse mit oder ohne ätherischem Öl-Zusatz (z. B. Lavendel oder Melisse); Salbenauflage mit Plantago-Bronchialbalsam (WALA); warme Quark-Brustauflage.

Inhalieren: Kopfdampf zur Befeuchtung der oberen Atemwege als reflektorische Anregung zum Schleimlösen mit Salzwasser.

7.4.6.2 Nicht abhusten können (zäher, festsitzender Husten)

Innerliche Anwendung

Schlüsselblumen-, Anis-Fenchel-Samen (zerquetscht), Königskerzenblüten (Infus).

Teemischung: (Infus) 2–3 Tassen täglich
- Schlüsselblumenwurzel 20,0
- Thymiankraut 20,0
- Spitzwegerichblätter 20,0

Teemischung für ältere Menschen: (Infus) 2–3 Tassen täglich
- Schlüsselblumenwurzel 30,0
- Weißdornblüten 20,0
- Anisfrüchte (zerquetscht) 10,0
- Fenchelfrüchte (zerquetscht) 10,0
- Spitzwegerichblätter 10,0

Zwiebel-Honig: 1 Zwiebel klein schneiden, in einem Schraubglas mit 1 EL eines guten Imker-Honigs vermischen, den sich bildenden Saft löffelchenweise einnehmen; Schwarzer Rettich-Hustensaft: Einen schwarzen Rettich zu $1/4$ aushöhlen, ein Loch nach unten durchbohren (z. B. mit einer dicken Stricknadel), mit Kandiszucker füllen, auf ein Schnapsglas setzen und den nach und nach heraustropfenden Saft einnehmen.

Äußerliche Anwendung

Zwiebel-Brustauflage; feucht-heiße Dampf-Kompresse (mit oder ohne Thymiantee); warme Kartoffelauflage; Öl-Kompresse mit oder ohne ätherischem Öl-Zusatz (z. B. Lavendel oder Melisse).

Inhalieren: Kopfdampf zur Befeuchtung der oberen Atemwege als reflektorische Anregung zum Schleimlösen mit Salzwasser oder Kamillen-Salbeitee (s. S. 116, Kap. 7.4.4 Heiserkeit).

Atemstimulierende Einreibung (Basale Stimulation) mit einfacher Körperlotion, Köperöl oder einem 1- bis 2-prozentigen Ölgemisch (z. B. Lavendel, Melisse); um gezielt das Abhusten zu unterstützen, sollten Vibrationen bei entsprechender Drainage-Lagerung des Oberkörpers eingesetzt werden.

7.4.6.3 Übermäßige Schleimproduktion

Salbei- oder Gänsefingerkrauttee (zum Gurgeln und/oder Trinken).

7.4.6.4 Krampfartiger Husten

Innerliche Anwendung

Teemischung: (Infus) 2–3 Tassen täglich

- Thymiankraut 40,0
- Sonnentau 20,0
- Anisfrüchte (zerquetscht) 20,0
- Fenchelfrüchte (zerquetscht) 15,0
- Königskerzenblüten 10,0

Äußerliche Anwendung

Temperierte Lavendel- oder Melissenöl-Kompresse (0,5- bis 1-prozentig; alle warmen Brustauflagen (s. o.); bei asthmatoidem Husten auch Senf-Brustauflage.

Bei spastischem Husten hat sich die Atemstimulierende Einreibung (1–2 mal täglich) gut bewährt – z. B. mit 0,5-prozentigem Lavendelöl-Gemisch oder anderen, möglichst wärmenden Ölen.

Zwiebel-Honig (siehe «nicht abhusten können»); Fertigpräparat Prospan® (aus Efeu). *Beachte:* Vor Anwendung eines ätherischen Öls (Ölmischung) abklären, ob dies von der betreffenden Person auch vertragen und gewünscht wird.

7.4.6.5 Krupphusten (Pseudokrupp)

Bei Kindern, die bekanntermaßen zu Krupp-Anfällen neigen, möglichst schon bei den ersten Erkältungsanzeichen aktiv werden, um eine Eskalation zu vermeiden. Wichtig: Körperperipherie (Arme und Beine) gut durchwärmen mit Arm- und/oder Fußbädern. Schleimhäute der oberen Atemwege feucht halten (Kopfdampf mit Majoran- oder Fencheltee oder Salzlösung).

Innerliche Anwendung

Siehe krampfartiger Husten; oft werden kühle bis kalte Getränke besser vertragen als warme Tees.

Hals kühlen (Quarkhalswickel, Heilerde-Wickel).

Äußerliche Anwendung

Feuchte Raumluft: feuchte Tücher aufhängen, heißes Wasser in die Badewanne einlaufen lassen, Wasser kochen, damit sich reichlich Dampf entwickelt, dabei für kühlen Raum sorgen (Fenster kippen). Eher Vorsicht mit ätherischen Öl-Zusätzen!

7.4.7 Kurzatmigkeit/oberflächliche Atmung

(Ursachen sollten medizinisch abgeklärt sein)

Äußerliche Anwendung

Feucht-heiße (Dampf-) Kompresse (mit oder ohne Zusatz); Senfauflage; heiße Kartoffelauflage (bei Kindern besser Leinsamenauflage); Lavendel- oder Melissenöl-Kompresse (jeweils ca. 2–5%).

Atemstimulierende Einreibung mit (Pflanzen-) Öl mit oder ohne Zusatz ätherischer Öle wie Lavendel oder Melisse (0,5–2%).

7.4.8 Schluckauf

Innerliche Anwendung

Eine Tasse doppelt starken Pfefferminztee. *Beachte:* Pfefferminztee bei Personen, die in klassisch homöopathischer Behandlung sind, nicht ohne vorherige Rücksprache mit behandelnder Ärztin oder Heilpraktikerin.

 3–5 Mandeln kauen.

Literatur-Tipp zum Weiterlesen und Vertiefen
Sonn, Annegret: Mit Tee, Luft und Pflege – Pflanzliche Anwendungen zu Atemunterstützung. Forum Sozialstation, 25 (2001) 108: 43–45.

7.5 Pflegetipps in Bezug auf Herz, Kreislauf und Gefäße

7.5.1 Gesunderhaltung/Funktionsunterstützung

Herz und Kreislauf als ausgesprochen rhythmische Funktion des Körpers lassen sich durch das richtige (rhythmische) Maß an Ruhe und Belastung unterstützen. Dazu gehören Aktivität und Bewegung, die möglichst Sinn und Spaß machen sollte (z. B. Gehübungen oder Spaziergänge in ansprechender Umgebung). Die Herz-Kreislauf-Funktion ist eng verknüpft mit der (ebenfalls rhythmischen) Atemfunktion. Frische Luft ist vielen Herzpatientinnen ein vitales Bedürfnis.

Kneipp'sche Anwendungen (Waschungen, Güsse, Tautreten etc.) können die Herz-Kreislauf-Funktion sehr gut unterstützen, sollten aber vorab medizinisch abgeklärt sein. Äußere Anwendungen wie z. B. Waschungen oder Teilbäder sind abends häufig eher beruhigend, morgens eher anregend und Kreislauf tonisierend.

Beachte: Intensiv warme bis heiße oder intensiv kalte äußere Anwendungen können bei Patientinnen mit Arteriosklerose zu verstärkter Gefäßverengung führen und müssen deshalb vermieden werden.

7.5.1.1 Ernährung

Kleine, eher häufigere Mahlzeiten, leicht verdauliche und bekömmliche Kost, die ausreichend Vi-

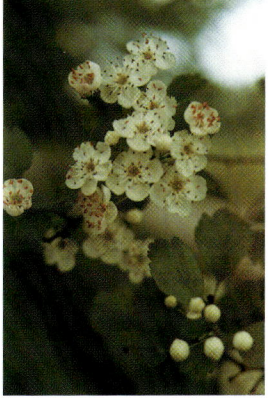
a)

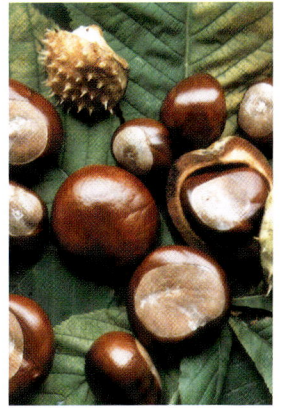
b)

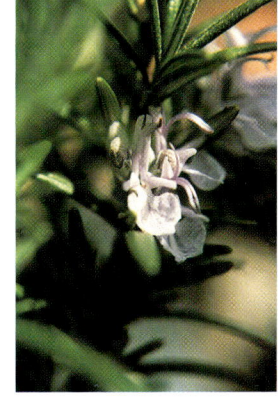
c)

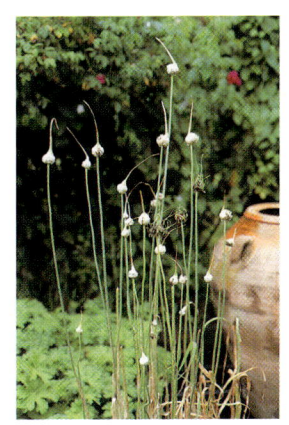
d)

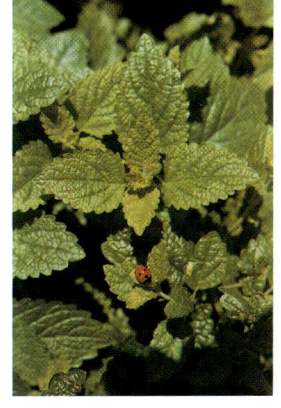
e)

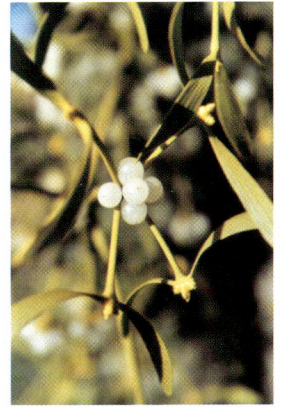
f)

Abbildung 7-4: a) Weißdorn, b) Rosskastanie, c) Rosmarin, d) Knoblauch, e) Melisse, f) Mistel. *Fotos: A. Sonn, U. Bühring.*

talstoffe und essenzielle Fettsäuren enthält. In südlichen Ländern, zu deren Essgewohnheiten Zwiebel, Knoblauch (bei uns auch ersetzbar durch Bärlauch) in reichlichem Maße gehören, liegt die Rate der Herz-Kreislauf-Erkrankungen niedriger als bei uns. Bei Wasseransammlung kann ein Reis- oder Kartoffel-Tag ein effektives Ausschwemmen bewirken (vorher medizinisch abklären). Eine faserstoffreiche Kost verhindert Verstopfung (bzw. anstrengende Stuhlentleerung), Kümmel-Fenchel-Anis-Tee stoppt Blähungen und Obstipation (s. auch S. 127 f.), genauso wie Tees mit Bitterstoffdrogen, die zudem auch noch die koronare Durchblutung unterstützen.

7.5.2 Kreislaufschwäche/niederer Blutdruck/Neigung zu Ohnmacht

Innerliche Anwendung

 Rosmarin-, Weißdorntee.
Teemischung (Infus) – auch (in Abwechslung mit anderen Rezepturen) als Frühstückstee geeignet –
- Rosmarinblätter 20,0
- Basilikum 10,0
- Melissenblätter 20,0
- Schafgarbe 20,0

Äußerliche Anwendungen

 Wechsel-Fußbäder; frühmorgens kalte Oberkörper-Waschung (z. B. mit Rosmarin) Fußbad mit Senfmehl oder Rosmarin (eher morgens); kalte (Unter-) Armbäder.

 Pulswickel mit Zitronensaft (lau bis kühl); warme und heiße Wickel immer mit kalter Waschung abschließen.

 Mit Rosmarinöl oder -salbe.

 Morgendliches Trockenbürsten.

7.5.3 Schwindel/Benommenheit/ Herzklopfen

Innerliche Anwendung

 Weißdorn-, Mistel-, Melisse-, Rosmarintee

Äußerliche Anwendung

 Frühmorgens kalte Oberkörper-Waschung; kalte (Unter-) Armbäder.

 Morgendliches Trockenbürsten.

 Arnika-Herzkompresse.

7.5.4 Erhöhter Blutdruck

Bewegung und (wohl eher für den Hausgebrauch) Knoblauch wohldosiert im Essen (im Frühjahr Bärlauch).

Innerliche Anwendung

 Teemischung (Infus) 2–3 Tassen täglich
- Weißdornblüten 30,0
- Mistelkraut 20,0
- Melissenblätter 10,0

Äußerliche Anwendungen

 Warme Fußbäder, Senffußbäder (eher abends).

 Heiße Arnika-Pulswickel.

7.5.5 (Herz-) Beklemmungsgefühl, nervöse Unruhe

Innerliche Anwendungen

 Johanniskraut-, Lavendel-, Melisse-, Passionsblumentee.

Teemischung (Infus) 2–3 Tassen täglich
- Weißdornblüten 30,0
- Herzgespannkraut 10,0
- Melissenblätter 10,0
- Orangenblüten 5,0

Äußerliche Anwendungen

 Aurum-Lavendel-Rose-Salbenlappen auf die Herzgegend (bevorzugt nachts); Arnika-Herzkompresse; Lavendel-Unterarm- oder -Pulswickel.

Teil- oder Vollbad mit Melisse- oder Lavendel-Bademilch oder Baldrianextrakt.

7.5.6 Herzschmerzen

Ursache medizinisch abklären!

Äußerliche Anwendungen

Senf-Kompresse am linken Oberarm; Arnika-Herzkompresse; Rosmarin-Armwickel (links wenn Herzschmerz rechts und rechts wenn Herzschmerz links).

7.5.7 Wadenkrämpfe

Innerliche Anwendungen

Gänsefingerkrauttee

Äußerliche Anwendungen

Kastanienbad (WELEDA)

Schlehenöl, Solum uliginosum oder Moor-Lavendelöl; mit Lavendel- (eher abends) oder Rosmarinöl (eher erste Tageshälfte).

Schmerzen aufgrund einer arteriellen Minderdurchblutung/Verschlusskrankheit können durch behutsame Einreibungen mit Aconitöl gelindert werden.

7.5.8 Geschwollene, gestaute Beine

Innerliche Anwendung

Grüner Hafertee, Brennnessel-, Birkenblättertee.

Äußerliche Anwendungen

 Mit Tee von Steinklee (eher nicht in der Schwangerschaft) oder Hamamelis; Quarkauflagen.

 Rosskastanien-Tinktur oder -Salbe (z.B. Reparil®).

7.5.9 Krampfadern (Jucken, Brennen)

siehe auch Ulcus (s.S. 109)

Äußerliche Anwendungen

Tee-Kompressen mit Steinklee (eher nicht in der Schwangerschaft), Ringelblume, Hamamelis, Eichenrinde; Quarkauflagen, evtl. mit einigen Tr. Calendula-Urtinktur verrühren; Heilerde-Kompressen (evtl. mit einigen Tropfen Ringelblumenöl).

Ringelblumen-Salbe, Solum uliginosum oder Moor-Lavendelöl; Rosskastanien-Tinktur (1 × täglich)

Für den Hausgebrauch eignet sich auch ein Säckchen (ca. 30 × 30 cm), mit Rosskastanien gefüllt als Fußmassage-Säckchen (täglich mehrmals die Fußsohlen spielerisch darauf massieren).

7.5.10 Venenentzündung

Äußerliche Anwendungen

Quarkauflagen; Kohlblätterauflagen (Weißkohl); Beinwickel mit Borretsch-Essenz (Borago/WELEDA). Tee-Kompressen mit Steinklee oder Ringelblumen.

Literatur-Tipp zum Weiterlesen und Vertiefen
Sonn, Annegret: Tinkturen und Kompressen selbst gemacht – bei Herz-Kreislauf-Beschwerden. Forum Sozialstation, 25 (2001): 44–47.

7.6 Pflegetipps in Bezug auf Mund und Zähne

7.6.1 Gesunderhaltung/Funktionsunterstützung

Alles was die Kautätigkeit anregt (z.B. Kaugummi – aber ohne Zucker – oder feste Speisen, z.B. ein Apfel) oder was den Speichelfluss fördert (z.B. ¼ oder ½ dünne Zitronenscheibe in den Mund geben, aus Zitronenwasser hergestellte kleine Eiskugeln lutschen), bewirkt eine physio-

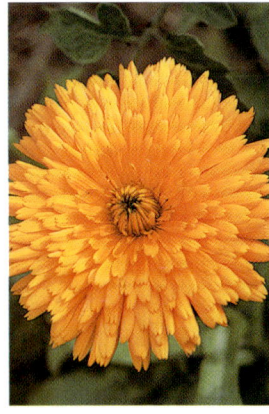

a)

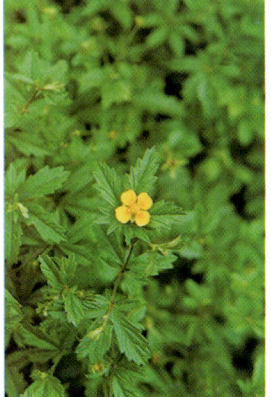

c)

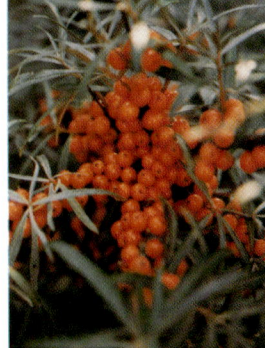

e)

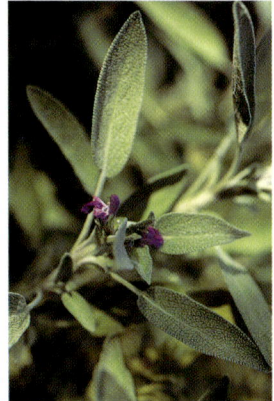

b)

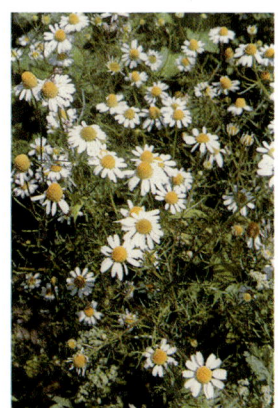

d)

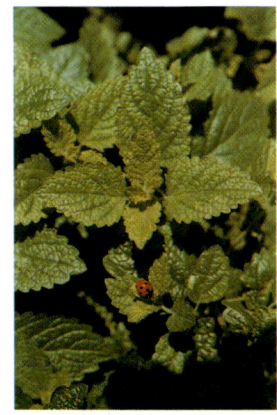

f)

logische Befeuchtung und Reinigung der Mundschleimhaut.

Das Angebot, mehrmals täglich – insbesondere nach Mahlzeiten – den Mund spülen zu können, ist nicht nur eine effektive Prophylaxe gegen unangenehme und schmerzhafte Veränderungen im Mundbereich, sondern steigert auch das allgemeine Wohlgefühl. Anstelle scharfer Mundwässer, die möglicherweise die Mundschleimhaut eher schädigen, eignen sich z.B. Sprudel mit hohem Natriumgehalt oder ein entsprechender Teeaufguss. Ein Pfefferminzetee wirkt z.B. mild reinigend, Frauenmantel oder Schwarztee wirken leicht gerbend, ein beliebiger Kräuterteeaufguss mit etwas Zitronensaft oder von Hibiskusblüten (rote Malve) hat durch den säuerlichen Geschmack eine den Speichelfluss anregende Wirkung.

Der Vorteil von Tees in der Mundpflege ist, dass diese – im Gegensatz zu vielen herkömmlichen Präparaten – auch geschluckt werden können, was bei desorientierten oder sehr geschwächten Personen durchaus passieren kann.

7.6.1.1 Ernährung

Alle mit Zucker, Honig, Sirup etc. gesüßten Mittel sind zu meiden, da sie das physiologische Milieu des Mundes stören können, deshalb zur Mundpflege nur ungesüßte Tees. Wenn ein Süßen aus Gründen der Akzeptanz unumgänglich ist, dann mit Süßstoff oder Süßholzwurzel (einige Wurzelstückchen mit dem Tee aufbrühen oder mitkochen). Die Ernährung muss ein ausreichendes Maß an Mineralstoffen, Spurenelementen und Vitaminen enthalten, um die Schleimhaut gesund zu erhalten und einer Demineralisierung der Zähne vorzubeugen. Vorübergehend (z.B. in Schwangerschaft, Stillzeit oder Rekonvaleszenz) kann mit Aufbaukalk (WELEDA) ergänzt werden. Die Mundschleimhaut spiegelt den Allgemein- und Abwehrzustand eines Menschen wider, lässt aber auch

Abbildung 7-5: a) Ringelblume, b) Salbei, c) Blutwurzel, d) Kamille, e) Sanddorn, f) Melisse. *Fotos: A. Sonn, U. Bühring.*

Rückschlüsse auf den Zustand des übrigen Verdauungstraktes zu. Behandlungen mit Antibiotika – aber auch eine indirekte Antibiotika-Belastung durch Rückstände in der Nahrung (Milch, Fleisch etc.) können hier der Auslöser sein.

7.6.2 Trockene Mundschleimhaut

Überprüfen, ob trockene Mundschleimhaut medikamentös bedingt und dies veränderbar ist.

Früchtetee oder Hibiskusblütentee (roter Malventee); sonstige Tees mit etwas Zitronensaft; Eiskugeln aus Zitronenwasser lutschen lassen.

Häufig einen kleinen Schluck trinken lassen, kann auch einfach Wasser oder Sprudel sein; ab und zu ein kleines bisschen Butter auf die Zunge geben; Butter löst auch schon vorhandene Borken.

7.6.3 Entzündungen von Zahnfleisch und Mundschleimhaut

Regelmäßig den Zustand prüfen (inspizieren).

Innerliche Anwendung

Bei sehr starken Entzündungen zunächst für Schmerzlinderung und Schleimhautschutz sorgen durch einen Kaltauszug aus blauen Malvenblüten (Malva sylvestris), Eibischwurzel oder von Leinsamen. Spülungen mit diesen Auszügen wirken kühlend und lindernd.

Dann kann ein Aufguss von entzündungshemmenden Heilpflanzen wie Ringelblumen oder Kamillenblüten (nur 3 min Ziehzeit!) oder Salbeiblätter oder Heilziest- oder Sanikelkraut folgen. Auch Echinacea-, Myrrhe- oder Rathania-Tinktur kann (nach Vorschrift verdünnt) verwendet werden. Saure Flüssigkeiten (Zitronensaft, rote Malve) in diesem Stadium meiden!

Heilerde-innerlich (1 TL auf 1 Glas Wasser oder Kräutertee) zum Spülen bindet Entzündungsstoffe; mehrmals tgl. 1 Tr. Sanddorn-Fruchtfleischöl im Mund zergehen lassen.

Äußerliche Anwendung

Für gut durchwärmte Füße sorgen: 1–2 mal täglich ein warmes oder ein ansteigendes Fußbad machen zur allgemeinen Verbesserung der peripheren Durchblutung.

7.6.4 Beläge

Borkige Beläge lassen sich mit ein bisschen Butter zunächst lösen und können dann mit Sprudel oder mit entsprechenden Kräutertee (z.B. Ringelblumen) gespült werden.

Bei Neigung zu Soor sollte regelmäßig mit Ringelblumentee oder Calendula-Urtinktur (15 Tr. auf ein Glas Wasser) gespült werden.

7.6.5 Blutende Mundschleimhaut und Zahnfleisch

Salbeitee, Frauenmantel- und/oder Blutwurztee (blutstillend), eventuell gemischt mit Ringelblumentee.

Mehrmals tägl. 1 Tr. Sanddorn-Fruchtfleischöl im Mund zergehen lassen.

7.6.6 Mundgeruch

Salbeiblätter-, Thymian- oder Ringelblumen-Tee oder -Urtinktur (15 Tr. auf ein Glas Wasser); einige Fenchelfrüchte zerkauen.

7.6.7 Zahnschmerzen

Mit Federn gefüllte Kissen meiden – anderes Füllmaterial staut weniger.

Innerliche Anwendung

Mit Salbei-, Kamillenblüten- oder (Gewürz-) Nelkentee spülen.

Gewürznelke (vorsichtig lutschen, in die Wangentasche legen).

Äußerliche Anwendung

Kamillen-Dampf-Kompresse (1–2 EL Kamillenblüten in eine Mull-Kompresse einpacken, zukleben, über Wasserdampf erwärmen, auflegen); Kamillensäckchen (kleines, mit Kamillenblüten gefülltes Stoffsäckchen) trocken anwärmen, mit schmerzender Stelle daraufliegen.

7.6.8 Druckstellen durch Zahnprothesen

s. Entzündungen von Zahnfleisch und Mundschleimhaut, S. 123.

7.6.9 Rissige Lippen

Ringelblumen- oder Echinacea-Salbe; mehrmals tägl. mit 1 Tr. Sanddorn-Fruchtfleischöl betupfen.

7.6.10 Herpes-Bläschen

Herpesinfektionen weisen auf eine Schwächung des Immunsystems hin und sollten, wenn sie immer wieder auftreten, nicht nur lokal sondern auch systemisch behandelt werden.

Äußerliche Anwendung

dünnes Auftragen von: Johannisöl oder Melissenöl-Mischung (10 Tr. 100 % naturreines ätherisches Öl von Melissa officinalis in 30 ml Mandelöl).

Melissen-Salbe (Lomaherpan®, aus der Apotheke), Echinacea-Salbe.

Auch das Auftupfen des Saftes einiger zerquetschter Zitronenmelisse-Blättchen hilft.

7.6.11 Entzündung/Schwellung der Ohrspeicheldrüse

Innerliche Anwendung

Sorgfältige Mundhygiene z. B. Salbei- oder Thymiantee (desinfizierende Wirkung).

Äußerliche Anwendung

Leinsamen-Kompressen mehrmals täglich; temperierte Quarkauflage.

7.7 Pflegetipps in Bezug auf Magen/Darm/Verdauungstrakt

7.7.1 Gesunderhaltung/Funktionsunterstützung

Eine ausgewogene, vitalstoffreiche, vollwertige Ernährung wäre wünschenswert, doch das Angebot in stationären Einrichtungen bzw. eingefahrene Essgewohnheiten der Patientinnen zeigen häufig eine andere Realität. Beeinträchtigt wird die Verdauungsfunktion zusätzlich noch durch den Bewegungsmangel und einen veränderten Tagesrhythmus, das zugrunde liegende Krankheitsbild oder sonstige Einschränkungen der Patientinnen.

Wann immer möglich, sollte pflegerisch auch Wert auf eine ansprechende Gestaltung der Nahrungsaufnahme gelegt werden. Essen ist nun mal nicht bloß ein Abfüttern und Sättigen, sondern die Verdauungstätigkeit wird durch die Sinne (Schmecken, Riechen, Sehen etc.) angesprochen und beeinflusst.

Die Trinkmenge sollte nicht rigide gehandhabt werden (nach dem Motto: «Man soll mindestens zwei bis drei Liter pro Tag trinken»), sondern attraktiv und abwechslungsreich angeboten werden, entsprechend dem Durstgefühl und der Zusammensetzung der übrigen Nahrung. Dazu gehört auch das Angebot von einfachem Wasser (warm oder kalt), das noch als freie Flüssigkeit zur Verfügung steht, die nicht schon bei Aufnahme mit Stoffen gesättigt ist und so zum Lösen und Ausscheiden von Abbauprodukten des Stoffwechsels zur Verfügung steht.

Nahrung, die reichlich Gemüse und Obst enthält, enthält auch schon viel Flüssigkeit und reduziert die zusätzliche Trinkmenge.

Wer gerne Kräutertee (als Durstlöscher) trinkt, sollte allerdings zu jenen Haustee-Mischungen greifen, deren arzneiliche Wirkung vernachlässigt werden kann (vorwiegend auf der

Basis von Brombeer-, Himbeer- und Erdbeer-
blätter; ein saisonaler Frischkräuter-Aufguss wie
z. B. Melisse aus dem Garten). Empfehlenswert
ist auch die so genannte «Sekundenüberbrühung»: 1 EL Teekräuter (Mischung) mit 1 l heißem Wasser übergießen und nur 30 s ziehen
lassen, abseihen.

7.7.1.1 Ernährung

Durch 1 bis 2 Tage Nahrungskarenz regulieren
sich so manche vorübergehenden Verdauungsbeschwerden ganz von alleine. Einmal jährlich
Heilfasten (am besten in einer Gruppe) oder
Saft-, Tee-, Reistage können ebenfalls eine gute
Anregung sein – vorausgesetzt, dass medizinisch
nichts dagegen spricht. Eine 14-tägige Frühjahrskur mit Tees, die Bitterstoffpflanzen enthalten oder das Kochen und Würzen mit Garten-
oder Wildkräutern (mit ihrem hohen Gehalt an
Vitaminen, Mineralien und Spurenelementen)
regen die Tätigkeit der Verdauungsdrüsen und
des gesamten Stoffwechsels an.

7.7.2 Appetitlosigkeit

Innerliche Anwendung

 Teemischung (Infus) 1 – 3 Tassen täglich

- Tausendgüldenkraut 20,0
- Schafgarbenkraut 20,0
- Pfefferminzblätter 20,0
- Fenchelfrüchte (zerstoßen) 20,0

Beachte: Bittertees ganz individuell zubereiten.
Er soll zwar bitter schmecken, aber für die Patientin noch tolerierbar sein. Wenn er zu bitter
ist, hat er eher eine Umkehrwirkung.

Teeaufguss von Ingwerpulver oder frischer
gehackter Ingwerwurzel oder von Thymian.

Tees aus Enzian-, Löwenzahn-, Engelwurz-
Wurzel; Artischockenblätter, Wermut-, Schafgarbenkraut.

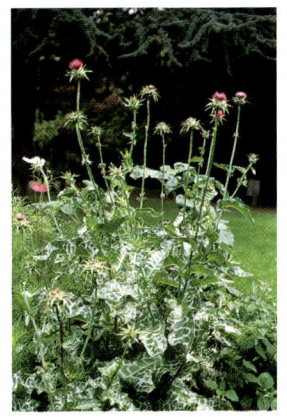

b)

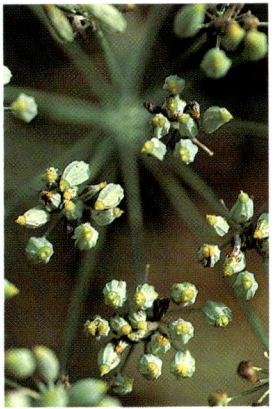

d)

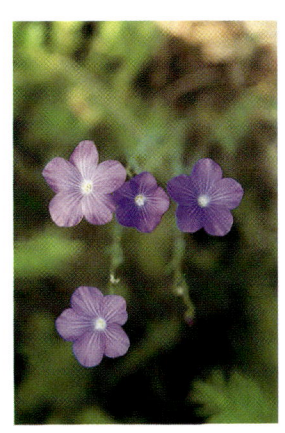

f)

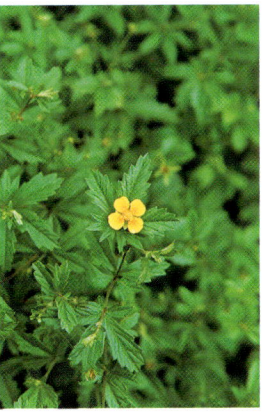

a)

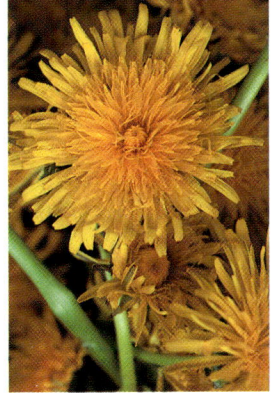

c)

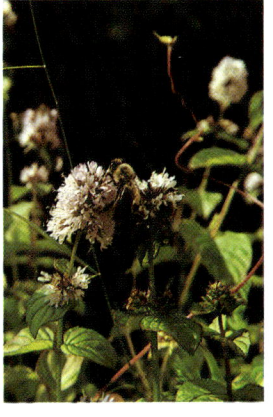

e)

Abbildung 7-6: a) Blutwurzel, b) Mariendistel, c) Löwenzahn, d) Fenchel, e) Pfefferminze, f) Lein. *Fotos:
A. Sonn, U. Bühring, J. Georg.*

Ein Heilwein wird besonders von älteren Menschen geschätzt:

Je ¼ TL sehr klein geschnittene Löwenzahn-, Wegwarten- und Engelwurz-Wurzeln mit 50 ml Likörwein übergießen, bis zu 7 Tage ziehen lassen, abseihen und 2–3 × täglich 1 EL vor dem Essen einnehmen.

Schlehenelixier (gibt's auch ungezuckert)

Mit Kräutern und Gewürzen Speisen appetitlich abschmecken – Ingwer, Thymian, Senf.

Tees aus Bitterstoffpflanzen möglichst nicht süßen, da dies die Wirkung beeinträchtigt (reflektorisch über das Schmecken ausgelöste, vermehrte Sekretion der Verdauungsdrüsen).

Äußerliche Anwendung

Anwendungen auf die Leberregion: Feucht-heiße oder Dampf-Kompresse (s. S. 187) mit Schafgarbenzusatz.

Allgemein kräftigende Armeinreibung mit Schlehenblütenöl (WALA).

7.7.3 Übermäßiger Appetit

Wenn Essen der einzige Genuss ist, der noch möglich ist, kann es leicht zum Übermaß führen. Außerdem kann eine ungünstig zusammengesetzte Nahrung mit dazu beitragen, dass jemand ständig Appetit oder Hunger hat. Kohlenhydrate erhöhen grundsätzlich den Blutzucker und veranlassen die Bauchspeicheldrüse, Insulin auszuschütten. Es kommt darauf an, wie rasch und direkt die Kohlenhydrate der Nahrung den Blutzucker erhöhen (Glycaemiepotenzial) – entsprechend heftig ist die Reaktion (und Belastung) der Bauchspeicheldrüse, die dann oft große Mengen Insulin ausschüttet. Häufig ist die Folge dann eine Hypoglycaemie, was erneuten Hunger und einen regelrechten Teufelskreis mit ungebremstem Appetit auslöst. Man kann dem entgegensteuern, indem man den glycaemischen Index von Nahrungsmitteln beachtet (s. Literatur) und damit nur einen geringen

Glucose-Anstieg im Blut bewirkt, der eher konstant bleibt, zu einer besseren Sättigung führt und so den Appetit (und häufig auch das Körpergewicht) normalisiert.

Innerliche Anwendung

Teemischung (Infus) 2–3 Tassen täglich:
- Mariendistelfrüchte (zerquetscht) 20,0
- Schafgarbenkraut 20,0
- Löwenzahnwurzel und -blätter 20,0
- Fenchelfrüchte (zerquetscht) 20,0

 Helianthus tuberosus-Urtinktur (Topinambur).

Äußerliche Anwendung

Anwendungen auf die Leberregion: feucht-heiße oder Dampf-Kompresse mit Schafgarbentee oder ein Heublumensäckchen.

7.7.4 Völlegefühl/Dyspepsie

Innerliche Anwendung

Tee aus Löwenzahnblättern und -wurzel, Pfefferminzblättern oder Schafgarbenkraut (Infus); Wegwartenwurzel- oder Mariendistelfrüchte-Tee (Dekokt).

Teemischung (nach Pahlow) 2–3 Tassen täglich (Infus):
- Kamillenblüten 20,0
- Melissenblätter 20,0
- Pfefferminzblätter 20,0
- Angelikawurzel 10,0
- Kümmelfrüchte (zerstoßen) 15,0
- Fenchelfrüchte 10,0
- Wermutkraut 5,0

Äußerliche Anwendung

Heublumensäckchen; feucht-heiße Leberkompresse oder Dampf-Kompresse (eventuell mit Schafgarbentee).

Baucheinreibung mit 1- bis 2-prozentigem Kümmelöl.

7.7.5 Sodbrennen/saures Aufstoßen

Innerliche Anwendung

Kaltauszug von (blauer) Malve oder Leinsamen.

Roher Kartoffelsaft oder Kohl-Frischpresssaft (250 ml/Tag), evtl. mit 1 Tr. Sanddorn-Fruchtfleischöl. Mandeln kauen oder 1–2 EL Haferflocken langsam kauen und schlucken.

Leinsamen-Aprikosen-Aperitif: 2 EL Leinsamenschrot mit 500 ml Wasser 5–10 min köcheln lassen, abseihen, den Sud 1:1 mit einem guten Aprikosen-Nektar verdünnt trinken.

Äußerliche Anwendung

Heublumensäckchen; feucht-heiße Leberkompresse oder Dampf-Kompresse (eventuell mit Schafgarbentee).

7.7.6 Magen-/Oberbauchschmerzen durch Gastritis/überreizte Magenschleimhaut

Innerliche Anwendung

Keine Bitterstoffdrogen als Tees verwenden Teemischung (Infus) 2–3 Tassen täglich:
je 20,0 Kamille, Pfefferminze, Melisse und je 5,0 Fenchelfrüchte (zerstoßen) und Isländisch Moos

Kamillentee-Rollkur: morgens vor dem Aufstehen 1–3 Tassen Kamillenblütentee schluckweise trinken, sich wieder hinlegen, jeweils 5 min erst in Rückenlage, dann auf der linken Seite, in Bauchlage und abschließend auf der rechten Seite entspannen. Kurmäßig für 2–3 Wochen durchführen.

Kohl-Frischpresssaft – bis zu $^1/_2$ l über den Tag verteilt trinken; bei Neigung zu Blähungen: 1 TL zermahlene Kümmelfrüchte zufügen.

Äußerliche Anwendung

Für warme Füße sorgen z.B. mit Fußbädern (evtl. mit Lavendel oder Rosmarinzusatz).

Feucht-heiße Kompresse oder Dampf-Kompresse (eventuell mit Kamillentee) auf den Oberbauch.

Öl-Kompressen mit Kamillenöl (-auszug) oder mit 2- bis 5-prozentigem Kümmelöl (-gemisch).

Fuß-/Beineinreibung mit Lavendel (eher abends) oder Rosmarinöl (eher morgens).

7.7.7 Übelkeit/Erbrechen

Innerliche Anwendung

Tee von Ingwer oder Pfefferminze oder Pfefferminzblätter und Kamillenblüten zu gleichen Teilen gemischt.

Ein kleiner Schluck Zitronensaft.

Äußerliche Anwendung

Wärmende Fußbäder (Rosmarin eher morgens/Lavendel eher abends).

 Feucht-heiße Kompresse oder Dampf-Kompresse (evtl. mit Kamillentee) auf den Oberbauch; bei zusätzlichen Bauchkrämpfen: Gänsefingerkrautkissen; warmes Kirschkernsäckchen.

Wärmende Fuß-/Beineinreibungen.

Frische Luft, Fenster öffnen.

7.7.8 Blähungen

(s. S. 157 Neugeborenes: Koliken/Blähungen)

Innerliche Anwendung

 Teemischung (Infus) 2–3 Tassen täglich: Je 30,0 zerstoßene Kümmel-, Fenchel-, Anisfrüchte.

Tee von Pfefferminzblättern oder Gänsefingerkraut (Infus).

Teemischung (R. Weiss) bei Magen-Darm-Katarrh mit Blähungen 2–3 Tassen täglich (Infus):

- Kümmelfrüchte (zerstoßen) 10,0
- Fenchelfrüchte (zerstoßen) 10,0
- Kamillenblüten 80,0
- Weißdornblüten 20,0 noch dazumischen bei sehr starken Blähungen (Roemheld-Syndrom)

Tees gegen Blähungen nicht süßen, da Zucker, Honig, Sirup etc. Gärungsprozesse im Darm noch verstärken können.

Äußerliche Anwendung

Bei Neigung zu kalten Füßen: wärmende Fußbäder.

Heublumensäckchen (Leber); feucht-heiße oder Dampf-Kompresse auf den Bauch (evtl. mit Kamillenzusatz); Johannis- oder Kamillenölauflage auf den Bauch; warmes Kirschkernsäckchen; Gänsefingerkrautkissen. Bei starker Berührungsempfindlichkeit der Bauchdecke können Auflagen stattdessen in der Kreuzbeinregion angelegt werden. Diese Öl-Kompressen sind auch für Säuglinge mit Dreimonatskoliken geeignet (evtl. während des Trinkens).

Wärmende Fußeinreibung mit Lavendelöl (abends) oder Rosmarinöl (morgens) oder Johannisöl.

Kreuzbeinregion mit Johannisöl einreiben.

Füße wärmend massieren. Säuglinge sprechen gut auf viel Hautkontakt an: Das Kind mit nacktem Bäuchlein immer wieder auf den (nackten) Bauch oder Oberkörper von Vater oder Mutter legen.

7.7.9 (Gallen-) Kolikschmerzen

Innerliche Anwendung

 Vorbeugend bei bereits diagnostizierten Gallensteinen: Tee von Löwenzahnwurzel und -kraut.

Teemischung (M. Pahlow) 1–2 Tassen täglich (Infus):
- je 10,0 Schöllkrautwurzeln, Wermutkraut, Kümmelfrüchte (zerstoßen), Pfefferminz- und Melissenblätter, Erdrauchkraut

Vorsicht: Es darf kein (Gallengang-) Abflussstau vorliegen, sonst werden die Kolikschmerzen durch vermehrte Gallenproduktion nur verschlimmert!

Äußerliche Anwendung

 Melissen-Vollbad oder Teilbad (Füße).

Auf Leber-Gallen-Region: Heublumensäckchen; Gänsefingerkrautkissen; feucht-heiße Kompresse oder Dampf-Kompresse auf den rechten Oberbauch (evtl. mit Schafgarbe); warmes Kirschkernsäckchen.

Beachte: Keine Wärmeanwendung bei Gallenblasenentzündung.

Wärmende Fußeinreibung mit Johannisöl.

7.7.10 Verstopfung

Innerliche Anwendung

Mariendistel-Früchte kauen oder Tee davon kochen (auch für Schwangere geeignet); Tees von Löwenzahnblättern und -wurzel u. a. Bitterdrogen fördern die Verdauungssäftesekretion, regen die Verdauungstätigkeit an und sind eine gute Obstipationsprophylaxe.

Teemischung (Infus) 2–3 Tassen täglich:
- je 30 g Pfefferminzblätter, Schafgarbenkraut, Kamillenblüten

Ausgesprochene Abführdrogen (Sennesblätter, Faulbaumrinde etc.) eher meiden, da sie die Darmperistaltik zu sehr reizen, langfristig die Darmträgheit eher verstärken und häufig durch zu heftige Reaktion eine Elektrolytverschiebung bewirken. Ihre Einnahme ist in der Schwangerschaft verboten und auch sonst maximal für nur 7 bis 10 Tage erlaubt.

1–2 EL Lein- oder Flohsamen in etwas Naturjoghurt einnehmen, viel Flüssigkeit nachtrinken (pro EL 1/4 l).

Dörrpflaumen morgens in Wasser einweichen, abends essen, Einweichwasser trinken; 1–2 Gläser Pflaumensaft täglich trinken. Wenn möglich, auf faserstoffreiche Kost, Flüssigkeits-

zufuhr (30 ml/kgKG) und angemessene Körperaktivität achten.

Äußerliche Anwendung

Wärmende Fußbäder (morgens mit Rosmarin); kalte Leibwaschung im Uhrzeigersinn
(nach Kneipp).

Feucht-heiße Bauchauflage oder Dampf-
Kompresse (mit oder ohne Schafgarben- oder
Kamillentee); Kartoffelauflage; Heublumensäckchen; kalter Lendenwickel nach Kneipp; insbesondere bei kleinen Kindern und alten Menschen auch Kümmel- oder Kamillenöl-Kompresse; Bei starker Berührungsempfindlichkeit
der Bauchdecke können die Auflagen stattdessen
in der Kreuzbeinregion angelegt werden.

Baucheinreibung (evtl. mit Kümmelöl, 1-
bis 2-prozentig, oder Johannisöl).

7.7.11 Durchfall

Die Ursache sollte zunächst abgeklärt werden –
Magen-Darm-Infekt? Folge von Antibiotikatherapie oder sonstigen Medikamenten? Die Faktoren Lebensalter und Allgemeinzustand müssen
im Auge behalten werden, um eine Gefährdung
durch Dehydratation und Elektrolytverschie-
bungen zu vermeiden.

Innerliche Anwendung

Blutwurztee (nur befristet auf 1 – max.
7 Tage, weil stark austrocknend) insbesondere
bei blutigen, kolikartigen Durchfällen, Colitis
ulcerosa oder M. Crohn; Tee von Frauenmantelkraut, Odermennigkraut, Brombeerblätter- oder
Schwarztee (10 min ziehen lassen); Tee von getrockneten Heidelbeeren insbesondere bei Säuglingen.

Teemischung für Erwachsene:
- Blutwurz 20,0
- Pfefferminze 10,0
- Kamille 10,0
  Teemischung für Kinder:
- Melisse 10,0

- Kamille 10,0
- getrocknete Heidelbeeren 20,0

Birkenkohlekapseln, Heilerde (ultra/inner-
lich).

Besonders für Kinder geeignet: auf der Glas-
reibe geriebener Apfel, geschlagene (eher noch
feste) Banane oder gekochte Karotten(-suppe),
Reisschleim.

Bei Durchfällen infolge Antibiotikum-The-
rapie (Dysbiose) kann die Regenerierung der
physiologischen Darmflora unterstützt werden
durch: Naturjoghurt und Milchzucker; Molke;
milchsauer vergorene Produkte (z.B. Sauer-
kraut); Ingwertee; Knoblauch.

Äußerliche Anwendung

Wärmende Fußbäder (Rosmarinzusatz
morgens – Lavendelzusatz abends).

Feucht-heiße Bauchauflage oder Dampf-
Kompresse (mit oder ohne Kamillentee); Heublumensäckchen; insbesondere bei kleinen Kindern, alten oder geschwächten Menschen auch
Kümmel- oder Kamillenöl-Kompresse.

Bei starker Berührungsempfindlichkeit der
Bauchdecke können Auflagen stattdessen in der
Kreuzbeinregion angelegt werden.

Wärmende Fußeinreibung mit Lavendelöl
(abends) oder Rosmarinöl (morgens) oder Johannisöl.

7.7.12 Beschwerden durch Hämorrhoiden

Innerliche Anwendung

Hämorrhoiden rühren meist von einem
venösen Rückstau im Pfortader-Bereich her.
Deshalb ist eine begleitende Leber-Funktionsunterstützung sinnvoll, zumal sie auch für weichen Stuhlgang sorgen kann.

Teemischung (Infus) 2–3 Tassen täglich:
- Löwenzahnwurzel und -kraut 20,0
- Mariendistelfrüchte (zerstoßen) 20,0
- Hirtentäschelkraut 20,0
- Ringelblumenblüten 20,0

Äußerliche Anwendung

 Evtl. Sitzbäder mit Kamillenblüten- oder Schafgarbentee – jedoch nur ganz kurz wegen der lokalen Wärme, die zusätzlich für venösen Stau sorgen kann (besser Kompressen).

Je nach Belieben körperwarme bis kühle Kompressen mit Tee von Kamillen-, Ringelblumen- oder blauen Malvenblüten (wund und entzündet), Schafgarbe, Blutwurz, Eichenrinde oder Hamamelis (blutend), Quark oder Heilerde (heiß und gestaut). Die Kompressen können auf Wunsch auch unmittelbar vor Anwendung gekühlt werden.

Ringelblumen-, Hametum-Salbe.

Quark und Salben können in ca. 2 cm langen Stücken z. B. in leeren Kunststoff-Form-Verpackungen für Ampullen kurz eingefroren und als «Eis-Zäpfchen» verabreicht werden.

7.7.13 Patientinnen mit Sondennahrung

Es ist eine unsinnige Angewohnheit, dass Nahrungssonden routinemäßig mit Heilkräutertees (meist Kamillentee, der dazu noch eine viel zu lange Ziehzeit hatte) durchgespült werden. Heilkräutertees sollten nur eingesetzt werden, wenn es dafür eine Indikation gibt. Sie können sonst die Verdauung eher stören. Besser wird die Sonde mit (abgekochtem) Wasser oder mit einer Sekundenüberbrühung (1 EL Teemischung mit 1 l heißem Wasser überbrühen, 30 s Ziehen lassen, abseihen) durchgespült.

Literatur-Tipps zum Weiterlesen und Vertiefen
Finck, Hans: Die Montignac-Methode. Natur & Heilen, (2001) 10: S. 28–35.
Montignac, Michel: Die Montignac-Methode. Essen und dabei abnehmen. Artulen, Offenburg, 5. dt. Auflage, 2002.

7.8 Pflegetipps in Bezug auf Knochen, Muskeln und Gelenke

7.8.1 Gesunderhaltung/Funktionsunterstützung (z. B. Kontrakturenprophylaxe)

Regelmäßige Bewegung und Muskelaktivität wirken sich direkt auf den Aufbau von Knochensubstanz aus. Berührung und Einreiben fördern eine gesunde «Wohlfühlspannung» (Eutonie), Stabilität und Reaktionsfähigkeit der Muskulatur. Darüber hinaus führen Einreibungen (z. B. mit Johannis- oder Rosmarinöl) und Wickelanwendungen (z. B. Heublumensäckchen) zu einer guten Durchwärmung und Entspannung und können so Muskelschmerzen und Kontrakturen vermeiden helfen, Aufstehversuche von bettlägerigen Personen erleichtern und eine Mobilisierung unterstützen.

Ein Vollbad durchwärmt den ganzen Körper (z. B. mit Wacholder- oder Heublumenextrakt), aber auch ein Teilbad (z. B. Fußbad) und nachfolgendes Warmhalten der Körperperipherie sorgen für eine gute Durchblutung der gesamten Muskulatur. Nach einer durchwärmenden Anwendung Zugluft vermeiden.

Äußerliche Maßnahmen können durch Heilpflanzentee ergänzt werden (z. B. der kieselsäurereiche Schachtelhalm). Eine Wacholderbeer-Kur nach Sebastian Kneipp bringt Stoffwechsel-Abbauprodukte zur besseren Ausscheidung und entlastet damit das Bindegewebe. Voraussetzung ist eine intakte Nierenfunktion. Man beginnt am 1. Tag mit 3 × 1 getrockneten Wacholderbeere und steigert dies täglich um (3 ×) 1 Beere bis auf 3 × 15 Beeren. Ab dem 16. Tag wird täglich um (3 ×) 1 Beere reduziert bis man wieder bei 0 angelangt ist.

Eine Frühjahrs- und/oder Herbstkur mit Brennnessel- oder Löwenzahn-Tee (täglich 2–3 Tassen während 3–4 Wochen) trägt zur Ausscheidung abgelagerter Stoffwechselprodukte bei und soll Knorpel und Bindegewebe schützen.

7.8.1.1 Ernährung

Frisches Gemüse, Obst, Vollkorn- und Milchprodukte und ein mäßiger Fleischkonsum liefern die entsprechenden Nähr- und Vitalstoffe, die zur Erhaltung und erst recht zum Wiedererlangen der Stabilität unserer Knochen, nötig sind. Wildkräuter wie Brennnessel, Giersch oder Bärlauch enthalten übrigens ein Vielfaches an Mineralstoffen (u.a. auch Kalzium) im Vergleich zu unseren Kulturgemüse-Sorten. Man kann – für den Hausgebrauch – mit Wildkräutern die gewohnte Kost gut ergänzen und bereichern (z.B. Kräuterrahmsuppe aus Brennnessel, Giersch; Wildkräuter wie Vogelmiere, Bärlauch u.a. unter die Salatkräuter mischen). Voraussetzung ist, dass man diese essbaren Wildkräuter sicher bestimmen und von giftigen Artgenossen unterscheiden kann.

Das komplexe Zusammenspiel zwischen den aufgenommenen Nähr- und Vitalstoffen und vom Körper produzierten Hormonen (u.a. Calcitonin oder Östrogen) ist ein Faktor, der den Knochen ihre nötige Stabilität gibt. Neben dem Vitamin-B-Komplex ist auch Vitamin E (u.a. in Getreidekeimen, Brennnesselsamen, Blütenpollen) am Aufbau von Östrogen beteiligt. In Pflanzen vorkommende Phytoöstrogene (u.a. in Salbei, Rotklee, Himbeeren, schwarzen Johannisbeeren etc.) können den abnehmenden Östrogenspiegel z.B. in den Wechseljahren etwas ausgleichen.

So belastend Übergewicht für Knochen und Gelenke sein kann, so sehr laufen ständige Schlankheitsdiäten einer Skelettstabilität zuwider – denn auch das Unterhautfettgewebe produziert ein gewisses Maß an Östrogenen, welche den Einbau von Kalzium in die Knochen begünstigen. (Über-) Reichlicher Kaffee-, Nikotinoder Alkoholkonsum gilt im Übrigen als Vitamin-D-Räuber, während der hohe Phosphorgehalt mancher Nahrungsmittel und Getränke (z.B. Colagetränke) als Kalziumantagonist wirkt, also den Kalzium-Einbau ebenfalls behindert.

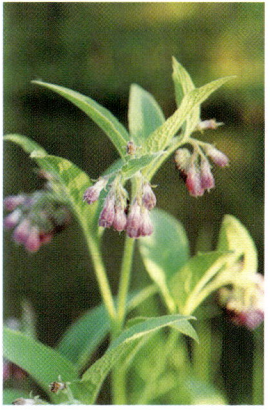

a)

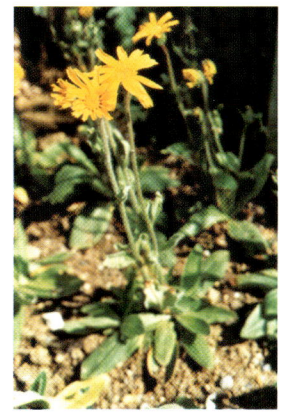

b)

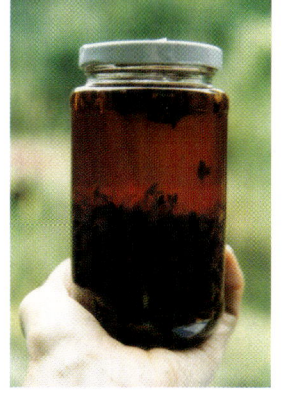

c)

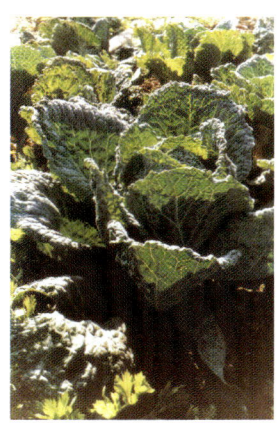

d)

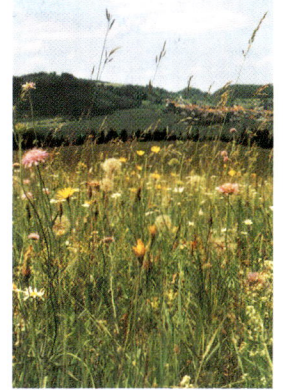

e)

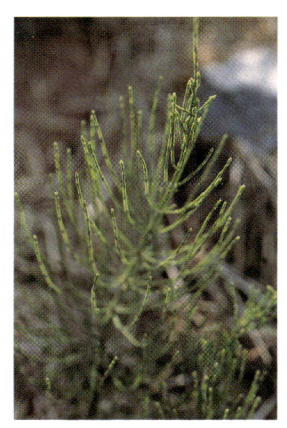

f)

Abbildung 7-7: a) Beinwell, b) Arnika, c) Johannisöl, d) Kohl, e) Heublumen, f) Schachtelhalm. *Fotos: A. Sonn, U. Bühring.*

7.8.2 Muskelverspannungen von Nacken und Rücken

Ein Tipp für zu Hause: Statt einem üblichen Kopfkissen ein kleines Dinkelspreukissen (z. B. 40 × 60 cm) als Nackenstütze, die sich den Bewegungen und veränderten Lage-Erfordernissen im Schlaf anpasst und die Nackenmuskulatur so optimal stützt. Gleichzeitig schafft Dinkelspreu ein angenehmes Klima (nicht zu warm, nicht zu kalt, gut durchlüftet). Eine mit getrockneten Wurmfarnblättern gefüllte Nackenrolle kann ebenfalls Linderung bei Nackenschmerzen verschaffen. Gesammelt werden dazu Farnblätter im Sommer, wenn sie an ihrer Unterseite die braunen Sporen angesetzt haben.

Innerliche Anwendung

Zur Verbesserung der Stoffwechselaktivität im Bindegewebe und besseren Ausscheidung:

- Brennnesselblätter 20,0
- Birkenblätter 10,0
- Löwenzahnwurzel und -kraut 10,0
- Schafgarbenkraut 10,0
- Pfefferminzblätter 10,0

Präparate wie Rheuma-Hek® (Brennnessel) oder Assalix® (Weidenrinde) können bei chronischen Rückenschmerzen Linderung verschaffen.

Äußerliche Anwendungen

Mit Rosmarin- oder Wacholderöl (auf 30 ml Pflanzenöl 6 Tr. eines 100 % naturreinen ätherischen Öls), Moor-Lavendelöl (WALA), Aconitöl (Schmerzöl von Wala).

Heißes Bad mit Wacholder-, Heublumenextrakt; bei starken Nackenverspannungen ist ein Fußbad oft schonender und effektiver als ein Vollbad.

Temperierte Johannisöl-Kompresse; über Wasserdampf erwärmtes Heublumensäckchen; Kartoffelauflage; Senfauflage.

Heiße Anwendungen sind im Stadium der Muskelverspannung unbedenklich einsetzbar; es darf aber noch keine Nervenwurzelreizung vorliegen (akute Entzündung) – spürbar durch Intensivierung der Verspannung und des Schmerzes: heiße Anwendungen dann sofort abbrechen.

In diesem Fall kann kurzzeitig (3–4 min) eine schmerzdämpfende, gefrorene Salzwasser-Kompresse aufgelegt werden (z. B. Waschlappen mit Salzwasser befeuchten und in Plastiktüte ins Gefrierfach legen, bleibt durch Salzgehalt auch im gefrorenen Zustand modellierbar).

Im Zweifelsfall mit einer nur temperierten Johannisöl-Kompresse beginnen, um zu starken Reiz zu vermeiden.

7.8.3 Muskelkrämpfe und Muskelkater

Wärme hilft meist gut bei Muskelkrämpfen und Muskelkater. Mögliche Kontraindikationen (z. B. ausgeprägte Krampfadern, Thrombophlebitis) sollten jedoch zuvor abgeklärt sein.

Auslöser für Muskelkrämpfe können auch Medikamente sein, die z. B. Elektrolyt-Verschiebungen verursachen.

Ein verminderter Kalium-Spiegel kann z. B. mit Bananen oder getrockneten Aprikosen erhöht werden. Huflattich oder Vogelmiere sind kaliumreiche Wildkräuter aus dem eigenen Garten – ein Tipp für zu Hause.

Bei Muskelverkrampfungen oder -spasmen, die durch neurologische Erkrankungen bedingt sind, sollten extreme Temperaturen bei äußerlichen Anwendungen eher gemieden werden (besser nur temperiert).

Äußerliche Anwendungen

Vollbad mit Heublumenaufguss oder -extrakt. Rosmarinaufguss oder -bademilch eignen sich als Zusatz für Voll- und Teilbäder (nicht in der 2. Tageshälfte). Der Tendenz zum Spasmus bei Multipler Sklerose (MS) kann man z. B. mit Lavendel-(Teil-)Bädern oder Beineinreibungen begegnen. Bei muskulärer Starre bei der Parkinson-Erkrankung werden belebende und lösende Einreibungen oder Waschungen (z. B. mit Rosmarin) bevorzugt. In der anthroposophisch orientierten Pflege macht man gute Erfahrungen mit Schachtelhalmbädern bei Parkinson (pro Vollbad: Decoct von 1 Tasse Schachtelhalmkraut auf 1 l Wasser 40–45 min köcheln).

Moor-Lavendelöl (WALA), Aconit-Schmerz-öl (WALA), Beinwell-Salbe (Kytta®), Beifußöl-Auszug; Equisetum-Öl (bei Parkinson, anstelle von Schachtelhalm-Bädern).

Bei Spasmen, die durch eine neurologische Grunderkrankung bedingt sind (z. B. bei MS), muss durch die Art der Berührung ein Auslösen von Spasmen vermieden werden (keine flüchtigen oder punktuellen, sondern klare, ruhige, wärmende Berührungen).

Kompressen mit Johannis-, Aconit-Schmerzöl, Equisetum-Öl.

7.8.4 Gelenkschmerzen und -schwellungen (akut/chronisch)

Insbesondere für die Wahl einer äußerlichen Anwendung ist hier entscheidend, ob es eine akute oder eine chronische Entzündung ist. Akut entzündete Gelenke (auch bei Gicht) sind in der Regel heiß, sehr schmerzhaft bis berührungsempfindlich, eventuell gerötet und geschwollen. Ein Mensch mit akut entzündetem Gelenk verlangt eher nach kühlenden Anwendungen. Menschen mit chronischen Gelenksentzündungen sind meist eher sehr wärmebedürftig, tragen deshalb z. B. gerne Kniewärmer und mehrere, wärmende Kleidungsschichten. Sie verlangen spontan eher nach wärmenden Anwendungen.

Innerliche Anwendung

Die Ernährung sollte möglichst arm – oder gar frei – von tierischem Eiweiß sein (jedoch zur Vermeidung von Mangelzuständen dies nicht nur weglassen, sondern durch pflanzliche Alternativen ersetzen – evtl. Vollwert-Kochkurs besuchen). Tees können Entgiftungsfunktionen des Stoffwechsels (s. u.) wirkungsvoll unterstützen, jedoch sollte auch ausreichend (Leitungs-) Wasser – also noch ungesättigte Flüssigkeit – getrunken werden, damit der Organismus die Abbauprodukte gut ausscheiden kann.

Zur Unterstützung der Stoffwechsel- und Ausscheidungsfunktionen (auch bei Gicht):
- Birkenblätter 10,0
- Brennnesselblätter 10,0

- Holunderblüten 10,0
- Löwenzahnwurzel und -kraut 10,0
  oder:
- Löwenzahnwurzel und -kraut 20,0
- Tausendgüldenkraut 10,0
- Mariendistelfrüchte (zerstoßen) 10,0
- Pfefferminzblätter 10,0
- Schöllkrautwurzeln 10,0

jeweils Kur über 3–4 Wochen tägl. 2 Tassen, 2–3 × jährlich

zur Schmerzlinderung:
- Weidenrinde und Mädesüßkraut zu gleichen Teilen gemischt, 2–3 Tassen täglich, nach spätestens 3–4 Wochen pausieren.

Äußerliche Anwendungen

Johannisöl, Solum uliginosum oder Moor-Lavendel-Massageöl (WALA), Wacholderöl-Mischung (2-prozentig), Arnikaöl, -salbe oder -Schmerzfluid.

Heublumen-, Rosmarin-, Schachtelhalm-, Beifuß-Aufguss oder -Fertigextrakt aus der Apotheke.

Bei chronisch-entzündlichen, degenerativen Gelenksbeschwerden: feucht-heiße Gelenkswickel mit Heublumenaufguss; temperierte Öl-Kompressen mit Johannisöl, Solum uliginosum oder Moor-Lavendelöl; Bockshornklee-Wickel; temperierte Quarkwickel; Beinwell-Salbenauflagen (Kytta®-Plasma).

Bei akuter Gelenksentzündung: kühlende Quarkauflagen (zimmerwarmer Quark!), Arnika- oder Essigsaure-Tonerde-Wickel, gefrorenes Trockenerbsen- oder Kirschkernsäckchen.

7.8.5 Stumpfe Verletzungen (Prellungen/Zerrungen/Verstauchungen)

Innerliche Anwendung

Bei allen Arten von Unfällen und Verletzungen empfiehlt es sich, Arnika C 30 als Globuli einzunehmen: 5 Globuli im Mund zergehen lassen, 5 weitere Gl in 1 Glas (Leitungs-) Wasser auflösen, mit Löffel (nicht Metall) verrühren und davon 1–2-stdl. 1 Teelöffelchen einnehmen. Wenn dies unmittelbar nach der Verletzung nicht möglich war, kann es auch noch 1 bis 2 Tage hinterher mit einer einmaligen Gabe von 5 Globuli nachgeholt werden und so Schmerzen lindern, das Abklingen einer Schwellung oder eines Hämatoms unterstützen und so auch helfen, eventuell notwendige chirurgische Maßnahmen gut vorzubereiten und zu begleiten.

Äußerliche Anwendungen

Zur Erstversorgung nach einer Verletzung wird immer eine eher kühlende, damit schwellungs- und schmerzlindernde Anwendung gemacht. Bei anhaltender Funktionseinschränkung und Schmerzen können einige Tage später warme bis heiße Anwendungen folgen. Diese verbessern dann deutlich die Funktionseinschränkung (Beweglichkeit), lindern Schmerzen und beschleunigen die Resorption eines Hämatoms. Postoperativ ist der Zustand der Wunde oder Naht ausschlaggebend dafür, wann mit warmen oder heißen Anwendungen begonnen werden kann.

Arnika-Salbe oder -Schmerzfluid, Beinwell-Salbe; nach Entfernen eines Gipsverbands kann mit Rosmarin-Salbe oder -Öl, Johannisöl, Moor-Lavendel-Massageöl oder Beinwell-Salbe die Funktion und der Hautzustand unterstützt bzw. verbessert werden.

Wickel oder Auflagen mit nach Vorschrift verdünnter Essenz von Arnika, Calendula oder Symphytum.

Kohlauflagen; Quark-Kompressen oder -wickel; gefrorenes Trockenerbsen- oder Kirschkernsäckchen tragen alle zum Abschwellen und zur Schmerzlinderung bei.

Literatur-Tipps zum Weiterlesen und Vertiefen

AID Verbraucherinformation «Wildgemüse» Faltblatt Nr. 2521.
  Bezugsadresse: AID-Verbraucherdienst, Konstantinstr. 124, 53179 Bonn.
Bühring, Ursel: Kochen mit Wildkräutern. Heft 1–4. Edition Achillea, Stegen 1992.
  Bezugsadresse: Freiburger Heilpflanzenschule, Oberbirken 17, 79252 Stegen.
Bühring, Ursel: Heilpflanzen bei Rheuma. Naturarzt 9 (2003): 36–38.
Sonn, Annegret: Starke Tipps für schwache Stellen – Anwendungen gegen Muskelverspannungen etc. Forum Sozialstation, 26 (2002) 116: 44–46.

7.9 Pflegetipps in Bezug auf Nieren und Harnwege

7.9.1 Gesunderhaltung/Funktionsunterstützung

Die Nieren sind, neben der Atmung, ein wichtiger Regulator für den pH-Wert des Blutes. Dies spiegelt sich im unterschiedlichen pH-Wert des Urins im Laufe eines Tages, entsprechend der Körperaktivität, dem Sauerstoffumsatz und dem Nahrungsangebot. Ausreichend Bewegung, entsprechende Sauerstoffaufnahme und eine entsprechende Ernährung erleichtern den Nieren die Regulierung des Blut-pH-Werts. Im Übrigen stehen die Nieren und Harnwege unter dem starken Einfluss des vegetativen Nervensystems und reagieren empfindlich auf (Dauer-)Stress – was der Volksmund in der Feststellung ausdrückt, dass «einem etwas an die Nieren geht». In der Folge entspannender Maßnahmen wie z. B. Atemübungen oder Wärmeanwendungen kommt es häufig zu einer verstärkten Harnausscheidung als Zeichen einer gestärkten Nierenfunktion.

Eine mangelnde Wärmeverteilung im Körper bedeutet für die Nieren ebenfalls Stress. Eine warme Peripherie (insbesondere die Füße) und Lendenregion kann z. B. durch Fußbäder oder entsprechende Kleidung gewährleistet werden – Flügel-Nachthemden sind nicht nierenfreundlich. Es sollte aber auch nicht zum Wärmestau und Schwitzen kommen, bzw. die betroffene Person muss dann rasch trockene Wäsche und Kleidung erhalten. Besonders bei Aufsteh- und Mobilisierungsversuchen Strümpfe anziehen und Zugluft vermeiden.

7.9.1.1 Ernährung

Eine vorwiegend vegetarische Kost unterstützt die Nierenfunktion, indem sie von vornherein mehr Flüssigkeit anbietet. Außerdem gibt es wassertreibende Gemüse, welche die Ausscheidungsarbeit der Nieren unterstützen (Kartoffeln, Petersilie, Sellerie, Spargel, Lauch). Durch das Würzen mit Kräutern wie Petersilie, Borretsch, Liebstöckel, Rosmarin oder Wacholderbeeren unterstützt man dies ebenso wie durch bestimmte Obstsorten (Hagebutten, Erdbeeren, Birnen, Johannisbeeren). Durch senfölhaltige Gemüse oder Gewürze kann einer Neigung zu Harnwegsinfekten vorgebeugt und durch Vermeiden bestimmter Nahrungsmittel einer wiederholten Steinbildung begegnet werden (s.u., S. 137).

Als Getränke zum täglichen Gebrauch eignen sich einfaches Trinkwasser (hat noch die volle Kapazität wasserlösliche Abbauprodukte aufzunehmen und zur Ausscheidung zu bringen), salzarmes Mineralwasser, eine «Sekundenüberbrühung», eine Haustee-, Früchte- oder Hagebuttenteemischung (sofern die Säure vertragen wird). Warme Getränke sind grundsätzlich nierenfreundlicher als kalte.

Genussmittel wie Kaffee, Schwarztee, Alkohol oder Nikotin sollten – wenn überhaupt – dann sparsam und genießerisch verwendet werden, da sie eher Reizmittel für die Nieren sind und dem Körper Flüssigkeit entziehen.

Die landläufige Meinung, täglich mehrere Liter trinken zu müssen, um die Nierenfunktion zu unterstützen, ist mit Vorbehalt zu sehen: Herz und Kreislauf müssen diese Flüssigkeitsmenge bewältigen können und die Nieren jeden Tropfen Urin filtern – das bedeutet Arbeit.

Wer zu Steinbildung oder Harnwegsinfekten neigt, kann durchaus – zumindest kurmäßig oder z.B. bei heißer Witterung etc. – etwas mehr trinken, sollte aber auch die Nahrungszusammensetzung (s.o.) mit in Betracht ziehen. Unsinnig ist es, aus Gewohnheit literweise (Heil-) Kräutertees zu trinken – dies bedeutet eine ständige Zufuhr von arzneilichen Stoffen.

7.9.2 Unkontrollierter Harndrang

(z.B. bei Inkontinenz/Enuresis)

Immer abklären, ob nicht ein versteckter Harnwegsinfekt vorliegt. Blasen- und Nierenregion warm halten (warme Unterwäsche, Nierenwärmer), warme Strümpfe. Bett vorwärmen,

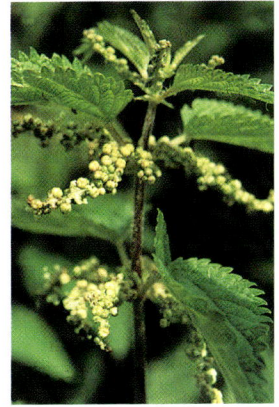

a)

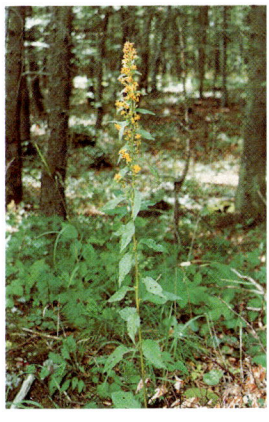

b)

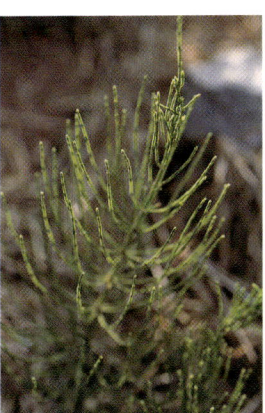

c)

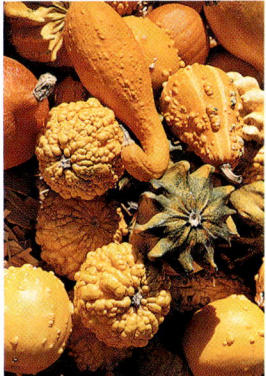

d)

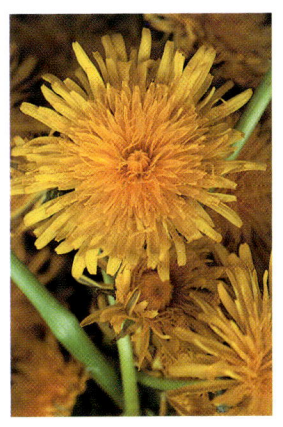

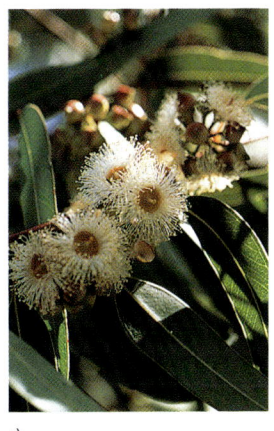

e)

f)

Abbildung 7-8: a) Goldrute, b) Brennnessel, c) Kürbis, d) Schachtelhalm, e) Eukalyptus, f) Löwenzahn. *Fotos: A. Sonn, U. Bühring, J. Georg.*

zu Hause evtl. Schaffelleinlage; jedoch Hitzestau und Schwitzen bei Nacht vermeiden.

Innerliche Anwendung

Tee von Johanniskraut, Hopfenzapfen, Baldrianwurzel, Melissenblätter.

Bei Enuresis: 2 × tägl. 10 Tr. Plantago- (= Breitwegerich)-Urtinktur oder 2 × tgl. Plantago D 2, 3 Globuli im Mund zergehen lassen.

Äußerliche Anwendung

Fußbäder mit Lavendel (eher abends) oder Rosmarin (eher morgens).

Blasenkompressen mit Johannisöl oder 1- bis 5-prozentigem Eukalyptusöl; Leinsamen- oder Kartoffelauflagen; Heublumensäckchen; warmes Kirschkernsäckchen.

Bein-/Fußeinreibungen mit Johannisöl, Rosmarinöl (eher erste Tageshälfte).

7.9.3 Reizblase

Eine Reizblase ist sowohl bei Frauen und Männern eine Störung ohne organischen Befund; Linderungsangebote bezwecken vor allem eine vegetative Entkrampfung und Entspannung und sind auch bei Prostatahyperplasie (Stadium I und II) geeignet.

Innerliche Anwendung

Tees aus Johanniskraut, Melissenblättern, Hopfenzapfen und Baldrianwurzel; Brennnesselwurzel.

 Kürbissamen kauen.

Äußerliche Anwendung

Sitz- oder Vollbäder mit Schachtelhalm; Lavendel, Melisse oder Heublumen.

Unterbauchauflagen mit Kamillen- oder Johannisöl; 1- bis 5-prozentigem Eukalyptusöl.

Heublumensäckchen; warmes Kirschkernsäckchen.

Fuß- oder Beineinreibung mit Johannisöl oder Rosmarinöl (eher morgens).

Harmonisierende, atemstimulierende Rückeneinreibung (z. B. mit Massage- oder Lavendelöl).

Cuprum-Öl kann zu Fußeinreibungen oder Blasenkompressen verwendet werden.

7.9.4 Blasenentzündung/Harnwegsinfekt

Prophylaktisch wirken senfölhaltige Gemüse und Gewürze im Speiseplan: Kapuzinerkresse (Blätter und Blüten), Brunnenkresse, Meerrettich, Rettiche und Radieschen, Kohl – in frischer Form oder als Frischpresssaft.

Innerliche Anwendung

Solange der (Blasen-) Infekt sehr akut und schmerzhaft ist (die ersten 2–3 h), mengenmäßig eher wenig (aber: wirkungsvollen!) Blasentee trinken; sobald die Schmerzen sich bessern (z. B. durch lokale Wärmeanwendung) – viel trinken.

Tees aus: Goldrutenkraut, Orthosiphonblättern, Brennnesselkraut, Löwenzahnwurzel und -kraut, Bruchkraut, Kamillenblüten.

Besonders antibakteriell: Bärentraubenblättertee (Mazerat) – kann nur in alkalischem Urin (pH-Wert 8,0) wirken – mit Teststreifen prüfen; notfalls vor Tee-Verabreichung ein Glas Wasser mit 2 Messerspitzen Natron trinken.

Teemischung 1–3 Tassen täglich (Infus):
- Goldrutenkraut 20,0
- Birkenblätter 20,0
- Mädesüßkraut 10,0
- Kamillenblüten 10,0

Äußerliche Anwendung

Dampf-Sitzbad oder Vollbad: Schachtelhalm, Kamillenblüten oder Heublumen.

Wärmende Fußbäder (Senffußbad oder Rosmarin).

Blasenentzündung: Öl-Kompresse auf Blasenregion mit 1- bis 5-prozentigem Eukalyptusöl, Kamillenöl; feucht-heiße oder Dampf-Kompresse (evtl. mit Kamillentee), Heilerdeauflage (evtl. mit Kamillentee angerührt); Heublumensäckchen.

Nierenentzündung: feucht-heiße oder Dampf-Kompresse mit Schachtelhalmtee; Ingwer-Nierenwickel (nicht bei Niereninsuffizienz!).

Fußeinreibung mit Rosmarin (eher morgens).

Fußeinreibungen mit Cuprum-Öl oder -Salbe 0,4 %.

7.9.4.1 Spezielle Tipps zur Infektionsprophylaxe bei einem Verweilkatheter

Infektionsprophylaxe über die Ernährung (s. o.)

Innerliche Anwendung

Tee aus Hagebuttenschalen und -kernen; Brennnessel (frisch oder getrocknet).

Petersilienwurzel-Abkochung (schmeckt eher wie Suppe) – nicht über längere Zeit anwenden, eher nur z. B. 2- bis 3-mal pro Woche – nicht in der Schwangerschaft.

Äußerliche Anwendung

Wärmende Fußbäder – evtl. mit Rosmarinzusatz oder Senföl.

Blasenkompressen mit Johannisöl oder 1- bis 5-prozentigem Eukalyptusöl; warmes Kirschkernsäckchen.

Wärmende Dampf-Kompresse auf Kreuzbeinregion (besonders günstig bei suprapubischem Katheter).

Bein-/Fußeinreibungen mit Johannisöl, Rosmarinöl (eher erste Tageshälfte).

7.9.5 Kolikschmerzen

Wenn einmal ein Stein abgegangen ist, kann dieser auf seine Zusammensetzung untersucht

werden, wodurch sich Möglichkeiten zur Prophylaxe eröffnen:

Bei Kalziumoxalaten auf oxalarme Kost achten (Rhabarber, Tomaten, Rote Beete, Spinat und Kakao meiden); empfehlenswert sind Tees aus Goldrute, Mädesüß, Rose und Ysop, sowie Mineralwasser von Fachinger, Bad Wildungen oder Bad Brückenau.

Bei Uratsteinen meiden: Fleisch- und Wurstprodukte, Schwarztee; empfehlenswert sind Tees aus Goldrute, Geißfuß und Hauhechel, sowie Fachinger und Bad Wildunger Mineralwasser.

Bei Kalziumphosphaten: vitamin- und ballaststoffreiche Vollwertkost bevorzugen; meiden: z. B. Fleisch- und Wurstwaren, Cola, Schwarztee, Schmelzkäse.

Innerliche Anwendung

Spasmolytische Heilpflanzentees: Pfefferminzblätter, Melissenblätter, Schafgarbenkraut, Kamillenblüten, Bruchkraut, Fenchel.

Teemischung 2–4 Tassen (Infus):
- je 20,0 Tausendgüldenkraut, Pfefferminzblätter, Löwenzahnwurzel und -blätter, Kamillenblüten, Melissenblätter; den Tee heiß trinken und dabei Treppen herunterspringen oder hüpfen.

Äußerliche Anwendung

Heublumenbad zur guten Durchwärmung.

Nierenauflagen: feucht-heiße oder Dampf-Kompresse mit Kamillenblüten; Heublumensäckchen; Kamillenöl-Kompresse.

7.9.6 Harnverhaltung

Äußerliche Anwendung

Warmes Kirschkernsäckchen; 1- bis 5-prozentige Eukalyptusöl-Kompresse auf die Blasenregion – hat hohe Erfolgsrate und sollte zu den Routinemaßnahmen bei Harnverhaltung gehören, rechtzeitig bevor man an Medikamentengaben oder Katheterisieren denkt. Selbst bei Miktionsstörungen aufgrund einer Prostatahyperplasie wirkt eine wärmende Blasenauflage

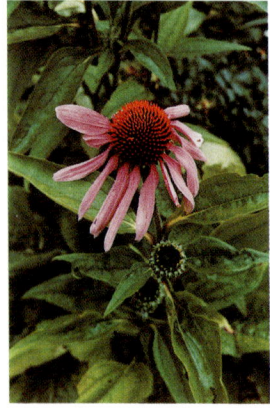

a)

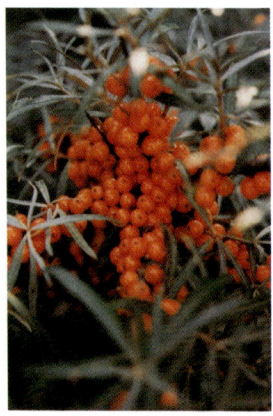

b)

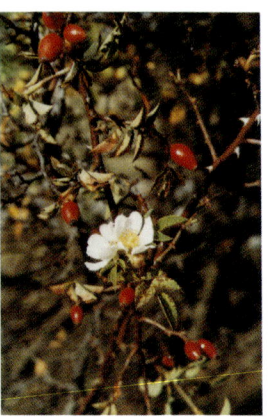

c)

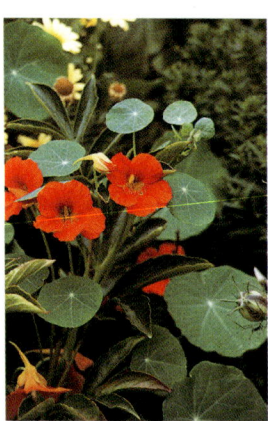

d)

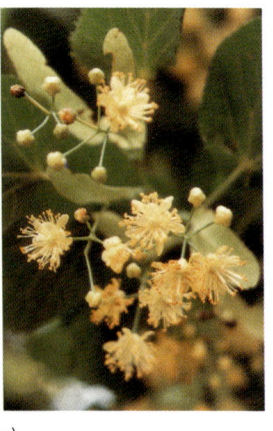

e)

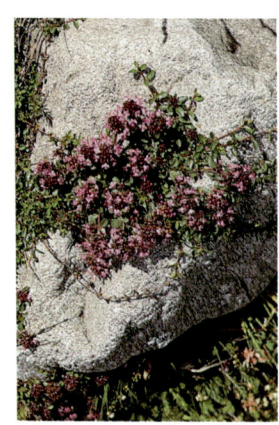

f)

häufig entkrampfend und reduziert auf diese Weise Restharnmengen.

Literatur-Tipp zum Weiterlesen und Vertiefen
Bühring, Ursel: Heilpflanzen, die an die Nieren gehen. Naturarzt 2 (2001): 32–33.
Sonn, Annegret: Kein Pippifax – Pflanzliche Anwendungen zur Unterstützung von Nieren und Harnwegen. Forum Sozialstation, 25 (2001) 110: 43–45.

7.10 Pflegetipps zur Unterstützung der Körperabwehr/ Infektabwehr

7.10.1 Gesunderhaltung/Funktionsstärkung

Die beste Infektabwehr besteht aus einer vernünftigen, den eigenen Kräftegrenzen angepassten Lebensgestaltung, einer vitalstoffreichen, natürlichen Ernährung und einem angemessenen Verhalten bei den ersten Anzeichen eines Infekts. Die prophylaktische Einnahme von Vitamin- oder Mineralstofftabletten und Arzneien wie Echinacin macht keinen Sinn. Die Abwehr kann nicht gegen einen Infekt angekurbelt werden, der noch gar nicht vorliegt – möglicherweise aber eine unerwünschte Reaktion auf die Selbstmedikation auslösen.

Ein regelmäßiger, wohldosierter Kältereiz (z.B. frische Luft, Kneipp'sche Anwendungen wie kalte Armbäder, kalter Gesichtsguss, morgendliche kalte Waschung) bewirkt eine Tonisierung der peripheren Gefäße und damit u.a. eine verbesserte Durchblutung und Abwehrfähigkeit der Schleimhäute. Ähnliches bewirkt das tägliche Trockenbürsten. Gesunde Menschen können sehr von regelmäßigen Saunabesuchen profitieren – oder man kommt durch körperliche Aktivität regelmäßig zum Schwitzen. Eine der individuellen Wärmeregulation angepasste Bekleidung bzw. entsprechendes Bettzeug sorgen für konstante Wärme und vermeiden nach

Abbildung 7-9: a) Sonnenhut, b) Sanddorn, c) Hagebutten, d) Kapuzinerkresse, e) Lindenblüten, f) Thymian. *Fotos: A. Sonn, U. Bühring.*

Möglichkeit Schweißausbrüche mit der Gefahr von Durchfeuchtung und Wärmeentzug.

Eine Körperabwehr-bewusste Körperpflege vermeidet die Störung der physiologischen Keimbesiedelung auf Haut und Schleimhäuten durch zu starke Pflegemittel (s. Abschnitt zu Haut, S. 102 ff., Mund/Nase, S. 114 ff.).

Eine intakte Körperabwehr braucht ein gewisses Maß an Training: Für einen gesunden Menschen sind ein bis zwei Infekte jährlich durchaus «gesund» und sollten ohne größeres Eingreifen durchlaufen werden.

Der eigentliche Beginn einer Erkrankung liegt sowieso meist vor ihrem wahrnehmbaren Ausbruch. Unausgeglichenheit, Übermüdung oder eine veränderte Wärmeregulation sind (Stress-) Zeichen einer gestörten Funktion des vegetativen Nervensystems (Sympathikus dominiert), das eine wesentliche Rolle in der Immunabwehr spielt. Wenn die parasympathische, vagotone Gegensteuerung beginnt, man sich so richtig krank, schlapp und elend fühlt, hat man nur noch das Bedürfnis, zur Ruhe zu kommen – und genau das braucht der Organismus, um den Heilungsprozess rasch und komplett zu durchlaufen.

Unter diesem Aspekt wird auch der Nutzen des Fiebers deutlich, das für eine gesteigerte Stoffwechselaktivität, die Bildung spezifischer Abwehrstoffe, die Zerstörung wärmeempfindlicher Erreger und für eine gesteigerte Ausscheidungsfunktion (Nieren und Haut) notwendig ist. Dafür braucht der Organismus jedoch unbedingt (Bett-) Ruhe.

Mit Hilfe pflanzlicher «Antibiotika» (vgl. Literatur-Tipps S. 141) kann ein spezifischer Abwehrprozess unterstützt werden. Pflanzen bilden antimikrobielle Substanzen zu ihrem eigenen Schutz vor Erregern und Krankheiten. Diese sind zum Teil auch für die menschliche Abwehr nutzbar und haben den Vorteil, dass gegen sie keine Resistenzen gebildet werden. So könnte die Wirksamkeit konventioneller Antibiotika (die durch ungezügelten Gebrauch zur Bildung resistenter Keime führen) für wirklich schwere oder lebensbedrohliche Infektionen erhalten bleiben.

Beachte: Naturheilkundliche Maßnahmen einschließlich der Gebrauch pflanzlicher antimi-

krobieller Substanzen haben ihre besondere Stärke im Rahmen einer noch halbwegs intakten Körperabwehr und bei der großen Masse alltäglicher Infekte. Bei (schwer-) kranken Menschen, mit womöglich schon stark eingeschränktem Immunsystem, reichen diese Methoden alleine oftmals nicht aus. Hier ist medizinische Abklärung notwendig.

7.10.1.1 Ernährung

Statt Multivitaminpräparate besser auf natürliche Vitamin-Zufuhr (besonders Vitamin C) achten: der Jahreszeit entsprechendes, frisches Gemüse (im Winter z. B. Kohl und Zwiebeln); Hagebutten (enthalten ca. 20 × mehr Vitamin C als Zitronen), Zitrusfrüchte, Sanddorn, Kiwis. Für den Hausgebrauch gibt es im Frühling Garten- und Wildkräuter mit hohem Vitamin C- und Mineralstoffgehalt als Ergänzung und Anreicherung des täglichen Speisezettels. Vom Frühjahr bis über den Winter stehen antibakteriell wirkende, senfölhaltige Gewürze und Gemüse zur Verfügung (z. B. Brunnenkresse, Rettiche und Radieschen, Kapuzinerkresse, Meerrettich, Kohl). Wärmende Gewürze (Ingwer, Koriander, Pfeffer etc.) regen außerdem die Durchblutung der Schleimhäute an.

Vorsicht: Rasch ins Blut gehende Kohlenhydrate aus der Nahrung (Auszugsmehle, Zucker etc.), Süßigkeiten und (meist gesüßte) Säfte und süße Getränke führen zunächst zu einer Hyperglykaemie. Die Folge davon ist, dass es zu einer vorübergehenden Unterzuckerung und damit zu einer meist verstärkten Infektanfälligkeit kommt.

Geeignete Getränke sind einfaches Trinkwasser oder (salzarmes) Mineralwasser, Früchte- oder Hagebuttentee (enthält selbst als Tee noch Vitamin C) – solange die Säure vertragen wird, frisch gepresste Obst- und Gemüsesäfte, Getränke-/Hausteemischungen, eine Sekundenüberbrühung.

7.10.2 Erhöhte Infektanfälligkeit

Innerliche Anwendung

Hagebuttentee (-schalen und -kerne) Teemischung (Infus) 2–3 Tasse täglich:

je 15,0 g Kamillenblüten, Weidenrinde, Holunder- und Lindenblüten, Pfefferminzblätter und 25 g Weißdornblüten.

Echinacea-Tropfen (Dosierung entsprechend dem Beipackzettel).

Äußerliche Anwendung

Je nach Kräftezustand: heißes Voll- oder Teil-(Fuß-)Bad mit Heublumen, Holunderblüten, Rosmarin (eher erste Tageshälfte), Thymian oder Senfmehl-Fußbad.

Fuß-/Beineinreibung mit Johannisöl, Schlehen-Massageöl.

Unter Beachtung der Kreislaufsituation kann ein «Heilschwitzen» sehr hilfreich sein. Nach einem heißen Bad packt man sich warm ins Bett (zuvor trockene Wäsche und Handtuch bereitlegen) und trinkt einen durchwärmenden Tee (z.B. Linden-, Holunderblüten). Nach einiger Zeit kommt es dann zum intensiven Schwitzen. Dabei muss jedoch ein Auskühlen vermieden und rechtzeitig evtl. die Nacht- und Bettwäsche gewechselt werden.

7.10.3 Fieber

Der pflegerische Umgang mit Fieber begleitet den Temperaturanstieg ebenso unterstützend wie die Fiebersenkung. Das Ausmaß des Eingreifens richtet sich nach der Belastbarkeit (meist bestimmt durch die Grunderkrankung) und der Befindlichkeit der einzelnen Patientin. Wünschenswert ist ein Zur-Ruhe-Kommen (Vagotonus) der fiebernden Person («Heilschlaf»). Bei den klassischen Kinderkrankheiten mit Hautausschlag (z.B. Masern) darf keine Fiebersenkung von außen erfolgen, sonst steigt das Risiko für Komplikationen.

Innerliche Anwendung

Im Temperaturanstieg: Holunder- und Lindenblütentee, evtl. mit Mädesüßkraut (besonders bei Gliederschmerzen); Lindenblütentee mit einem Schuss Holunderbeerensaft.

Wenn der Gipfel des Fiebers erreicht ist und während dem Entfiebern: einfach Trinkwasser evtl. mit Zitronensaft oder einem Schuss frisch gepresstem Obstsaft; Hagebuttentee oder Pfefferminztee, evtl. mit einer Prise Enzianwurzel oder Wermutkraut; bei sehr schlappem Kreislauf: Schwarztee.

Äußerliche Anwendung

Ganz am Beginn des Temperaturanstiegs (wenn man noch richtig fröstelt): heißes Heublumen- oder Thymianvoll- oder -teilbad (je nach Kräftezustand bzw. Kreislaufsituation).

Zur Fiebersenkung: lauwarme Waschung mit Pfefferminztee oder einer halben, eingeschnittenen und unter Wasser in der Schüssel ausgedrückten Zitrone (kbA-Qualität).

Im Fieberanstieg: warme Arnikaessenz- oder Zitronen-Pulswickel. Zur Fiebersenkung: lauwarme Wadenwickel, eventuell mit Pfefferminztee, Zitronenzusatz (wie bei Waschung s.o.) oder etwas Obstessig.

Besonders bei sehr geschwächten Personen, alten Menschen, Säuglingen und Kleinkindern, die durch entsprechenden Flüssigkeitsverlust stark ausgetrocknet und apathisch sind, bei welchen das Trinken erschwert ist: Klysma mit physiologischer Salzlösung (für zu Hause: knapp $1/2$ TL Salz auf 250 ml körperwarmes Wasser). Bei kleinen Säuglingen mit 80–100 ml beginnen, Kleinkinder und größere entsprechend mehr.

7.10.4 Lymphknotenschwellung/ -verhärtung

Innerliche Anwendung

Tee aus Honigklee und Ringelblumenblüten.

Äußerliche Anwendung

Leinsamen-Kompresse; Quarkauflage; Kompresse mit Heilerde (evtl. mit Honigkleetee angerührt); Salben-Kompressen mit Engelwurz-Salbe (Archangelika-Comp.-Salbe/WELEDA).

Literatur-Tipps zum Weiterlesen und Vertiefen

Neumayer, Petra: Natürliche Antibiotika. Sanfte Heilung aus dem Pflanzenreich. Econ-und-List-Taschenbuch-verlag, München 1999.

Sonn, Annegret: Den Erregern keine Chance – Infektab-wehr aus dem Pflanzenreich. Forum Sozialstation, 24 (2000) 107: 43–45.

7.11 Pflegetipps in Bezug auf Allgemeinbefindlichkeit und Orientiertheit

7.11.1 (Gesund-) Erhaltung von Wohlbefinden, Ausgeglichenheit, Vertrauen und Orientierung

Pflege mit Heilpflanzen-Anwendungen bietet Gesunden und Kranken außer den Pflanzen-wirkstoffen und physikalischen Wirkprinzipien auch die Erfahrung von Wahrgenommensein, Zuwendung, Berührt-Werden. Man bekommt z.B. einen Tee und kann diesen sehen, riechen, schmecken. Man erlebt, dass etwas am Körper gemacht wird, verbunden mit Zuwendung und Berührung, und man erlebt dabei, dass der dafür nötige Zeitaufwand ein sinnvoller Teil dessen ist, was man zum Genesen benötigt. Solche Faktoren können im Gesundsein und Kranksein Momente des Wohlbefindens vermitteln. Sie können auch prägende Erfahrungen für den weiteren Umgang mit dem eigenen Körper, der eigenen Gesundheit oder Krankheit sein.

Für alte Menschen knüpfen sich an solche Pflegemethoden häufig vertraute (wenn auch nicht immer angenehme!) Erinnerungen an frühere Zeiten an, schaffen eine Verbindung zur eigenen Biografie und dadurch mehr Vertrauen und Orientierung.

Die meisten Kinder lieben das Ungewohnte solcher Anwendungen, die Zuwendung, die ih-nen dabei zuteil wird, die Sinneseindrücke – wenn man sie nur kindgerecht und phantasie-voll (vielleicht mit einer Geschichte verknüpft) anwendet.

Es gibt Pflegeeinrichtungen (Reha, Psychia-trie, Altenheim), die einen Kräutergarten gestal-ten und pflegen – teilweise zusammen mit den Patientinnen oder Bewohnerinnen. Für ältere Menschen knüpft dies möglicherweise an eigene Erfahrungen an. (Heil-)Pflanzen können aber auch als Kunstdrucke oder Fotos in eine Station Einzug halten – Motive, die den Einzelnen be-kannt und vertraut sind.

7.11.1.1 Ernährung

Wild- und Gewürzkräuter mit ihrem hohen Ge-halt an Mineralstoffen, Spurenelementen und Vitaminen stärken die Vitalität und sollten bei der Speisezubereitung nicht fehlen. Knoblauch (im Frühjahr Bärlauch) und Zwiebel als regel-mäßig verwendeter Bestandteil der Nahrung beugen u.a. degenerativen Prozessen und Ar-teriosklerose vor. Bitteres und Saures in der Nahrung (im richtigen, nicht zu aufdringlichen Maß!) stärken u.a. die Konzentration und Prä-senz eines Menschen.

Kräftigend wirkt auch der Hafer, z.B. als Ha-ferbrei. Nach Belieben kann er süß oder rezent (wie englischer Porridge mit einer Prise Salz und 1 EL Sahne darüber gegeben) oder mit Ba-nane und Curry zubereitet werden.

7.11.2 Allgemeine Schwäche, Erschöpfungszustände, Kachexie

Innerliche Anwendung

Ein klein wenig Bitterdrogen (z.B. Enzian- oder Engelwurz-Wurzel, Wermutkraut) wirken konzentrations- und orientierungsfördernd.

Teemischung (Infus) 2–3 Tassen täglich:
- Rosmarin 20,0
- Melissenblätter 30,0
- Schafgarbenkraut 20,0
- Herzgespann 20,0

Äußerliche Anwendung

Rosmarin- oder Melissen-Bad (Voll- oder Teilbad – je nach Kräftezustand); Senf-Fußbad.

Kräftigungsbad: $1/2$ l Kuhmilch anwärmen, 1 EL Honig und 1 Ei hinzugeben, verquirlen und ins einlaufende Badewasser gießen. Danach in vorgewärmte Badetücher von Kopf bis Fuß

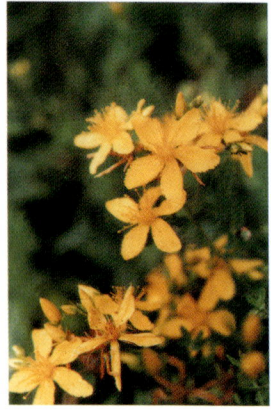

a)

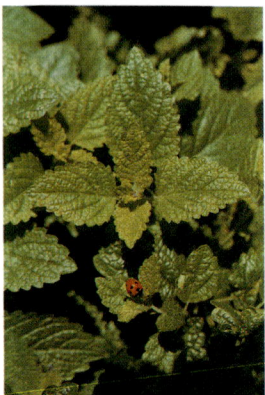

c)

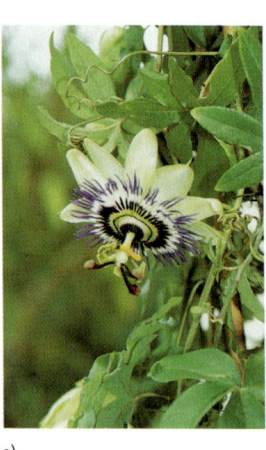

e)

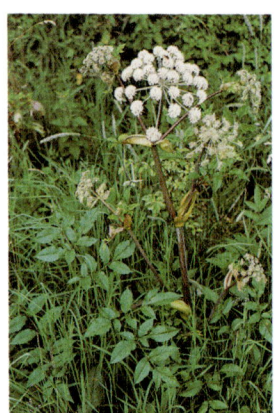

b)

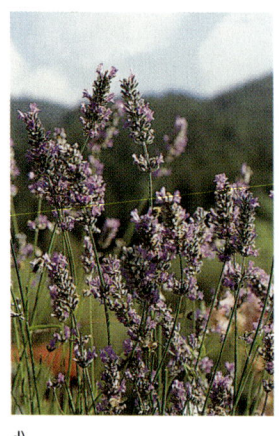

d)

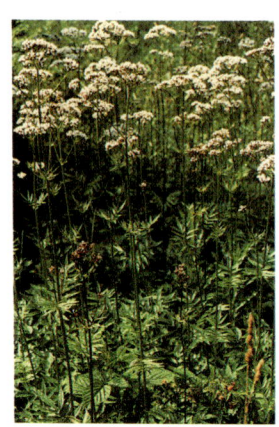

f)

einwickeln und 1 h Bettruhe. Dieses Bad strengt zunächst ziemlich an – stärkt dann aber sehr; deshalb nur 1–3 × wöchentlich.

Psychovegetative Erschöpfung: Kamillen-ölwickel (Oberbauch/Sonnengeflecht); (Ober-) Armwickel mit Nährbad-Zusatz (s.o.) Täglich oder alle 2 Tage.

Teil- oder Ganzkörpereinreibungen mit Schlehenöl; Lavendel-, Melissen-, Rosmarinöl (je nach Tageszeit); Solum uliginosum oder Moor-Lavendelöl.

7.11.3 Nervosität, Reizbarkeit, Unruhe

Innerliche Anwendung

Tees aus Melissenblättern, Lavendel- oder Passionsblume, Hopfenzapfen, Johanniskraut, Baldrianwurzel.

Äußerliche Anwendung

Senf-Fußbad, insbesondere abends (wo es eher beruhigend wirkt) oder Fußbad mit Laven-deltee oder -milch. Besonders für Kinder und alte Menschen geeignet: Lindenblütenbad.

Johannisöl-Kompresse auf das Sonnenge-flecht.

Z.B. harmonisierende, atemstimulierende Rückeneinreibung mit Lavendelöl oder Melis-senöl (beide 0,5- bis 2-prozentig); Einreibung mit ableitenden Strichen an den Extremitäten mit Solum uliginosum oder Moor-Lavendelöl.

Ein Duftkissen (ca. 15 × 15 cm) mit z.B. getrockneten Melissen- und Rosenblütenblät-tern, Johanniskraut, Stein- bzw. Honigklee – ein

Abbildung 7-10: a) Johanniskraut, b) Engelwurz, c) Me-lisse, d) Lavendel, e) Passionsblume, f) Baldrian. *Fotos: A. Sonn, U. Bühring.*

Tipp für zu Hause oder für Angehörige zum Mitbringen.

Beachte: Bei erhöhter Reizbarkeit muss man sich vorab vergewissern, dass verwendete Düfte als angenehm empfunden werden und keine die Unruhe verstärkenden Assoziationen auslösen.

7.11.4 Wetterfühligkeit

Innerliche Anwendung

 Teemischung aus je 20 g Passionsblume, Johanniskraut und Melissenblätter.

Äußerliche Anwendung

Solum uliginosum oder Moor-Lavendelöl – wenn lokalisierte Symptome, dann an diesen Stellen einreiben, sonst Ganzkörper-Einreibung oder ableitende Einreibung der Extremitäten.

7.11.5 Gestörte Wärmeregulation

Kranke Menschen haben häufig kalte Füße und/oder Hände (vegetativer Stress), denen sie aber oft selbst nicht genug Aufmerksamkeit schenken, und von vielen Pflegenden wird es ebenfalls nicht als wichtig genug eingestuft. Je nach Zustand kann durch gezielte (Kneipp'sche) Kältereize oder durch Wärmeanwendungen und angemessene Kleidung (u.a. gestrickte Pulswärmer – ein Tipp für Angehörige!) viel verbessert werden. Es gibt aber auch Patientinnen, die unter einem Übermaß an Wärme (-stau) leiden, die durch erfrischende, kühlende Anwendungen ein gesteigertes Wohlbefinden erfahren können.

(Zum Thema «Schwitzen» s. auch S. 151)

Innerliche Anwendung

 Wärmemangel: Tees von Holunderblüten, Ingwerwurzel; evtl. mit einer 10–20-prozentigen Beimengung von Bitterdrogen wie Wermut oder Engelwurz.

Wärmeüberschuss: Pfefferminztee, Zitronenwasser; Hagenbuttentee – nach Belieben eher kühl (nicht eisgekühlt, führt sonst zu reaktiver Erwärmung).

Äußerliche Anwendung

- Wärmemangel: Kneipp'sche Anwendungen (wenn Patientin nicht zu geschwächt; Kältereize nur bei guter Durchblutung!); warme Voll- oder Teilbäder mit Heublumen oder Rosmarin. Senf-Fußbad.
- Wärmeüberschuss: Eher Waschungen mit Pfefferminz- oder Salbeitee; Zusatz von Zitronensaft, Citrus-Bademilch.

- Wärmemangel: feucht-heiße oder Dampf-Kompresse auf den Bauch; Ingwer-Nierenauflage; warmes Kirschkernsäckchen (Bauch, Füße – oder wo gewünscht).
- Wärmeüberschuss: (tief-) gekühltes Kirschkernsäckchen oder Erbsensäckchen; eventuell mit lauwarmem Pfefferminztee befeuchteten Waschlappen lokal (eher kleinflächig) auflegen.

- Wärmemangel: Lavendel-/Rosmarinöl (je nach Tageszeit). Ingwer-Zimtöl (auf 100 ml Pflanzenöl ein ca. pflaumengroßes Stück frische, geriebene Ingwerwurzel und 1 zerbröselte Zimtstange; 3 Wochen durchziehen lassen, abseihen und Reste auspressen).

Cuprum-Salbe 0,4% oder -öl

- Wärmemangel: nach den Einreibungen unbedingt warm eingehüllt nachruhen (am besten im Bett).
- Wärmeüberschuss: eher mit Körperlotion einreiben (z.B. Wildrosen-Körperlotion – Wasseranteil der Emulsion wirkt eher kühlend).

7.11.6 Desorientierung/Verwirrtheit

Innerliche Anwendung

Bitterstofftees – z.B. eine Prise Engelwurz-Wurzel oder Wermut in Melissen-, Pfefferminz- oder Brombeerblätter-Tee.

Äußerliche Anwendung

Insbesondere bei kalten Extremitäten: Fuß- und Armbäder, evtl. mit Citrus-Zusatz; Senfmehl-Fußbad.

Je nach Grad der Verwirrtheit und dem Maß, das die Person zulassen kann, haben sich Handeinreibungen, Abwärts- bzw. Ausstreichungen an den Beinen oder die harmonisierende, atemstimulierende Rückeneinreibung bewährt. Mögliche Substanzen: Lavendel- oder Melissenöl; Moor-Lavendelöl; Wildrosenöl.

Beachte: Bei der Wahl duftender Substanzen/Öle muss man sich vorab vergewissern, dass verwendete Düfte als angenehm empfunden werden und nicht die Verwirrtheit aufgrund unangenehmer Assoziationen noch verstärken.

7.11.7 Angst

Innerliche Anwendung

Tee von Johanniskraut, Melissenblätter, Rosenblütenblätter, Passionsblume, Engelwurz-Wurzel.

Teemischung (M. Pahlow) 2–3 Tassen täglich (Infus):

- Johanniskraut 30,0
- Melissenblätter 20,0
- Hopfenzapfen 10,0
- Lavendelblüten 5,0
- Orangenblüten 5,0

Äußerliche Anwendung

Voll- oder Teilbad mit Rose oder Melisse.

Johannisöl-Kompresse auf den Oberbauch (Sonnengeflecht).

Handeinreibung (z.B. bei schwerkranken, alten oder sterbenden Menschen); harmonisierende, atemstimulierende Rückeneinreibung; mögliche Substanzen: Solum uliginosum oder Moor-Lavendelöl; (Wild-) Rosenöl, Melissenöl.

 Duftkissen gefüllt mit Johanniskraut, Rosenblüten, Lavendelblüten, Melissenblätter je zu gleichen Teilen (Tipp für Angehörige zum Mitbringen).

7.11.8 Schockfolgen

Innerliche Anwendung

20–30 Tr. Enzian-Tinktur verabreichen (hilft auch bei Hyperventilation).

Äußerliche Anwendung

Feucht-heiße Bauchkompresse mit Sauerklee (Oxalis folium, 20%, WELEDA) – wenn einem der Schreck/Schock noch im Bauch sitzt. Johannisöl-Kompresse auf Oberbauch (Sonnengeflecht).

Bei allen Arten von traumatischen Ereignissen empfiehlt es sich, Arnika C 30 als Globuli einzunehmen: 5 Globuli im Mund zergehen lassen, 5 weitere Gl in 1 Glas (Leitungs-) Wasser auflösen, mit Löffel (nicht Metall) verrühren und davon 1–2-stdl. 1 Teelöffelchen einnehmen. Selbst wenn das Schock auslösende Ereignis (physischer oder psychischer Natur) schon eine Weile zurückliegt, kann eine einmalige Gabe von 5 Globuli auch noch zu einem späteren Zeitpunkt hilfreich sein.

7.11.9 Depressive Verstimmung

Innerliche Anwendung

Tee von Johanniskraut (stimmungsaufhellend), soll mindestens während 4–6 Wochen verabreicht werden, damit es eine spürbare Wirkung entfalten kann; morgens zum Aufmuntern und Aktivieren: Rosmarin-Tee.

Teemischung (Infus) – davon 2–3 Tassen tägl. für 4–6 Wochen:

- Passionsblume 15,0
- Johanniskraut 15,0
- Orangenblüten 10,0
- Rosmarin (eher belebend) oder Melissenblätter (eher harmonisierend) 15,0
- Weißdorn 15,0

Äußerliche Anwendung

Senf-Fußbad (vor dem Frühstück – eher anregend).

Öl-Kompressen auf den Oberbauch (Sonnengeflecht) mit Johannisöl oder Solum uliginosum bzw. Moor-Lavendelöl; feucht-heiße oder Dampf-Kompresse mit Schafgarbentee auf die Leber.

Fuß- oder Beineinreibungen oder harmonisierende, atemstimulierende Einreibung mit Johannisöl, (Wild-) Rosenöl, Melissen- oder Rosmarinöl (eher erste Tageshälfte); Solum uliginosum oder Moor-Lavendelöl.

Duftkissen gefüllt mit Johanniskraut, (Stein-) Honigkleeblüten, Melissenblätter und Zitronenverbene je zu gleichen Teilen (Tipp für Angehörige zum Mitbringen). Düfte müssen jedoch für die betreffende Person angenehm sein und dürfen keine belastenden Assoziationen auslösen.

Ausreichende Körperaktivität im Sonnen- oder Tageslicht und in frischer Luft hat deutlich stimmungsaufhellende Wirkung.

7.11.10 Schlafstörungen

Kranke Menschen leiden häufig unter Schlafstörungen, und das aus vielen Gründen. Deshalb ist es wichtig, im Hinblick auf eine gesunde Schlafhygiene auch/zusätzlich das Umfeld zu «durchforsten»: kalte Füße?, abends zu viel gegessen?, Falten im Bett?, andere Erkrankungen, Schmerzen, Kummer und Sorgen? u.v.m. können einen erholsamen Schlaf verhindern.

Pflanzliche Schlafhilfen sind keine eigentlichen «Schlafmittel», sie besitzen keine hypnotischen, schlafinduzierenden Wirkungen und führen dadurch auch nicht zu Abhängigkeiten oder Gewöhnung. Deshalb sind sie – in entsprechender, altersgemäßer Dosierung auch für Kinder geeignet. Sie bieten auch keine Hilfe bei Durchschlafstörungen oder morgendlichem «Früherwachen», sondern sie aktivieren die uns natürlicherweise

mitgegebene Ruheregulation. Und dabei wirken pflanzliche Schlafmittel in erster Linie entspannend und schlafanstoßend, ohne die Schlafphasen negativ zu beeinflussen. Das lässt zur Ruhe kommen und ohne «Kater» wieder aufwachen.

Innerliche Anwendung

Schlafteemischung für Kinder (Infus) 1 Tasse vor dem Schlafengehen:
- je 30,0 Melissenblätter und Passionsblume
- je 15,0 Schlüsselblumen- und Orangenblüten
- je 5,0 Kamillenblüten und Fenchel (zerstoßen)

Schlafteemischung für Erwachsene (Infus) 1–2 Tassen vor dem Schlafengehen:
- Lavendelblüten 40,0
- je 20,0 Melissenblätter, Johanniskraut und Hopfenzapfen

Schlafteemischung für alte Menschen (Infus) 1 Tasse vor dem Schlafengehen:
- Weißdornblüten 30,0
- je 20,0 Melissenblätter und Johanniskraut
- Hopfenzapfen 10,0

15–25 Tr. Baldrian (-Tinktur) oder 1 Likörgläschen Baldrianwein.

Äußerliche Anwendung

Voll- oder Teilbad (Fußbad) mit Lavendel, Hopfen, Melisse.

Feucht-heiße oder Dampf-Kompresse auf den Bauch; Lavendel- oder Melissenöl-Kompresse (1- bis 5-prozentig) auf Brustkorb oder Oberbauch (Sonnengeflecht); kühle Wadenwickel (einmalig angelegt), evtl. mit Lavendel-Bademilch.

Harmonisierende, atemstimulierende Rückeneinreibung, eventuell mit Lavendel- oder (Wild-) Rosenöl.

Tipp für Angehörige zum Mitbringen: Schlafkissen (ca. 20 × 20 cm) mit Melissenblättern, Johanniskraut, Hopfen, Kamillenblüten,

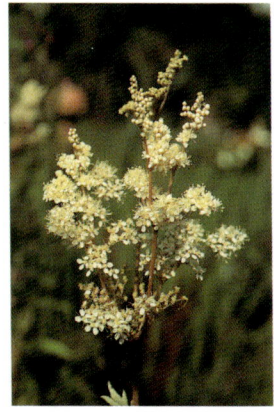

a)

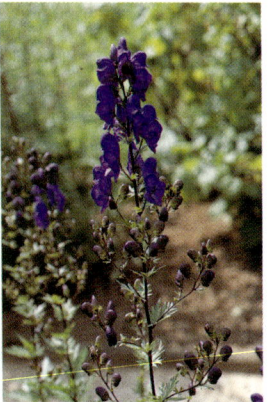

c)

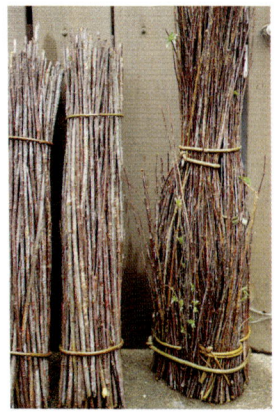

b)

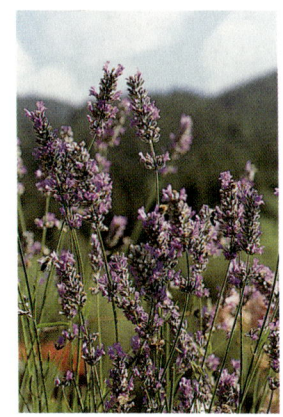

d)

e)

f)

Lavendelblüten und Stein-/Honigklee – je zu gleichen Teilen. Kann unter das Kopfkissen oder an jeden anderen Platz im Bett gelegt werden.

Für unruhige (Klein-) Kinder eignet sich ein kleines Säckchen, das je zur Hälfte mit Dinkel- oder Hirsespreu und Lavendelblüten gefüllt ist. Mit Dillfrüchten gefüllt, kann ein solches Säckchen Kindern, die immer wieder unter Albträumen leiden, die Angst vor dem Schlafengehen nehmen (eher ein Tipp für zu Hause).

Literatur-Tipps zum Weiterlesen und Vertiefen
Sonn, Annegret: Was man trinkt, so schläft man – Kräutertee gegen Schlafprobleme. Forum Sozialstation, 26 (2002) 114: 46–47.
Sonn, Annegret: Warm an Hand und Fuß – pflanzliche und physikalische Maßnahmen bei Unruhe und Nervosität. Forum Sozialstation, 25 (2001) 113: S. 46.

7.12 Pflegetipps bei Schmerzen

7.12.1 Allgemeines

Schmerz hat grundsätzlich eine Schutzfunktion und ist ein Hinweis (Warnsignal), dass etwas nicht im Lot ist. Schmerz kann körperliche und/oder seelische Ursachen haben, nicht selten kommt beides zusammen. Schmerz wird von jeder Person individuell erlebt – ein seelisches Erleben, das materiell nicht fassbar und nachweisbar ist. Dabei spielt nicht nur die (körperliche oder seelische) Erkrankung bzw. Ursache eine Rolle, sondern das Ausmaß des Schmerzerlebens wird geprägt von der Vitalität, der Eigenständigkeit und dem Lebensalter dieser Person, von ihren psychosozialen, biografischen und familiären Lebenszusammenhängen.

Schmerz erfordert in hohem Maße ein interdisziplinäres Vorgehen, wobei Pflegekräfte mit ihrer Tätigkeit eine besondere Nähe zu der Schmerz erlebenden Person haben. Dabei sind die Hauptaufgaben der Pflege die Wahrnehmung des Schmerzes und seiner Modalitäten,

Abbildung 7-11: a) Mädesüß, b) Weidenrinde, c) Eisenhut, d) Pfefferminze, e) Johannisöl, f) Lavendel. *Fotos: A. Sonn, U. Bühring, J. Georg.*

eine akzeptierende, verständnisvolle Haltung gegenüber der betroffenen Person und angemessene Beratung (evtl. unter Einbeziehung von pflegenden Angehörigen). Das Gestalten einer Umgebung und Atmosphäre, in der sich ein Mensch mit Schmerzen gut aufgehoben fühlt (belastende Sinnesreize eindämmen – z. B. Lärm, grelles Licht, Hektik, belastende Gerüche etc. – Ablenkung, Hilfen zur Orientiertheit, Ansprache bzw. Aussprache anbieten etc.), gehört genauso dazu wie der Einsatz von schmerzlindernden Maßnahmen.

Gerade von Seiten der Pflege mit Heilpflanzen gibt es eine Reihe von lindernden Anwendungen, die leichtere Schmerzzustände erfolgreich beheben und den Gebrauch von Schmerzmedikamenten verhindern können.

Bei schwereren Schmerzen können Heilpflanzen-Anwendungen eine gute Ergänzung zu konventionellen Schmerzmitteln sein, manchmal sogar zu einer sparsameren Dosierung derselben beitragen.

7.12.1.1 Ernährung

Menschen, die zu starken Schmerzen neigen, sollten eine leicht-verdauliche Ernährung angeboten bekommen. Eine überlastete Leber, die Abbauprodukte nur schwer der Ausscheidung zuführen kann, sowie ein Mangel an Vitaminen und Spurenelementen verstärken die Empfindlichkeit gegenüber Schmerzen eher.

7.12.2 Kopfweh/Migräne

Es gibt kein Patentrezept bei Kopfschmerzen, sondern man muss den Auslöser in Betracht ziehen.

Zu verschiedenen auslösenden Faktoren (wie verspannte Rücken- oder Nackenmuskulatur, Nasenneben- oder Stirnhöhlenprobleme, eine gestörte Leberfunktion, Fieber oder grippale Infekte) finden sich in diesem Kapitel an anderer Stelle entsprechende Hinweise. Anhaltende Kopfschmerzen müssen medizinisch abgeklärt werden.

Innerliche Anwendung
Zur Stoffwechsel-Unterstützung und besseren «Entgiftung»: mehrmals täglich eine Tasse heißes Wasser, evtl. mit frischem Zitronensaft trinken.

Teemischung (entkrampfend, beruhigend, schmerzlindernd) 2–3 Tassen täglich (Infus):
- Waldmeisterkraut 10,0
- Holunderblüten 20,0
- Mädesüßkraut 20,0
- Melissenblätter 20,0
- Lavendelblüten 20,0

Äußerliche Anwendung

Häufig haben kopfschmerzgeplagte Menschen (eis-) kalte Füße: wärmende Fußbäder (Senfmehlfußbad, Rosmarin-Fußbad, ansteigendes oder Wechselfußbad oder ein Salz-Fußbad) und anschließend warme Strümpfe anziehen.

Auch warme (Unter-) Armbäder mit Lavendel oder Rosmarin können Spannung aus dem Kopfbereich ableiten.

Manchmal kann ein kühler/kalter (oder heißer) Waschlappen auf der Stirn spontan erleichtern, ebenso ein (Trocken-) Erbsen- oder Kirschkernsäckchen aus dem Gefrierfach.

Bei Muskelverspannung: alle muskelentkrampfenden Wickel-Anwendungen (s. S. 186 ff.) – je nach Wärmeverträglichkeit! Anwendungen zur Reizableitung über die Fußsohlen (Zwiebel-, Zitronenauflage); Meerrettich-Kompresse in den Nacken; Senfmehlauflage auf Kreuzbeinregion.

Nacken und Schläfen mit Solum uliginosum einreiben; Aconit-Schmerzöl-Einreibungen; Schläfen mit Minzöl einreiben (Achtung: Qualität/Verträglichkeit/Wechselwirkung mit homöopathischen Arzneien – s. S. 38).

7.12.3 Menstruationsschmerzen

s. Pflegetipps bei Frauenbeschwerden S. 148

7.12.4 Nervenschmerzen

Innerliche Anwendung

Teemischung (Infus) 2–3 Tassen täglich – aus:
- je 20 g Johanniskraut, Kamillenblüten, Schafgarbenkraut, Mädesüßblüten, Melissenblätter

Äußerliche Anwendungen

 Johannisöl-, Aconit-Schmerzöl-Kompressen.

 Aconit-Schmerzöl, Johannisöl; Solum uliginosum oder Moor-Lavendelöl; die betroffene Körperpartie behutsam einreiben, nach Wunsch mit einem vorgewärmten Tuch abdecken oder einhüllen.

7.12.5 Schmerzen aufgrund psychischer Stress-Situation

Innerliche Anwendung

 Tees von Johanniskraut, Melissenblättern, Passionsblume, evtl. Mädesüßkraut oder Weidenrinde etc.

Äußerliche Anwendung

Lavendel- oder Melissenbad.

Nach traumatischen Ereignissen: feuchtheiße oder Dampf-Kompresse mit Oxalis-Essenz 20 %.

Solum uliginosum; Lavendel- oder Rosenöl; wo eingerieben wird, ist individuell unterschiedlich – es kann eine harmonisierende, atemstimulierende Einreibung (ASE) am Rücken sein oder «nur» eine behutsame Handeinreibung.

7.12.6 Generalisierte Schmerzen

z.B. bei Schwerstkranken und Sterbenden

Innerliche Anwendung

Teemischung (Infus) 2–3 Tassen aus:

je 2 g Lavendel- und Rosen- und Orangenblüten, Melissenblätter und Johanniskraut.

Äußerliche Anwendung

Beruhigende Waschung mit Lavendel- oder Melissentee; je nach Situation wärmende oder kühlende Waschungen, evtl. auch Hand- oder Fußbäder.

Abhängig vom Gesamtzustand kann auch ein Vollbad schmerzlindernd und entlastend wirken, dabei Zusätze und Wassertemperatur individuell wählen. Wasser entlastet und vermag Reizzustände abzuleiten.

Solum uliginosum oder Moor-Lavendelöl; Aconitöl; Lavendel- oder Rosenöl; bei sehr geschwächten Patientinnen eher mit Streichungen hin zum Körperzentrum, bei angespannten, unruhigen Patientinnen eher Streichungen hin zur Peripherie.

Litreatur-Tipps zum Weiterlesen und Vertiefen
«Solum uliginosum». WALA-Informationen für Ärzte, Herbst 1997.
    Bezugsadresse: WALA-Heilmittel GmbH, 73085 Bad Boll/Eckwälden
Sonn, Annegret: Schmerzen sanft bekämpfen. Forum Sozialstation, 26 (2002) 117: 45–47 (Teil 1).
Sonn, Annegret: Schmerzen sanft bekämpfen. Forum Sozialstation, 26 (2002) 118: 46–49 (Teil 2).

7.13 Pflegetipps bei Frauenbeschwerden

7.13.1 Allgemeines

Nicht wenige Frauen empfinden ihren Monatszyklus als lästig, einschränkend oder sogar schmerzvoll bis quälend. Geht diese Phase mit den Wechseljahren zu Ende, so wird auch dies von vielen nicht als Eintritt in eine neue und positive Lebensphase, sondern wiederum als Einschränkung und Belastung empfunden. Erschreckend ist, wie viele Frauen im Zusammenhang mit ihrem Frausein zu Medikamenten greifen.

Welche gesellschaftlichen Faktoren beeinflussen Frauen von außen und welche Erwartungen und Ansprüche stellen sie an sich selbst? Auch das ist Pflege: dass Frauen miteinander darüber ins Gespräch kommen (Pflegende mit Patientinnen oder Pflegende mit ihren Kolleginnen), sich verstanden fühlen, besser auf sich selbst achten und sich nicht so sehr von außen bestimmen lassen.

Im Folgenden werden Möglichkeiten aufgezeigt, wie man mit Befindlichkeitsstörungen während des Zyklus oder den Wechseljahren behutsamer, liebevoller und pfleglicher umgehen kann.

7.13.1.1 Ernährung

Eine vitalstoffreiche, vollwertige Ernährung versorgt den Körper mit allen notwendigen Vitaminen, Mineralstoffen und Spurenelementen. Der Vitamin-B-Komplex (Vollkorn, Nüsse, Fisch etc.) und Vitamin E (Vollkorn, Blütenpollen, Brennnessel-Samen!) haben sowohl Anteil am Aufbau von Östrogenen als auch an der Entwicklung der Geschlechtsorgane und ihrer Funktion.

Wer in den Wechseljahren den abnehmenden Hormonspiegel etwas ausgleichen möchte, kann die in einigen heimischen Pflanzen und Früchten vorkommenden pflanzlichen Östrogene (Phytoöstrogene) nutzen: Sie stecken in Salbei, Rotklee, Kichererbsen, schwarzen Johannisbeeren, Himbeeren, Blaubeeren und Stachelbeeren. Dass Frauen in Südostasien weniger Wechseljahrsprobleme haben, wird immer wieder auf deren hohen Konsum von Sojaprodukten zurückgeführt. Sie nehmen diese allerdings ihr ganzes Leben schon mit der Nahrung zu sich – nicht erst in den Wechseljahren – und auch nicht als hoch dosierte Fertigpräparate, wie es in unseren Breiten inzwischen angepriesen wird. Wir haben in unserem Kulturraum Entsprechendes (s. o.), wenn wir nur auf eine vielfältige und vollwertige heimische Ernährung achten.

Zu beachten ist auch, dass strenge Fettvermeidung, Light-Produkte und Schlankheitsdiäten (für viele Frauen ein jahrelanger Leidensweg) nicht empfehlenswert sind. Außer der Nebenniere produziert nämlich auch das Unterhautfettgewebe ein gewisses Maß an Östrogen. Und dieses spielt auch eine Rolle zusammen mit Kalzium und Vitamin D für die Knochenstabilität (s. Pflegetipps in Bezug auf Knochen, Muskeln und Gelenke, S. 130 ff.).

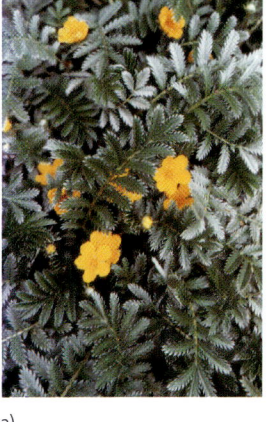

a)

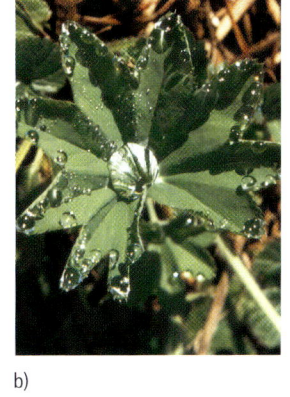

b)

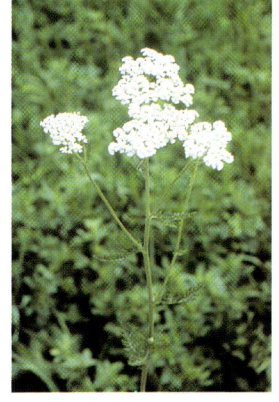

c)

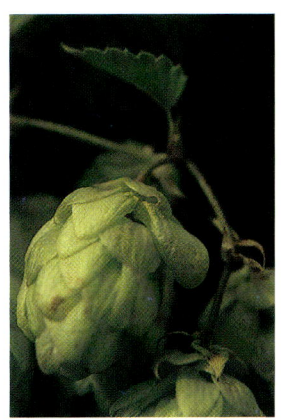

d)

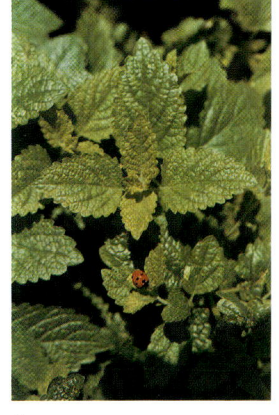

e)

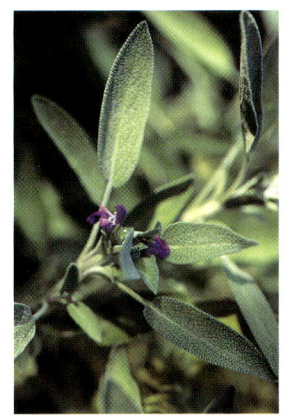

f)

Abbildung 7-12: a) Gänsefingerkraut, b) Frauenmantel, c) Schafgarbe, d) Hopfen, e) Melisse, f) Salbei. *Fotos: A. Sonn, U. Bühring.*

Frauen, die unter starken Blutungen leiden und dadurch einen eher niedrigen Hb-Wert haben, können sich ihre Eisenreserven außer mit Kulturgemüse wie Spinat, Topinambur auch mit Wild- und Gartenkräutern etwas aufbessern (Brennnessel, Sauerampfer, Vogelmiere, Franzosenkraut, Petersilie). Eisen ist auch in Hülsenfrüchten, Sesam oder Trockenfrüchten (Aprikosen, Feigen), in Bierhefe, Weizenkeimen, Hirse und natürlich in Innereien (Leber) enthalten.

7.13.2 Menstruationskrämpfe (Dysmenorrhoe)

Innerliche Anwendung

 Teemischung (Infus) 2–3 Tassen täglich, ab ca. 2 bis 3 Tage vor der Menstruation bis diese wieder abklingt, dann pausieren und beim nächsten Mal wieder 2 bis 3 Tage vorher beginnen.
- Gänsefingerkraut 20,0
- Frauenmantelkraut 20,0
- Melissenblätter 20,0
- Schafgarbenkraut 20,0
- Kamillenblüten 20,0

Gänsefingerkraut in Milch aufgekocht, abgeseiht und warm getrunken.

Äußerliche Anwendung

Durchwärmendes, entkrampfendes Vollbad z.B. mit Melisse.
  Fußbäder mit Melisse bei kalten Füßen.

Feucht-heiße oder Dampf-Kompresse (mit Schafgarbentee) auf Unterbauch oder in Kreuzbeinregion; erwärmtes Gänsefingerkraut-Kissen auf den Unterbauch (z.B. über Nacht); Heublumensäckchen; Kirschkernsäckchen.

Kreuzbeinregion mit Solum uliginosum oder Moor-Lavendelöl einreiben oder mit Rosen- oder Lavendelöl.

7.13.3 Zu starke Blutung

Innerliche Anwendung

Zur Blutstillung: Tee aus Hirtentäschel-, Frauenmantel-, Schafgarbenkraut und Blutwurz.

  Zur Blutbildung: Tee aus Brennnessel und Löwenzahn.

7.13.4 Zu schwache Blutung

Innerliche Anwendung

 Tee aus Beifuß, Rosmarin, Eisenkraut, Schafgarbe, Ingwer.

Äußerliche Anwendung

Senfmehl-Fußbad.

Senfmehl-Kompresse auf Kreuzbeinregion.

7.13.5 Vaginaler Ausfluss

Eine Pilzinfektion – häufig Ursache für vaginalen Ausfluss – wird oft durch eine Ernährung gefördert, die reich an Fabrikzucker und Weißmehlprodukten ist. Deshalb möglichst vollwertige, vitalstoffreiche Kost bevorzugen.

Äußerliche Anwendung

Mit Hilfe eines Klistierballons Obstessigspülung (2 EL pro ½ l körperwarmem Wasser).

Mit Hilfe einer Injektionsspritze (ohne Kanüle!) ca. 1 ml Bio-/Naturjoghurt (ohne Zusatz- oder Geschmacksstoffe) im Liegen (am besten abends vor dem Einschlafen) in die Vagina instillieren.

Bei starker Rötung oder Reizung im Vulva-Bereich ein wenig Johannisöl (evtl. mit 1 Tr. Sanddorn-Fruchtfleischöl) oder Ringelblumen-Salbe auftragen.

7.13.6 «Wechseljahrsbeschwerden»

Regelmäßige Bewegung an der frischen Luft (Wegstrecken zu Fuß zurücklegen, Walking, Jogging, Wandern) verbessert die allgemeine Stoffwechsellage, hellt die Stimmung auf, stabilisiert den Kreislauf und verschafft ein allgemeines Wohlgefühl.

Kneipp'sche Wasseranwendungen (kalte Waschungen, Wechselfußbäder etc.) stärken den Kreislauf, erleichtern das Einschlafen. Entspannende, ausgleichende Wickelanwendungen (z. B. Melissenöl-Kompresse) wirken harmonisierend.

Innerliche Anwendung

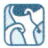

Teemischung bei Hitzewallungen/starkem Schwitzen und zur Kreislaufstabilisierung:
je 15,0 Salbei- und Melissenblätter, Johanniskraut, Weißdorn- und Rotkleeblüten sowie Hopfenzapfen.

Weitere Tipps s. S. 106, übermäßiges Schwitzen und S. 119 ff. (Pflegetipps für Herz, Kreislauf und Gefäße).

Teemischung bei Schlafstörungen und zur Stimmungsaufhellung:
- Johanniskraut 20,0
- Melissenblätter 20,0
- Hopfenzapfen 20,0
- Schlüsselblumenwurzel 20,0
- Orangenblüten 5,0

Weitere Tipps s. S. 145 Schlafstörungen und depressive Verstimmung (S. 144).

Literatur-Tipps zum Weiterlesen und Vertiefen
Fischer, Heide: Das Frauenheilbuch. Nymphenburger Verlag, München 2004.
Greiner, Karin; Weber, Angelika: Magie und Heilkraft der Frauenkräuter. Altes Wissen neu entdecken und anwenden. Mosaik Verlag, München 1999.
Klein-Gunk, Bernd: Phyto-Östrogene. Die sanfte Alternative während der Wechseljahre. Trias, Stuttgart 2000.
Nissim, Rina: Naturheilkunde in der Gynäkologie. Orlanda Frauenverlag, Berlin [8]1992.
Sonn, Annegret: Wie ausgewechselt. Klimakterium als Chance. Forum Sozialstation, 23 (1999) 5: 52–54.

7.14 Pflegetipps für die Wochenpflege: Die Wöchnerin

7.14.1 Allgemeines

Alles, was die Regeneration der Wöchnerin fördert, ist hier willkommen. Dazu können neben der nötigen Ruhe und Zuwendung auch eine Reihe von Frauenkräutern beitragen (z. B. in Form eines Kräuterkissens aus Melissenblättern, Lavendelblüten, Johanniskraut – ein hübsches Mitbringsel für eine Wöchnerin).

Tees zur Leber-Funktionsunterstützung (s. S. 126) sind angesagt, wenn zur Geburt verschiedene Medikamente oder eine Narkose zum Einsatz kamen oder wenn um den 3. Tag die Stimmung absackt. Eine Leberteemischung hilft diesem Organ dann bei der Regulation bzw. dem Abbau jetzt überflüssiger Hormone – und unterstützt gleichzeitig das Neugeborene (wenn dies gestillt wird) beim Abbau des Bilirubins.

Die Geburtswege haben unter der Geburt zumindest ein gewisses Trauma oder sogar richtige Verletzungen abbekommen. Grundsätzlich wird dies behandelt wie andere Verletzungen von Haut, Schleimhaut, Muskulatur (s. S. 107 und 133). Wenn es bei einer Geburt zu einem Dammriss oder -schnitt oder zu Hämatomen gekommen ist, kann der Frau unmittelbar nach der Geburt Arnika C 30 als Globuli verabreicht werden: 5 Globuli im Mund zergehen lassen, 5 weitere Gl in 1 Glas (Leitungs-) Wasser auflösen, mit Löffel (nicht Metall) verrühren und danach hiervon 1–2-stdl. 1 Teelöffelchen einnehmen.

Die meisten Hebammen kennen heutzutage eine Fülle von unkonventionellen, lindernden und wohltuenden Tipps für Wöchnerinnen und können damit in der Nachsorge weiterhelfen. Im Folgenden sollen deshalb nur einige häufig auftretende Probleme im Wochenbett angesprochen werden.

Für Fragen rund um das Stillen gibt es heute an vielen Orten Stillberaterinnen.

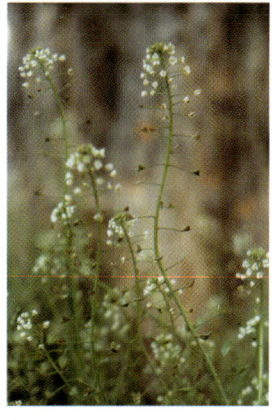

a)

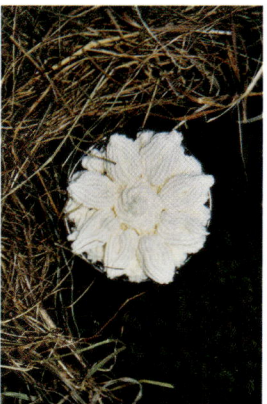

c)

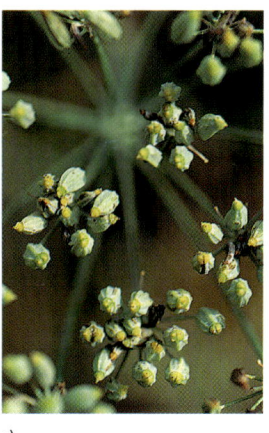

e)

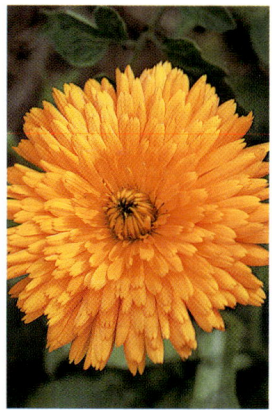

b)

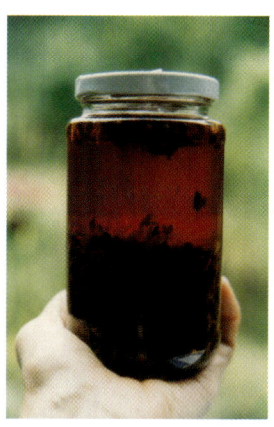

d)

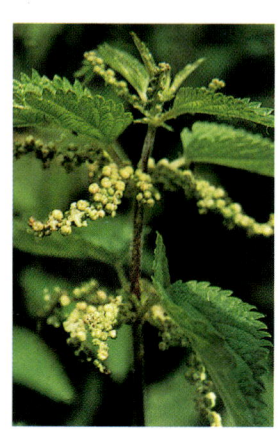

f)

7.14.2 Pflege der Naht

Innerliche Anwendung

Wenn ein Dammriss oder eine -naht sehr tief und schmerzhaft ist oder schlecht heilt, kann der Wöchnerin zur Unterstützung der Wundheilung Calendula C 6 Globuli verabreicht werden: 2 × 5 Globuli tägl. im Mund zergehen lassen während 2 bis 3 Tagen.

Äußerliche Anwendung

Spülungen der Vulva (ca. 30 °C/lauwarm) mit Ringelblumentee; Sitzbäder mit Schachtelhalmtee; bei schlecht heilender Naht: Eichenrindetee, verdünnte Hamamelisessenz; Kamillentee (nur 3 min ziehen lassen!), Calendula-Essenz (1 EL pro Liter Wasser).

Kleine Quark-Kompressen (dem Quark können einige Tropfen Calendula-Urtinktur oder Equisetum-Essenz untergerührt werden); mit Eiswürfel aus Ringelblumentee oder verdünnter Calendula-Essenz (in zwei sterile Kompressen eingewickelt!) betupfen. Kompresse mit Heilerde (evtl. mit Ringelblumentee angerührt und auf eine sterile Kompresse gestrichen und eingepackt).

Beachte: Kompressen mit Arnika-Essenz sollten nicht auf eine frische Wunde gebracht und überhaupt nur dann angewendet werden, wenn ihre Verträglichkeit bei der betreffenden Frau erwiesen ist.

Ringelblumen-Salbe, Johannisöl oder Sanddorn-Fruchtfleischöl (2-prozentig in Mandelöl) behutsam einmassieren macht die Narbe geschmeidiger.

Auf Hämatome am Damm oder an den Labien kann etwas Beinwell-Salbe (Kytta®) aufgetragen werden.

Abbildung 7-13: a) Hirtentäschel, b) Ringelblume, c) Quark, d) Johannisöl, e) Fenchel, f) Brennnessel. *Fotos: A. Sonn, U. Bühring.*

7.14.3 Unterstützung der Rückbildung

Stillen (Saugreiz an den Mamillen) unterstützt die Rückbildung (Kontraktion) der Gebärmutter und hilft so auch Nachblutungen verhindern.

Innerliche Anwendung

 zur Tonisierung der Gebärmutter: Tee aus Gänseblümchenblüten, Hirtentäschel- und Frauenmantelkraut. Wenn die Nachwehen hingegen zu schmerzhaft sind, können 1–2 Tassen Gänsefinger- und Schafgarbenkraut antispasmodisch wirken. Bei Lochialstau kann die Teemischung noch zusammen mit einem 2 cm langen, zerbröselten Stück Zimtstange aufgebrüht werden.

Äußerliche Anwendung

Senfmehl-Fußbad.

Baucheinreibung oder Einreibung des Kreuzbeinbereichs mit Lavendel-, Melissen- oder Rosenöl.

7.14.4 Unterstützung der Milchbildung

Ausreichende Ruhe, Schlaf und Schutz vor Aufregung sind ein nicht zu unterschätzender Faktor für die Milchbildung; der Körper der stillenden Frau sollte auch in der Peripherie genügend durchwärmt sein (Füße, aber auch Schulter-Nackenbereich). Stillgruppen helfen bei Schwierigkeiten weiter.

Innerliche Anwendung

Bockshornklee als Teeaufguss (1 TL Bockshornkleepulver pro Tasse, 3 h kalt ausziehen lassen, dann erwärmen), wird auch gerne mit anderen, die Milchbildung fördernden Bestandteilen gemischt.
Teemischung (Infus), 2–3 (!) Tassen täglich: je 40,0 Brennnesselblätter, Kümmel-, Fenchel-, Anisfrüchte (zerquetscht). Der erhöhte Flüssig-

keitsbedarf kann durch verschiedene Getränke gedeckt werden (Pfefferminztee meiden, hemmt die Milchbildung!); auch Milchbildungstee sollte (wie jeder arzneiliche Tee) nicht in zu großen Mengen getrunken werden.

Äußerliche Anwendung

Eine morgendliche, kurze kalte Brustwaschung (auf erwärmter Haut); 1–2 × tägl. warme Armbäder, evtl. mit Rosmarinzusatz; bei Bedarf warme Fußbäder (evtl. mit Rosmarin oder Lavendel).

Mild wärmende Nackenkompressen (Johannisöl-Kompresse, Heublumensäckchen, Leinsamen-Kompresse); feucht-warme Rosmarin-Kompressen auf die Brüste (1 TL Rosmarin-Bademilch pro Tasse heißes Wasser).

Brüste einmassieren mit 2- bis 5-prozentigem Kümmelöl oder Milchbildungsöl (Oleum lactagogum von WELEDA).

7.14.5 Reduzieren der Milchproduktion/Unterstützung des Abstillens

Wenn möglich sollten Hormongaben vermieden werden durch folgende Maßnahmen:

Innerliche Anwendung

Tee aus Salbeiblättern, Hopfenzapfen, Pfefferminz- und Walnussblättern.

Äußerliche Anwendung

Quarkauflagen oder Heilerdeauflagen jeweils großflächig auf beide Brüste. Straffen BH anziehen, Träger kürzer stellen.

Hauchdünn Kampfer-Vaseline (erhältlich in der Apotheke) auf die Brüste auftragen (kühlend).
Beachte: Keinen Pfefferminztee und kein Kampfer-Vaseline, falls das Abstillen gleichzeitig mit homöopathischen Arzneien unterstützt wird.

7.14.6 Wunde Mamillen

Prüfen: Umfasst das Kind die Mamille ganz? Neigt es nach dem Trinken noch zum Lutschen (vermeiden!)?

Trägt die stillende Frau synthetische Wäsche (BH), Stilleinlagen aus Zellulose? (Besser: Wolle oder Seide-Einlagen); hat das Kind Mund-Soor? (Behandeln!)

Vor dem Anlegen Brust massieren und ausstreichen, bis Milch zu fließen beginnt; unterschiedliche Stillpositionen wählen, damit Saugbelastung unterschiedlich ist.

Äußerliche Anwendung

Mamillen nach dem Anlegen mit Ringelblumen-Frischpresssaft betupfen (dazu Ringelblumen-Blütenblättchen abzupfen, in einer (Knoblauch-)Presse den Saft ausquetschen und mit einem Watteträger auf die Mamille auftragen); mit Eichenrinde- oder Schwarztee betupfen; mit Muttermilch betupfen; an der Luft trocknen lassen, von der Sonne oder Rotlicht bestrahlen lassen. Schmerzhaft wunde Mamillen erfahren Linderung durch Betupfen mit Eibischwurzel- oder (blaue) Malven-Kaltauszug.

Hand- und Unterarmbäder mit warmen Ringelblumentee.

Sehr sparsam Johannisöl oder Ringelblumen-Salbe auf der Brust auftragen (nach dem Stillen!) und sanft einmassieren, ebenso Sanddorn-Fruchtfleischöl (2-prozentig in Mandelöl).

7.14.7 Milchstau

Prüfen: Wird die Brust nicht ausreichend leer getrunken? Besteht eine übermäßige Milchproduktion? Entstehen Druckstellen/Staus durch Einschnüren eines Baby-Tragetuchs oder -sacks?

Überschüssige Milch vorsichtig abpumpen – Milchbildung drosseln (s. o.) – keinen Milchbildungstee trinken!

Vor dem Anlegen für guten Milchfluss sorgen (wärmende Maßnahmen). *Beim* Stillen: Erst an gesunder Seite anlegen, damit der Milchfluss (beidseitig) gut in Gang kommt, dann an die gestaute Seite anlegen und trinken lassen bis Brust weich wird und entleert ist; evtl. in unterschiedlichen Stillpositionen anlegen.

Äußerliche Anwendung

Wärmende Arm- und/oder Fußbäder (evtl. mit Rosmarin) – Strümpfe anziehen!

Unmittelbar vor dem Stillen: Warme Leinsamen-Kompresse oder heiße Kompresse mit Mercurialis-Essenz (20 %) (nach Vorschrift verdünnt) auf die harte Stelle der Brust legen; zwischen dem Anlegen: warme/heiße Nackenauflagen (Heublumensäckchen, Leinsamen-Kompresse); Brüste und Schulter-/Nackenbereich warm halten (Wollschal umlegen, Rohwollauflage).

Brüste behutsam Richtung Mamillen ausstreichen (evtl. mit Johannisöl).

Beachte: Bei Milchstau unbedingt Kälteanwendungen (auf der Brust) vermeiden – sie führen sonst garantiert zur Mastitis! Kühle Quarkauflagen sind hier kontraindiziert.

7.14.8 (Beginnende) Brustdrüsenentzündung

Wenn zur lokalen Verhärtung noch Hitze, Rötung, Schmerz und allgemeines Krankheitsgefühl sowie evtl. Fieber hinzukommen, liegt eine Brustdrüsenentzündung vor. Diese lässt sich sehr gut nach den Regeln der Klassischen Homöopathie behandeln.

Bei einer fiebrigen Mastitis muss unbedingt Bettruhe eingehalten werden.

Die Brüste sollten durch häufiges Anlegen – möglichst in verschiedenen Stillpositionen – immer wieder entleert werden, evtl. durch Ausstreichen oder Pumpen nachhelfen.

Äußerliche Anwendung

Warme Fußbäder.

 Unmittelbar vor dem Anlegen kurz eine feucht-warme bis heiße Kompresse mit Mercurialis-Essenz (20 %) auflegen, sofort nach dem Anlegen kühlende Quarkauflagen (nicht direkt aus dem Kühlschrank!) evtl. mit einigen Tropfen Mercurialis Essenz verrührt – nach 20 min entfernen oder erneuern; Heilerde-Kompressen; Kohlauflage (Weißkohl); Mercurialis 10%-Salbenauflage.

7.15 Pflegetipps für die Wochenpflege: Das Neugeborene

7.15.1 Allgemeines

Junge Eltern bevorzugen zunehmend für ihr Neugeborenes sanfte und schonende Pflegemethoden. Dies ist in vielen Bereichen (z. B. Körperpflege) auch möglich und sinnvoll. Bei Situationen wie Neugeborenen-Gelbsucht, Erbrechen, Bauchkrämpfen (Koliken) ist es sinnvoll, wenn eine Fachkraft beratend zur Seite steht, damit mögliche Grenzen und Gefahren richtig eingeschätzt werden. Beim gestillten Neugeborenen ergibt sich auch die Möglichkeit, das Kind über die Mutter zu behandeln, indem die Mutter z. B. einen entsprechenden Tee einnimmt. Doch ist in diesem Zusammenhang auch zu bedenken, dass die Mutter auch andere Dinge, die sie aufnimmt, an ihr Kind über das Stillen weitergeben kann (z. B. Auswirkungen blähender Nahrung).

Weitere mögliche Probleme (z. B. Durchfall, verschiedene Hautprobleme) sind noch an anderen Stellen dieses Pflegetipp-Kapitels zu finden.

7.15.2 Neugeborenen-Gelbsucht

Zur Vorbeugung sollte darauf geachtet werden, dass das Neugeborene seine Körperwärme konstant halten kann – d. h. in den ersten Tagen unnötiges Entkleiden vermeiden. Bekam die Mutter unter der Geburt Medikamente oder eine Narkose, sollte sie schon früh einen Leberfunk-

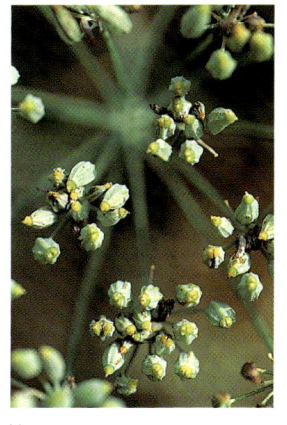

b)

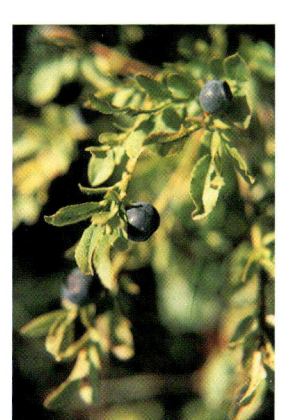

d)

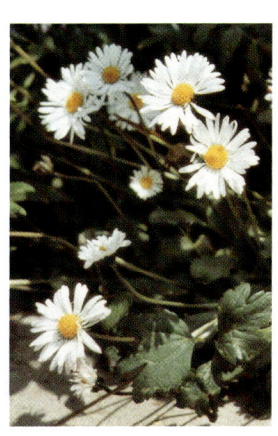

f)

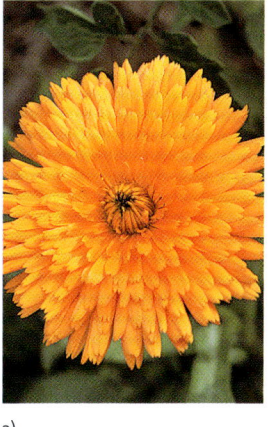

a)

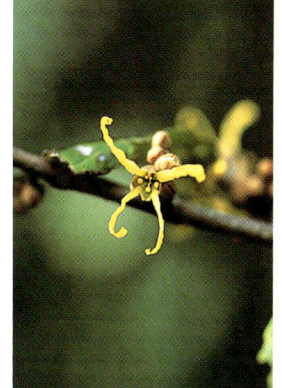

c)

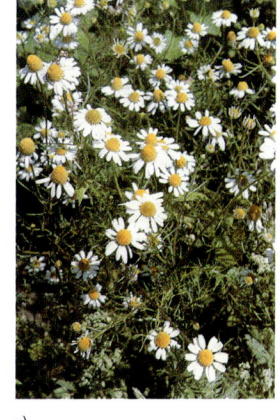

e)

Abbildung 7-14: a) Ringelblume, b) Fenchel, c) Hamamelis, d) Heidelbeere, e) Kamille, f) Gänseblümchen. *Fotos: A. Sonn, U. Bühring.*

tions-unterstützenden Tee bekommen (2–3 Tassen täglich), der – sofern das Kind gestillt wird – auch über die Muttermilch auf das Kind wirken kann.

Innerliche Anwendung

 Leberteemischung (Infus) für die Mutter, 2–3 Tassen täglich:

- Löwenzahnkraut und -wurzel 30,0
- Ringelblumenblüten 30,0
- Mariendistelsamen (zerstoßen)30,0
- Schafgarbenkraut 20,0

Beachte: Grundsätzlich sollte das Kind ausreichend Flüssigkeit zu trinken bekommen, bevorzugt abgekochtes Wasser oder einen dünnen Fencheltee; Säuglingsdosierung beachten!

Äußerliche Anwendung

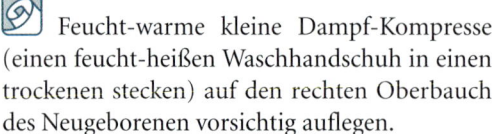 Feucht-warme kleine Dampf-Kompresse (einen feucht-heißen Waschhandschuh in einen trockenen stecken) auf den rechten Oberbauch des Neugeborenen vorsichtig auflegen.

Das Kind kann – vorausgesetzt der Raum ist sehr warm – für 10–15 min nackt in der Wiege liegend am Fenster im (Tages- oder Sonnen-) Licht liegen. Dabei unbedingt Auskühlen vermeiden. Händchen und Füßchen sollten mit Handschuhen und Strümpfen bekleidet sein, das Kind kann auf einem Babyfell liegen oder auch auf dem Schoß bzw. im Arm von Mutter oder Vater.

7.15.3 Wundsein

Die Haut des Neugeborenen sollte so weit wie möglich in Ruhe gelassen werden, da sie zunächst noch durch die (angeborene) Käseschmiere geschützt ist und genährt wird. Reste von Ausscheidungen oder wenn das Kind einmal gespuckt haben sollte, lassen sich mit warmem, klarem Wasser abwaschen. Sollte ein Kind doch einmal z. B. in den Leistenfalten zum Wundsein neigen, kann man mit einem kleinen bisschen abgezupfter Rohwolle, das in die Hautfalte eingelegt wird, das Wundsein beseitigen.

Wenn das Kind dann ein paar Wochen alt ist und die Umgebungs- bzw. Raumtemperatur warm genug, kann es 1–2 × tägl. ohne Windeln strampeln (Luftbad, evtl. auch wohldosiertes Sonnenbad).

Äußerliche Anwendung

Baden mit Tee aus blauer Malve (Kraut), Kamillenblüten, Hamamelis- oder Salbeiblätter. Bei ausgeprägtem Wundsein: Baden in Schwarztee, Eichenrindetee, Blutwurztee oder Hamamelisrinde-Tee.

Sehr dünn und sparsam mit Ringelblumen-Salbe oder Johannisöl; bei ausgeprägtem Wundsein: zunächst Blutwurz-Salbe.

7.15.4 Hautveränderungen/ Milchschorf

Prüfen: (bei gestillten Kindern) Ernährungsgewohnheiten der Mutter – evtl. den Konsum von Zucker und tierischem Eiweiß reduzieren. Bei nicht gestillten Kindern evtl. auf eine Nahrung, die nicht auf Kuhmilch basiert, umstellen.

Innerliche Anwendung

Leberfunktionsunterstützender Tee (s. o.) – bei gestillten Kindern über die Mutter, bei nicht gestillten Kindern in der Säuglingsdosierung zu trinken geben oder die Babynahrung mit Stiefmütterchentee (einen knappen $1/2$ TL auf 250 ml Wasser) zubereiten.

Äußerliche Anwendung

In Tee von Stiefmütterchenkraut, Gänseblümchen, Storchschnabelkraut, Kraut der blauen Malve oder Ringelblumenblüten baden; bei trockener, schuppender Haut einige Tropfen Johannisöl nach dem Waschen oder Baden in die noch feuchte Haut einreiben.

Heilerde-Kompressen (mit Stiefmütterchentee und ein paar Tropfen Öl angerührt); Quarkauflagen – nicht bei Milcheiweiß-Kontaktallergie – evtl. mit einigen Tropfen Equisetum-Essenz verrührt.

Mit Nachtkerzen oder Borretschsamen-öl die betroffenen Hautpartien sparsam einreiben.

7.15.5 Koliken/Blähungen

Koliken und Blähungen kommen bei Neugeborenen und kleinen Säuglingen hin und wieder vor; wenn sie allerdings ab der zweiten bis dritten Lebenswoche zur täglichen Qual werden, handelt es sich wahrscheinlich um Dreimonats-Koliken, die bestenfalls nach drei Monaten so spontan verschwinden, wie sie einmal angefangen haben. Bei gestillten Kindern sollte die Ernährung der Mutter überprüft werden: Zucker und Auszugsmehle, sowie blähende Gemüse oder Hülsenfrüchte sollten gemieden werden. Auch bei nicht gestillten Kindern muss die Nahrung überdacht werden.

Kinder mit Dreimonats-Koliken sprechen gut an auf Hautkontakt: Sie beruhigen sich am besten, wenn sie unbekleidet auf dem nackten Bauch oder der Brust von Mutter oder Vater liegen dürfen. Das Massieren der Füßchen während dem Trinken lässt die Kinder auch entspannter sein.

Innerliche Anwendung

Teemischung aus (zerquetschten) Kümmel-, Fenchel-, Anisfrüchten (je zu gleichen Teilen gemischt); ab und zu ein Tee aus Kamillenblüten, Melissenblättern, Löwenzahnwurzel und -kraut mit Fenchelfrüchten (gequetscht) – Säuglingsdosierung beachten! (s. S. 162).

Äußerliche Anwendung

Mehrmals täglich warmes Fußbad (z. B. im Waschbecken) mit etwas Lavendel.

Feucht-warme Auflage oder Dampf-Kompresse auf den Bauch (evtl. mit Kamillentee); kleines Heublumensäckchen oder Kamillenblüten- oder Majoransäckchen auf den Bauch. Öl-Kompresse auf den Bauch mit Kamillen-

oder Johanniskrautöl-Auszug, evtl. sogar während dem Trinken.

Bauch-Einreibungen im Uhrzeigersinn mit Majoran-Salbe, Johannisöl oder 0,5- bis 1-prozentigem Kümmelöl (nur mit warmen Händen!).

7.15.6 Spucken/Erbrechen

Hier muss zunächst sorgfältig beobachtet werden, ob es sich eher um ein durch Spannung, Unruhe oder zu hastiges Trinken verursachtes «Spucken/Speien» handelt (d.h. eher kleine Mengen) oder um richtiges Erbrechen (Magen gibt seinen kompletten Inhalt wieder her um sich zu entlasten, evtl. mit Fieber und Durchfall) – zu Letzterem siehe auch S. 140 und S. 129.

Bei häufigem Spucken/Speien von Neugeborenen und kleinen Säuglingen sollte versucht werden, die Ursache medizinisch abzuklären; der Allgemeinzustand muss sorgfältig beobachtet, die Gewichtszunahme im Auge behalten werden. Wenn die Ursache eine nervöse Unruhe ist, kann mit folgenden Maßnahmen geholfen werden:

Innerliche Anwendung

Tee aus Melissenblättern, Kamillenblüten (zu gleichen Teilen gemischt), Säuglingsdosierung beachten!

Bei Brechdurchfall: Tee von getrockneten Heidelbeeren (nimmt Brechreiz).

Äußerliche Anwendung

Für warme Füßchen sorgen (Fußbäder im Waschbecken, evtl. mit Lavendel).

Feucht-warme Auflage oder Dampf-Kompresse auf den Bauch (evtl. mit Kamillentee); kleines Heublumensäckchen auf den Bauch; kleines Stoffsäckchen mit Hirsespreu und Lavendelblüten (zu gleichen Teilen) ins Kinderbett legen.

Bauch-Einreibungen im Uhrzeigersinn mit Majoran-Salbe, Johannisöl oder 0,5- bis 1-prozentigem Kümmelöl (nur mit warmen Händen!). Viel Hautkontakt, Babymassage.

 Stilltechnik bzw. Trinken aus der Babyflasche überprüfen, ob zu viel Luft geschluckt wird.

7.15.7 Zahnungsschmerzen

Innerliche Anwendung

Zur Beruhigung: Kamillen- oder Melissentee (Säuglingsdosierung beachten!); wunde Zahnfleischstellen evtl. mit Salbei- oder Kamillentee (gekühlt) betupfen.

Zum Draufbeißen eignen sich spezielle Beißringe, die vor Gebrauch in den Kühlschrank gelegt werden sollten.

Äußerliche Anwendung

Für warme Füße sorgen: bei Bedarf Fußbad.

Zwiebel-Fußsohlenauflage; trockenes Kamillenkissen (evtl. unters Köpfchen legen).

Literatur-Tipps zum Weiterlesen und Vertiefen

Adamaszek, Kristin; Bloemeke, Viresha, J.; Brühl, Monika; Bühring, Ursel: Naturheilverfahren in der Hebammenarbeit. MVS Medizinverlage, Stuttgart 2002. *mit Kapitel zu Phytotherapie*

Egli, Judith; Emmenegger, Julia: Förderung der Eigenheilkräfte. Gesundheits- und Krankenpflege mit natürlichen Anwendungen für groß und klein. Hofstetten 1996.

Bezugsadresse: A. Gschwind-Marbacher, Mariasteinstrasse 17, CH-4114 Hofstetten

Stadelmann, Ingeborg: Die Hebammensprechstunde. Einfühlsame und naturkundliche Begleitung zu Schwangerschaft, Geburt, Wochenbett und Stillzeit mit Heilkräutern, homöopathischen Arzneien und ätherischen Ölen. Stadelmann, Ermengerst (Selbstverlag) [14]2002.

Weed, Susan: Naturheilkunde für schwangere Frauen und Säuglinge. Ein Handbuch. Aus dem amerikan. Englisch von Bettina Becher. Orlanda Frauenverlag, Berlin 1994.

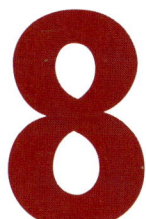

8 Praktische Handlungsanleitungen

«Gebrauchsanweisung»

Dieses Kapitel beschränkt sich aus Gründen der Übersichtlichkeit auf die Beschreibung der praktischen Durchführung verschiedener Heilpflanzen-Anwendungen. Hier sind die praktischen Beschreibungen als Ergänzung zu den Indikationen (Kap. 7) und den Angaben bei den Heilpflanzen-Steckbriefen (Kap. 9) zu finden. Am besten ist es, wenn Sie sich vor einer ersten Anwendung mit Hilfe dieser drei Kapitel eingehend informieren – damit können Sie die geplante Anwendung gegenüber KollegInnen und der Ärzteschaft besser vertreten und der Patientin ein Gefühl von Kompetenz und Sicherheit geben.

Literatur-Tipps zum Weiterlesen und Vertiefen

Bahlmann, Birgitt: Häusliche Gesundheits- und Krankenpflege. WELEDA Ratgeber, 2002.
Bezugsadresse: WELEDA AG, 73503 Schwäb. Gmünd, Postfach 1309.

Bahlmann, Birgitt u. Redaktionsteam: WELEDA Pflege-Forum *(erscheint 3-mal jährlich).*
Bezugsadresse: WELEDA AG, 73503 Schwäb. Gmünd, Postfach 1309.

Blaser, Gisela: Juckreizstillende Ganzkörperwäsche mit Stiefmütterchentee. Heilberufe, 53 (2001) 12: 54.

Blaser, Gisela: Fiebersenkende Ganzkörperwäsche mit Pfefferminztee. Heilberufe, 54 (2002) 1: 48.

Blaser, Gisela: Einsatz von Bienenprodukten in der Pflege – Propolis. Heilberufe, 54 (2002) 2: 44–45.

Blaser, Gisela: Einsatz von Naturheilmitteln bei der Pflege von Port-Kathetern. Heilberufe, 54 (2002) 3: 54–55.

Blaser, Gisela: Schweißreduzierende Ganzkörperwäsche mit Salbeitee. Heilberufe, 54 (2002) 4: 54.

Blaser, Gisela: Wundpflege mit Calendula, Teil 1 – Calendula-Teekompressen, Calendulablüten-Tee. Heilberufe, 54 (2002) 5: 52.

Blaser, Gisela: Wundpflege mit Calendula, Teil 2 – Calendula-Tinktur und Tender-Wet-Kompressen. Heilberufe, 54 (2002) 6: 52.

Blaser, Gisela: Wundpflege mit Calendula, Teil 3 – Calendula-Salbe 10%. Heilberufe, 54 (2002) 7: 48.

Blaser, Gisela: Einsatz von Zitronenöl in der Pflege, Teil 1 – Zitronenwickel. Heilberufe, 54 (2002) 8: 50.

Blaser, Gisela: Einsatz von Zitronenöl in der Pflege, Teil 2 – Fiebersenkende Ganzkörperwäsche. Heilberufe, 54 (2002) 9: 54.

Blaser, Gisela: Senfmehl-Fußbad. Heilberufe, 54 (2002) 10: 52.

Blaser, Gisela: Antierkältungsgetränk. Heilberufe, 54 (2002) 11: 56.

Blaser, Gisela: Cajeputöl-Kompresse. Heilberufe, 54 (2002) 12: 54.

Blaser, Gisela: Prophylaxe gegen bestrahlungsindizierte Hautprobleme. Heilberufe, 55 (2003) 1: 50.

Blaser, Gisela: Narbenöl bei Striae. Heilberufe, 55 (2003) 2: 50.

Blaser, Gisela: Thymiantee-Brustwickel. Heilberufe, 55 (2003) 3: 51.

Blaser, Gisela: Weißkohlauflagen. Heilberufe, 55 (2003) 4: 50.

Blaser, Gisela: Lavendelöl-Kompresse. Heilberufe, 55 (2003) 5: 48.

Blaser, Gisela: Ätherische Öle in der Pflege, Teil 1 – Eigelb-Packung. Heilberufe, 55 (2003) 6: 47.
Die Reihe wird fortgesetzt; bei Redaktionsschluss für das vorliegende Buch waren die Themen noch nicht bekannt.

Bühring, Ursel: Unterrichtsskript zur Phytotherapieausbildung der Freiburger Heilpflanzenschule (Zertifiziertes Studienprogramm für Pflanzenheilkunde [FVDH]), Stegen 2003.

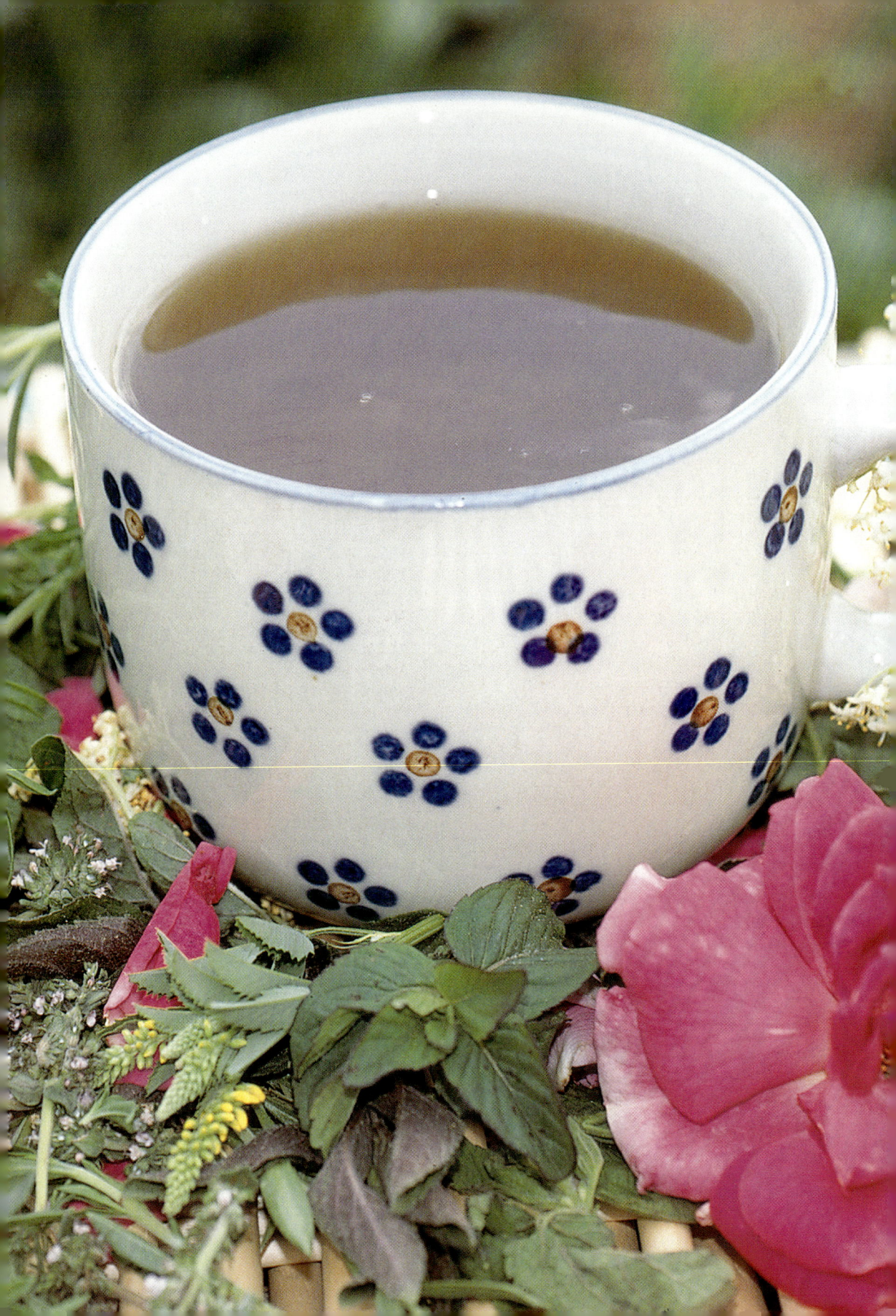

Bezugsadresse: Freiburger Heilpflanzenschule, Ober-birken 17, 79252 Stegen oder http://www.heilpflan-zenschule.de.

Glaser, Hermann: Alte u. neue Hausmittel zur äußeren Anwendung. Handbuch Gesundheitspflege. Gesund-heitspflege Initiativ, Esslingen 1999.

Pahlow, Mannfried: Heilpflanzen. Sanfte Behandlung von Alltagsbeschwerden. Hirzel Verlag, Stuttgart/Leipzig, 2000.

WALA: Heilmittelverzeichnis. Bad Boll 2002
Bezugsadresse: WALA-Heilmittel GmbH, 73085 Bad Boll/Eckwälden

WELEDA: Arzneimittel-Verzeichnis. Schwäbisch Gmünd 2002.
Bezugsadresse: WELEDA AG, 73503 Schwäbisch Gmünd, Postfach 1309.

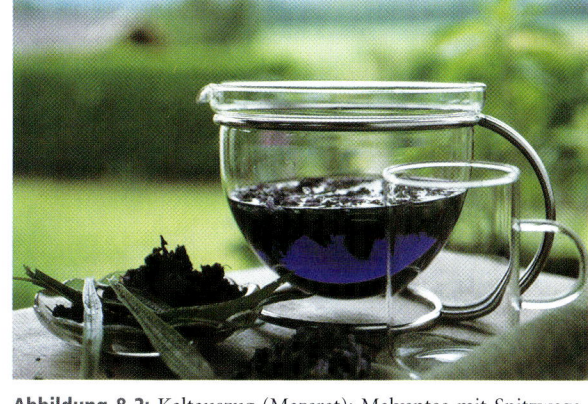

Abbildung 8-2: Kaltauszug (Mazerat): Malventee mit Spitzwege-rich. *Foto: U. Bühring.*

8.1 Tees und Teezubereitung zur innerlichen Anwendung

8.1.1 Zubereitungsarten und Ziehzeit

Die Wirkstoffe einer Heilpflanze sollen bei der Teezubereitung optimal und schonend heraus-gelöst werden. Deshalb ist die Zubereitung je nach Pflanze und je nach Pflanzenteil, in dem die Wirkstoffe vorkommen, unterschiedlich (siehe auch die Angaben im Kapitel zu den Heil-pflanzen-Monografien).

Im Zweifelsfall erkundigt man sich bei der Beschaffung einer Teedroge in der Apotheke, welches für sie die geeignete Zubereitungsart ist.

Ein heißer *Aufguss (Infus)* wird vorwiegend von Blüten- und Blattdrogen gemacht.

Die Teedroge wird mit kochendem Wasser überbrüht; 3–8 min zugedeckt ziehen lassen, dann abseihen.

Für Teedrogen, die ätherische Öle enthalten, lässt man das Wasser nach dem Kochen noch ungefähr eine $^1/_2$ min stehen, bevor man sie da-mit übergießt, damit die ätherischen Öle besser erhalten bleiben.

Die *Sekundenüberbrühung* ist ein heißer Auf-guss, für den 1 EL Heilkräuter mit 1 l Wasser überbrüht wird, 30 s zugedeckt ziehen lassen,

abseihen. Man gewinnt damit einen schonen-den, verträglichen Durstlöscher mit sehr milder Heilkräuter-Wirkung, der vor allem für Men-schen geeignet ist, die nicht gerne nur Wasser trinken.

Der Begriff *Frischaufguss* wird verwendet, wenn Pflanzenteile frisch verwendet werden (z. B. die Zitronenmelisse oder Pfefferminze aus dem Garten). Für den Hausgebrauch können die meisten bei uns vorkommenden Kräuter zu-mindest in der Zeit als Frischaufguss zubereitet werden, in der die entsprechenden Pflanzenteile gerade frisch und aromatisch vorkommen.

Eine *Abkochung (Dekokt)* ist häufig bei harten Rinden, Wurzeln, Hölzern oder Samen nötig.

Man setzt die (möglichst gut zerkleinerte) Droge mit kaltem Wasser auf und bringt sie zum Kochen. Einige wenige lässt man bis zu 20 min leicht köcheln (z. B. Schachtelhalm), andere nur einmal aufwallen, ausschalten und noch wenige Minuten (siehe Angaben bei dem jeweiligen Steckbrief in Kapitel 9) zugedeckt ziehen lassen, dann abseihen.

Einen *Kaltauszug (Mazerat)* (s. **Abb. 8-2**) macht man von Pflanzen(-bestandteilen), die beson-ders hitzeempfindliche Wirkstoffe beinhalten (z. B. schleimhaltige Drogen wie Eibischwurzel, Wegmalvenblätter und -blüten) oder um mög-lichst wenig eines toxischen Bestandteils heraus-zulösen (wie z. B. das Viscotoxin bei der Mistel). Dazu setzt man die Droge mit kaltem Wasser an und lässt z. B. zarte Blüten und Blätter 1 – 3 h,

◀ **Abbildung 8-1:** Kräuter und Teetasse. *Foto: U. Bühring.*

Wurzeln (z. B. Eibisch) eher 3–5 h zugedeckt ziehen. Dann den Auszug abseihen und – je nach Vorliebe – kühl trinken oder vorsichtig im Wasserbad auf Trinkwärme anwärmen. Nachteil: bei dieser Zubereitungsart kann es zu einer Keimbelastung des Tees kommen. Deshalb keine größeren Mengen auf Vorrat zubereiten, sondern nur einzelne Portionen. Besonders bei immunsupprimierten Patientinnen sollte dieses Risiko bedacht und das Vorgehen z. B. mit der zuständigen Hygienefachkraft beraten werden.

Wenn ein Tee frisch aufgebrüht und sofort serviert wird, sollte die Person darauf hingewiesen werden, nach welcher Zeit die Teebeutel herausgenommen werden müssen. Tees, die zu lange ziehen, werden nicht besser sondern eher schlechter: Die Farbe wird unansehnlich, das Aroma herb und bitter und es kann auch zu unerwünschten Wirkungen und Unverträglichkeit kommen.

8.1.2 Dosierung

8.1.2.1 Dosierung bei der Zubereitung

Säuglinge bis 1 Jahr: $^1/_2$ TL Droge pro 500 ml (d. h. ungefähr $^1/_8$ der Dosierung für Erwachsene)

Kleinkinder bis 3 Jahre: $^1/_2$ TL Droge pro 250 ml Wasser

Kinder zwischen 4 bis 10 Jahre 1 TL auf 250 ml Wasser

Erwachsene: 1 TL auf 150 ml Wasser (entspricht einer üblichen Kaffeetasse)

alte Menschen: 1 TL auf 250 ml Wasser

Von frischen Kräutern nimmt man jeweils die doppelte Menge.

Die Teedroge wird wesentlich besser ausgenützt, wenn sie erst unmittelbar vor der Zubereitung gut zerkleinert wird. Zum Lagern allerdings dürfen die Bestandteile durchaus gröber sein, dadurch bleiben die Inhaltsstoffe (wie z. B. das Aroma) besser erhalten.

8.1.2.2 Tagesdosis

Die übliche Tagesdosis umfasst 1–3 Tassen Tee (d. h. max. $^1/_2$ l). Optimal schmeckt und wirkt

ein Heilkräutertee, wenn er jedes Mal frisch zubereitet wird. Soll der Tee schluckweise über einige Stunden verteilt getrunken werden, kann er nach der Zubereitung (Teebeutel müssen entfernt sein) in eine Thermoskanne abgefüllt werden. Diese Methode bietet sich auch für den Arbeitsablauf im stationären Pflegealltag an (vgl. auch **Tab. 8-1** und **8-2**; im Anhang finden sich leere Formulare zum Kopieren und Ausfüllen). Tees aus Schleimdrogen (Kaltauszug) sollten – aus hygienischen Gründen – nicht auf Vorrat, sondern in entsprechenden Portionen nur frisch zubereitet und verabreicht werden. Grundsätzlich sollte ein Tee (Aufguss, Abkochung) nicht länger als ca. 5–6 h in der Kanne stehen, sonst verändern sich Geschmack, Farbe und Zusammensetzung bzw. Wirkung, d. h. am besten wird mit Beginn jeder Schicht frischer Tee zubereitet.

8.1.2.3 Anwendungsdauer

Im Allgemeinen gilt, dass ein Heilkräutertee nur so lange getrunken wird, bis er seinen Zweck erfüllt hat, d. h. der Husten oder die Blasenentzündung abgeklungen ist. Bei immer wiederkehrenden Beschwerden (z. B. Verstopfung oder Schlafproblemen) kann ein Tee kurmäßig über 3–6 Wochen angewendet, danach für 1 bis 3 Monate pausiert und dann wiederholt werden. Die Einnahme über eine längere Zeit ist bis auf wenige Ausnahmen (Johanniskraut-, Weißdorntee) nicht zu empfehlen.

8.1.3 Tageszeit

Tees mit Bitterstoffen werden 15–30 min vor dem Essen ungesüßt getrunken. Tees mit anregenden Bestandteilen (z. B. Rosmarin) möglichst nicht in der 2. Tageshälfte, harntreibende Tees nicht am Abend vor dem Schlafen verabreichen.

8.1.4 Qualitätsanforderungen

Untersuchungen haben gezeigt, dass die im Lebensmittelhandel angebotenen Kräutertees einen Wirkstoffgehalt aufweisen, der oftmals weit unter dem für Heilzwecke notwendigen

Tabelle 8-1: Muster für eine Tee-Zubereitungstabelle für die fünf (oder mehr) gebräuchlichen Tees auf einer Station (kann z. B. am Schrank in der Teeküche angebracht werden).
(Eine leere Tabelle zum Herauskopieren und Ausfüllen finden Sie im Anhang.)

Tee-Sorte	Pflanzenteil	Wirkung	Dosierung pro Tasse (150 ml)	Zubereitung*	Ziehzeit
Brennnessel	Blätter	entwässernd, stoffwechselanregend, blutbildend etc.	1 TL	Aufguss	5–10 min
Frauentee	Mischung	entkrampfend, beruhigend, blutungsregulierend	1 TL	Aufguss	5 min
Ackerschachtel-halm	Kraut	wassertreibend, gewebefestigend, stoffwechselanregend	1 TL	Abkochung nach 20–30 min abseihen	15 min leicht
Kümmel-Anis-Fenchel	Mischung (vor Gebrauch zerstoßen!)	entblähend, entkrampfend	1 TL	Aufguss	5 min
Malve (Malva sylvestris L.)	Blüten und Blätter	reizlindernd	1 TL	Kaltauszug	1–2 h

*Zubereitungsarten:
Aufguss (Infus): mit kochendem Wasser übergießen, wie angegeben zugedeckt ziehen lassen, abseihen
Abkochung (Dekokt): mit kaltem Wasser aufsetzen, zum Kochen bringen, wie angegeben zugedeckt köcheln/ziehen lassen, abseihen
Kaltauszug (Mazerat): mit kaltem Wasser aufsetzen, zudecken, wie angegeben ziehen lassen, abseihen

Tabelle 8-2: Beispiel für eine Verordnungsliste auf einer Station, frische Tee-Zubereitung jeweils zu Beginn einer Schicht.
(Eine leere Tabelle zum Herauskopieren und Ausfüllen finden Sie im Anhang.)

Zimmer	Patientin	Tee	Menge	Beachte
3	Fr. Blümchen	Frauenteemischung	1–2 Tassen	nicht süßen (Diab.!)
6	Hr. Blatt	Kümmel-Anis-Fenchel	$^1/_2$-l-Thermoskanne	
6	Hr. Wurz	Leberteemischung	$^1/_2$-l-Thermoskanne	nicht süßen
11	Lisa Früchtle	Heidelbeer-Tee	$^1/_2$-l-Thermoskanne	bis Durchfall aufhört
18	Fr. Schlapp	Rosmarintee	1–2 Tassen	nur morgens
18	Fr. Keuch	Hustenteemischung	$^1/_2$-l-Thermoskanne	mit Honig servieren
15	Hr. Stein	Ackerschachtelhalmtee	$^3/_4$-l-Kanne	nur vormittags, für Nierenwickel

Mindestgehalt liegt. Dies ist im Lebensmittelhandel, der den Lebensmittelgesetzen unterliegt, völlig zulässig, da es hier eher auf Farbe und Geschmack als auf die Heilwirkung ankommt. Anders ist es jedoch bei der Ware, die in Apotheken angeboten wird: Hier müssen die Heilkräuter, ob lose oder im Teebeutel, den Richtlinien des Arzneibuchs (DAB) entsprechen und werden auf ihre Qualität geprüft, damit sie zu Heilzwecken eingesetzt werden können. So sind Teedrogen hier auch als «Arzneitee» gekennzeichnet. Dies erklärt den Preisunterschied zwischen Teebeuteln aus dem Supermarkt und solchen aus der Apotheke. Heiltees, die in der Pflege innerlich oder äußerlich angewendet werden, müssen aus der Apotheke bezogen werden.

Heilpflanzen und Kräutertees, die in speziellen Kräuterläden, dem Naturkosthandel oder den Reformhäusern angeboten werden, unterliegen in der Regel einer freiwilligen Qualitätskontrolle der Produzenten.

Offene Ware – vorausgesetzt Frische, Reinheit, sachgemäße Lagerung und Aufbewahrung stimmen – ist grundsätzlich preiswerter als Teebeutel und qualitativ hochwertiger. Der Vorteil von Teebeuteln: Sie sind fertig dosiert und einfach zu handhaben (z.B. in der häuslichen Pflege, für ältere, alleinlebende Menschen oder unterwegs auf Reisen). Inzwischen sind manche Teebeutel zum Aromaschutz jeweils einzeln verpackt, was zwar den Verpackungsaufwand erhöht, aber Wirkstoffe, wie z.B. ätherische Öle, besser erhält. Ausschlaggebend ist in jedem Fall – ob offene Ware oder Teebeutel – die (Arznei-) Qualität der Teedroge.

8.1.5 Aufbewahrung und Haltbarkeit

Teedrogen müssen trocken, aromadicht und lichtgeschützt aufbewahrt werden. Die meist doppelwandigen Tüten, in die Teedrogen in der Apotheke abgefüllt werden, sind aus einem speziellen, aromadichten und vor Licht schützenden Papier hergestellt. Sofern sie nach jedem Gebrauch wieder dicht verschlossen werden, sind diese Verpackungen auch zur Lagerung geeignet. Ansonsten sind fest schließende Dosen oder Schraubgläser aus dunklem Glas gut zum Aufbewahren geeignet. Die Behältnisse, in denen Teekräuter aufbewahrt werden, müssen mit dem Namen der Droge, Kauf- und Verfallsdatum sowie mit Angaben zur Zubereitung beschriftet sein.

Teekräuter können – bei sachgemäßer Lagerung – gut ein Jahr lang verwendet werden. Trotzdem ist es ratsam, nur kleine Mengen Tee zu lagern und häufiger frische Ware nachzukaufen bzw. zu bestellen. Nach einem Jahr bietet die Natur wieder eine frische Ernte. Übrig-

gebliebene Kräuter können gut als Zusatz für ein Kräuterbad aufgebraucht werden.

8.1.6 Süßen

Tees, die bei Magen-, Darm- sowie Leber-Galle-Beschwerden eingesetzt werden, sollten grundsätzlich nicht gesüßt werden. Diese Tees enthalten oft Bitterstoffe, die die Leberfunktion sowie die Sekretion der übrigen Verdauungsdrüsen anregen sollen, was reflektorisch schon über das Schmecken im Mund ausgelöst wird. Mit Kohlenhydraten gesüßte Heilkräutertees können außerdem Blähungen auslösen oder verstärken.

Bei Husten- oder Erkältungstees kann hingegen ein Löffel guter Imker-Honig (s. **Abb. 8-3**) die Heilwirkung unterstützen. Die Wirkung eines Schlaftees kann durch Honigzusatz verstärkt werden (Zähne erst danach putzen!). Da die heilungsunterstützenden Inhaltsstoffe des Ho-

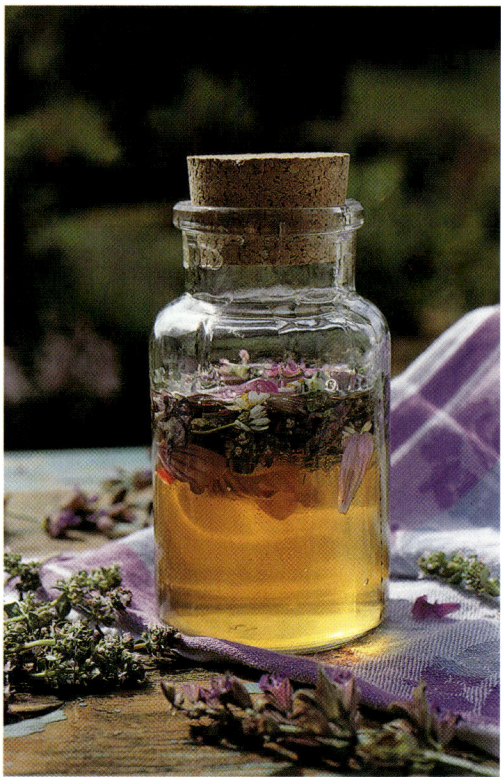

Abbildung 8-3: Blütenhonig zum Süßen.
Foto: U. Bühring.

nigs bei über 40 °C zerstört werden, empfiehlt es sich, den Honig erst dann zuzusetzen, wenn der Tee auf Trinktemperatur abgekühlt ist.

Für Menschen, die nicht mit Zucker süßen dürfen (z. B. Diabetikerinnen), können ein paar kleine Stückchen Süßholzwurzel oder ein paar zerquetschte Anisfrüchte bei der Zubereitung der Teedroge zugegeben werden. Sie machen den Tee milder und leicht süßlich. Einige Tropfen Zitronensaft oder eine Prise Pfefferminze verbessern den Geschmack von so manchem herbem Kräutertee und können bewirken, dass er mit Genuss eingenommen wird.

8.1.7 Verabreichen eines Heilkräutertees – eine pflegerische Maßnahme

Man kann das Verabreichen eines Heilkräutertees als eine rein versorgungstechnische Maßnahme sehen (Vorsetzen eines Tees zum Einverleiben von Wirkstoffen) – oder aber als pflegerische Handlung verstehen.

Mit dem Angebot eines Heilkräutertees wird die Patientin in die Behandlung mit eingebunden, sie kann hier etwas selbst mitgestalten und handhaben (z. B. auf die Ziehzeit achten, Teebeutel selbst rechtzeitig aus dem Kännchen nehmen und so die Wirkung und Genießbarkeit steuern). Die Pflegefachkraft kann ein paar Informationen zu den verwendeten Heilkräutern weitergeben oder Bildmaterial zu den verabreichten Pflanzen zeigen. Ältere Menschen knüpfen hier häufig an Kindheitserinnerungen an (vom eigenen Kräutersammeln; Erinnerungen an eigenes Wissen, wie und für was diese Kräuter früher verabreicht wurden). Ein Heilkräutertee bietet Sinneseindrücke wie Riechen und Schmecken. Eine Tasse warmen Tee schlückchenweise genießen verbinden viele mit Geborgenheit oder Gemütlichkeit. In der häuslichen Pflege sind Heilkräutertees eine Methode, bei der Angehörige einbezogen werden können und das Gefühl bekommen, «etwas tun oder zur Pflege beitragen zu können».

Literatur-Tipps zum Weiterlesen und Vertiefen
Kläui, Margrit: Heilkräutertees für Säuglinge und Kleinkinder. Selbstverlag 1996.
Bezugsadresse: Salstr.55, CH-8400 Winterthur.

Meyer, Egbert: Tee-Rezepturen. Ein Handbuch für Apotheker und Ärzte. Arzneitee-Rezepturen für 19 Indikationsbereiche bewertet und ausgearbeitet für die Information des Patienten und als Kopiervorlage für die Etikettierung von Tee-Beuteln. Dt. Apotheker-Verlag, Stuttgart 1995.
Wichtl, Max (Hrsg.): Teedrogen und Phytopharmaka – Ein Handbuch für die Praxis auf wissenschaftlicher Grundlage. WVG, Stuttgart 2002.

8.2 Heilkräuter-Frischpresssaft (Frischpflanzensaft)

Frischpresssäfte (aus Blättern, Wildfrüchten oder Wurzeln ausgepresster frischer Saft) sind sehr mühsam selbst herzustellen. Man muss im Allgemeinen sehr viel Pflanzenmaterial sammeln, um ein kleines Gläschen Presssaft zu erhalten, insbesondere von Blättern. Mit einem Kalt-Entsafter geht das Auspressen etwas einfacher, als wenn man von Hand die Blätter, Fruchtfleisch oder Wurzeln zerkleinern bzw. raspeln muss und dann – eventuell unter Zugabe von ganz wenig Wasser – mit einem Mulltuch ausquetschen.

Braucht man nur ganz kleine Mengen – wie z. B. vom Ringelblumen-Frischpresssaft (zur Behandlung wunder Mamillen) –, so kann man ausgezupfte Ringelblumenblütenblättchen auch mit einer Knoblauchpresse ausquetschen, mit ein oder zwei Wattestäbchen die (geringe) Saftmenge aufsaugen und direkt auf die wunden Stellen auftupfen.

Frischpresssäfte enthalten Mineralstoffe, Spurenelemente und Vitamine in hoher Konzentration. Da diese Stoffe sehr sauerstoffempfindlich sind, sollten sie sofort nach dem Zubereiten verbraucht werden. Der Geschmack von Frischpresssäften ist meist sehr herb. Sie sollten nie unverdünnt, sondern im Mischungsverhältnis 1:5 verdünnt werden – z. B. mit einem guten Gemüse- oder Fruchtsaft, Sauer- oder Buttermilch.

In Apotheken und Reformhäusern bekommt man fertige Pflanzenfrischpresssäfte (von Blatt- und Wurzelpflanzen) oder Ursäfte (von Früchten), die nur durch Sterilisieren nach dem Abfüllen auf schonende Weise haltbar gemacht wurden. Eine angebrochene Flasche muss allerdings zügig aufgebraucht werden.

8.3 Alkoholische Pflanzenauszüge

Wenn man Heilpflanzen (frisch oder getrocknet) mit Alkohol ansetzt (übergießt), gehen die Wirkstoffe in den Alkohol über. So sind sie lange halt- und mit Wasser gut mischbar. In dieser Form können sie (mit Wasser verdünnt) innerlich und äußerlich angewendet werden.

8.3.1 Definitionen

- *Tinkturen:* (nach dem DAB 9, dem Deutschen Arzneibuch) sind Auszüge aus Drogen, die mit Ethanol (Weingeist, meist 70-prozentig/ als Konservierungs- und Extraktionsmittel) entweder durch Mazeration (Standextraktion) oder Perkolation (Durchlaufextraktion) hergestellt werden. Neuere Vorgaben gehen inzwischen (je nach Droge und Wirkstoffen) von genauer differenzierten Prozentigkeiten des Ethanols aus. Das Mengenverhältnis Heilpflanze (Droge) und Alkohol ist dabei meist 1 : 5. Die Lagerzeit fertiger Tinkturen ist (nach dem DAB) auf ein Jahr begrenzt.
Standextraktion bedeutet das Ansetzen zerkleinerter Drogen mit Ethanol. Der Ansatz wird täglich mehrmals aufgeschüttelt, nach einer bestimmten Frist werden Reste ausgepresst. Nach einer bestimmten Lagerungszeit wird der Auszug filtriert und auf den geforderten Gehalt eingestellt. In der pharmazeutischen Herstellung ist die Extraktionszeit und die Lagerzeit genau vorgeschrieben.
Durchlaufextraktion bedeutet ein langsames Durchströmen von Ethanol durch die zerkleinerte Droge, um durch unbehinderte Diffusion eine ca. 95-prozentige Ausbeute an Inhaltsstoffen zu ermöglichen.
- (Pflanzliche) *Urtinkturen* sind homöopathische Zubereitungen nach dem HAB, dem Homöopathischen Arzneibuch. Verwendet werden 86-prozentiges Ethanol, das im Verhältnis 1 : 1 mit dem entsprechenden Frischpflanzen-Presssaft gemischt wird, welcher zuvor aus fein zerkleinerten Pflanzenteilen hergestellt wurde. Dieser Ansatz wird verschlossen und für eine vorgeschriebene Dauer bei weniger als 20 °C gelagert und dann filtriert. Urtinkturen können (außer solche von

Giftpflanzen) direkt eingesetzt werden (z. B. einige Tropfen in etwas Wasser gelöst), oder sie werden zu homöopathischen Arzneimitteln verarbeitet, d. h. stufenweise verdünnt und potenziert.
- Unter *Dilutionen* versteht man alle Verdünnungen, die mit flüssigen Stoffen (z. B. Alkohol, Wasser) zubereitet werden.
- Pflanzen*spiritus:* weingeistiger Auszug von Heilpflanzen
- *Fluidextrakte:* aus 1 Teil Droge werden höchstens 2 Teile Extrakt gewonnen – als Extraktionsmittel wird Ethanol oder ein Gemisch aus Ethanol und gereinigtem Wasser verwendet.
- *Trockenextrakte:* Einengen und Trocknen flüssiger Drogenextrakte bis zu einem Restfeuchtigkeitsgehalt von 3 % (= Vakuum- bzw. Gefriertrocknung)
- *Kräuter-/Arzneiweine* sind Heilpflanzenauszüge in Wein statt Ethanol (s. o.). Für den Hausgebrauch können frische (oder getrocknete) Heilpflanzen z. B. mit einem trockenen Weißwein angesetzt werden (z. B. Baldrianwein).
- *Elixiere* sind weingeistige oder weinige Tinkturen mit Zusätzen von Zucker, Extrakten, ätherischen Ölen etc.
Einige Hersteller von Pflanzen- oder Frucht-Elixieren stellen diese ohne Alkohol, nur mit Fruchtsaft oder wässrigen Pflanzenauszügen, evtl. unter Hinzufügung von Zucker her.
- *Essenzen* sind konzentrierte, meist alkoholische Pflanzenauszüge bzw. Lösungen von ätherischen Ölen und anderen Duftstoffen. In der Aromatologie werden manchmal auch 100 % naturreine ätherische Öle als Essenzen bezeichnet (gebräuchlich im angelsächsischen Sprachraum).

8.3.2 Alkoholische Auszüge zur innerlichen Anwendung

In der (stationären) Pflege werden meist Fertigpräparate verwendet (Beispiel: Baldriantropfen, Melissengeist) und nach ärztlicher Verordnung oder entsprechend den Angaben des Beipackzettels dosiert und in Wasser 1–3 × täglich verabreicht.

8.3.3 Alkoholische Auszüge zur äußerlichen Anwendung

In der stationären Pflege werden auch für die äußerliche Anwendung meist Fertigpräparate angewendet (Beispiele: Calendula-Tinktur, Arnika-Essenz, Combudoron). Diese müssen vor Gebrauch entsprechend mit Wasser (Ringer-Lösung) verdünnt werden (siehe Packungsbeilage), damit sie Haut oder Schleimhäute nicht reizen. Sie werden meist für Spülungen oder Umschläge (Kompressen) verwendet.

8.3.4 Alkoholische Auszüge selbst herstellen für den Hausgebrauch

Für den Hausgebrauch können Tinkturen auch mit einem Schnaps (z.B. Korn) oder einem auf den gewünschte Prozentgehalt verdünnten Weingeist aus der Apotheke hergestellt werden.

Unterschiedliche Wirkstoffe von Heilpflanzen benötigen einen unterschiedliche Prozentgehalt des Alkohols, damit sie optimal ausgezogen werden.

Weiche und saftige Pflanzenteile und Blüten werden am besten in einem 30- bis 50-prozentigen Alkohol ausgezogen. Für Wurzeln und harte Teile braucht man einen 55- bis 70-prozentigen Alkohol, für Harze sogar noch höherprozentiger: 70- bis 96-prozentigen Alkohol. Möchte man einen Auszug aus einer Mischung verschiedener Heilpflanzen herstellen, so wählt man die passende Prozentigkeit nach dem Hauptwirkstoff des Hauptbestandteils.

8.3.4.1 Selbst gemachte Tinkturen für den Hausgebrauch

Calendula-Tinktur

In ein sauberes, helles Schraubdeckelglas füllt man zu einem Drittel frisch ausgezupfte Ringelblumen-Blütenblättchen ein und füllt mit 45-prozentigem Weingeist auf. Verschließen, ans Licht (Fensterbank) stellen und täglich einmal aufschütteln. Nach 3 Wochen durch Gaze abseihen, Blütenreste ausquetschen und die fertige Tinktur in einer dunklen Flasche aufbewahren. Etikett mit Inhaltsangabe und Herstellungsdatum aufkleben.

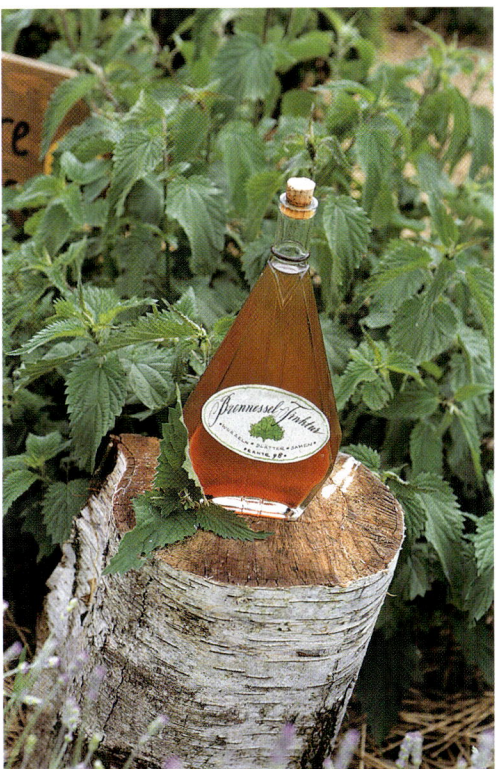

Abbildung 8-4: Selbst gemachte Tinktur (Brennnessel) für den Hausgebrauch. *Foto: U. Bühring.*

Blutwurz-Tinktur

In ein sauberes, helles Schraubdeckelglas füllt man zu einem Fünftel getrocknete Blutwurzstückchen (Tormentillae rhizoma aus der Apotheke) und füllt das Glas mit 70-prozentigem Weingeist auf; verschließen, 3 Wochen ans Licht (Fensterbank) stellen und täglich einmal aufschütteln. Dann durch Gaze und ein Kunststoffsieb abseihen und Wurzelreste ausquetschen, in eine dunkle Flasche abfüllen. Etikett mit Inhaltsangabe und Herstellungsdatum aufkleben.

Rosskastanien-Tinktur

Frische, gesäuberte Rosskastanien-Früchte (ohne die stachelige Kapsel) klein schneiden (ca. kirschkerngroß), ein helles Schraubglas zu einem Drittel damit füllen, mit 70-prozentigem Alkohol auffüllen, verschließen, ans Licht (Fensterbank) stellen und täglich einmal aufschütteln. Nach 3 Wochen abseihen, Reste ausdrücken und die fertige Tinktur in einer dunklen Flasche aufbewahren. Etikett mit Inhaltsangaben, Herstellungsdatum und Warnhinweis «nur für den äußerlichen Gebrauch» aufkleben.

8.3.5 Vor- und Nachteile von wässrigen gegenüber alkoholischen Auszügen

Was ist besser – die Verwendung von (z. B.) Ringelblumen-Tee oder Calendula-Tinktur für Umschläge?

- *Zeitfaktor:* Ein Teeaufguss muss frisch zubereitet werden – eine Tinktur in der Vorratsflasche lässt sich spontan verwenden.
- *Dosierung:* Ein Tee wird nicht so leicht überdosiert wie eine Tinktur (unsachgemäße Dosierung per «Schussmethode»).
- *Verträglichkeit:* Ein Tee wird meist gut vertragen – eine Tinktur kann aufgrund ihres Alkoholgehalts (besonders bei unsachgemäßer Dosierung) eher hautreizend oder austrocknend wirken.
- *Wirkstoffe:* Im Tee finden sich eher wasserlösliche, in der Tinktur eher alkohollösliche Inhaltsstoffe; um den Gesamtkomplex der Wirkstoffe zu erhalten, können z.B. einer Tasse Kamillentee 15 Tr. Kamillentinktur zugegeben werden.

Fazit: Man sollte je nach Situation entscheiden, ob ein Tee oder eine Tinktur die geeignetere Anwendungsform ist, und auf eine jeweils sachgemäße Handhabung achten.

Bei der innerlichen Anwendung von alkoholischen Auszügen kann in bestimmten Fällen der Alkohol selbst ein Problem sein.

Hersteller anthroposophischer Arzneimittel stellen u.a. auch Pflanzenauszüge auf wässriger Basis her. Dies geschieht durch spezielle Verfahren, die den rhythmischen Bedingungen in der Natur abgeschaut sind, wodurch die Auszüge eine erstaunliche Haltbarkeit bekommen. Diese Mittel sind dann auch für Kinder oder alkoholgefährdete Personen geeignet.

Im Übrigen sollte die Skepsis gegenüber dem Alkohol auch nicht überbewertet werden: Bei einer Einnahme von täglich 3×20 Tr. einer 45-prozentigen Tinktur beträgt der «reine» Alkoholgehalt 1,3 g (200 ml Wein enthalten ca. 15 g).

8.4 Öle, Ölmischungen, Ölauszüge und ihre äußerliche Anwendung

8.4.1 Öle und ihre Differenzierung

Unter dem unpräzisen Sammelbegriff «Öle» werden unterschiedliche Substanzen verstanden, die hier zunächst genauer differenziert werden sollen:

8.4.1.1 Fette (Pflanzen-) Öle

werden vorwiegend aus Samen (z.B. Mandel- oder Sonnenblumenöl) und dem Fruchtfleisch (z.B. Oliven- oder Sanddornöl) gewonnen. Pflanzliche Öle entstehen nicht nur durch starke Sonneneinwirkung sondern scheinen gleichsam auch die Sonnenwärme in sich zu speichern. Da fette Substanzen dazu neigen, chemische Rückstände an sich zu binden, sollten Pflanzenöle möglichst aus kontrolliert biologischem Anbau stammen (Naturkosthandel) oder zumindest auf Rückstände kontrolliert sein (Apotheke). Außerdem sollten sie schonend gewonnen werden (mechanische Pressung), so dass die natürliche, hochwertige Struktur ihrer Fettsäuren erhalten bleibt (mehrfach ungesättigte Fettsäuren wirken auch perkutan pflegend und regenerierend).

Für die Pflege eignen sich z. B. Olivenöl, Mandelöl, Sonnenblumenöl, bei denen vor allem die Wärmewirkung im Vordergrund steht. Sie sind alle über Apotheken (auch an Krankenhäusern) oder den Lebensmittel- bzw. Naturkosthandel gut zu beziehen. Öle mit mehrfach ungesättigten Fettsäuren (z.B. Nachtkerzen- oder Borretschsamenöl) werden eher als sehr sparsam verwendete, spezifische Wirkstoffe bei besonderen Hautproblemen eingesetzt. Auch das Sanddorn-Fruchtfleischöl wird in ganz geringen Mengen nicht als Basis- sondern als Heilöl benutzt. Es ist reich an Vitaminen (A, E, C) und wirkt besonders auf Haut und Schleimhäute ausgesprochen regenerierend und wundheilungsfördernd.

8.4.1.2 Wachse

Jojobaöl ist kein Öl im biochemischen Sinne, sondern ein flüssiges Wachs (Jojobanuss). Wachse haben in der Pflanzenwelt eine Schutzfunktion (kommen z.B. auf Blättern oder Früchten vor) und wirken auch auf die menschliche Haut sehr schützend.

8.4.1.3 Mineralöl-Abkömmlinge

Viele gebräuchliche Babyöle, Vaselin und Melkfett sind aus Erdöl hergestellte Öle und Fette. Sie haben keinerlei Bezug zum Hautstoffwechsel, können nicht in die Haut einziehen und bilden stattdessen einen isolierenden Film. Sie eignen sich daher nicht für die Hautpflege und auch nicht als Grundlage für pflanzliche Salben oder Ölauszüge.

8.4.1.4 Ätherische Öle

Ätherische Öle sind flüssige, leicht flüchtige und fettlösliche Pflanzenwirkstoffe (jeweils bestehend aus einer Vielzahl spezifischer Inhaltsstoffe) mit charakteristischem Geruch und/oder Geschmack. Während fette Öle eher nach innen gerichtet im Körperlichen wirken (z.B. Wärme bewahrend), wirken ätherische Öle auch über die Sinne und das ZNS.

Ätherische Öle dürfen nicht unverdünnt angewendet werden (einzige Ausnahme: Lavendelöl – bei kleinflächigen Verbrennungen 1. und 2. Grades). Hydrolate sind das «Abfall-» oder Nebenprodukt bei der Wasserdampfdestillation ätherischer Öle – sozusagen destilliertes Wasser, das noch Spuren des ätherischen Öls enthält aber auch weitere, wasserlösliche Wirkstoffe der Pflanze. Dieses Destillat wird meist mehrfach für das Destillationsverfahren verwendet. Hydrolate haben in der Regel die gleiche Wirkung wie das ätherische Öl der entsprechenden Pflanze, nur milder und besser hautverträglich und problemlos mit Wasser mischbar. Hydrolate sind übrigens auch für die Duftlampe geeignet – ohne zusätzliches ätherisches Öl.

Qualitätsanforderungen für ätherische Öle
Ätherische Öle sollten zur Einschätzung ihrer Qualität mindestens folgende Angaben auf dem Etikett tragen: 100% naturreines ätherisches Öl, botanischer Pflanzenname und -teil, Anbauart, Gewinnungsverfahren, Herkunftsland, Sicherheitshinweise für den Gebrauch.

Sie sollten nach Möglichkeit aus kontrolliert biologischem Anbau (kbA) stammen.

8.4.1.5 Ölmischungen selbst herstellen

Ölmischungen sind die gebräuchlichste Form, Fette und ätherische Öle in sinnvoller, sich ergänzender Weise für äußere Anwendungen zu verwenden.

In welchem Verhältnis fette und ätherische Öle gemischt werden, hängt ab von:

- der zu behandelnden *Hautfläche*: Für eine Ganzkörpereinreibung oder einen zirkulären Brustwickel wird ein eher schwächer dosiertes Ölgemisch (z.B. 0,5- bis 1-prozentig) verwendet als für eine nur 10 × 15 cm große Ölkompresse (dann evtl. 5- bis 10-prozentig).
- der *Wirkungsintensität*, der *chemischen Zusammensetzung* und *Verträglichkeit des ätherischen Öls*; ein Thymianöl (Linalool Typ) muss z.B. schwächer dosiert werden als ein Lavendelöl.
- der *Empfindlichkeit bzw. Empfänglichkeit der Person*, welche die Anwendung bekommen soll (die Person vorher riechen lassen; evtl. Hautverträglichkeitsprobe an Ellenbeuge).
- dem *Lebensalter und Allgemeinzustand der Person* (geschwächte Personen, Kinder und alte Menschen bekommen grundsätzlich geringer prozentiges Öl als kräftige, gesunde Erwachsene).

Öle mischen unter Verwendung von fertigen Ölmischungen (z.B. WELEDA/WALA).

Man bekommt fertige, 10-prozentige Ölgemische (auf Olivenölbasis) in der Apotheke und muss diese dann noch entsprechend mit Olivenöl verdünnen (von WELEDA oder WALA: Oleum aethereum Eucalypti 10% oder Oleum aethereum Lavendulae 10% oder Oleum aethereum Melissae indicum 10% – alle Ölmischungen auf Olivenölbasis):

- für ein 1,25-prozentiges Ölgemisch: 35 ml Olivenöl plus 5 ml vom 10-prozentigen WELEDA-/WALA-Öl

- für ein 2,5-prozentiges Ölgemisch: 15 ml Olivenöl plus 5 ml vom 10-prozentigen WELEDA-/WALA-Öl
- für ein 5-prozentiges Ölgemisch: 10 ml Olivenöl plus 10 ml vom 10-prozentigen WELEDA-/WALA-Öl.

Weil diese 10-prozentigen Fertigmischungen als Arzneimittel zugelassen sind, sind sie oft für die Krankenhausapotheke einfacher zu beziehen und dann entsprechend auf Anweisung der Stationen zu verdünnen, oder das Verdünnen (mit Olivenöl) wird auf der Station gemacht.

Öle mischen mit 100% naturreinen (natürlichen, reinen) ätherischen Ölen

Als Pflanzenöl eignet sich für das Mischen z.B. Oliven-, Mandel oder Sonnenblumenöl:

- für ein 0,25-prozentiges Ölgemisch: 50 ml Pflanzenöl plus 0,1 ml ätherisches Öl (= 2 Tr.)
- für ein 0,5-prozentiges Ölgemisch: 50 ml Pflanzenöl plus 0,25 ml ätherisches Öl (= 5 Tr.)
- für ein 1-prozentiges Ölgemisch: 49,5 ml Pflanzenöl plus 0,5 ml ätherisches Öl (= 10 Tr.)
- für ein 2-prozentiges Ölgemisch: 49 ml Pflanzenöl plus 1 ml ätherisches Öl (= 20 Tr.)
- für ein 5-prozentiges Ölgemisch: 47,5 ml Pflanzenöl plus 2,5 ml ätherisches Öl (= 50 Tr.).

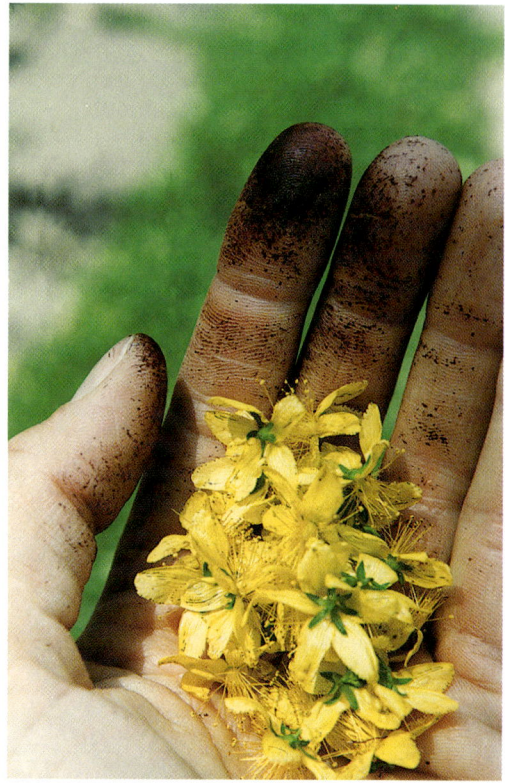

Abbildung 8-5 a: Johanniskrautblüten – Färbung der Hand durch den Farbstoff Hypericin. *Foto: A. Sonn.*

Dies sind annähernde Prozentangaben, da das Mischen mit Tropfen nie ganz präzise sein kann, weil die ätherischen Öle eine unterschiedliche Viskosität (also mehr oder weniger flüssig sind) und damit unterschiedliche Tropfengrößen haben. Es ist aber eine praktische und dennoch sichere Methode.

Mit Hilfe der kleinen (Einmal-) Medikamenten-Dosierbecher, die auf den meisten Stationen verfügbar sind, können kleine Mengen gut abgemessen werden. Die kleinen Becher aus weichem Kunststoffmaterial lassen sich auch am oberen Rand zum besseren Umgießen in den engen Flaschenhals der Tropfflasche flachdrücken.

8.4.1.6 Ölauszüge selbst herstellen

Die Entstehung eines Ölauszugs lässt sich am besten am Beispiel des Johannisöls beschreiben:

Frisch aufgeblühte und vom Tau gut abgetrocknete Blüten (s. **Abb. 8-5 a**) und pralle Knospen pflücken und ein helles Schraubglas lose damit füllen.

Die Blüten im Glas zerquetschen (z.B. mit dem Stil eines Kochlöffels), dann mit einem guten Olivenöl aus erster Pressung ganz auffüllen. Das Glas zuschrauben und kräftig durchschütteln. Vier bis sechs Wochen im (Sonnen-)Licht stehen lassen (= Sonnenlichtmazeration), wobei es mehr und mehr eine leuchtend rote Farbe annimmt (s. **Abb. 8-5 b**). Dann durch zwei Lagen Gaze (Mullkompresse) abseihen und die Blütenreste gut auspressen. Das Öl noch ca. 6 h stehen lassen und dann vorsichtig in eine dunkle Flasche abgießen, so dass der trübe Bodensatz, der sich zunächst abgesetzt hat, zurückbleibt.

Die lange Ziehdauer ist notwendig, damit die gesamte Menge an Hypericin in das Öl überge-

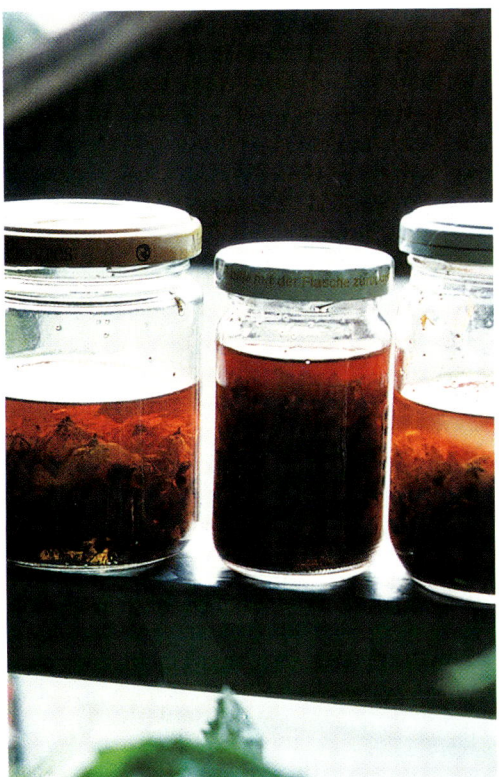

Abbildung 8-5b: Johannisöl-Ansätze in Gläsern. *Foto: A. Sonn.*

hen kann, da fette Öle an sich wohl nur wenig Hypericin aufnehmen.

Das so gewonnene Johannisöl wird im Allgemeinen unverdünnt verwendet. Sein aromatischer Geruch wird vom Eigengeruch des Olivenöls dominiert. Im Gegensatz zu den Mischungen mit ätherischen Ölen ist das Johannisöl ein Auszug der Pflanzenteile und der darin enthaltenen Wirkstoffe in fettem Öl (Ölauszug).

Seine Wirkung beruht vor allem auf den Wirkstoffen Hypericin (ein roter Wirkstoff), Hyperforin und weiterer Inhaltsstoffe (z. B. Gerbstoffe) und hat nur einen minimalen Gehalt an ätherischem Öl.

8.4.2 Lagerung und Haltbarkeit

Fette Pflanzenöle sind nur begrenzt haltbar (je nach Art unterschiedlich lange). Sie müssen vor

Licht und Verunreinigung geschützt aufbewahrt werden. Deshalb Ölmischungen und -auszüge grundsätzlich in saubere (= neue) Braunglasfläschchen (Apotheke) füllen lassen und auf einen ölgängigen (!) Tropfaufsatz achten.

Für den täglichen Gebrauch deshalb möglichst kleine (10 oder 20 ml) Fläschchen verwenden, damit der Inhalt wenig Kontakt mit Sauerstoff hat, sonst werden Öle rascher ranzig. Leere Fläschchen nicht nachfüllen sondern besser erneuern. Ranzig gewordene Öle dürfen nicht weiter verwendet werden.

Auch ätherische Öle sollten lichtgeschützt, aromadicht und kühl aufbewahrt werden. Die meisten ätherischen Öle sind deutlich länger haltbar als fette Öle. Dennoch sollten sie im Pflegebereich nicht länger als 3 Jahre aufbewahrt werden. Zitrusöle werden kühl gelagert und nur höchstens 1 Jahr aufbewahrt.

8.4.3 Ölanwendungen als Einreibungen – eine pflegerische Behandlung

Einreibungen wirken in erster Linie durch das WIE des Einreibens – sie sind im eigentlichen Sinn des Wortes Be-HAND-lungen. Da auch heute noch die Kunst des Einreibens in den verschiedenen Pflegeausbildungen kaum vermittelt, erfahren und geübt wird, empfiehlt es sich sehr, zu diesem Thema spezielle Fortbildungen zu besuchen. Erst dann kann die Substanz, die verwendet wird, zur wirkungsvollen Ergänzung in der Be-HAND-lung werden.

Öle eignen sich – im Gegensatz zu den meisten Salben – besser zu Einreibungen, weil die Berührungsqualität dabei behutsamer, wahrnehmender, fließender sein kann. Salben müssen – je nach Konsistenz – mit stärkerem Druck verteilt werden, was für die eingeriebene Person eher bedrängend oder eingrenzend wirkt.

Außer dem Können (das WIE des Einreibens) und der entsprechenden Substanz sollte noch auf Folgendes geachtet werden, damit eine Einreibung eine wohltuende Sache sein kann:

- die Patientin über die bevorstehende Einreibung informieren und sich vergewissern, dass sie damit einverstanden ist

- ruhige, ungestörte Umgebung (kein Radio oder Fernsehen nebenher, Telefon abschalten, Besucher evtl. hinausschicken)
- Patientin sollte vorher die Blase entleeren
- entspannte Position/Lagerung für die Patientin, evtl. kleine Kissen zum Unterlegen oder Stützen von Körperpartien oder Gliedmaßen bereithalten
- Material (z.B. Handtücher zum Abdecken oder unterlegen) evtl. vorwärmen
- bei duftenden Substanzen wird die Patientin vorher gefragt, ob sie den Duft überhaupt riechen mag
- Körperwärme bewahren oder verbessern durch angemessenes Zudecken (nur die Körperpartie aufdecken, die gerade eingerieben wird) und evtl. eine Wärmflasche an die Füße legen
- keinen Schmuck an den eigenen Händen, keine langen Ärmel; gegebenenfalls die eigenen Hände vorher anwärmen
- möglichst keine Gespräche nebenher, damit sich beide auf das Tun bzw. Spüren konzentrieren können
- nach Abschluss der Einreibung: 10–15 min Nachruhe.

Hier ein Beispiel für eine gebräuchliche Einreibung:

8.4.3.1 Die harmonisierende und atemstimulierende Rückeneinreibung (ASE)

Position und Lagerung:
Die einzureibende Person sollte so sitzen, dass sie sich dabei mit den Unterarmen z.B. auf einen Tisch oder die Stuhllehne (dabei rittlings auf einem Stuhl sitzend) vor sich aufstützt und dadurch den Rücken leicht nach vorne gebeugt hat und richtig bequem sitzt.

Die Einreibung kann auch an einer liegenden Person durchgeführt werden. Wenn diese auf dem Bauch liegt, auf eine möglichst entspannte Schulter-Nacken-Partie achten. Die Person kann aber auch in eine 130°-Lage gebracht werden, indem man sie zunächst bittet, auf die Seite zu liegen. Dann wird eine – zu einer dicken Rolle aufgerollte – Decke

an ihrer Körpervorderseite entlanggelegt, auf die sie nun das oben liegende Bein auflegt und die sie so innig umarmt, dass sich dabei der Schultergürtel nach vorne dehnt. So ist der Rücken fast so gut wie in Bauchlage zugänglich.

Die einreibende Person muss darauf achten, dass sie beim Einreiben selbst eine bequeme Position einnehmen kann (selbst dahinter setzen oder -knien bzw. lockerer Stand bei passender Höhenregulierung des Bettes).

Die einzureibende Person sollte so eingehüllt sein, dass nur der Rücken entblößt ist, um unnötigen Wärmeverlust zu vermeiden und ihr ein geschütztes Empfinden zu vermitteln.

So wird's gemacht:
Zunächst wird das Öl/die Lotion auf die eigenen Hände aufgebracht und dadurch etwas vorgewärmt, dann mit wenigen ruhigen, klaren Strichen von oben nach unten auf dem Rücken der einzureibenden Person verteilt. Diese erste Berührung ist wichtig und entscheidet bereits, ob die Person das Gefühl bekommt, dass sie mit dieser Berührung gemeint ist und sich ihr anvertrauen möchte oder ob sie erst einmal – noch etwas verspannt und zurückhaltend – abwartet.

Beide Hände nehmen nun gleichzeitig – rechts und links neben der Halswirbelsäule ansetzend –, erst mit den Handwurzeln, dann – langsam abwärtsgleitend – mit der ganzen Handfläche Kontakt zum Rücken auf. Beide Hände beschreiben nun symmetrische Kreise, die von der Mitte zu den «Flanken» nach außen schwingen und nach oben und zur Mitte hin sich wieder schließen. Diese Kreistouren verschieben sich langsam den Rücken abwärts und wahren dabei einen Abstand von ca. 4 cm rechts und links der Wirbelsäule. Gleichzeitig jedoch haben die Hände eine unterschiedlich Akzentuierung: Abwärts – parallel zur Wirbelsäule und nach außen zu den «Flanken» hin – wird ein deutlicher von der ganzen Handfläche ausgehender Druck ausgeübt (um dabei die Ausatmung zu ermutigen), während die Hände beim Aufwärts- und Zur-Mitte-Führen ohne Druck und doch mit einem klaren Kontakt aufliegen (dabei Raum lassend zum Einatmen). Es unterstützt das Empfinden für die Weite und das Atemvolumen des Brustkorbs, wenn die Kreise möglichst weit seitlich in die «Flanken» geführt werden.

Die Kreistouren laufen also im Atemrhythmus ab. Zugrunde gelegt wird von der einreibenden Person der eigene Atemrhythmus, d.h. man atmet selbst, im Rhythmus der durchgeführten Bewegungen mit.

Die «atmenden» Kreise setzt man soweit wie möglich fort, bis man in der Lenden-Sakral-Region angelangt ist. Jedes Mal, wenn man an der Basis des Rückens angekommen ist, setzt man die Hände so um, dass sich zuerst die eine Hand löst und sich wieder oben, seitlich vom Nacken, anlegt, dann folgt etwas zeitversetzt die andere Hand, damit beim Wechseln nicht der Berührungskontakt unterbrochen wird.

Die Person, die eingerieben wird, reagiert auf die ASE vor allem durch die Berührungsqualität (die klare, bewusste Berührung, den rhythmischen Bewegungsfluss und den unterschiedlichen Druck). Keinesfalls sollte die Person dabei aufgefordert werden, in einer bestimmten Weise zu atmen, da sonst die Wirkung über den Kopf läuft und nicht mehr auf der tieferen, spontaneren Ebene durch die Druck- und Berührungsstimulation ausgelöst wird.

Dauer einer ASE:

Je nach Zustand der Person wird der Rücken 6- bis 10-mal auf diese Weise von oben nach unten eingerieben. Man schließt dann die ASE mit wenigen ruhigen Abwärtsstrichen neben der Wirbelsäule und entlang der «Flanken» ab und bedeckt den Rücken. Wenn möglich, sollte die Person danach warm eingehüllt und in Ruhe gelassen werden, um die Einreibung nachwirken und den Atem in diesem Rhythmus weiterfließen zu lassen.

Literatur-Tipps zum Weiterlesen und Vertiefen

Fingado, Monika: Rhythmische Einreibungen. Natura-Verlag, Dornach, 2002.

Hess Heer, Pia; Krauchthaler, Rosemarie: Schönheit durch Kräuter und Essenzen. Selbstgemachte Kosmetik für Haut und Haar. AT-Verlag, Aarau 1994.

Layer, Monika (Hrsg.): Praxishandbuch Rhythmische Einreibungen nach Wegman/Hauschka. Verlag Hans Huber, Bern/Göttingen/Toronto/Seattle 2003.

Price, Shirley; Price, Len: Aromatherapie. Praxishandbuch für Pflege- und Gesundheitsberufe. Verlag Hans Huber, Bern/Göttingen/Toronto/Seattle 2003.

Raab, Wolfgang; Kindl, Ursula: Pflegekosmetik. Ein Leitfaden. Wissenschaftliche Verlags-Gesellschaft, Stuttgart 1999.

Zimmermann, Eliane: Aromatherapie für Pflege- und Heilberufe. Das Kursbuch zur Aromapraxis. Sonntag, Stuttgart 2001.

8.5 Salben

8.5.1 Definitionen

- *Pasten* enthalten einen großen Anteil an feinen unlöslichen Pulvern (20–50%) die in einer flüssigen (z. B. Glycerol) oder salbenartigen (z. B. Vaselin) Trägersubstanz homogen dispergiert sind. Mineralische Substanzen werden vorwiegend zu Pasten (z. B. Zinkpaste) verarbeitet.
- *Balsame* sind pflanzliche Sekrete, die aus Harzen und ätherischen Ölen bestehen. Der Begriff wird auch für Salbenzubereitungen, die Harze und ätherische Öle enthalten, benutzt.
- *Salben* bestehen entweder aus streichfähigen, fetten Bestandteilen (z. B. Butter, Kakaobutter, Lanolin) oder aus einem Öl-Wachs-Gemisch. Pflanzliche Wirkstoffe sind in den Fettanteilen gelöst. Salben enthalten im Allgemeinen kein Wasser und sind dadurch relativ lange haltbar.
- *Cremes* sind Emulsionen; sie bestehen – ähnlich wie das Hautfett – aus Fett/Öl und Wasser. Zu ihrer Herstellung werden häufig (bio-) chemische Emulgatoren verwendet, damit sich Fett und Wasser beim Lagern nicht wieder trennen.

Cremes werden als Fett-Wasser-Gemische leichter ranzig als Salben und enthalten daher meist Konservierungsstoffe, damit sie den Weg von der Herstellung über die Lagerung und den Verkauf bis zum Verbraucher gut überstehen.

Für den Hausgebrauch kann man Cremes auch durch sorgfältige Verarbeitung auf mechanischem Weg (rühren) emulgieren (ähnlich wie die Herstellung einer Mayonnaise), sie müssen dann aber kühl gelagert und innerhalb von 2–4 Wochen aufgebraucht werden.

8.5.2 Qualitätsanforderungen an Salben und Cremes

- In Bezug auf pflanzliche Wirkstoffe und ätherische Öle:
  Die Pflanzenbestandteile und ätherischen Öle sollten möglichst aus kontrolliert biologischem Anbau stammen und schonend verarbeitet werden. Es sollten nur 100 % naturreine ätherische Öle verwendet werden.

- In Bezug auf die (Fett-)Grundlagen für Salben und Cremes:
  Bei der Herstellung oder dem Kauf von Salben sollte darauf geachtet werden, dass die Salbengrundlage auch von der menschlichen Haut aufgenommen werden kann, d. h. es sollten möglichst hochwertige, organische Fette pflanzlicher oder tierischer Herkunft sein und keine Mineralölabkömmlinge (z. B. Paraffin, Vaselin, Melkfett) – siehe auch Abschnitt zu Ölen S. 168.

Da fette Substanzen dazu neigen, chemische Rückstände an sich zu binden, sollten verwendete Pflanzenöle und -fette möglichst aus kontrolliert biologischem Anbau stammen oder auf Rückstände kontrolliert sein (Apotheke).

Lanolin – eine Zubereitung aus Wasser, Öl und einem hohen Anteil Wollwachs (Adeps Lanae) der Schafe – muss unbedingt rückstandskontrolliert sein. In der Vergangenheit zeigte sich bei Kontrollen, dass das verwendete Wollwachs zum Teil mit Rückständen von Insektizidbädern belastet war, durch die viele Schafe unmittelbar vor der Schur getrieben werden. Deshalb empfiehlt sich der Bezug von Lanolin aus der Apotheke oder speziellen Naturkosmetik-Bezugsquellen.

Das traditionell gebräuchliche (Schweine-) Schmalz als Salbengrundlage bei der Herstellung von Ringelblumen-Salbe für den Eigenbedarf ist nur dann akzeptabel, wenn es aus artgerechter Tierhaltung ohne Medikamentenbelastung stammt (sonst auch hier womöglich hohe Belastung mit chemischen Rückständen).

Cremes sollten nur mit Emulgatoren hergestellt werden, die nicht auch noch das Hautfett angreifen.

8.5.3 Lagerung und Haltbarkeit

Salben und Cremes sollten lichtgeschützt, aromadicht und nicht in der Nähe einer Wärmequelle (Lampe, Heizung) aufbewahrt werden; größere Vorräte am besten kühl lagern.

Fertigprodukte müssen mit einem Verfallsdatum versehen sein und sollten, wenn sie erst einmal angebrochen sind, zügig aufgebraucht werden. In Tuben ist der Inhalt besser vor Verunreinigung geschützt als in Tiegeln oder Kruken (Döschen). Es empfiehlt sich, lieber kleine Verpackungseinheiten zu besorgen als größere Vorräte. Wenn diese nicht rechtzeitig aufgebraucht werden, müssen sie – sobald sie ranzig riechen oder nach Ablauf des Verfallsdatums – entsorgt werden.

Für selbst hergestellte Salben und Cremes (im Hausgebrauch) gilt dasselbe. Es empfiehlt sich, kleine Salbendöschen zu wählen, die rasch aufgebraucht werden. Dann sind solche Salben durchaus 12 bis 18 Monate haltbar. Unsachgemäß aufbewahrte Salbenreste können jedoch ein guter Nährboden für Keime sein.

Salbendöschen (Kruken) gibt es preiswert und in Größen ab 10 g in der Apotheke. Selbst gemachte Salben und Cremes sollten nur in absolut saubere Behältnisse abgefüllt werden.

Salben aus Dosen sollten nur mit einem Spatel entnommen werden, um eine Verunreinigung zu vermeiden.

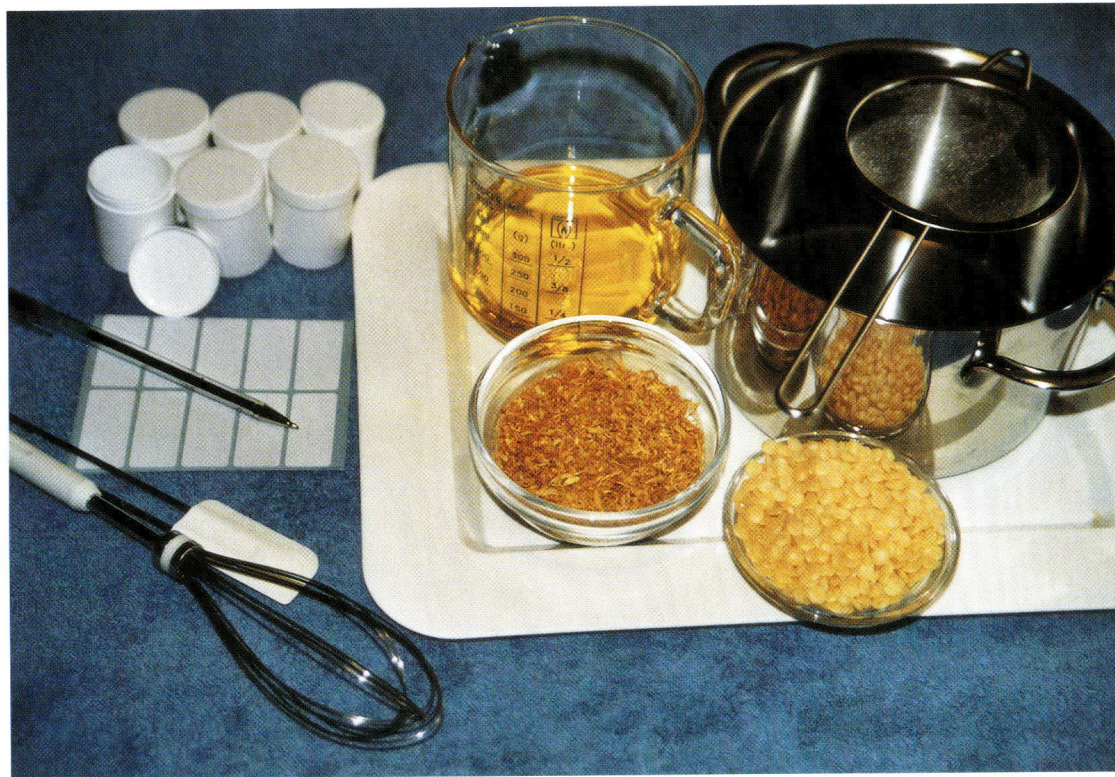

Abbildung 8-6: Material zur Herstellung einer Ringelblumensalbe. *Foto: A. Sonn.*

8.5.4 Einfache Rezepte zum selbst Herstellen für den Hausgebrauch
(Abb. 8-6)

8.5.4.1 Ringelblumen-Salbe aus frischen Blüten

Eine Handvoll ausgezupfter Ringelblumen-blütenblättchen (Calendulae flos), 200 ml Sonnenblumenöl, 30 g gereinigtes Bienen-wachs (aus der Apotheke)

Die Ringelblumenblüten werden ca. 20 min lang im Öl erwärmt (Vorsicht: Sie dürfen nicht frittieren, d.h. nicht über 70 °C erhit-zen) und dann abgeseiht. In das noch heiße Öl wird das Bienenwachs gegeben. Die Mischung wird gerührt, bis das Wachs voll-ständig geschmolzen ist. Die Öl-Wachs-Mischung langsam abkühlen lassen, dabei immer wieder gut verrühren (Rührgerät oder Schneebesen). Wenn die Mischung so weit abgekühlt ist, dass sie beginnt, dickflüssig zu werden, kann man noch 2 ml Calendula-Ur-tinktur einrühren und sie dann in (absolut saubere!) Salbendöschen abfüllen. Döschen beschriften (Inhalt und Herstellungsdatum).

8.5.4.2 Ringelblumen-Salbe aus getrockneten Blüten

Ein 250 ml fassendes Schraubglas knapp zur Hälfte mit getrockneten Ringelblumen-blütenblättchen (Calendulae flos) füllen und 200 ml Sonnenblumenöl aufgießen; zuge-deckt während 3–4 Wochen am Licht stehen lassen, ab und zu aufschütteln. Die Blüten durch ein Sieb abfiltern und den Ringelblu-men-Ölauszug im Wasserbad zusammen mit 30 g gereinigtem Bienenwachs (aus der Apotheke) erwärmen, bis das Wachs geschmolzen ist, dann von der Herdplatte nehmen und unter Rühren (Rührgerät oder Schneebesen) die Öl-Wachs-Mischung langsam abkühlen lassen. Wenn die Mischung so weit abgekühlt ist, dass sie beginnt, dickflüssig zu werden, kann man noch 2 ml Calendula-Urtinktur einrühren und sie dann in (absolut saubere!) Salbendöschen abfüllen. Döschen beschriften (Inhalt und Herstellungsdatum).

8.5.4.3 Blutwurz-Salbe

25 g getrocknete, kleingehackte Blutwurz (Tormentillae rhizoma) in einem Schraubdeckelglas mit wenig 70-prozentigem Weingeist bedeckt 3 bis 5 Tage durchziehen und quellen lassen.

In ein hitzebeständiges Gefäß geben und 50 g Lanolin hinzufügen. Das Ganze wird im Wasserbad unter Rühren mit einem (Holz- oder Kunststoff-) Kochlöffel gut erwärmt (darf aber nicht schäumen!).

Nach 20 min wird das Blutwurz-Lanolin-Gemisch abgeseiht (durch ein Kunststoff-Sieb) und noch ein paar Mal umgerührt. Dann in Salbenkruken abfüllen und beschriften (Inhalt und Herstellungsdatum).

8.5.4.4 Rosencreme

36 g Mandelöl, 10 g Lanolin, 15 g Olivenöl, 13 g Bienenwachs am besten gleich in der Apotheke alles zusammen in ein Schraubglas einweigen lassen.

Das Fett-Öl-Gemisch im Wasserbad schmelzen. 48 g Rosenwasser ungefähr auf die gleiche Temperatur erwärmen und unter ständigem Rühren (am besten mit einem Schneebesen oder Rührgerät) tropfenweise in die Fettschmelze einrühren und weiterrühren bis das Ganze beginnt, cremig zu werden. Dann 6–10 Tr. ätherisches Öl (Rosenöl oder Rosengeranium) darunter rühren und in saubere Salbendöschen abfüllen. Diese angenehme Pflegecreme für das Gesicht hält ca. 2 bis 3 Monate.

8.5.5 Salbenanwendungen als Pflegehandlung

Bei Salben-Anwendungen steht die gewünschte und erwartete Wirkung der Inhaltsstoffe im Vordergrund. In Form einer Salbe können diese intensiver und nachhaltiger auf einen Bereich aufgebracht werden als durch eine flüssige äußerliche Anwendung.

Salben muss man eher ein*reiben* als Öle oder dünnflüssigere Cremes und Lotionen. Die Wirkung der Hände ist hier deutlich anders als bei den im Abschnitt zu den Ölen beschriebenen rhythmisch-fließenden Einreibungen.

Salben können auch als Salbenkompressen angewendet werden (s. S. 193), besonders dann, wenn eine intensivere Wirkung über eine gewisse Zeit gewünscht wird oder wenn das Auftragen oder Einreiben einer Salbe für den Betreffenden zu unangenehm oder schmerzhaft wäre.

Literatur-Tipps zum Weiterlesen und Vertiefen
Hess Heer, Pia; Krauchthaler, Rosemarie: Schönheit durch Kräuter und Essenzen. Selbstgemachte Kosmetik für Haut und Haar. AT-Verlag, Aarau 1994.
Raab, Wolfgang; Kindl, Ursula: Pflegekosmetik. Ein Leitfaden. Wissenschaftliche Verlags-Gesellschaft, Stuttgart 1999.

8.6 Spülungen (Abb. 8-7)

Für Spülungen (z. B. Mund- und Rachenraum, Nase, Ohren; Wunden) werden Heilkräuter wie für einen Tee (s. S. 161) zubereitet, auf eine entsprechend verträgliche Temperatur abgekühlt und angewendet. Gerade weil es trinkbare Kräutertees sind, ist es hier auch nicht schlimm, wenn z. B. ein verwirrter Mensch die Spülflüssigkeit bei der Mundpflege schluckt, anstatt sie auszuspucken.

Es können auch Tinkturen/Essenzen (z. B. Calendula) oder Hydrolate, entsprechend der Packungsbeilage mit abgekochtem Wasser oder mit Ringer-Lösung verdünnt, angewendet werden.

In der Wundpflege kann die vorbereitete Flüssigkeit auch in eine Einmalspritze aufgezogen und mit sanftem Strahl über die Wunde, in Nischen und Taschen und über die Wundränder gespült werden.

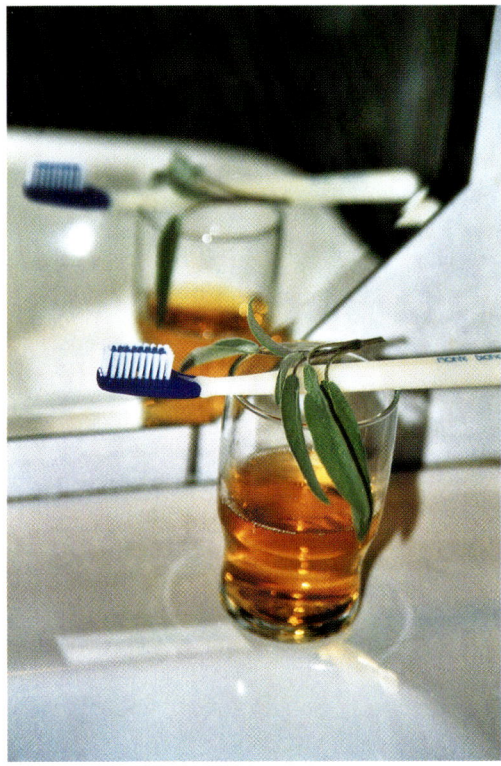

Abbildung 8-7: Salbeitee zur Mundspülung. *Foto: A. Sonn.*

8.7 Voll- und Teilbäder

8.7.1 Verwendete Zusätze und ihre Dosierung

8.7.1.1 Heilkräuter-Aufguss oder -abkochung – Mengenangaben für ein Erwachsenen-Vollbad

- Melissenblätter 60 g mit 2 l kochendem Wasser übergießen, 15 min ziehen lassen.
- Hopfenzapfen 50 g mit 2 l kochendem Wasser übergießen, 15 min ziehen lassen.
- Lindenblüten 50 g mit 2 l kochendem Wasser übergießen, 15 min ziehen lassen.
- Lavendelblüten 50 g mit 1 l kochendem Wasser übergießen, 15 min ziehen lassen.
- Rosmarinkraut 50 g mit 1 l kochendem Wasser übergießen, 15 min ziehen lassen.
- Schachtelhalm 100 g in 2 l Wasser 20 min köcheln lassen.

- Baldrianwurzel 100 g mit 2 l kochendem Wasser übergießen, 15 min ziehen lassen.
- Schafgarbenkraut 200 g mit 2 l kochendem Wasser übergießen, 15 min ziehen lassen.
- Heublumen 300 g mit 5 l kochendem Wasser übergießen, 15 min ziehen lassen.

Nach der jeweils genannten Ziehzeit wird der «Badetee» direkt ins Badewasser abgeseiht.

Bei Kindern die Hälfte, bei Säuglingen und für Teilbäder $1/5$ der Erwachsenen-Menge.

Die Haut kann bei einem Vollbad Wasser und die darin gelösten Wirkstoffe nur in geringem Umfang aufnehmen (während eines 20-minütigen Vollbads sind dies ca. 5–7 ml). Dagegen nimmt die Haut ätherische Öle wesentlich intensiver auf: Sie würden in 100-mal größerer Menge aufgenommen – wenn man sich in eine Wanne mit reinem ätherischen Öl legen würde. In Wirklichkeit aber fügt man es ja nur tropfenweise dem Wasser zu.

8.7.1.2 Ätherisches Öl

Ätherisches Öl ist nicht wasserlöslich und muss deshalb vor der Zugabe zum Badewasser emulgiert werden.

Geeignete Emulgatoren
pro Vollbad 30 ml Sahne oder Kondensmilch (nicht fettreduziert!), $1/2$ Tasse Vollmilch, 1–2 EL Honig, oder 2 EL Salz. Für Teilbäder die Menge halbieren.

Dosierung des ätherischen Öls
hängt davon ab, welches ätherische Öl verwendet werden soll.
- Pro Vollbad: 10 Tr. eines 100 % reinen, ätherischen Öls.
- Pro Teilbad: 4 Tr. eines 100 % reinen, ätherischen Öls.
- Für Kinder (wir empfehlen Bäder mit ätherischen Ölen für Kinder erst ab 3 Jahren) ein Viertel der o. g. Mengenangaben.

- Man sollte die Indikationen und Kontraindikationen des ätherischen Öls und die Empfindlichkeit (evtl. auch Allergiebereitschaft) und Empfänglichkeit der Patientin kennen und gegebenenfalls bei starken Ölen oder sehr sensiblen Patientinnen die verwendete Tropfenzahl entsprechend reduzieren.

- Ätherische Öle grundsätzlich nur anwenden, wenn geklärt ist, dass die betreffende Person den Duft auch mag!

8.7.1.3 Öldispersionsbad (nach Junge)

Dies ist eine eigene Anwendungsform in der anthroposophisch orientierten Medizin und Pflege. Verwendet werden hierzu qualitativ hochwertige 10-prozentige Ölgemische (z.B. *oleum aethereum Lavendulae 10%*) oder Ölauszüge (z.B. *Equisetum arvense 10%*), beide auf Olivenölbasis (WELEDA/WALA). Zur intensiven Durchmischung mit dem Badewasser benötigt man hier eine spezielles Öldispersionsgerät, das an die Badewannenarmatur angeschraubt wird. Beim Einlaufen fließt das Badewasser mit hohem Druck durch eine Düse, reißt dabei eine verhältnismäßig sparsame Menge des Ölgemischs mit und verwirbelt es mit dem Wasser. Die Mischung bleibt über das gesamte Bad konstant. So können Öle ganz ohne Zusatz von (chemischen) Emulgatoren benutzt werden. Dabei kommen sowohl das fette Basisöl zur Wirkung als auch das (mit umgerechnet 2 Tropfen pro Vollbad sehr sparsam eingesetzte) ätherische Öl.

8.7.1.4 Fertige Badezusätze

Zum Beispiel verschiedene Sorten Bademilch (WELEDA – flüssige, milchig-weiße Seife, hergestellt aus Pflanzenölen, in der entsprechende ätherische Öle gelöst sind); Badeöle, die sich im Wasser verteilen oder Badegranulat (z.B. Kneipp) oder Kräuter-Fertigextrakte aus der Apotheke. Dosierung: Dosierungsempfehlungen der Packungsbeilage beachten!

8.7.1.5 Sonstige Zusätze

- Senfmehl (nur Schwarzen Senf – *Semen sinapis plv.* – aus der Apotheke) für Fußbäder verwenden. Dosierung: 1 Kaffeetasse pro 10 l-Eimer, Kinder: 1–2 EL pro 5 l.
- Essig (pro Teilbad 3–4 EL eines guten Obstessigs).

- Salz (pro Vollbad 4–5 EL, pro Teilbad 2–3 EL).
- Schmierseife (pro Teilbad 1–2 EL) – als *Sapo kalinus* in der Apotheke erhältlich (aus Leinöl hergestellt).

8.7.2 Qualitätsanforderungen an Zusätze zu Bädern

- Heilkräuter sollten Arzneiqualität haben (d.h. in der Apotheke besorgen).
- Ätherische Öle sollten mindestens folgende Angaben auf dem Etikett tragen: 100% naturreines ätherisches Öl; botanischer Pflanzenname und -teil; Anbauart; Gewinnungsverfahren; Herkunftsland.
- Fertige Badezusätze sollten eine Deklaration ihrer Inhaltsstoffe haben und nur aus qualitativ hochwertigen Substanzen hergestellt sein.

8.7.3 Temperatur

Je stärker die Wassertemperatur von der Indifferenz-Temperatur abweicht, desto stärker ist ihre Reizwirkung.

- 34–35 °C werden weder als warm noch als kalt empfunden = Indifferenztemperatur.
- 36–37 °C werden als warm, wohlig, entspannend empfunden – ein eher kleinerer Reiz.
- 38–39 °C werden als sehr warm und eher anregend, kräftigend empfunden – ein mittlerer Reiz.
- Über 40 °C werden als sehr heiß und sehr anregend (für Geschwächte aber auch erschöpfend und schädigend) empfunden, ein sehr starker und rasch auch zu starker Reiz.

8.7.3.1 Ansteigendes Fußbad

Man beginnt mit einer Wassertemperatur von 36 °C und steigert diese langsam über 10–15 min Badedauer durch stetiges Hinzufügen kleiner Mengen heißen Wassers bis auf 40–41 °C (nicht geeignet bei ausgeprägten Krampfadern).

8.7.3.2 Wechselfußbad nach Kneipp

Zwei Eimer (z. B. Fußbadewannen, Putzeimer) am besten in die Bade- oder Duschwanne stellen; einen davon mit 36–38 °C warmem, den anderen mit kaltem Leitungswasser füllen. Patientin sich auf Stuhl oder Badewannensitzauflage setzen lassen; Unterschenkel zuerst 5 min in das warme Wasser halten, dann 10–15 s in den Eimer mit kaltem Wasser tauchen. Das ganze nochmals wiederholen, dann das Wasser von den Beinen abstreifen, warme Strümpfe anziehen und die Patientin auf und ab gehen lassen, bis die Beine wohlig warm sind.

Bei Personen mit Krampfadern darf das Wasser nur knöcheltief sein.

8.7.4 Dauer

Die Dauer ist abhängig von der Verfassung der Patientin, der Umgebungstemperatur, dem Zusatz – evtl. medizinische Abklärung erforderlich.

Zehn bis fünfzehn Minuten sind eine gute durchschnittliche Badedauer.

8.7.5 Geeignete Tageszeit

(Früh-) morgens wirken Bäder grundsätzlich eher anregend, am späten Nachmittag und Abend eher entspannend. Beispiel: Ein Senfmehl-Fußbad wirkt morgens vor dem Frühstück eher anregend, abends eher entspannend. Zusätze wie Rosmarin oder Lavendel sollten auf die passenden Tageszeiten beschränkt bleiben. Mindestens 30 min Zeitabstand zu Mahlzeiten einhalten; hinterher sollten mindestens 15–30 min zur Nachruhe möglich sein.

8.7.6 Umfang des Bades

8.7.6.1 Vollbad

am besten in der Badewanne, bei Bedarf unter Verwendung von Badehilfen zum Ein- und Aussteigen

8.7.6.2 Teilbad

Hand- oder Fußbad (Abb. 8-8)
im Waschbecken oder einer Waschschüssel. Dabei unterschiedliche Füllmengen beachten (Waschbecken ca. 4–6 l, Haushaltseimer ca. 10 l, Fußbadewanne ca. 15 l

Sitzbad
in spezieller Sitzbadewanne oder spezielles Einsatzbidet (aus Kunststoff) zum Auflegen auf WC-Schüssel

8.7.6.3 Dampfbad

Kopfdampf: heißer Aufguss, dessen Dampf eingeatmet wird und so die Schleimhäute der oberen Atemwege befeuchten kann; dabei ein Überwärmen des Kopfes und Durchnässen der Haare vermeiden, indem das Handtuch nur um das Gesicht gelegt oder ein spezielles Gefäß (in der Apotheke erhältlich) mit Masken-Aufsatz benutzt wird.

Dosierung für Kopfdampf
Heilkräuterzusätze und Salz 1 EL pro 500 ml

Kleinere Kinder dürfen nur unter Aufsicht von und zusammen mit einem Erwachsenen einen Kopfdampf bekommen.

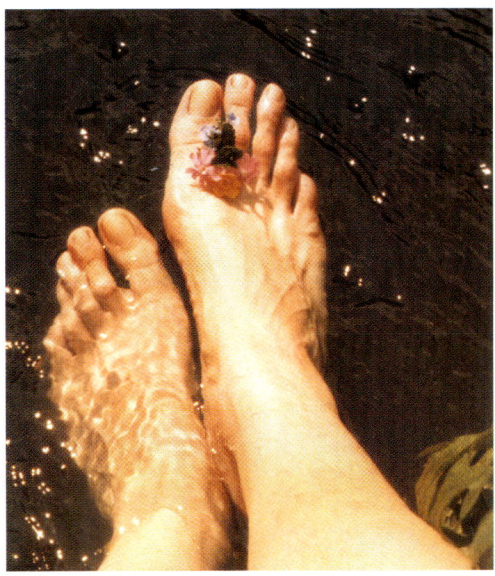

Abbildung 8-8: Fußbad. *Foto: A. Sonn.*

Dampfbad für Urogenitalbereich: mit Hilfe eines Einsatzbidets (aus Kunststoff – über Apotheke oder Sanitätshaus zu beziehen), das auf die WC-Schüssel aufgelegt und in dessen Vertiefung der dampfende Aufguss gegeben wird. Man setzt sich nun (zunächst vorsichtig die Wärme prüfend) mit etwas gespreizten Beinen darüber und hüllt den Unterleib in ein großes Badetuch. Füße dabei warm halten (warme Strümpfe)!

Bei Dampfbädern darf es keinesfalls zu Verbrühungen durch zu heißen Wasserdampf kommen!

8.7.7 Bäder oder Teilbäder als pflegetherapeutische Handlung

Ein (Voll-) Bad ist für viele Menschen ein besonderer Genuss und häufig mit angenehmen Erinnerungen an die eigene Kindheit und an gesunde Zeiten verbunden. Wärme, Geborgenheit, die druckentlastende (Auftrieb-)Wirkung des Wassers und ein angenehm duftender Zusatz können ein deutliches Wohlgefühl, Entspannung aber auch Anregung bewirken. Die Aufmerksamkeit der Pflegeperson und der Einsatz von Hilfsgeräten zum Ein- oder Aussteigen können der Patientin oder dem alten Menschen Sicherheit vermitteln. Trotz Einsatz von Hilfsgeräten sollte die Patientin noch ein gewisses Maß an Berührung zu spüren bekommen – sonst wird das Bad leicht zum mechanisch gesteuerten Eintunk-Erlebnis. Eine Hand auf die Schulter oder den Rücken legen, die Beine oder die Füße mit dem Waschlappen massieren, lässt die Patientin die Zuwendung und Aufmerksamkeit spüren.

Wenn am Ende des Bades noch ein Trockenmassieren mit (evtl. vorgewärmten) Frottiertüchern und rasches Einhüllen in trockene Badetücher oder einen Bademantel folgen, rundet dies zusammen mit einer entsprechenden Nachruhephase die gute Wirkung ab.

Ein Bad fordert die Reaktion des Organismus (das Vegetativum wird angesprochen) – am stärksten bei einem Vollbad, entsprechend schonender bei Teilbädern. Voll- oder Teilbäder sind eine gute Möglichkeit, auf die Befindlichkeit einer Person positiv einzuwirken (ein Grund, warum Fußbäder bei den meisten Indikationen in Kapitel 7 aufgeführt sind). Pflegefachkräfte sollten umsichtig und kompetent damit umgehen können.

Literatur-Tipp zum Weiterlesen und Vertiefen
Roknic, Marko: Öldispersionsbad (z.B. bei psych. Erkrankungen). Unveröffentlichte Facharbeit. Buchenbach bei Freiburg, o. J.
Bezugsadresse: Verband anthroposophisch orientierter Pflegeberufe e. V., Roggenstr. 82, 70794 Filderstadt.

8.8 Waschungen (Abb. 8-9)

Die Wirkstoff-Aufnahme über die Haut ist bei einer Waschung eher gering. Eine Waschung wirkt an der Hautoberfläche über:

- das Medium Wasser, das eine reizableitende und natürlich auch reinigende Wirkung hat
- die Wassertemperatur, welche die Wärme- oder Kälterezeptoren der Haut anspricht und reflektorische Wirkungen auslöst (damit Erfrischung, Belebung oder Beruhigung bewirken kann)
- Inhaltsstoffe, die entsprechende Rezeptoren an der Hautoberfläche reizen können (z.B. Menthol bei Pfefferminz-Waschung, das die Kälterezeptoren der Haut reizt und ein kühles Empfinden verschafft)
- den mechanischen Reiz durch den Waschlappen und die entsprechende Waschrichtung
- die Tageszeit, zu der eine Waschung durchgeführt wird: frühmorgendliche Waschungen wirken eher anregend, am Abend durchgeführte eher harmonisierend und beruhigend.
- begleitende Faktoren wie den Duft des verwendeten Zusatzes, die konzentrierte Zuwendung und Berührung.

8.8.1 Verwendete Zusätze und ihre Dosierung

Heilkräuter-Aufguss oder -abkochung wie für einen Tee zubereiten (s. S. 161). Salbeitee hingegen wird für Waschungen doppelt stark zubereitet.

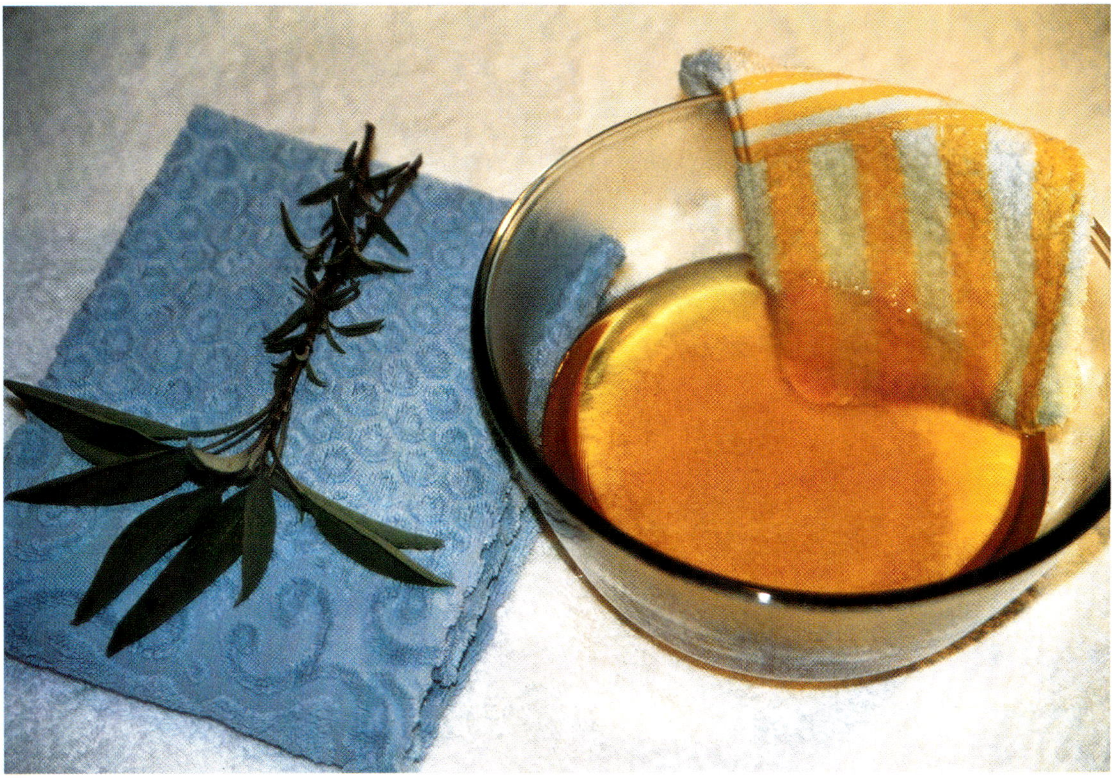

Abbildung 8-9: Körperwaschung mit Salbeilösung. *Foto: A. Sonn.*

8.8.1.1 Ätherisches Öl

Ätherisches Öl ist nicht wasserlöslich und muss deshalb vor der Zugabe zum Waschwasser emulgiert werden.

geeignete Emulgatoren/pro Waschschüssel

Sahne, Kondensmilch (nicht fettreduziert!) oder Kaffeesahne (2 EL), Vollmilch (4 F.L.), Honig (1 EL), oder Salz (1 EL)

Dosierung des ätherischen Öls

pro Waschung 1 bis 3 Tr. eines 100 % naturreinen ätherischen Öls (hängt davon ab, welches ätherische Öl verwendet werden soll)

Für Kinder ab 3 Jahren kann 1 Tr. ätherisches Öl zugesetzt werden, kleinere Kinder sollten noch keinen ätherischen Ölen in dieser Form ausgesetzt werden.

- Man sollte die Indikationen und Kontraindikationen des ätherischen Öls und die Empfindlichkeit (evtl. Allergiebereitschaft) und Empfänglichkeit der Patientin kennen und gegebenenfalls bei starken Ölen oder sehr sensiblen Patientinnen die verwendete Tropfenzahl entsprechend reduzieren.
- Ätherische Öle grundsätzlich nur anwenden, wenn geklärt ist, dass die betreffende Person den Duft auch mag!

8.8.1.2 Fertigzusätze

Zum Beispiel verschiedene Sorten Bademilch (WELEDA – flüssige, milchig-weiße Seife, hergestellt aus Pflanzenölen, in der entsprechende ätherische Öle gelöst sind). Dosierung: 1 TL pro Waschschüssel.

8.8.1.3 Sonstige Zusätze

- Essig (pro Waschschüssel 2 EL eines guten Obstessigs)
- Zitrone (nur aus kontrolliert biologischem Anbau): pro Waschschüssel 1/2 Zitrone, unter Wasser sternförmig einschneiden und auf dem Grund der Schüssel auspressen; oder (insbesondere bei Kindern unter 3 Jahren) dem Wasser den Saft einer halben Zitrone zugeben; in heißem Wasser kann die Zitronenhälfte zum Einschneiden mit einer Gabel festgehalten und mit dem Boden eines Trinkglases oder einer Flasche ausgequetscht werden.
- Salz (pro Waschschüssel 1–2 EL)
- Mondamin-Speisestärke (2–3 EL pro Waschschüssel) – ein altbewährtes Mittel bei Juckreiz

8.8.2 Qualitätsanforderungen an Zusätze für Waschungen

- Heilkräuter sollten Arzneiqualität haben (d. h. in der Apotheke besorgen).
- Ätherische Öle sollten mindestens folgende Angaben auf dem Etikett tragen: 100 % naturreines ätherisches Öl; botanischer Pflanzenname und -teil; Anbauart; Gewinnungsverfahren; Herkunftsland.
- Fertigzusätze sollten eine Deklaration ihrer Inhaltsstoffe haben und nur aus qualitativ hochwertigen Substanzen hergestellt sein.

8.8.3 Temperatur

Je stärker die Wassertemperatur von der Indifferenz-Temperatur (34–35 °C) abweicht, desto stärker ist ihre Reizwirkung. Bei Waschungen ist dies jedoch gegenüber Bädern etwas abgemildert:

- 35–36 °C werden nur als lauwarm empfunden – eher erfrischend und belebend.
- 40 °C werden als gut warm empfunden – wärmend und entspannend.
- kaltes Leitungswasser (15–18 °C): für Kneipp'sche Waschungen (s. S. 183)

8.8.4 Dauer und Ablauf der Waschung

Für Waschungen wird der Waschlappen gut ausgedrückt, die Haut soll benetzt aber nicht triefnass werden.

Damit die Person möglichst wenig Wärmeverlust hat, die Waschung zügig durchführen, jeweils sorgfältig abtrocknen und wärmeschützend abdecken.

Wenn ein Wärmeentzug gewünscht wird – z. B. bei Fieber oder klimabedingtem Hitzestau – die Haut nach dem Befeuchten eher an der Luft trocknen lassen (aber nur etappenweise einzelne Gliedmaßen und Körperpartien nacheinander, der Rest bleibt solange leicht abgedeckt) um die entstehende Verdunstungskälte zu nutzen. Patientin darf aber nicht frösteln!

Grundsätzlich sollten die einzelnen Schritte und Berührungen einer Waschung der Patientin zuvor angekündigt werden und mit klarer Berührungsqualität und eindeutigen (keinen flüchtigen) und zügigen (nicht hastigen) Bewegungen ausgeführt werden.

Reihenfolge: mit dem Gesicht beginnend, Arme (erst rechts, dann links), Oberkörper-Vorderseite, Bauch, Rücken, Beine, Füße

- Anregende Waschung: insgesamt Bewegungsrichtung eher von der Peripherie zum Zentrum (herzwärts), eher kreisende, rhythmische Bewegungen mit anregend-ansprechender Berührungsqualität, die Körpergrenzen spüren lassen
- Entspannend-beruhigende Waschung: Bewegungsrichtung eher vom Zentrum zur Peripherie, eher lange und langsame, ausstreichende Bewegungen und mit weicher, eher behutsam nach-modellierender Berührungsqualität.

Für Kneipp'sche Waschungen (s. S. 183) gelten eigene Regeln.

8.8.5 Geeignete Tageszeit

Anregende Waschungen eher morgens, entspannende eher am späten Nachmittag und Abend; mindestens 30 min Zeitabstand zu Mahlzeiten; hinterher müssen mindestens 15 min zur Nachruhe möglich sein.

8.8.6 Umfang der Waschung

Es können Ganzkörperwaschungen oder nur Waschungen z.B. der Gliedmaßen gemacht werden – je nach gewünschter Intensität und Wirkung.

8.8.6.1 Kneipp'sche Waschungen

Oberkörper- oder Unterkörper-Waschung
Eine Schüssel oder das Waschbecken mit kaltem Wasser füllen; entsprechende Körperpartie der Patientin entblößen (Ober- oder Unterkörper) – Haut darf nicht kalt sein! Waschlappen in das kalte Wasser eintauchen, gut ausdrücken – er darf die Haut nur benetzen (Wasser soll nicht vom Waschlappen wegrinnen).

Reihenfolge bei der *Oberkörperwaschung* (am besten frühmorgens): Vom rechten Handgelenk an der Arm-Außenseite bis zur Schulter hoch streichen, dann (Waschlappen kurz drehen, damit kühlere Seite wirken kann) die Arm-Innenseite abwärts zurück zum Handgelenk und an der Innenseite bleibend (herzwärts) bis zu den Achseln wieder hochstreichen (jeder Strich erfolgt zügig ohne Absetzen).

Den Waschlappen erneut in kaltes Wasser tauchen, ausdrücken und auf dieselbe Weise den linken Arm zügig benetzen. Waschlappen wieder ins Wasser tauchen, ausdrücken und dann die Oberkörper-Vorderseite benetzen, danach – nach erneutem Eintauchen und Auswringen des Waschlappens, die Oberkörper-Rückseite. Dauer der Oberkörperwaschung: 1 min.

Danach nicht abtrocknen, sondern nur wieder warm einhüllen und gut zudecken. Patientin muss sich gut erwärmen können.

Reihenfolge bei der *Unterkörperwaschung* (am besten abends vor dem Schlafen): analog zur Oberkörperwaschung, beginnend am rechten Fußgelenk, endend mit der Unterleibsvorder- und -rückseite. Auch hier Strümpfe anziehen und warm zudecken. Kontraindikation: Harnwegsinfekt.

Leibwaschung
Patientin sollte sich schon eine Weile im Bett angewärmt haben; sie kann diese Anwendung gut auch selbst durchführen. Eine Schüssel mit kaltem Wasser füllen und ans Bett stellen; Bauch entblößen, Waschlappen in das kalte Wasser eintauchen, gut ausdrücken – er darf die Haut nur benetzen (Wasser soll nicht vom Waschlappen wegrinnen). Mit dem Waschlappen langsame, im Uhrzeigersinn um den Bauchnabel kreisende Streichungen ausführen (auf Höhe des rechten Hüftknochens beginnen). Den Waschlappen immer wieder anfeuchten und ausdrücken, so dass er frisch-kalt bleibt; insgesamt 20- bis 40-mal um den Nabel kreisen. Kontraindikation: Harnwegsinfekt.

8.8.7 Waschungen als pflegetherapeutische Handlung

Waschen gehört zu den am häufigsten durchgeführten Pflegemaßnahmen. Leider wird dies oft sehr einseitig als Reinigungsmaßnahme verstanden – mit der Gefahr der «mechanischen» Durchführung und dem Schluss, dass so etwas ja jede Hilfskraft machen kann. Dabei hat die Pflege mit gezielt eingesetzten Waschungen eine wertvolle therapeutische Möglichkeit in der Hand. Der Zweck der Körperpflege (im Sinne von Reinigung) lässt sich durchaus mit dem therapeutischen Aspekt verbinden – eine Maßnahme, die also gar keinen extra Zeitaufwand erfordert, sondern in gewohnte tägliche Pflegeabläufe integriert werden kann.

Für eine pflegetherapeutische Waschung ist eine einfühlsame und aufmerksame Haltung der Pflegeperson gegenüber der Patientin nötig. Sie erkennt, welche Art der Waschung zum gegenwärtigen Zeitpunkt notwendig ist, und kann dabei auf ein eigenes Wissen über geeignete Zusätze, die geeignete «Technik», verschiedene Temperaturreize etc. zurückgreifen und diese individuell einsetzen.

Darüber hinaus ist bei einer Waschung ein Maß an Krankenbeobachtung (Haut, Temperatur, Körpergeruch, Beweglichkeit etc.) möglich, wie kaum bei einer anderen pflegerischen Verrichtung.

Literatur-Tipps zum Weiterlesen und Vertiefen

Bachmann, Robert M.; Schleinkofer, German M.: Natürlich gesund mit Kneipp. Wie Sie fit und schön bleiben. Trias, Stuttgart 2000.

Gillert, Otto; Rulffs, Walther: Hydrotherapie und Balneotherapie. Theorie und Praxis. Pflaum, München. 11. Auflage, Neuausgabe 1990.

Novotny, Ulrike: Kneipp für Kinder. Einfach und bewährt. Trias, Stuttgart 1999.

8.9 Wickel und Auflagen

Wickel und Auflagen wirken am besten, wenn die ausführende Pflegeperson nicht nur die Fertigkeiten des Anwendens beherrscht, sondern auch die Umgebungsbedingungen und die Zuwendung zur Patientin entsprechend gestalten kann. Heilpflanzenanwendungen in Form von Wickeln und Auflagen können hier nur in sehr komprimierter Form dargestellt werden. Es lohnt sich, die «Kunst des Wickelns» bei speziellen Kursen oder einer Wickel-Fachausbildung zu erlernen.

8.9.1 Wirkprinzipien

Ein komplexes Zusammenspiel verschiedener Wirkprinzipien wird bei diesen Anwendungen genutzt:

- physikalische Wirkung von Wärme oder Kälte (bewirkt z. B. vermehrte Durchblutung/ verbesserte Stoffwechselsituation/Muskelentspannung/Schmerzlinderung)
- physikalische Wirkung von trockenen und feuchten Anwendungen (dadurch unterschiedliche Möglichkeiten, Wärme zu erhalten, aufzubauen, zu verteilen oder zu entziehen und abzuleiten)
- Auflagefläche (große Wickel oder kleine Kompressen) sowie Lokalisation der Anwendung
- reflektorische Wirkung (z. B. Hautoberfläche/ -segmente → spinale Reflexleitung zu einem inneren Organ)
- Substanzwirkung (im Folgenden vor allem von pflanzlichen Zusätzen in unterschiedlichen Zubereitungsformen)

- Ansprechen der Sinne (Duft, Feuchtigkeit, Wärme)
- evtl. Wecken von früh(er)en Erfahrungen (z. B. Geborgenheit, Umhülltwerden, Wohlgefühl)
- Patientin erfährt aktive Zuwendung (es wird etwas getan) und Aufmerksamkeit
- Berührung, Nähe (durch die Pflegeperson)
- zur Ruhe kommen (d. h. Chance, sich auf sich selbst zu besinnen, den eigenen Körper wahrzunehmen).

8.9.2 Wickel und Auflagen als pflegerische Handlung

Wickelanwendungen bieten Pflegenden unzählige Möglichkeiten, alltäglichen Befindlichkeitsstörungen von Patientinnen effektiv und meist auf angenehme und nebenwirkungsarme Weise zu begegnen.

Das Argument, der Zeitaufwand für Wickel und Auflagen sei zu groß, trifft bei genauerer Betrachtung meist nicht zu: Patientinnen sind häufig – durch das einmalig höhere Maß an Zuwendung und das ausgelöste Wohlbefinden – hinterher zufriedener und benötigen in der Folge weniger Pflegeaufwand und Zuwendung.

Die Maßnahmen können auch gut delegiert werden: Pflegende Angehörige oder Hilfskräfte können angeleitet und – bei entsprechender fachkundiger Begleitung – mit der Durchführung betraut werden. Auch Patientinnen selbst können angeleitet werden, die Maßnahmen an sich durchzuführen, und lernen damit sinnvolle Verhaltensweisen im Umgang mit Gesundheit und Krankheit im Alltag (Stärkung der Selbstpflegekompetenz, Senkung des Medikamentenverbrauchs, Senkung der Kosten im Gesundheitswesen).

8.9.3 Grenzen und Gefahren

- unsachgemäße Handhabung (z. B. Verbrühen, Auskühlen)
- Kontraindikationen werden nicht berücksichtigt (Anamnese einsehen, Begleiterkrankungen berücksichtigen)
- bestehende Allergieneigung oder Unverträglichkeit gegenüber Zusätzen wird nicht zur Kenntnis genommen

- medizinische Diagnose und Behandlung wird verschleppt
- zu viele Reize nach dem Motto «viel hilft viel» (belastet oder verschlechtert eher den Zustand)
- Einzelne Anwendungen vertragen sich nicht mit anderen Heilverfahren (z. B. ätherische Öle und Klassische Homöopathie).

8.9.4 Material (Abb. 8-10)

Für Wickel und Auflagen geeignetes Grundmaterial steht in jeder stationären Einrichtung und im häuslichen Bereich zur Verfügung:

- Innentuch: Geschirrtuch oder (Baby-) Mullwindel oder Stücke alter Bettwäsche
- Außentuch zum Umhüllen: Frottierhandtuch (für kleinere Kinder oder Gliedmaßen), Badetuch oder Stecklaken (für Erwachsene auf die gewünschte Breite gelegt); Alternative: Die Patientin benutzt eigene Dinge, die von zu Hause mitgebracht werden, wie z. B. einen breiten, warmen Schal, alte Stola etc. (sinnvoll bei Langzeitpatientinnen oder in der häuslichen Pflege).
- Wärmflaschen: Zum trockenen Anwärmen verschiedener Auflagen und kleinerer Kompressen sollten Gummiwärmflaschen mit mindestens einer glatten Fläche vorhanden sein.
- Zusätze aus der Apotheke: Heilkräuter (inklusive Senfmehl, Leinsamen oder Ingwer etc.), Tinkturen, Öle, Salben, diverse arzneiliche pflanzliche Fertigpräparate, Heilerde oder Schmierseife sind über die Apotheke zu beziehen.
- Zusätze aus der Küche: Quark, Zwiebeln oder Kohl erhält man meist problemlos über die Küche.
- Kirschkernsäckchen oder Rohwolle können günstig über spezielle Bezugsadressen beschafft werden.

Anwendungen mit Kartoffeln, Zitrone (aus kbA), frischen Heilkräutern (z. B. Melissenblätter) eignen sich eher für die häusliche Pflege als für die stationäre.

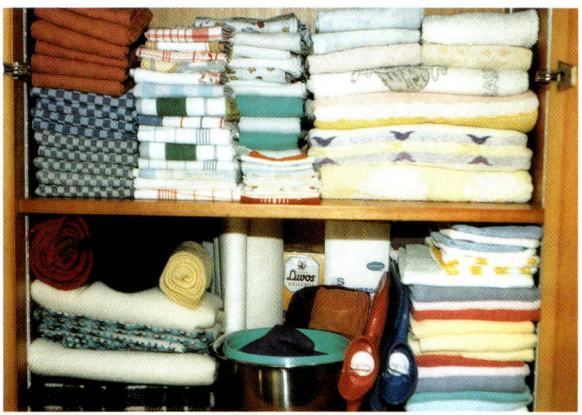

Abbildung 8-10: Wickel-Materialienschrank. *Foto: A. Sonn.*

8.9.5 Die wichtigsten Kontraindikationen

- keine intensiv-heißen Anwendungen bei: Sensibilitätsstörungen, Gefäßschädigungen, Lähmungen; Bewusstlosen, Verwirrten, alten bzw. hochbetagten Menschen, (kleinen) Kindern; akut entzündlichen Prozessen; Blutungsneigung; schweren Herz-Kreislauf-Erkrankungen
- keine intensiv-kalten Anwendungen bei: Sensibilitätsstörungen, Gefäßschädigungen, Lähmungen; Bewusstlosen, Verwirrten, alten bzw. hochbetagten Menschen, (kleinen) Kindern; Harnwegsinfekt; Wärmemangel
- bei komplexen, multiplen Grunderkrankungen vorher immer ärztliche Abklärung bzw. Abstimmung.

8.9.6 Grundsätzliches zur Durchführung

- die gewählte Anwendung vorab mit der ärztlichen Behandlung abstimmen und dies in der Pflegedokumentation dokumentieren;
- die Patientin über die Maßnahme informieren, ihr Einverständnis hierzu gewinnen (dokumentieren!);
- günstige Tageszeit für die Anwendung wählen (z. B. während der Mittagsruhe oder abends);
- das benötigte Material vorrichten;
- Tücher und Bett eventuell vorwärmen;
- die Patientin vorher zur Toilette schicken, eventuell Kreislaufkontrolle;

- Das Zimmer sollte frisch gelüftet und warm genug sein.
- Wickel oder Auflage mit Ruhe und doch flink anlegen;
- grundsätzlich mit einem Außentuch zirkulär einhüllen und damit satt befestigen;
- die Patientin gut zudecken und auf warme Füße achten;
- sich vergewissern, dass Patientin weiß, wann Wickel entfernt werden soll;
- Klingel in Reichweite bereitlegen (Patientin mit Senfwickel nicht allein lassen);
- sich vergewissern, dass Patientin sich bei Missempfindungen sofort meldet (Wickel entfernen);
- für ruhige Umgebung sorgen (kein Fernsehen oder Telefon, evtl. Besucher hinausschicken);
- das Befinden der Patientin bestimmt, wie lange der Wickel angelegt bleibt;
- beim Entfernen eines Wickels rasch arbeiten, gut nachtrocknen, Patientin warm und trocken einhüllen;
- besonders empfindliche Haut bei Bedarf mit wenig Pflanzenöl (ohne Zusatz) einreiben;
- mindestens 15 min nachruhen lassen (ist so wichtig wie das Einwirken des Wickels selbst!);
- Wickelzutaten (Kräuter, Kartoffeln, Quark etc.) mit dem Restmüll entsorgen;
- Tücher auswaschen, evtl. für nächste Anwendung zum Trocknen aufhängen.

8.9.7 Kurzanleitungen

Für alle im Folgenden genannten Wickel und Auflagen gelten die in den Abschnitten «Material» und «Grundsätzliches zur Durchführung» genannten Ausführungen.

Symbole:

 Für die Anwendung zu Hause bzw. als Selbstpflegemöglichkeit geeignet.

 Besonders günstig für die Anwendung auf Station.

 Benötigte Materialien.

 So wird's gemacht.

 Dauer der Anwendung.

Häufigkeit der Anwendung.

8.9.7.1 Feucht-heiße Anwendungen mit Kräuterzusatz

Innentuch 4- bis 6-fach gelegt (Geschirrtuch od. Mullwindel), Auswringtuch (zweites Geschirrtuch), Außentuch (im Bett bereitlegen); bei Bedarf eine Gummiwärmflasche (flach gefüllt mit gut warmem Wasser); Schüssel, kochend-heißes Wasser, evtl. ein Paar Haushaltshandschuhe; einen konzentrierten Infus von 4 EL (oder 4 Teebeuteln) der ausgewählten Heilpflanze, zubereitet mit $1/2$ l Wasser

Teekonzentrat nach entsprechender Ziehzeit in die Schüssel abseihen, mit $1/2$ l kochendem Wasser verdünnen; das vorbereitete Innentuch aufrollen, mit Hilfe des Auswringtuchs in der Schüssel tränken und sehr intensiv auswringen (dazu Haushaltshandschuhe anziehen oder um Wasserhahn wringen); nach sorgfältiger Wärmeverträglichkeitsprüfung (!) das feucht-heiße Innentuch auf die entsprechende Hautfläche satt und faltenfrei auflegen (bzw. Körperteil damit umwickeln), sich vergewissern, dass Wärme gut vertragen wird, sonst nochmals kurz entfernen; dann Außentuch satt darüberwickeln (möglichst zirkulär). Eventuell Gummiwärmflasche noch auf Außentuch auflegen, Patientin gut zudecken, auf warme Füße achten; sich vergewissern, dass Patientin sich bei Missempfindungen meldet (dann sofort Wickel entfernen).

 Patientin bestimmt, wie lange Wickel angelegt bleibt (solange für sie angenehm). Danach mindestens 15 min trocken und warm eingehüllt nachruhen.

 1-mal täglich, eventuell über mehrere Tage

- Kontraindikationen für intensive Wärmeanwendungen beachten.
- Wickel darf nicht auskühlen.

Die am häufigsten verwendeten Heilkräuterzusätze für feucht-heiße Wickel

- Infus: Kamillenblüten, Schafgarben-, Thymiankraut, Heublumen
- Dekokt: Schachtelhalm

8.9.7.2 Dampfkompresse mit Kräuterzusatz (Abb. 8-11)

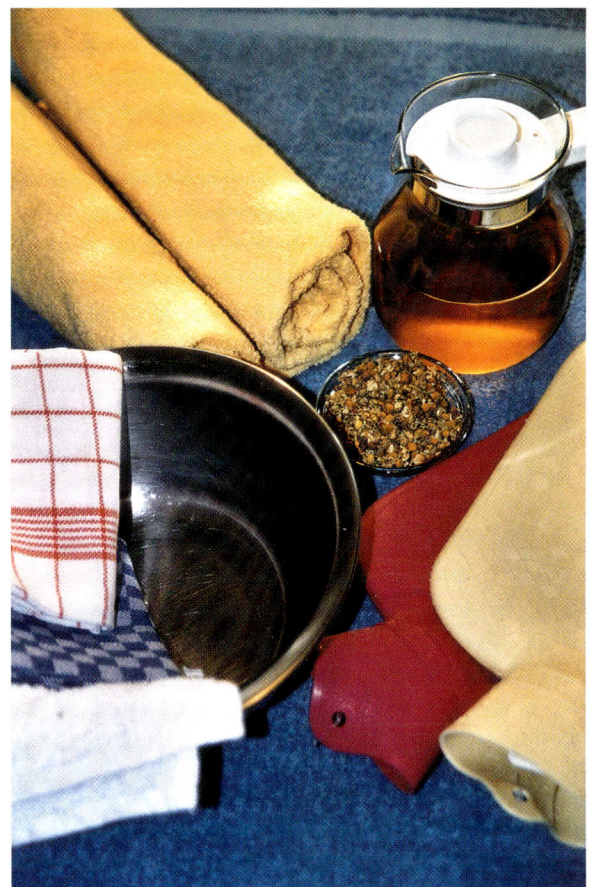

Innentuch 4- bis 6-fach gelegt (Geschirrtuch od. Mullwindel), Zwischentuch (z.B. dünnes Frottiertuch), Auswringtuch (zweites Geschirrtuch), Außentuch (im Bett bereitlegen), zwei Gummiwärmflaschen; Schüssel, kochendheißes Wasser, evtl. ein Paar Haushaltshandschuhe; einen konzentrierten Infus von 4 EL (oder 4 Teebeuteln) der ausgewählten Heilpflanze mit $1/2$ l Wasser zubereitet

Gummiwärmflaschen flach und sehr heiß füllen, Zwischentuch dazwischen legen

Teekonzentrat nach entsprechender Ziehzeit in die Schüssel abseihen, mit $1/2$ l kochendem Wasser verdünnen; das vorbereitete Innentuch aufrollen, mit Hilfe des Auswringtuchs in der Schüssel tränken und sehr intensiv auswringen (dazu Haushaltshandschuhe anziehen oder um Wasserhahn wringen); das Innentuch auspacken, auf das ausgebreitete Zwischentuch legen, in dieses so einpacken, dass Tuchränder alle nach oben gefaltet werden (Unterseite nur von einer Tuchschicht bedeckt, wird von Dampf durchdrungen); das Päckchen zwischen die beiden glatten Seiten der heißen Wärmflaschen legen; nach sorgfältiger Wärmeverträglichkeitsprüfung (!) die Kompresse mit der dampfenden Seite auf die entsprechende Hautfläche satt und faltenfrei auflegen, vergewissern, dass Wärme gut vertragen wird, sonst nochmals kurz entfernen; dann Außentuch satt darüber wickeln (möglichst zirkulär). Eine Wärmflasche (mit Hülle) evtl. auf Außentuch auflegen. Patientin gut zudecken, auf warme Füße achten; sich vergewissern, dass Patientin sich bei Missempfindungen meldet (dann sofort Wickel entfernen).

Abbildung 8-11: Dampfkompresse mit Kamillentee-Zusatz. *Foto: A. Sonn.*

 Patientin bestimmt, wie lange Dampfkompresse angelegt bleibt (solange für sie angenehm). Danach mindestens 15 min trocken und warm eingehüllt nachruhen.

 1-mal täglich, eventuell über mehrere Tage

- Kontraindikationen für intensive Wärmeanwendungen beachten.
- Auflage darf nicht auskühlen.

Die am häufigsten verwendeten Heilkräuterzusätze für Dampfkompressen

- Infus: Kamillenblüten, Schafgarben-, Thymiankraut, Heublumen
- Dekokt: Schachtelhalm

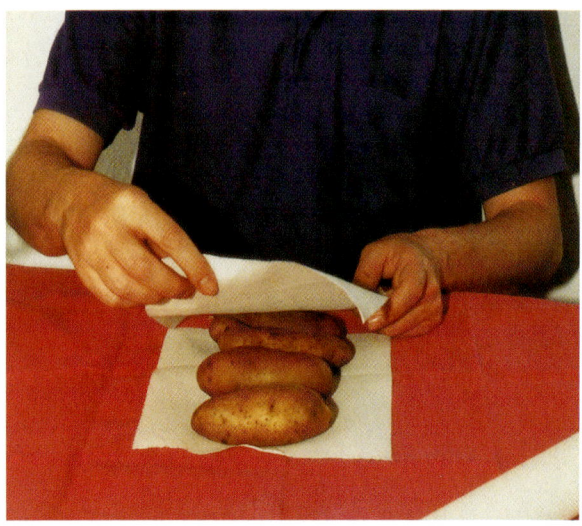

Abbildung 8-12: Kartoffelauflage. *Foto: A. Sonn.*

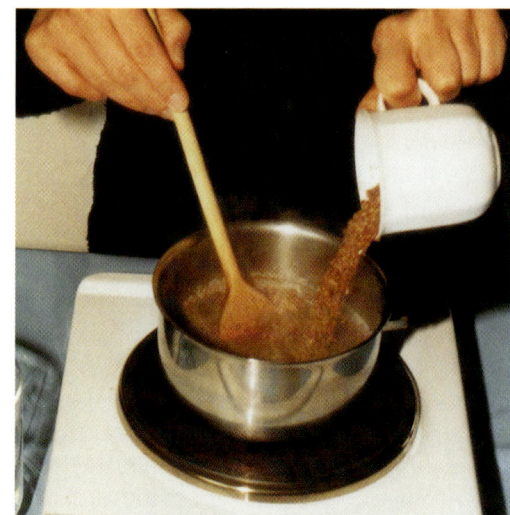

Abbildung 8-13: Leinsamenkompresse. *Foto: A. Sonn.*

8.9.7.3 Kataplasmen = Breiumschläge aus pflanzlichen Substanzen

Heiße Kartoffelauflage **(Abb. 8-12)**

 Innentuch (Geschirrtuch od. Mullwindel), Außentuch (im Bett bereitlegen), zwei Blatt Zellstoff, ca. 500 g heiße Pellkartoffeln

Innentuch ausbreiten, 1 Blatt Zellstoff in die Mitte legen, darauf die Kartoffeln, mit dem zweiten Blatt Zellstoff bedecken, Geschirrtuchränder nach oben zusammenfalten, Kartoffeln gut zerdrücken zu einem kompakten, 2–3 cm dicken Päckchen; mit der unteren, nur von einer Stoffschicht bedeckten Seite – nach sehr sorgfältiger Wärmeverträglichkeitsprüfung – auf die Haut legen; immer wieder entfernen und so lange abwarten, bis Auflage gut vertragen wird – dauert meist eine ganze Weile! – Außentuch satt darüber wickeln (möglichst zirkulär). Nochmals prüfen, ob Auflage nicht doch noch zu heiß ist. Patientin zudecken, auf warme Füße achten; vergewissern, dass Patientin sich bei Missempfindungen meldet (dann sofort Auflage entfernen).

Patientin bestimmt, wie lange Kartoffelauflage angelegt bleibt (solange für sie angenehm). Danach mindestens 15 min trocken und warm eingehüllt nachruhen.

1-mal täglich, am besten abends zum Einschlafen (bis zum nächsten Aufwachen)

- Kontraindikationen für intensive Wärmeanwendungen beachten.
- Die Kartoffelauflage wird meist nach dem Auflegen nochmals verstärkt heiß, dann muss sie rasch entfernt werden, dies kann sich mehrmals wiederholen – lange genug zuwarten, bis wirklich verträglich und wohlig.

Leinsamenkompresse **(Abb. 8-13)**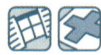

Eine Tasse möglichst frisch geschroteten Leinsamen (kadmiumarm aus der Apotheke/geschrotet maximal 6 Wochen haltbar) mit einer Tasse kochendem Wasser überbrühen, unter Rühren zu einem zähen Brei ausquellen lassen.

Kaffeelöffel, mehrere Papiertaschentücher (oder Mullkompressen), zwei heiß und flach gefüllte Gummiwärmflaschen, Außentuch

Den zähen Brei auf die Taschentuchmitte geben, alle Tuchränder nach oben schlagen (oder mit zweitem Taschentuch bedecken) – so dass an Unterseite nur eine Tuchschicht ist – Päckchen flachdrücken; Leinsamenbrei reicht für mehrere kleine oder ein bis zwei größere Auflagen. Entsprechende Anzahl Leinpäckchen herstellen, zwischen die beiden glatten Seiten der heißen Wärmflaschen legen, Außentuch obendrauf vorwärmen; Leinsamenkompresse zwischen den Wärmflaschen herausnehmen, auf die Haut legen, zum Warmhalten mit Außentuch bedecken; wenn Wärme abgeklungen ist, ein weiteres Päckchen zwischen Wärmflaschen herausnehmen, auflegen etc. bis Vorrat aufgebraucht. Noch einige Zeit warm halten, nachruhen.

 solange Wärme angenehm

 1- bis 2-mal täglich

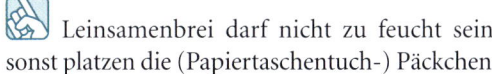 Leinsamenbrei darf nicht zu feucht sein, sonst platzen die (Papiertaschentuch-) Päckchen!

Bockshornkleeauflage

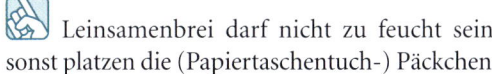 eine halbe bis eine ganze Tasse pulverisierten Bockshornkleesamen (Foenugraeci semen plv./Apotheke); Kaffeelöffel, mehrere Papiertaschentücher (oder Mullkompressen), Geschirrtuch oder (Baby-) Mullwindel, Außentuch

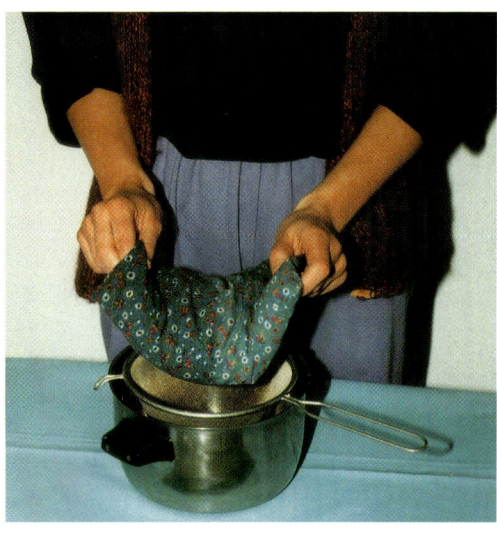 Bockshornkleepulver mit heißem (oder kühlem) Wasser zu Brei anrühren, in gewünschter Fläche ca. $^1/_2$ cm dick auf Taschentuchmitte streichen, alle Tuchränder nach oben schlagen (oder mit zweitem Taschentuch bedecken) – so dass an der Unterseite nur eine Tuchschicht ist; die Bockshornkleeauflage mit der einlagig bedeckten Seite auf die Haut legen, mit Außentuch bedecken, evtl. mit elastischer Binde befestigen (Gelenke).

 solange angenehm. Hinterher 15 min nachruhen.

 1- bis 2-mal täglich

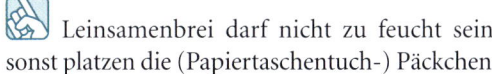 Vor der Anwendung klären, ob Patientin den Duft mag – erinnert sehr stark an Curryge-

richte. Auch Mitpatienten (Zimmer) mit einbeziehen – es darf niemandem unangenehm sein.

8.9.7.4 Feucht-heiße Kräutersäckchen

Heublumensäckchen

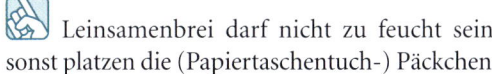 ein fertiger Heublumensack (Apotheke) oder ein gut zur Hälfte mit Heublumen (Apotheke) gefülltes, selbst hergestelltes Stoffsäckchen; Geschirrtuch, Außentuch; evtl. zusätzliches Befestigungsmaterial; Dampfdruck-Kochtopf mit Siebeinsatz oder Kochtopf mit aufgelegtem Sieb (s. **Abb. 8-14**)

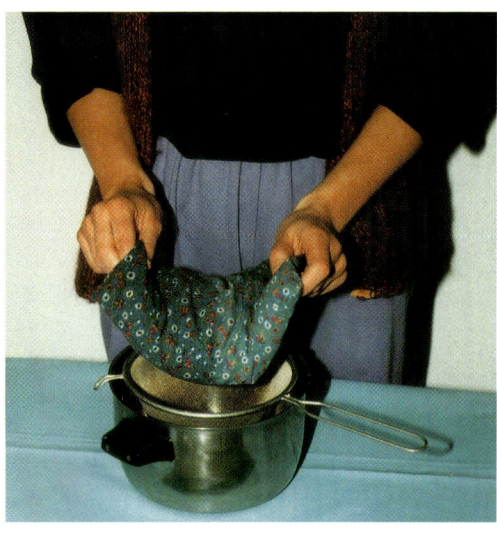 Heublumensäckchen über Wasserdampf erhitzen (Dampfdrucktopf 1–2 min, Kochtopf mit Sieb 15 min), Außentuch im Bett bereitlegen; heißes Heublumensäckchen – nach sehr sorgfältiger Wärmeverträglichkeitsprüfung – auf die Haut auflegen; solange zuwarten und immer wieder entfernen, bis Auflage gut vertragen wird. Doppelt gelegtes Geschirrtuch auf das Säcken legen, dann Außentuch satt darüber wickeln (möglichst zirkulär – je nach Auflagestelle). Nochmals prüfen, ob Auflage nicht doch noch zu heiß ist. Patientin zudecken, auf warme Füße achten; sich vergewissern, dass Patientin

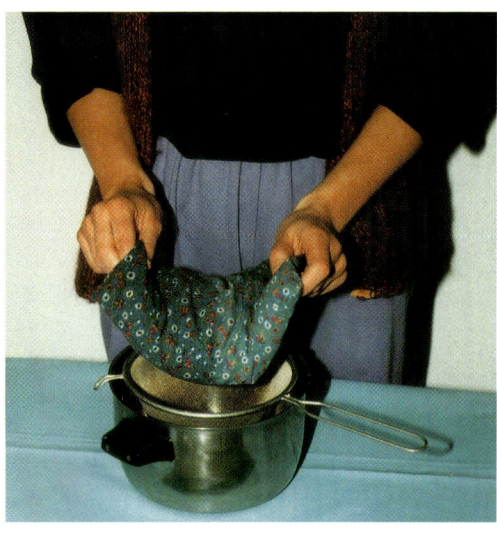

Abbildung 8-14: Heublumensäckchen. *Foto: A. Sonn.*

sich bei Missempfindungen meldet (dann sofort Auflage entfernen).

 Patientin bestimmt, wie lange Heublumensäckchen angelegt bleibt (solange für sie angenehm). Danach mindestens 15 min trocken und warm eingehüllt nachruhen.

 1-mal täglich

- Kontraindikationen für intensive Wärmeanwendungen beachten.
- Das Heublumensäckchen kann nochmals ca. 3- bis 4-mal benutzt werden, zwischen den Anwendungen luftig zum Trocknen auslegen.
- Keine Heublumen-Anwendungen bei Personen, die den Heuduft nicht mögen. Auslösen eines Heuschnupfen-Anfalls allerdings eher unwahrscheinlich, da Heublumensäckchen kaum Blüten- oder Gräserpollen enthält und feucht angewendet wird.

Feucht-heiße Kamillen-(blüten)-auflage

 Mullkompresse (10 × 10 cm) oder dünnes Stofftaschentuch, lose Kamillenblüten (Apotheke), Wasserkocher und Teesieb, Heftpflaster; etwas Baumwollwatte oder Rohwolle, Tuch, Schal oder Mütze zum Befestigen (je nach Auflagestelle)

Zwei oder mehr Esslöffel Kamillenblüten auf die Mitte der auseinandergefalteten doppellagigen Kompresse geben, Ränder der Kompresse nach oben falten, zukleben; in einem Sieb über einem dampfenden Wasserkocher erhitzen (ca. 5 min). Die Auflage (nach sorgfältigem Wärmeverträglichkeitstest) auf die Haut auflegen, darauf das Watte- oder Wollepolster packen, möglichst zirkulär mit Außentuch (oder Mütze etc.) befestigen. Auf warme Füße achten; vergewissern, dass Patientin sich bei Missempfindungen meldet (dann sofort Auflage entfernen).

Patientin bestimmt, wie lange Kamillenkompresse angelegt bleibt (solange für sie ange-

nehm). Danach mindestens 15 min trocken und warm eingehüllt nachruhen.

 1- bis 2-mal täglich

- Kontraindikationen für intensive Wärmeanwendungen beachten.
- Für jede Anwendung frische Kamillenblüten verwenden.

8.9.7.5 Trockene (Kräuter-) Säckchen

ein Säckchen aus dünnem Baumwoll- oder Leinenstoff oder reißfester Zellulose (z. B. Windel-Vlieseinlagen) in beliebiger Größe, gefüllt mit den entsprechenden, getrockneten Kräutern; eine eher milde Wärmequelle (z. B. Heizkörper, Wärmflasche, Heizkissen) zum Anwärmen; evtl. ein Außentuch

Trockene Kräutersäckchen werden meist nur leicht angewärmt, damit sich die ätherischen Öle besser verflüchtigen. Sie können – s. u. – auf das Ohr oder den Unterbauch gelegt werden, andere legt man sich beliebig nahe auf oder unter das Kopfkissen um den Duft einzuatmen.

 30 min bis mehrere Stunden, je nach Belieben

 nach Belieben

Trockene Kräutersäckchen bewahren ihren natürlichen Duft erstaunlich lange – durch Aufschütteln und Reiben verstärkt sich der Duft immer wieder neu. Sie müssen erneuert werden, wenn sie nicht mehr duften oder verschmutzt und unhygienisch geworden sind.

Kamillensäckchen – meist in der Größe 10 × 10 cm

Gänsefingerkrautkissen – in Bauchgröße (20 × 30 cm, in drei Kammern gesteppt, damit Kräuter flächig verteilt bleiben)

Majorankissen – meist 10 × 10 cm oder 20 × 20 cm groß

Diverse Schlafkissen – in beliebiger Größe

Beliebte Füllungen für kleine Kissen (15 × 15 cm), die auf oder neben das Kopfkissen gelegt werden:
- je ein Teil Melissenblätter, Hopfenzapfen und Lavendelblüten; oder je 1 Teil Melissenblätter, Honigklee und Hopfenzapfen
- je 1 Teil Melissenblätter, Lavendelblüten, Rosenblütenblätter
- Größere Kissen (40 × 40 cm) können mit Hirse- oder Dinkelspreu gefüllt werden und jeweils 1 Tasse Lavendel- oder Honigklee- oder Rosenblütenblätter hinzugefügt werden. Sie eignen sich dann auch als kleines Kopfkissen.

Kirschkernsäckchen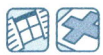

Kirschkernsäckchen sind eine angenehme, anschmiegsame und ungefährliche Wärme- oder Kältequelle.

 Kirschkernsäckchen, Schutzhülle (aus Stoff); Mikrowelle oder Backofen zum Erwärmen bzw. Gefrierfach zum Kühlen

Kirschkernsäckchen anwärmen: in Mikrowelle (bei maximal 600 W während 1–2 min und mit einer Tasse Wasser dazugestellt) oder im Backofen (150 °C während 10–20 min), vor dem Auflegen evtl. in Schutzbezug stecken.

Kirschkernsäckchen zur schonenden aber effektiven Kühlung 2 h ins Gefrierfach legen; für längerfristige Anwendungen sollte man zwei bis drei Kirschkernsäckchen haben, um sie immer wieder gegen frisch gekühlte austauschen zu können.

nach Belieben – solange warm

Kirschkerne müssen bei der Herstellung gründlich gereinigt worden sein, sonst entsteht nach dem Erhitzen ein aufdringlicher Geruch.

Kirschkernsäckchen können in die Wäsche gegeben werden; hinterher sorgfältig trocknen (Trockner).

Erbsensäckchen

Gefrostete Erbsensäckchen sind preiswerte, sanfte und dennoch effektive (intensive) Kälteanwendungen.

zwei bis drei Stoffsäckchen (ca. 20 × 20 cm), gut zur Hälfte gefüllt mit Trockenerbsen; Gefrierfach

Zunächst 2 h im Gefrierfach gut durchkühlen lassen, dann jeweils eines herausnehmen und anwenden; immer wieder austauschen gegen ein frisch gekühltes aus dem Gefrierfach.

je nach Beschwerden

Rosskastaniensack

ein zu 2/3 gefüllter Sack mit frischen, jedoch gut getrockneten Rosskastanien (ca. 30 × 30 cm)

Als Sack zur Massage von Körperpartien (insbesondere Fußsohlen) benutzen.

8.9.7.6 Ölkompressen (Abb. 8-15)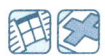

ein- bis fünfprozentiges Ölgemisch oder Ölauszug oder ölige Fertigpräparate in einer Flasche mit ölgängigem Tropfaufsatz, Stofflläppchen oder Papiertaschentuch 10 × 20 cm/3- bis 4-fach gelegt, fettdichtes Butterbrotpapier, Zwischenauflage (Watte in Gaze od. Frottierwaschhandschuh) ca. 15 × 25 cm, zwei gut warme, flach und luftfrei gefüllte Gummiwärmflaschen, ein Außentuch (z. B. Badetuch auf entsprechende Breite gelegt)

Zwischenauflage und Außentuch auf den Gummiwärmflaschen vorwärmen, Stofflläppchen mit 60–80 Tr. der Ölmischung betropfen, zum Schutz der Wärmflaschen ins Butterbrotpapier einpacken, zwischen den Gummiwärmflaschen (glatte Seiten aneinander) anwärmen.

Außentuch im Bett bereitlegen; sobald die Ölkompresse wohlig warm (nicht zu heiß!) ist,

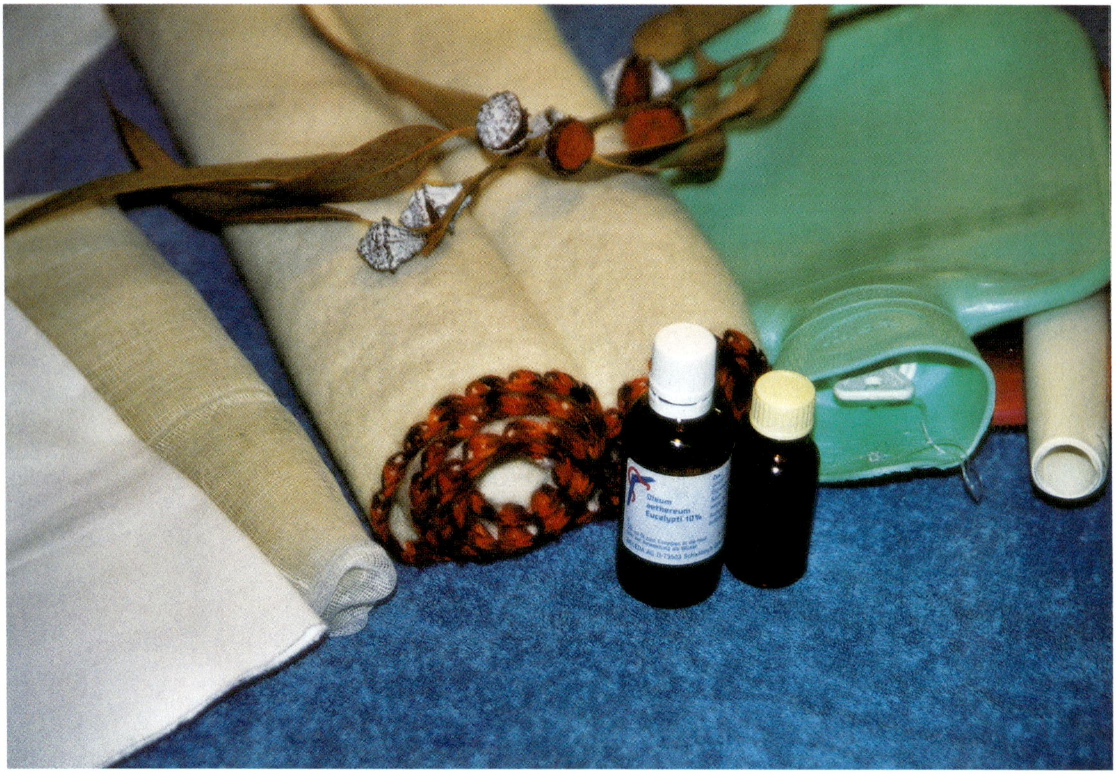

Abbildung 8-15: Ölkompressen, z. B. Eukalyptus-Blasenkompresse. *Foto: A. Sonn.*

sie aus dem Butterbrotpapier auspacken, auf die Haut legen, darauf das Zwischenpolster, evtl. direkt Unterwäsche darüber glatt ziehen. Außentuch um den Körper wickeln, sorgfältig zudecken, auf warme Füße achten (warme Socken/evtl. Wärmflasche). Hinterher Körper weiter warm halten, nachruhen.

mindestens 20–30 min bis zu mehreren Stunden

1- bis 2-mal täglich, jedoch spätestens nach 5 Tagen 1 bis 2 Tage pausieren.

- Ölkompressen mit ätherischen Ölen bei Kindern unter 3 Jahren eher meiden.
- Nähere Ausführungen zu Ölen und ihrer Dosierung beachten (S. 168).

Alternative Anwärmmethode: Zwei Teller im Mikrowellenherd sehr heiß werden lassen, herausnehmen und Ölkompresse dazwischen anwärmen. (Ölkompresse selbst nie in Mikrowelle legen – verändert Wirkung der ätherischen Öle.)

In der Pflege gebräuchliche Ölkompressen

- Ölmischungen aus Pflanzen- und ätherischem Öl: Eukalyptus-, Lavendel-, Melissen-, Kümmel-, Thymianöl, Wacholderöl
- Ölauszüge: Johannis-, Kamillen-, Equisetum-, Arnika-, Calendula-, Königskerzenöl (Verbascum)
- Fertigpräparate: Solum uliginosum oder Moor-Lavendelöl (Moorextrakt mit Lavendelöl, Schachtelhalm- und Rosskastanienextrakt), Aconit-Schmerzöl

8.9.7.7 Salbenauflagen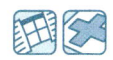

 ein Baumwolllappen in der gewünschten Größe, die entsprechende Pflanzensalbe, Spatel und Befestigungsmaterial

Die Salbe auf den Lappen ausstreichen (glänzend wie ein Butterbrot); evtl. kurz auf einer Wärmflasche oder der Heizung anwärmen (Salbenlappen für Prellung, Verstauchung etc. vorher nicht anwärmen); Salben, die wärmen sollen, werden noch mit einer Lage Watte oder Rohwolle bedeckt; je nach Auflagestelle mit Mullbinde oder Außentuch befestigen.

30–60 min, evtl. auch über Nacht

1- bis 2-mal täglich; Salbenkompressen können 2- bis 3-mal wiederverwendet werden; zwischen den Anwendungen luftig lagern (nicht in Plastiktüte).

Besonders bei arnikahaltigen Salben nach ca. 10 min auf Hautreaktion prüfen: wenn Rötung, dann entfernen und Salbenreste behutsam abwaschen.

In der Pflege gebräuchliche Salbenauflagen

Plantago-Bronchialbalsam, Arnika-, Calendula-, Beinwell-, Echinacea-, Hamamelis-, Rosmarin-, Majoran-, Combudoron-Salbe (Brennnessel mit Arnika), Archangelika-Salbe (Engelwurz).

8.9.7.8 Umschläge mit Tinkturen (Essenzen) und kühlen Tees

ein Baumwolllappen (2- bis 4-lagig in der gewünschten Größe), eine kleine Schüssel, die entsprechende (verdünnte) Tinktur (Essenz) oder den zubereiteten, abgekühlten Tee, Messgläschen oder Löffel, Befestigungsmaterial, evtl. Nässeschutz zum Unterlegen

Die Wickellösung in der Schüssel richten (Fertigprodukte entsprechend Beipackzettel mischen, bei intakter Haut mit Wasser, bei offenen Wunden mit abgekochtem Wasser bzw. Ringer-Lösung).

Innentuch eintauchen, auswringen und auf die Körperstelle glatt auflegen; je nach Auflagestelle mit Mullbinde oder Außentuch befestigen. Bett vor Feuchtigkeit schützen.

Oxalis-Leibwickel, die warm angewendet werden, können noch mit einer Lage Rohwolle bedeckt und der Unterleib mit einem Außentuch umwickelt werden.

Kühlende Auflagen wechseln, sobald sie warm werden; Oxaliswickel, solange er sich entkrampfend und wohltuend anfühlt.

ein- bis mehrmals täglich; kühlende Umschläge können auch gut von Patientinnen selbst erneuert werden.

Besonders bei arnikahaltigen Tinkturen nach ca. 10 min auf Hautreaktion prüfen: wenn Rötung, dann Umschlag entfernen, Lösungsreste behutsam abwaschen.

Umschläge mit Tinkturen (Essenzen) sollen nur lokal wirken oder kühlen. Sie dürfen dem Körper nicht insgesamt Wärme entziehen (evtl. übrigen Körper warm halten).

In der Pflege gebräuchliche Umschläge

- Essenzen oder (Ur-)Tinkturen: Arnika, Calendula, Symphytum (Beinwell), Echinacea, Hamamelis (immer verdünnt!)
- Borago 20%-Essenz (Borretsch), Oxalis 20%-Essenz (Wald-Sauerklee); Combudoron (Brennnessel mit Arnika)
- Kühle Tee-Umschläge aus: Calendulablüten, Acker-Stiefmütterchenkraut, Salbeiblätter, Hamamelisrinde, Beinwellwurzel, Eichenrinde, Schwarztee, blauem Malvenkraut-, Eibischwurzel und Pfefferminze

8.9.7.9 Wadenwickel bei Fieber
(Abb. 8-16)

Fiebergipfel muss erreicht sein, Hände und Füße müssen warm sein (sonst erst Fußbad machen).

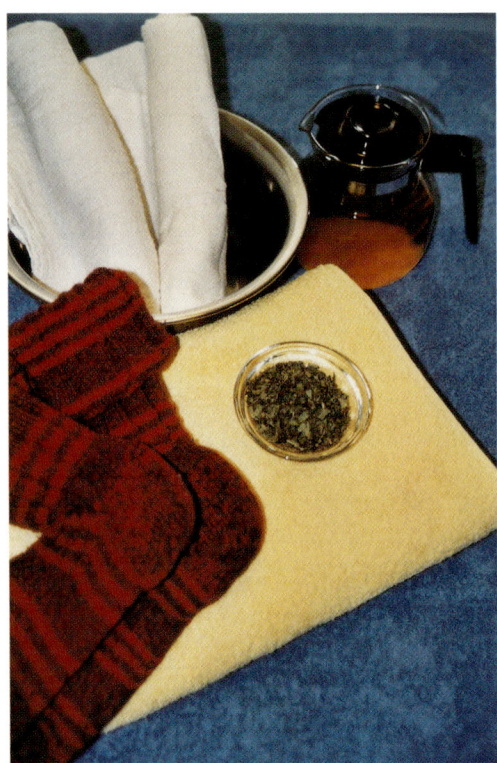

Abbildung 8-16: Wadenwickel mit Pfefferminztee. *Foto: A. Sonn.*

 3- bis 4-mal wiederholen; abbrechen, wenn Patientin beim Wadenwickeln einschläft (gutes Zeichen!), dann nur leicht zudecken (Wärmestau vermeiden); frühestens nach 30 min Temperaturkontrolle.

- Eine Temperatursenkung von 0,5 °C ist ein guter Erfolg – zu rasche Fiebersenkung belastet den Organismus und hat oft erneuten Anstieg zur Folge.
- Wärmestau durch zirkuläres Einwickeln in Nässeschutz unbedingt vermeiden!

8.9.7.10 Quarkauflage – mit und ohne Zusatz

Kühlende Quarkauflage

Mullkompresse (zweilagig) oder dünner Baumwolllappen oder reißfestes Zellulosematerial (Windel-Vlieseinlage) – groß genug, dass Quarkfläche darin vollständig eingepackt werden kann; naturbelassener Speisequark (Fettstufe unerheblich), Messer oder Spatel; Befestigungsmaterial, evtl. Nässeschutz zum Unterlegen

In speziellen Fällen können dem Quark 5–10 Tr. einer (Ur-) Tinktur oder Essenz zugefügt werden, z.B.: Arnika, Calendula, Equisetum.

Quark ca. messerrückendick aufstreichen, alle Ränder der Kompresse nach oben einschlagen; mit der Unterseite auf die Haut auflegen, je nach Auflagestelle mit Mullbinde befestigen.

Bei akut entzündlichen Beschwerden: 20 min nicht überschreiten, sonst 30 min bis mehrere Stunden, evtl. auch über Nacht.

Bei akut entzündlichen Beschwerden: erneuern so oft es vertragen wird (darf dem übrigen Körper keine Wärme entziehen!), ansonsten 1- bis 2-mal täglich bis Linderung erreicht ist.

Schüssel mit Wasser oder Pfefferminztee (maximal 10 °C unter der Körpertemperatur der fiebernden Person), zwei Baumwoll- oder Leinentücher, wadenbreit gelegt, Bade- oder Wolltuch, evtl. Nässeschutz zum Unterlegen

Socken anziehen; Badetuch und Nässeschutz oder Wolltuch unterlegen, Tücher in Schüssel eintauchen, auswringen, faltenfrei um Waden wickeln, lose mit Bade- oder Wolltuch bedecken.

Nach Belieben Patientin mit Decke (Deckenbezug) zudecken, Decke evtl. über Bettbogen oder Fußende hängen.

Jeweils 3–10 min; Tücher wechseln, sobald sie erwärmt sind (dabei erst unter Wasserhahn auswaschen, dann wieder in Schüssel tränken etc.).

- Quark nie direkt aus dem Kühlschrank anwenden (bewirkt Kälteschmerz) – vor dem Auflegen die fertige Kompresse bei Zimmertemperatur während ca. 15 min etwas wärmer werden lassen; wenn es der Patient dann immer noch zu kalt ist, einfach $1/2$ min auf einer Wärmflasche anwärmen.
- Quark nie direkt auf die Haut auftragen.
- täglich frische Quarkpackung (nur Tagesmenge bestellen)
- Molkegeruch darf für Patientin nicht lästig werden (benutzte Quarkauflage sofort nach Abnahme im Restmüll entsorgen).
- Spezielle Kontraindikationen: nicht auf offenen Wunden anwenden (hygienisches Risiko), Milcheiweiß-Kontaktallergie.

Warme Quarkauflage

siehe kühlende Quarkauflage – außerdem eine Geschirrtuch als Zwischentuch sowie ein Außentuch

s. o. Die vorbereitete Quarkauflage wird auf einer Wärmflasche oder einem heißen Teller leicht erwärmt, dann rasch aufgelegt. Zwischentuch zum Aufsaugen überschüssiger Molke darüber wickeln, dann Außentuch zum Warmhalten; auf warme Füße achten.

Eine bis mehrere Stunden; Patientin bestimmt, wie lange die Auflage angelegt bleibt (solange für sie angenehm). Danach mindestens 15 min trocken und warm eingehüllt nachruhen.

1- bis 2-mal täglich

Molkegeruch darf für Patientin nicht lästig werden (benutzte Quarkauflage sofort nach Abnahme im Restmüll entsorgen).
Spezielle Kontraindikation: Milcheiweiß-Kontaktallergie

8.9.7.11 Peloide = Brei- oder Pastenumschläge aus mineralischen Substanzen

Heilerde – mit und ohne Zusatz

Mullkompresse (zweilagig) oder dünner Baumwolllappen oder reißfestes Zellulosematerial (Windel-Vlieseinlage) – groß genug, dass die Heilerdeschicht darin vollständig eingepackt werden kann; Heilerde (z.B. Luvos® 2 zur äußerlichen Anwendung), Wasser oder vorbereiteter Tee und/oder evtl. ein paar Tropfen Pflanzenöl. Messer oder Spatel; Befestigungsmaterial, evtl. (Hand-)Tuch zum Unterlegen

Das Heilerdepulver mit wenig Wasser oder Heilpflanzentee klümpchenfrei zu einem streichfähigen Brei verrühren, ca. messerrückendick auf Kompresse oder Läppchen aufstreichen, alle Ränder der Kompresse nach oben einschlagen; mit der dünn bedeckten Unterseite auf die Haut auflegen, je nach Auflagestelle mit Mullbinde befestigen.

Bis Heilerde abgetrocknet ist, bröselt oder kühlende Wirkung nachgelassen hat.

Bei akut entzündlichen Beschwerden: 1-mal täglich, bis Linderung erreicht ist.

Bei regelmäßiger Anwendung trocknet die Haut vermehrt aus – dann Heilerde mit Wasser-Öl-Gemisch (1:1) anrühren oder nach der Anwendung einige Tropfen Öl in die Haut massieren.

8.9.7.12 Hautreizende Substanzen

Meerrettichauflage **(Abb. 8-17)**

Papier- oder Stofftaschentuch, Heftpflaster, 1 EL frisch geraspelten Meerrettich, Pflanzenöl

Patientin vorab über zu erwartende, heftige Hautreizung informieren; Meerrettich in die Mitte des Taschentuchs geben, alle Ränder nach oben einfalten, Päckchen mit Heftpflaster

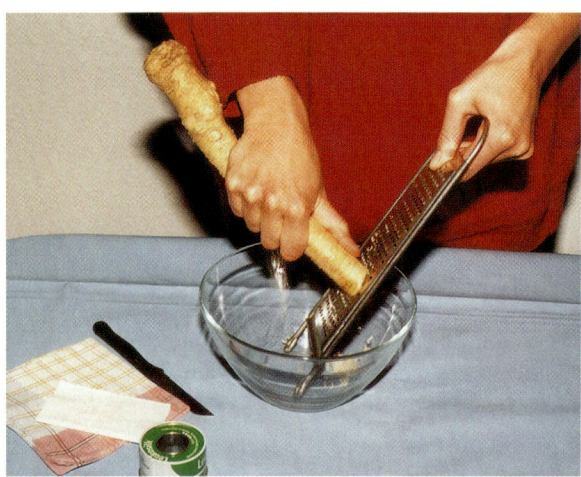

Abbildung 8-17 a: Meerrettichauflage: Vorbereitung. *Foto: A. Sonn.*

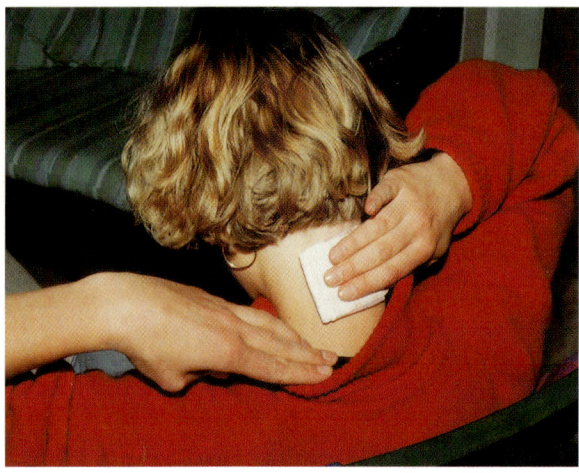

Abbildung 8-17 b: Meerrettichauflage: Anwendung. *Foto: A. Sonn.*

zukleben, mit der nur von einer Tuchschicht bedeckten Seite auf die Haut (z.B. HWS 3–5) auflegen, Patientin kann Päckchen selbst festhalten. Bei der ersten Anwendung dabeibleiben. Nach dem Entfernen die Auflagestelle mit 1–2 Tropfen Pflanzenöl einreiben. Hände waschen!

2 bis max. 5 min (bis aggressives Beißen und Brennen von starkem Wärmeempfinden an der Auflagestelle übertönt wird)

1-mal täglich, nach spätestens 5 Tagen 1 bis 2 Tage pausieren.

- Wenn Zweifel wegen Verträglichkeit, erst an der Ellenbeuge testen.
- Nicht geeignet für Kinder, bei Unverträglichkeit von Senföl, bei Bewusstlosigkeit oder Verwirrtheit.

Senfauflage (Abb. 8-18)

Innentuch (Geschirrtuch od. Mullwindel), zwei Blatt Zellstoff, ca. 80 g schwarzes Senfmehl (*Semen sinapis plv.* – nur aus der Apotheke!), kleine Schüssel, körperwarmes Wasser, Rührlöffel, Außentuch, Küchenwecker, Pflanzenöl

Patientin vorab über zu erwartende, heftige Hautreizung informieren; Senfmehl mit körperwarmem Wasser zu streichfähigem Brei anrühren; ein Blatt Zellstoff auf Mitte des Innentuchs legen, Senfbrei darauf messerrückendick ausstreichen, mit zweitem Blatt Zellstoff bedecken, Tuchränder alle nach oben falten; Außentuch im Bett bereitlegen; Senfauflage mit der unteren, nur von einer Stoffschicht bedeckten Seite auf die Haut auflegen; Außentuch um den Körper wickeln; Küchenwecker auf 6 min einstellen. Bei der Anwendung nicht alleine lassen. Zwischendurch nach 4 min die Haut überprüfen. Nach dem Entfernen Auflagefläche mit wenigen Tropfen Pflanzenöl sanft einreiben.

4–6 min (bis aggressives Beißen und Brennen von starkem Wärmeempfinden an der Auflagestelle übertönt wird) bis maximal 10 min; (längere Auflagezeit kann zu Verbrennungsblasen führen!)

1-mal täglich, nach spätestens 5 Tagen 1 bis 2 Tage pausieren.

- Wenn Zweifel wegen Verträglichkeit, erst an der Ellenbeuge testen.
- nicht geeignet für Kinder, bei Unverträglichkeit von Senföl, bei Bewusstlosigkeit oder Verwirrtheit

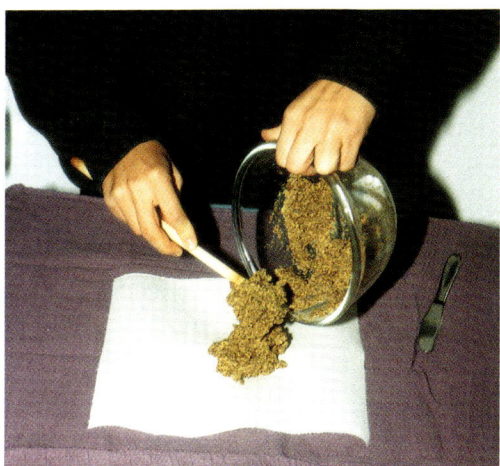

Abbildung 8-18: Senfauflage: Senfmehl zu Brei anrühren. *Foto: A. Sonn.*

Ingwerkompresse

 Innentuch 4- bis 6-fach gelegt (Geschirrtuch od. Mullwindel), Auswringtuch (zweites Geschirrtuch), Außentuch (im Bett bereitlegen); eine gut warme Gummiwärmflasche (bei kalten Füßen); Ingwerpulver (*Zingiber rhizoma plv.* aus der Apotheke) heißes Wasser, Schüssel, evtl. ein Paar Haushaltshandschuhe

2 EL Ingwerpulver mit 100 ml kochendem Wasser anrühren, zugedeckt 5 min ziehen lassen, in die Schüssel geben und mit 200 ml kochendem Wasser aufgießen. Das vorbereitete Innentuch aufrollen, mit Hilfe des Auswringtuchs in der Schüssel tränken und sehr intensiv auswringen (dazu Haushaltshandschuhe anziehen oder um Wasserhahn wringen); nach sorgfältiger Wärmeverträglichkeitsprüfung (!) das feucht-heiße Innentuch auf die entsprechende Hautfläche satt und faltenfrei auflegen; sich vergewissern, dass Wärme gut vertragen wird, evtl. nochmals kurz entfernen; dann Außentuch satt darüber wickeln (möglichst zirkulär). Patientin gut zudecken, auf warme Füße achten (bei Bedarf Wärmflasche!); sich vergewissern, dass Patientin sich bei Missempfindungen meldet (dann sofort Wickel entfernen). Zimmer leicht abdunkeln (Vorhänge vorziehen), Sinnes-(über)-reizung vermeiden. Nach Abnahme des Wickels Haut abtrocknen, nochmals trocken-warm einhüllen, nachruhen.

Ingwerauflage nach 20 bis max. 30 min entfernen (hat dann tiefe Wärmewirkung entfaltet); nachruhen – jedoch nicht länger als weitere 20–30 min.

1-mal täglich, nach 5 Tagen 1 bis 2 Tage pausieren.

- nicht bei Unverträglichkeit von Ingwer
- nicht geeignet: für psychisch labile Personen (kann gesteigerte Sinneswahrnehmungen bewirken); bei Niereninsuffizienz

8.9.7.13 Frischpflanzenauflagen

Kohl

gewaschene und abgetrocknete Kohlblätter (äußere, gesund aussehende Blätter des Kohlkopfs); Küchenmesser, saubere Glasflasche, Resopalunterlage; evtl. auf Wasserkocher aufgelegten Teller; Binde oder Außentuch zum Befestigen, evtl. Bettschutz

harte Blattadern am Kohlblatt mit dem Messer abtragen, Blatt mit Glasflasche platt rollen bis etwas Saft austritt, evtl. auf einem Teller über kochendem Wasser erwärmen; Kohlblätter dachziegelartig einander überlappend auf die Haut auflegen (bei Wunden genau auf Größe der Wundfläche zuschneiden und in Wunde einlegen, Wundränder mit Ringelblumen-Salbe abdecken), mit Binde befestigen. Bei offenen Wunden genügend saugfähige Kompressen etc., weil verstärktes Wundsekret zu erwarten ist.

- auf intakter Haut: 1–2 h oder länger, evtl. über Nacht
- Bei offenen Wunden nach $^1/_2$–2 h Wunde mit Ringer-Lösung spülen.

 1-mal täglich

Aufgrund von Erfahrungen im Rahmen einer Pflegestudie wählt man:

- eher Wirsing bei: Schmerzen (durch z. B. Gelenksprobleme), nach Operationen, bei Abszessbildung, bei Ohrenweh
- eher Weißkohl bei: schlecht heilenden, unsauberen Wunden; Venenentzündung; Gelenksergüssen; Mastitis; Insektenstichen.

schützende Butterbrotpapier- oder Aluschicht dazwischenlegen).

Nach Entfernen der Auflage den ganzen Körper warm halten.

mindestens 30 min

1- bis 2-mal täglich

Zwiebel

geschälte, halbierte Küchenzwiebel (große Zwiebeln vierteln); Küchenmesser, Stofflǟppchen oder reißfestes Zellulosematerial (Windel-Vlieseinlage) als Innentuch; Butterbrotpapier oder Alufolie, zwei gut warme Gummiwärmflaschen. Für Ohrenauflage: eine Lage Watte oder Rohwolle, wärmendes Befestigungsmaterial (Mütze zum Binden, Stirnband, Kopftuch). Für Fußsohlenauflage: Dreieckstuch, Baumwollsocken oder elastischer Schlauchverband zum Befestigen

Zwiebelschichten voneinander ablösen, auf das Innentüchlein legen (mit Wölbung nach oben bzw. Silberhäutchen nach unten, s. **Abb. 8-19**), alle Tuchränder darüber einfalten, Päckchen flachdrücken; in Butterbrotpapier (bzw. Alufolie) einpacken (zum Schutz der Wärmflaschen vor Zwiebelgeruch), zwischen den Wärmflaschen oder auf dem Wasserkocher anwärmen (s. **Abb. 8-20**); Watte/Rohwolle und Befestigungsmaterial auf Wärmflaschen wärmen. Vor dem Auflegen aus dem Papier auspacken.

Anlegen am Ohr: Das mild warme Zwiebelpäckchen so aufs Ohr auflegen, dass es mit der nur von einer Stoffschicht bedeckten Seite vor allem auch hinter dem Ohr (Mastoidknochen) aufliegt; Watte (Rohwolle) darauf packen, befestigen.

Anlegen auf Fußsohlen: Die Füße so auf das angewärmte Zwiebelpäckchen stellen, dass die nur von einer Stoffschicht bedeckte Seite an den Sohlen anliegt; befestigen (am besten eng anliegende Baumwollsocken überziehen). Auf Wunsch die Füße (samt Zwiebelpäckchen) auf die Wärmflaschen stellen (ausreichend geruch-

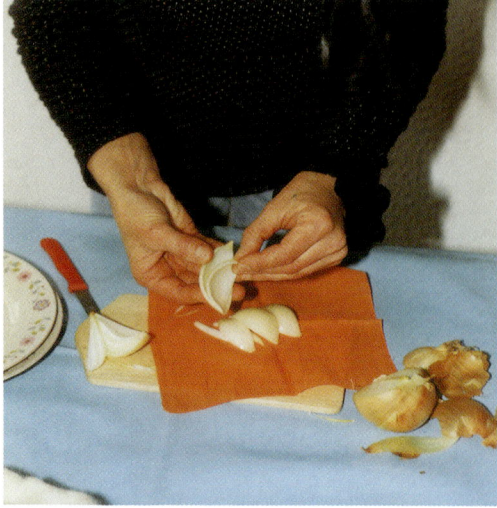

Abbildung 8-19: Zwiebelauflage zubereiten. *Foto: A. Sonn.*

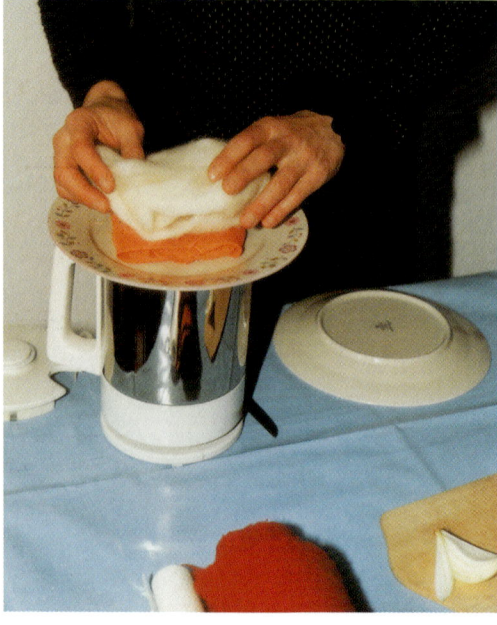

Abbildung 8-20: Zwiebelauflage erwärmen. *Foto: A. Sonn.*

Bei Ohrenweh immer auch Kochsalz-Nasentropfen verabreichen

Alternative Anwärmmöglichkeit: auf einem Teller, der über kochendem Wasser erhitzt wird

Zitrone

dünne Scheiben einer Zitrone aus kontrolliert biologischem Anbau (kbA); Stoffläppchen oder reißfestes Zellulosematerial (Windel-Vlieseinlage) als Innentuch; zwei gut warme Gummiwärmflaschen und eine Lage Watte oder Rohwolle, wenn die Auflage warm angewendet werden soll; Befestigungsmaterial (Schal)

Zitronenscheiben auf das Tuch legen, alle Tuchränder darüber nach oben einfalten, leicht pressen; für warme Anwendungen kurz zwischen Wärmflaschen anwärmen; schließlich so auflegen, dass es mit der nur von einer Stoffschicht bedeckten Seite auf der Haut aufliegt.

Befestigung am Hals: mit Schal; an den Fußsohlen: mit Baumwollsocken oder Dreieckstuch (s. **Abb. 8-21**)

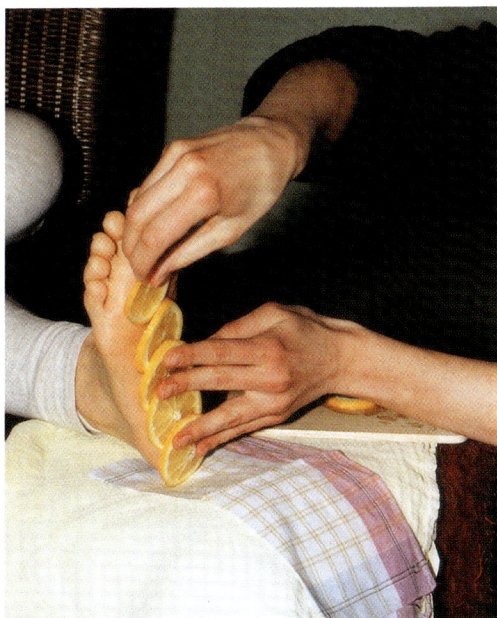

Abbildung 8-21: Zitronenauflage. *Foto: A. Sonn.*

Zitronen-Pulswickel bei Fieber werden meist mit Zitronensaft ($\frac{1}{2}$ Zitrone auf 1 Tasse warmes Wasser) gemacht. Um das feuchte Innentuch wird noch ein trockenes Tuch gewickelt.

 Mindestens 20 min – solange, wie Patientin es als angenehm empfindet.

 1- bis 2-mal täglich

- Halswickel nur vorne herum von Ohr bis Ohr anlegen, HWS freihalten (feuchten Kältereiz meiden)
- Zitronenscheiben lösen am Hals möglicherweise Jucken und Kribbeln aus – wenn sehr intensiv: Anwendung abbrechen und statt dessen beim nächsten Mal $\frac{1}{2}$ Zitrone auspressen, mit 1 Tasse Wasser verdünnen, Tuch damit tränken und gut auswringen.

Wegerich- oder Melissenblätter

Kräftig und gesund aussehende, frisch gepflückte, gesäuberte Blätter der entsprechenden Pflanze; evtl. Stoffläppchen/(-taschentuch) oder Mullkompresse und Befestigungsmaterial (Mullbinde, Pflaster etc).

Blätter quetschen, bis Saft austritt; entweder das gequetschte Blatt auf die Haut auflegen oder nur den Pflanzensaft auftupfen.

- Spitz- oder Breitwegerich: bei kleineren Verletzungen, wenn man sonst kein Wundpflaster bei der Hand hat (z.B. unterwegs); auf Insektenstiche
- Breitwegerich: als Fußsohlen-Einlage in die Strümpfe bei wundgelaufenen Füßen oder auf Druckstellen
- (Zitronen-) Melissenblätter: auf Herpesbläschen tupfen – nur den Saft!

Bis Linderung eintritt (evtl. nochmals erneuern) – nach Belieben

Literatur-Tipps zum Weiterlesen und Vertiefen
Bachmann, R.M.; Schleinkofer, G.M.: Natürlich gesund mit Kneipp, TRIAS, Stuttgart 1997.

Bächle, B.; Brinker, A.; Meschik, M.: Rund um's Kissen. Anleitung und Ideen für Kräuterkissen. Unveröffentlichte Facharbeit zur Wickel-Fachfrau, Linum Fach-Schule, 2001.
Bezugsadresse: Andrea Brinker, Oberkirchweg 8, 59494 Soest.
Fingado, Monika: Therapeutische Wickel und Kompressen. Handbuch aus der Ita-Wegman-Klinik. Natura-Verlag, Dornach 2001.
Sonn, Annegret: Pflegethema: Wickel und Auflagen. Thieme, Stuttgart 1998. [2. Auflage in Vorbereitung]
Sonn, Annegret: A1-Farbfoto-Poster zu 12 verschiedenen Wickeln.
Bezugsadresse: www.annegret-sonn.de
Thüler, Maya: Wohltuende Wickel. Wickel und Kompressen in der Kranken- und Gesundheitspflege. 9., durchges. Auflage. Selbstverlag, Worb 2003.

8.10 Sonstiges

8.10.1 Trockenbürsten

 Patienteneigene/r Massagebürste oder -handschuh (durch Testen am Unterarm sollte die Person für sich auswählen, ob eher weiche oder härtere Borsten oder Gewebe den gewünschten leichten, spürbaren aber nicht schmerzhaften Reiz geben). Bei sehr empfindlichen Personen kann ein raues Frottiertuch oder ein Waschhandschuh benutzt werden.

Auf dem rechten Fußrücken beginnend, die Fußsohle nicht vergessend, kleine kreisende Massagebewegungen nach oben, erst an der Beinaußen-, dann an der Innenseite, über Knie und Oberschenkel (hier nur Vorder- und Außenseite) zur Hüfte. Der Aufwärtsstrich ist bei den kreisenden Bewegungen betont. Der Druck kann nach Belieben variiert werden. Dann das linke Bein auf dieselbe Weise, anschließend das Gesäß. Dann folgen analog die Arme – erst rechts, dann links. Dann wird die Brust zum Brustbein hin gebürstet, der Bauch um den Nabel in spiralig sich vergrößernden Kreisen im Uhrzeigersinn, der Nacken zu den Schultern hin und abschließend der Rücken von oben nach unten bis zum Gesäß.

Solange es wohl tut – bis eine leichte Rötung der Haut eintritt.

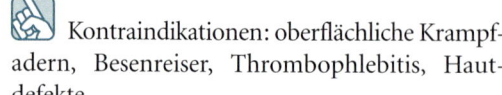 täglich – z. B. vor dem Duschen/Waschen

Kontraindikationen: oberflächliche Krampfadern, Besenreiser, Thrombophlebitis, Hautdefekte

8.11 Tipps für zu Hause und den persönlichen Gebrauch

Wer einen eigenen Garten hat oder sich gerne draußen in der Natur aufhält, kann Heilkräuter auch selbst sammeln, ernten und frisch verarbeiten oder trocknen. Die im Folgenden genannten Tipps sind jedoch vor allem für den privaten Gebrauch gedacht. Wer sich allerdings mit dem Sammeln von Kräutern befasst, kann dabei auch eine genauere Beobachtung der Natur und einen größeren Respekt im Umgang mit Kräutern und ihren Heilwirkungen entwickeln. Es ist ratsam, durch die Teilnahme an Kräuterführungen und -kursen sich ausreichend Sicherheit bei der Pflanzenbestimmung und -verarbeitung anzueignen.

8.11.1 Das Sammeln von Heilkräutern (Abb. 8-22)

8.11.1.1 Wann?

Bei trockenem, möglichst sonnigem Wetter, eher am späten Vormittag noch vor dem höchsten Stand der Sonne (wenn der Tau abgetrocknet ist, aber die Pflanze noch nicht allen Duft und alle Kraft verströmt hat)

- Blätter: dann, wenn sie noch frisch grün sind und die meiste Kraft haben: Frühjahr bis Frühsommer
- Blüten: dann, wenn sie gerade frisch aufgeblüht und voller Kraft und Duft sind (Frühjahr bis Sommer)
- Wurzeln: dann, wenn die ganze Pflanzenkraft sich unter die Erde zurückgezogen hat: Herbst oder zeitiger Frühling. Wurzeln sehr sparsam sammeln, da Pflanzen sonst nicht mehr nachwachsen können

8.11.1.2 Wo?

- gut geeignet: der eigene Garten oder in der Natur (an Wegrändern, Brachland, Waldrand, ungedüngte Wiesen)
- ungeeignet: Wegstrecken, an denen viele Hunde ausgeführt werden; entlang befahrenen Straßen; neben frisch gedüngten Äckern oder Wiesen und überall, wo unmittelbar mit Insektiziden oder Pestiziden gearbeitet wird; Naturschutzgebiet

8.11.1.3 Wie viel?

Nur so viel, wie man bis zur nächsten Ernte braucht; von einem Standort nur so viel, dass noch etwas stehen bleibt zum Erhalt der Pflanze

8.11.1.4 Sammelbehältnisse

- für Kräuter, die getrocknet werden sollen: luftige Behältnisse (Korb, s. **Abb. 8-23,** Stofftaschen oder -beutel)
- für Kräuter, die frisch verarbeitet werden sollen: Tüten und Dosen oder Eimer mit Deckel aus Kunststoffmaterial – sollten rasch verarbeitet werden

8.11.1.5 Weitere Faktoren

gute Pflanzenkenntnisse: sicheres Bestimmen der Pflanzen (Differenzieren von Giftpflanzen und geschützten Pflanzen)

8.11.2 Heilkräuter weiterverarbeiten

8.11.2.1 Trocknen

Heilkräuter dürfen nach dem Sammeln auf keinen Fall gewaschen werden! Sie müssen trocken, luftig, schattig und möglichst rasch trocknen können. Dazu am besten auf Korbteller, mit Gaze bespannten Rahmen (s. **Abb. 8-24**), ausgelegtem Packpapier (einzelne Blätter und Blüten) oder als kleines Kräuterbündel, (wenn *herba*, das Kraut, verwendet wird), aufgehängt trocknen (s. **Abb. 8-25**). Der Backofen ist – bei niedrigster Einstellung und mit spaltbreit geöffneter Backofentür – höchstens für Wildfrüchte und

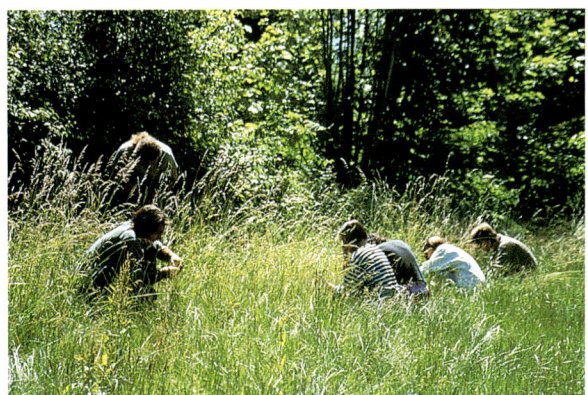

Abbildung 8-22: Sammeln von Heilkräutern bei Kräuterexkursion. *Foto: U. Bühring.*

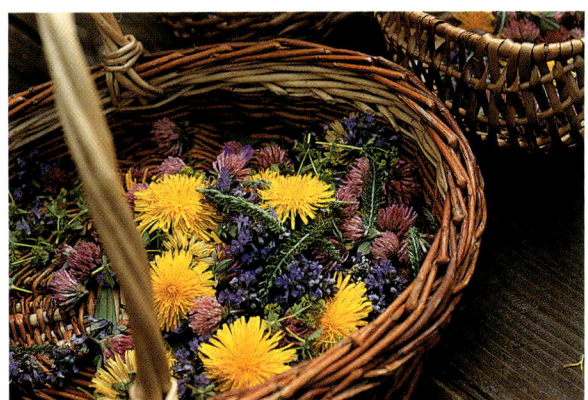

Abbildung 8-23: Sammeln in einen Korb. *Foto: U. Bühring.*

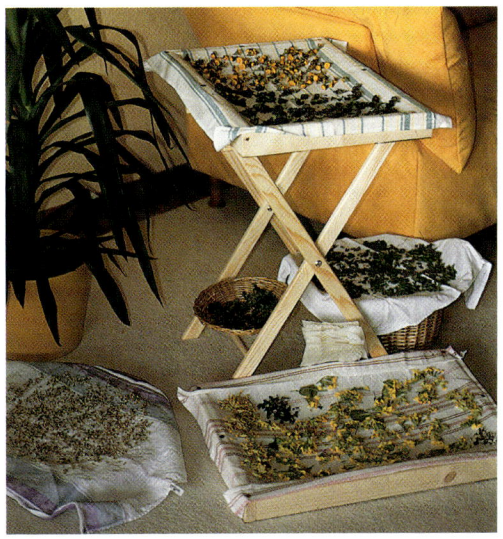

Abbildung 8-24: Trocknen von Heilkräutern: auf einem Trockenständer. *Foto: U. Bühring.*

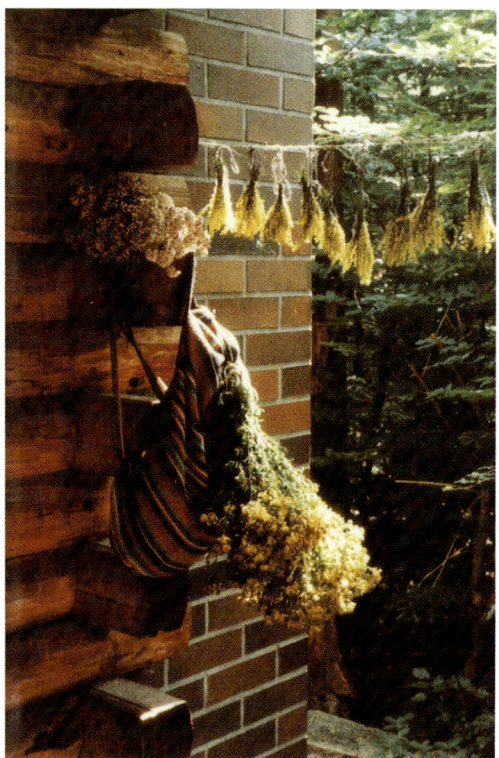

Abbildung 8-25: Trocknen von Heilkräutern: als Sträuß-chen aufgehängt. *Foto: A. Sonn.*

Wurzeln zum raschen Trocknen geeignet, für alles andere ist er zu heiß.

Die Dauer wird durch die Wärme und Luft-feuchtigkeit bestimmt – je trockener und wär-mer die Umgebungstemperatur, desto rascher sind sie trocken. Dann die getrockneten Heil-pflanzen möglichst unzerkleinert lagern, dann werden das spezifische Aroma und die Wirk-stoffe beim Lagern besser erhalten.

8.11.2.2 Frisch verarbeiten

Heilpflanzen zum frisch Verarbeiten dürfen bei Bedarf kurz gewaschen werden.

Literatur-Tipps zum Weiterlesen und Vertiefen
Bühring, Ursel: Kochen mit Wildkräutern, Heft 1–4. Edition Achillea, Stegen.
Bezugsadresse: Freiburger Heilpflanzenschule, Ober-birken 17, 79252 Stegen.
Detaillierte Informationen zu den einzelnen Heften fin-den Sie auf der Homepage der Freiburger Heilpflanzen-schule, http://www.heilpflanzenschule.de.

Bühring, Ursel; Schneider, Jutta: Blütenrezeptkarten (als Postkartenbuch oder einzeln)
Bezugsadresse: Freiburger Heilpflanzenschule, Ober-birken 17, 79252 Stegen.

Bühring, Ursel: Freiburger Heilpflanzenblätter. Sammel-band 1–4. Edition Achillea, Stegen 2002.
Bezugsadresse: Freiburger Heilpflanzenschule, Ober-birken 17, 79252 Stegen.
Detaillierte Informationen zu den einzelnen Heften fin-den Sie auf der Homepage der Freiburger Heilpflanzen-schule, http://www.heilpflanzenschule.de.

Bühring, Ursel: Unterrichtsskript zur Phytotherapieaus-bildung der Freiburger Heilpflanzenschule (Zerti-fiziertes Studienprogramm für Pflanzenheilkunde [FVDH]). Stegen 2003.
Bezugsadresse: Freiburger Heilpflanzenschule, Ober-kirchen 17, 79252 Stegen oder http://www.heilpflan-zenschule.de

Klemme, Brigitte: Delikatessen am Wegesrand. Das Be-gleitbuch zu Radio WDR-5 «Öko – Der Wirtschafts- und Umweltreport». (Hrsg. Wilfried Bommert im Auftrag des WDR.) Rau, Düsseldorf,1995.

Klemme, Brigitte: Un-Kräuter zum Genießen. Noch mehr Delikatessen am Wegesrand. Das Begleitbuch zu Radio WDR-5 «Öko – Der Wirtschafts- und Um-weltreport». (Hrsg. Wilfried Bommert im Auftrag des WDR.) Rau, Düsseldorf 1996.

Klemme, Brigitte: Baumblättersalat. Neue Delikatessen vom Waldesrand. Das Begleitbuch zu Radio WDR-5 «Lebensmittelreport». (Hrsg. Wilfried Bommert im Auftrag des WDR.) Rau, Düsseldorf 1999.

Sonn, Annegret: Heilpflanzen-Fotokarten mit Beschrei-bung zu 82 Pflanzen. 1988–1996.
Bezugsadresse: www.annegret-sonn.de

9 Heilpflanzen-Monographien

9.1 Gebrauchsanweisung

In diesem Kapitel möchten wir 36 Heilpflanzen etwas genauer vorstellen. Dass sich dabei mit dem Quark noch eine weitere Substanz unter die Steckbriefe gemischt hat (aus Eifersucht? aus Wichtigtuerei?), konnten wir leider nicht verhindern, und wir bitten die Leserinnen um schmunzelnde Nachsicht.

Die Heilpflanzen-Steckbriefe vertiefen die Informationen in den Kapiteln 7 und 8. Hier kann man sich ein genaueres Bild machen, warum diese oder jene Heilpflanze in einer bestimmten Teemischung vorkommt oder für äußerliche Anwendungen genutzt wird. Hier kann man auch das nötige Hintergrundwissen nachlesen, um z. B. die Wahl einer Teemischung fundierter begründen zu können oder um die Patientin bei Bedarf kompetent zu beraten.

Alle Heilpflanzen-Steckbriefe sind nach einem bestimmten Raster dargestellt:

- *deutscher Name der Pflanze/botanischer Name* (der immer auch international gültig ist)
- die *Pflanzenfamilie,* zu der diese Heilpflanze gehört
- die *arzneilich verwendeten Bestandteile* der Heilpflanze (deutsch) – interessant für all jene, die für den Eigengebrauch gerne selbst Heilkräuter sammeln wollen (s. S. 200 f.), direkt dahinter steht die offizielle *Drogenbezeichnung,* d. h. unter welcher Bezeichnung die getrockneten Heilpflanzenteile rezeptiert werden und wie sie aus der Apotheke bezogen werden können.
- Die *Hauptinhaltsstoffe;* was die einzelnen Inhaltsstoffe genauer bewirken, kann in Kapitel 4 nachgelesen werden.
- die *Hauptwirkungen* zum Teil mit kurzen Erläuterungen (interessant zum Nachlesen in Bezug auf Kapitel 7)
- die möglichen *Nebenwirkungen* – sollten vor der Anwendung zur Kenntnis genommen und abgewogen werden
- die *Gegenanzeigen* – sollten schon bei der Wahl einer Methode mit bedacht werden
- Die *Indikationen* bestätigen und vertiefen die einzelnen Tipps aus Kapitel 7.
- Die *Anwendungsarten* zählen die Arten der Anwendung auf – detailliertere praktische Anleitungen dazu können Sie in Kapitel 8 nachlesen. In dieser Rubrik gehen wir von unseren eigenen Erfahrungen aus, die sich zum Teil von den Empfehlungen der Kommission E unterscheiden. So halten wir die Dosierungsangaben für Tees der Kommission E des Öfteren für zu hoch. Auch die Ziehzeit setzen wir häufig kürzer an.
- Die *Anwendungsempfehlung der Kommission E* ist im Wortlaut aus deren offiziellen Monographien übernommen und spiegelt den derzeitigen Wissensstand dieser Sachverständigen-Kommission wider (näheres dazu in

Kapitel 6.2). Gegenüber Ärztinnen und Ärzten kann dies möglicherweise als Argumentationshilfe dienen.

● *Der letzte Abschnitt* enthält Wissenswertes z.B. über die Geschichte, Mythologie oder botanische Besonderheiten der Pflanze und soll die Heilpflanzen ein klein wenig als «Persönlichkeiten» sichtbar werden lassen.

Literatur-Tipps zum Weiterlesen und Vertiefen

Bocksch, Manfred: Das praktische Buch der Heilpflanzen. Kennzeichen, Heilwirkung, Anwendung, Brauchtum. BLV, München 1998.

Bühring, Ursel: Freiburger Heilpflanzenblätter, Sammelband 1–4. Edition Achillea, Stegen 2002.
Bezugsadresse: Freiburger Heilpflanzenschule, Oberbirken 17, 79252 Stegen.
Detaillierte Informationen zu den einzelnen Heften finden Sie auf der Homepage der Freiburger Heilpflanzenschule, http://www.heilpflanzenschule.de.

Der große BLV-Pflanzenführer. Über 1500 Blütenpflanzen Deutschlands und der Nachbarländer. Thomas Schauer (Text), Claus Caspari (Farbzeichnungen). BLV, München [7]1996.

Fischer-Rizzi, Susanne: Medizin der Erde. Legenden, Mythen, Heilanwendungen und Betrachtung unserer Heilpflanzen. Hugendubel [Irisiana], München, 9. überarb. Auflage, 1995.
auch als Heyne-Taschenbuch erhältlich

Fischer-Rizzi, Susanne: Blätter von Bäumen. Legenden, Mythen, Heilanwendungen und Betrachtung von einheimischen Bäumen. Hugendubel [Irisiana], München [9]1998.
auch als Heyne-Taschenbuch erhältlich

Pahlow, Mannfried: Das große Buch der Heilpflanzen. Gesund durch die Heilkräfte der Natur. Gräfe & Unzer, München 1999.

Pelikan, Wilhelm: Heilpflanzenkunde. Der Mensch und die Heilpflanzen. Hrsg. von der Medizinischen Sektion der Freien Hochschule für Geisteswissenschaft, Goetheanum, Dornach (Schweiz). Philosophisch-anthroposophischer Verlag, Dornach; Bd.1 [4]1980; Bd. 2, 2./3., durchges. Aufl. 1982; Bd. 3 [2]1984.

Saller, Reinhard; Reichling, Jürgen; Hellenbrecht, Dieter: Phytotherapie. Klinische, pharmakologische und pharmazeutische Grundlagen. Haug, Heidelberg 1995.

Schilcher, Heinz: Kleines Heilkräuterlexikon. Hädecke, Weil der Stadt [4]1999.

Schilcher, Heinz; Kammerer, Susanne: Leitfaden Phytotherapie. Urban und Fischer, München/Jena 2003.

Schönfelder, Ingrid und Peter: Der neue Kosmos-Heilpflanzenführer. Über 600 Heil- und Giftpflanzen Europas. Kosmos, Stuttgart 2001.

Sonn, Annegret: Heilpflanzen-Fotokarten mit Beschreibung zu 82 Pflanzen. 1988–1996.
Bezugsadresse: www.annegret-sonn.de

Storl, Wolf-Dieter: Kräuterkunde. Aurum-Verlag, Braunschweig 1996.

Vonarburg, Bruno: Natürlich gesund mit Heilpflanzen. Haug, Heidelberg [4]1996.

Wichtl, Max (Hrsg.): Teedrogen und Phytopharmaka. Ein Handbuch für die Praxis auf wissenschaftlicher Grundlage. WVG, Stuttgart [4]2002.

Zeitschrift für Phytotherapie. Hippokrates Verlag, Postfach 300504, D-70445 Stuttgart. Internet: www.hippokrates.de, *10 Ausgaben jährlich*

9.2 Ackerschachtelhalm/ Equisetum arvense L. (Abb. 9-1)

Schachtelhalmgewächse, Equisetaceae

▸ **Arzneilich verwendete Pflanzenteile/ Drogenbezeichnung**

Schachtelhalmkraut, Equiseti herba

▸ **Hauptinhaltsstoffe**

Bis zu 10% Kieselsäure, Kaliumsalze, Flavonoide

▸ **Hauptwirkungen**

wassertreibend (aquaretisch), gewebefestigend, stoffwechselanregend

▸ **Nebenwirkungen/Gegenanzeigen**

keine bekannt

Hinweis: Bei einer Durchspülungstherapie ist auf reichlich zusätzliche Flüssigkeitszufuhr zu achten. Keine Durchspülungstherapie bei Ödemen infolge eingeschränkter Herz- oder Nierentätigkeit!

▸ **Indikationen**

Innerlich: als wassertreibendes Mittel bei Erkrankungen der ableitenden Harnwege und bei Nierengrieß (Durchspülungstherapie), zur Ausschwemmung von Ödemen

Äußerlich: Teilbäder zur Anregung des Hautstoffwechsels, bei Frostbeulen, Durchblutungsstörungen, schlecht heilenden Wunden und Ekzemen

Traditionell angewendet: zur Therapieunterstützung von Lungenerkrankungen und bei chronischem Husten, bei rheumatischen Beschwerden, als Gurgelmittel bei Entzündungen des Mund- und Rachenraumes, zur Blutstillung bei Nasenbluten (Tee hoch schnupfen) und bei brüchigen Fingernägeln und Haaren

Kosmetik: bei schlaffer, unreiner Haut, geschwollenen oder geröteten Augen

▸ **Anwendungsarten**

Innerlich: Tee, Frischpflanzenpresssaft, Fertigpräparate

Äußerlich: Bad, Gurgelmittel, Umschlag (10 g Schachtelhalm auf 1 l Wasser geben, über Nacht einweichen, danach 30 min kochen.)

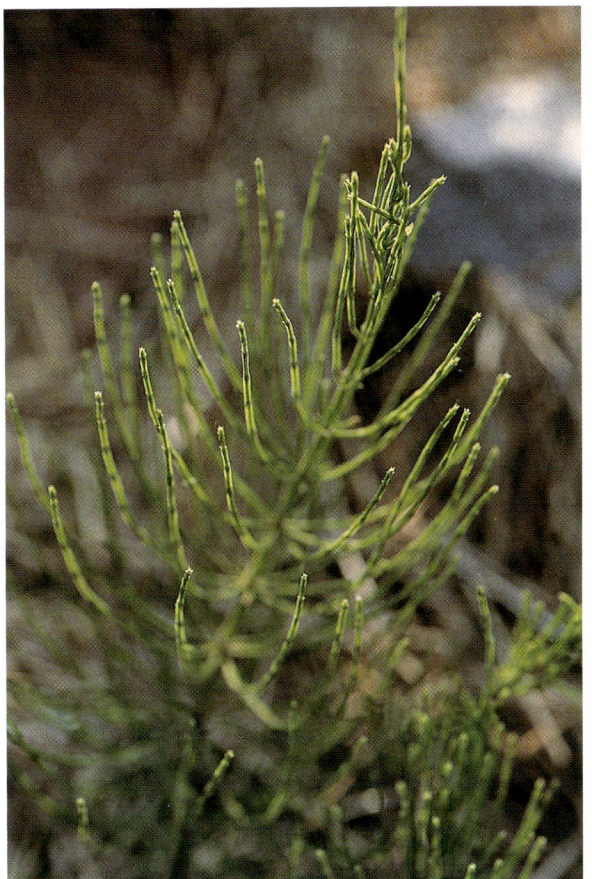

Abbildung 9-1: Ackerschachtelhalm. *Foto: U. Bühring.*

Teezubereitung: 1 EL (2 g) Droge in 150 ml Wasser geben, 15 min kochen, nach 20–30 min abgießen, oder 5 EL Droge über Nacht in 1 l Wasser einweichen, am nächsten Tag 30 min kochen und abgießen. 3- bis 5-mal täglich 1 Tasse zwischen den Mahlzeiten zu sich nehmen.

▸ **Anwendungsempfehlung laut Kommission E**

Innerlich: Posttraumatisches und statisches Ödem. Zur Durchspülung bei bakteriellen und entzündlichen Erkrankungen der ableitenden Harnwege und bei Nierengrieß

Dosierung: Mittlere Tagesdosis 6 g Droge

Äußerlich: Unterstützende Behandlung schlecht heilender Wunden

Dosierung: Für Umschläge 10 g Droge auf 1 l Wasser

Vor Millionen von Jahren bedeckten archaische Gewächse den Boden. Im Karbon, dem Altertum der Erdgeschichte, entwickelten sich aus riesigen Schachtelhalmbäumen, Bärlappgewächsen und Farnen unsere heutigen Steinkohlevorkommen. Durch seine starke Kieselsäurestruktur eignet sich der Schachtelhalm als feines Schmirgelpapier. Schonend können damit Zinngeschirr und Behälter aus Aluminium und Kupfer auf matten Glanz poliert werden. Instrumentenbauer und Kunstschreiner verwendeten sogar die reinigende Kraft des «Zinnkrauts» für feine hölzerne Gegenstände und Instrumente.

Ackerschachtelhalm ist die Kieselsäuredroge Nummer 1. Kieselsäure aktiviert den Bindegewebsstoffwechsel von Haut und Unterhaut, von Sehnen und Bändern. Deshalb werden Schachtelhalmanwendungen bei Verletzungen, Hautkrankheiten und örtlichen Durchblutungsstörungen mit Erfolg eingesetzt. Die lindernde Wirkung bei rheumatischen Beschwerden wird mit der Resistenzsteigerung des Bindegewebes durch die Kieselsäure erklärt.

9.3 Arnika/Arnica montana L.
(Abb. 9-2)

Korbblütengewächse, Asteraceae

▶ **Arzneilich verwendete Pflanzenteile/Drogenbezeichnung**
Arnikablüten, Arnicae flos

▶ **Hauptinhaltsstoffe**
Sesquiterpenlaktone, Flavonoide, ätherisches Öl, Phenylcarbonsäuren

▶ **Hauptwirkungen**
Äußerlich: entzündungshemmend, schmerzlindernd, antiseptisch und durchblutungsfördernd

▶ **Nebenwirkungen/Gegenanzeigen**
Allergie-Gefahr; offene Wunden dürfen nicht mit Arnikazubereitungen behandelt werden! Arnica-montana-Sorten spanischer Herkunft (Hersteller fragen) besitzen eine wesentlich geringere bis keine allergene Potenz. Sie enthalten wenig allergieauslösendes Helenalin und sind in Salben verschiedener Hersteller enthalten. Vor allem bei Kindern sollte Arnika-Tinktur nicht oder höchstens solche aus spanischen Arnikablüten angewendet werden.

▶ **Indikationen**
Innerlich: nicht anwenden!
Äußerlich: bei Schwellungen, stumpfen Traumen wie Quetschungen, Blutergüssen, Verstauchungen, bei Muskel- und Gelenkschmerzen, entzündlichen Prozessen wie Furunkel, Panaritium, bei beginnender Lymphangitis und Phlegmone
Traditionell angewendet: bei Rheuma, Frostbeulen; feuchtwarme Arnika-Kompressen auf die Herzgegend bei akuten pectanginösen Beschwerden, Arnikapulswickel bei Fieber, vor allem bei Kindern (s. S. 140)

▶ **Anwendungsarten**
Äußerlich: Umschläge aus Tee oder verdünnter Tinktur (1–2 TL Tinktur auf ¹/₄ l Wasser), Salben, Öl
Teezubereitung (für Umschläge): 1–2 TL (2–3 g Droge) Arnikablüten mit 1 Tasse kochendem

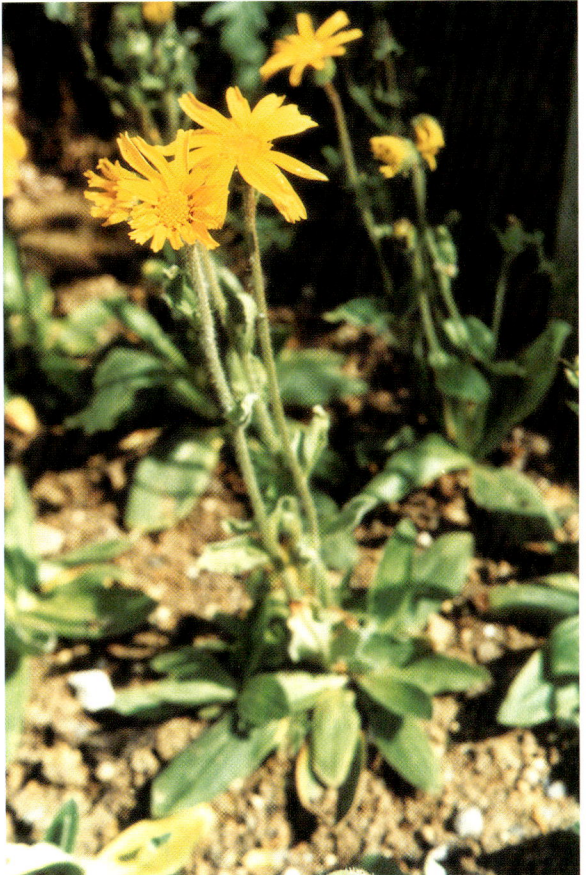

Abbildung 9-2: Arnika. *Foto: A. Sonn.*

Wasser überbrühen und 5–10 min ziehen lassen.

▶ **Anwendungsempfehlung laut Kommission E**
Zur äußerlichen Anwendung bei Verletzungs- und Unfallfolgen, z.B. bei Hämatomen, Distorsionen, Prellungen, Quetschungen, Frakturödemen, bei rheumatischen Muskel- und Gelenkbeschwerden. Entzündungen der Schleimhäute von Mund- und Rachen, Furunkulose und Entzündungen als Folge von Insektenstichen; Oberflächenphlebitis
Dosierung: Aufguss 2 g Droge auf 100 ml Wasser. Tinktur: für Umschläge die Tinktur 3- bis 10fach mit Wasser verdünnen. Salben mit 20–25% Tinktur. Arnikaöl: Auszug aus 1 Teil Droge und 5 Teilen fettem Pflanzenöl; Salben mit max. 15% Arnikaöl

Arnika wächst auf mageren Bergwiesen. Ihr goldgelber Blütenkopf sieht immer ein wenig vom Bergwind zerzaust aus, daran ist sie gut zu erkennen. Sie ist geschützt und darf nicht gesammelt werden. Geheimrat Goethe schätzte die Arnika sehr. Er litt im Alter an koronaren Durchblutungsstörungen und nahm regelmäßig Arnikatropfen ein. Aufgrund gefährlicher Nebenwirkungen wie z.B. Herzrhythmusstörungen hat Arnika allerdings keine positive Monographie für die innerliche Einnahme bekommen.

Ihre große Heilkraft hat sich bei Verletzungen und Traumen bewährt und ist hier unbestritten und unübertroffen. Bei der äußerlichen Anwendung darf Arnika nie in unverdünnter Form verwendet werden, sonst kann es zu schweren Hautreizungen mit Blasenbildung kommen. Beim Auftreten von Hautreizungen bzw. Rötungen muss die Anwendung abgebrochen werden.

9.4 Beinwell/Symphytum officinale L. (Abb. 9-3)

Borretschgewächse, Boraginaceae

▸ **Arzneilich verwendete Pflanzenteile/Drogenbezeichnung**

Beinwellwurzel (-stock), Symphyti radix

▸ **Hauptinhaltsstoffe**

0,6–0,8% Allantoin, 5% Gerbstoffe, reichlich Schleim, Phytosterine, Cholin, Alkaloide. Seit 1996 gibt es pyrrolizidinalkaloidfreie Zuchtsorten (Kytta®-Salbe).

▸ **Hauptwirkungen**

schmerzlindernd, entzündungshemmend, abschwellend. Allantoin fördert die Zellneubildung und damit die Regeneration von Gewebe und die Kallus-Bildung. Cholin reduziert den Austritt von Gewebeflüssigkeit, erweitert die Arteriolen und führt damit zu einer besseren Durchblutung. Schleim und Gerbstoffe fördern die Wundheilung.

▸ **Nebenwirkungen/Gegenanzeigen**

Bei ordnungsgemäßer Anwendung keine
Hinweis: Die Anwendung darf nur äußerlich und auf intakter Haut erfolgen. Nicht länger als 4–6 Wochen im Jahr. Anwendung in der Schwangerschaft nur nach ärztlicher Rücksprache

▸ **Indikationen**

Bei schlecht heilenden unblutigen, stumpfen Verletzungen wie Verstauchungen, Verrenkungen, Zerrungen, Prellungen, Quetschungen, Schwellungen und Blutergüssen. Bei Sehnenscheiden- und Schleimbeutelentzündung, Nagelbettentzündung, Furunkel und Venenentzündung
Traditionell angewendet: frisch geraffelte Wurzel zur Wundbehandlung; die Blätter als Vitamin-B$_{12}$-haltiges Wildgemüse

▸ **Anwendungsarten**

Innerlich: Die Kommission E befürwortet die Einnahme aufgrund der karzinogenen Pyrrolizidinalkaloide nicht (gilt selbstverständlich nicht für die homöopathische Anwendungsform).

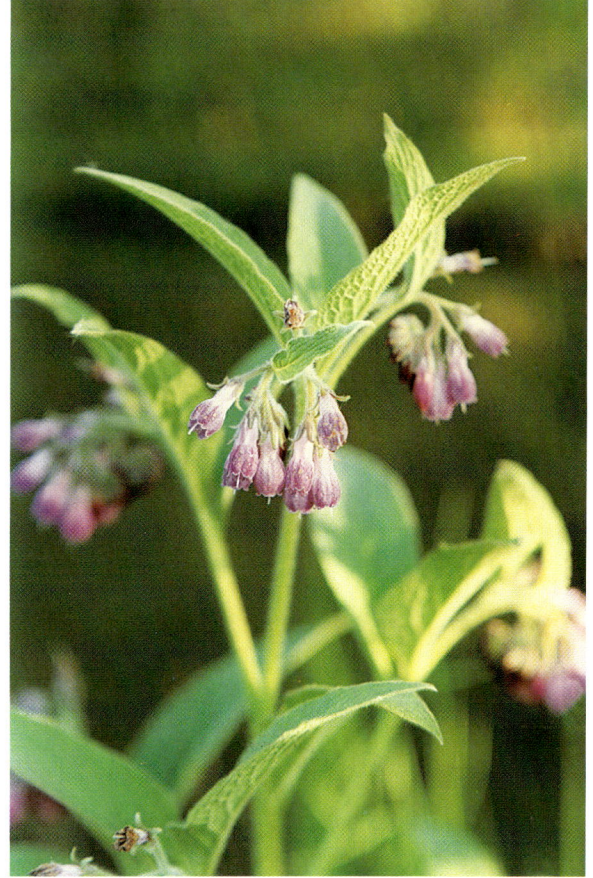

Abbildung 9-3: Beinwell. *Foto: A. Sonn.*

Äußerlich: Salben, Pasten und Umschläge (nur auf intakter Haut)

▸ **Anwendungsempfehlung laut Kommission E**

Äußere Anwendung: Prellungen, Zerrungen, Verstauchungen
Dosierung: Salben oder andere Zubereitungen zur äußeren Anwendung mit 5–20% getrockneter Droge

Beinwell hat sich als «Knochen-Heilerin» ihren Namen gemacht: «Bein» von althochdeutsch *Gebeine, Knochen* und «well» von *wallen,* zusammenwachsen. Ihre regenerationsfördernden Eigenschaften ließen den Apotheker Zwinger im 18. Jahrhundert folgende Empfehlung schreiben: «Wenn man diß Kraut sammt der Wurzel

im Wasser zu einem Bade wohl siedet und biß-
weilen die jungen Wittweiber, welche gerne wieder heyrathen wollen, darinnen badet, so werden sie wieder gleich als die Jungfrauen.»

Die wundheilenden, granulations- und regenerationsfördernden Eigenschaften schätzt man
heute besonders in der Sportmedizin. Die Wirksamkeit und Verträglichkeit von Beinwellwur-
zelextrakt bei Sprunggelenksdistorsionen wurde
kürzlich in einer Studie untersucht: Hier stellte
man vor allem den schnellen Rückgang von
Schmerzen und Schwellung fest sowie die rasche
Gelenkmobilität. Klinische Daten über die kal-
lusfördernde Wirkung bei Frakturen existieren
zwar noch nicht, aber die Erfahrungsmedizin
beschreibt ausgesprochen viele positive Ergeb-
nisse. Auch bei dem eher schwierig zu behandelnden Ulcus cruris haben sich Beinwell-
anwendungen als Fußbad oder Breiauflage bewährt.

9.5 Birke/Betula pendula Roth

(Abb. 9-4)

Birkengewächse, Betulaceae

▶ **Arzneilich verwendete Pflanzen-teile/Drogenbezeichnung**
Birkenblätter, Betulae folium

▶ **Hauptinhaltsstoffe**
Flavonglykoside, Saponine, wenig ätherisches Öl, Harze, Gerbstoffe, Salizylate

▶ **Hauptwirkungen**
harntreibend (entwässernd) mit sog. aquareti-schem Effekt

▶ **Nebenwirkungen**
keine

▶ **Gegenanzeigen**
Hinweis: Bei einer Durchspülungstherapie ist auf reichliche (zusätzliche) Flüssigkeitszufuhr zu achten. Keine Durchspülungstherapie bei Ödemen infolge eingeschränkter Herz- oder Nierentätigkeit

▶ **Indikationen**
Innerlich: bei Bakteriurie und zur Durchspü-lungstherapie
Äußerlich: bei Haarausfall und Schuppen
Traditionell angewendet: als Frühjahrskur bei Rheuma und Gicht; als «Blutreinigungsmittel» bei Hautkrankheiten

▶ **Anwendungsarten**
Innerlich: Tee, Frischpflanzenpresssäfte, Fertig-präparate
Äußerlich: Haarwasser, Shampoo
Teezubereitung: 1 TL Droge (1 g) mit 1 Tasse hei-ßem Wasser übergießen, 10 min ziehen lassen; 3–4 Tassen täglich

▶ **Anwendungsempfehlung laut Kommission E**
Zur Durchspülung bei bakteriellen und entzünd-lichen Erkrankungen der ableitenden Harnwege und bei Nierengrieß; zur unterstützenden Be-handlung rheumatischer Beschwerden

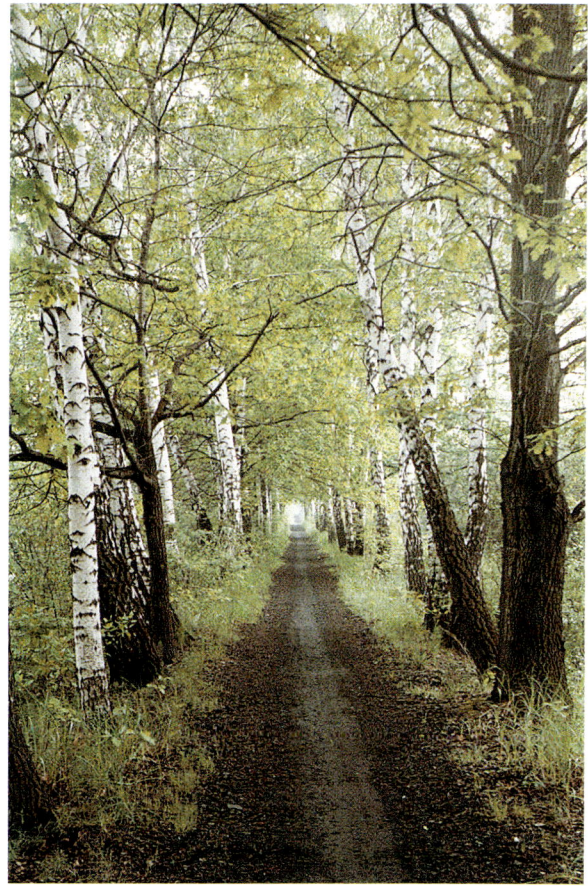

Abbildung 9-4: Birke. *Foto: A. Sonn.*

Dosierung: Mittlere Tagesdosis mehrmals täglich 2 g Droge

Die Birke ist das Symbol des wiedererwachen-den Lebens, des Frühlings und der Jugendlich-keit. Dieser Baum mit seinem weißborkigen Stamm hatte sich schon kurz nach der Eiszeit im Norden angesiedelt. Er war Römern und Grie-chen unbekannt – die Birke ist ein Baum der indogermanischen Völker. Der älteste Kaugum-mi der Weltgeschichte mit dem 9000 Jahre alten Zahnabdruck eines Steinzeitmenschen zeugt davon – er ist aus Birkenharz und wurde in Schweden gefunden.

Die luftgepolsterte, wasserabweisende Bir-kenrinde ist ein guter Kälteschutz und in Lapp-land gebräuchlich zur Dachisolierung. Aus der Rinde, weich wie Leder, fertigen die Lappen

Umhänge, Matten oder Taschen an, und die Indianer Nordamerikas ihre federleichten Kanus. Die zarte weiße Innenrinde dient als «Baumpapier». Trapper und Indianer bereiten daraus in Notzeiten auch essbare, Vitamin-C-reiche Nahrung, die so genannten «Trapperspaghetti».

Im 16. Jahrhundert wurde die Birke «Nierenbaum» genannt. Mit ihren harntreibenden, entzündungshemmenden Inhaltsstoffen regt sie die Nierenfunktion an und führt zu einer vermehrten Wasser- und Salzausscheidung. Birkenblättertee wird als Durchspülungstherapie eingesetzt bei Nierenentzündung, Blasenkatarrh und zur Verhütung von Harnsteinbildung, desgleichen zur unterstützenden Behandlung rheumatischer Erkrankungen, bei Hautleiden und für die Frühjahrskur. Der wässrige Extrakt, also der Tee, zeigt gegenüber alkoholischen Auszügen die bessere Wirkung. Birkenblätter eignen sich gut in Mischung mit anderen harntreibenden Drogen wie Goldrute oder Brennnessel. Empfehlenswert sind Frischpflanzenpresssäfte, weil diese besonders viel wirksame Flavonoide enthalten. Sie werden im Verhältnis 1 : 5 mit Wasser oder Buttermilch eingenommen, 1–3 EL täglich.

9.6 Blutwurz/Potentilla erecta Tormentillwurz/Potentilla tormentilla (Abb. 9-5)

Rosengewächse, Rosaceae

▶ **Arzneilich verwendete Pflanzenteile/Drogenbezeichnung**
Tormentillwurzel(-stock), Tormentillae rhizoma

▶ **Hauptinhaltsstoffe**
20% Catechin-Gerbstoffe

▶ **Hauptwirkungen**
zusammenziehend, stopfend, blutstillend, schweißhemmend, keimhemmend, schmerzlindernd

▶ **Nebenwirkungen**
Bei empfindlichen Personen können Magenreizungen und Erbrechen auftreten.

▶ **Gegenanzeigen**
keine bekannt; Durchfall bei Säuglingen und
Kleinkindern bedarf auf alle Fälle ärztlicher
Kontrolle.

▶ **Indikationen**
Innerlich: bei Durchfallerkrankungen und über-
mäßiger Schweißbildung
Äußerlich: bei Entzündungen des Mund- und
Rachenraumes, Hämorrhoiden, Verbrennungen,
Schürfwunden, blutenden Verletzungen, Frost-
beulen

▶ **Anwendungsarten**
Innerlich: als Tee, als pulverisierte Droge (z. B. in
Rotwein), Fertigpräparate
Äußerlich: Pinselung, Gurgelmittel, (Teil-) Bäder und Umschläge
Teezubereitung: ¹/₂ TL (1–2 g Droge) mit 1 Tasse
kaltem Wasser kurz (max. 5 min) aufkochen, sofort abgießen. 1–3 Tassen tägl.
Hinweis: Die Anwendung ist auf 3 bis 7 Tage zu
beschränken. Sollten Durchfälle länger als 3 bis
4 Tage anhalten, ärztlich abklären lassen.

▶ **Anwendungsempfehlung laut Kommission E**
Unspezifische, akute Durchfallerkrankungen; leich-

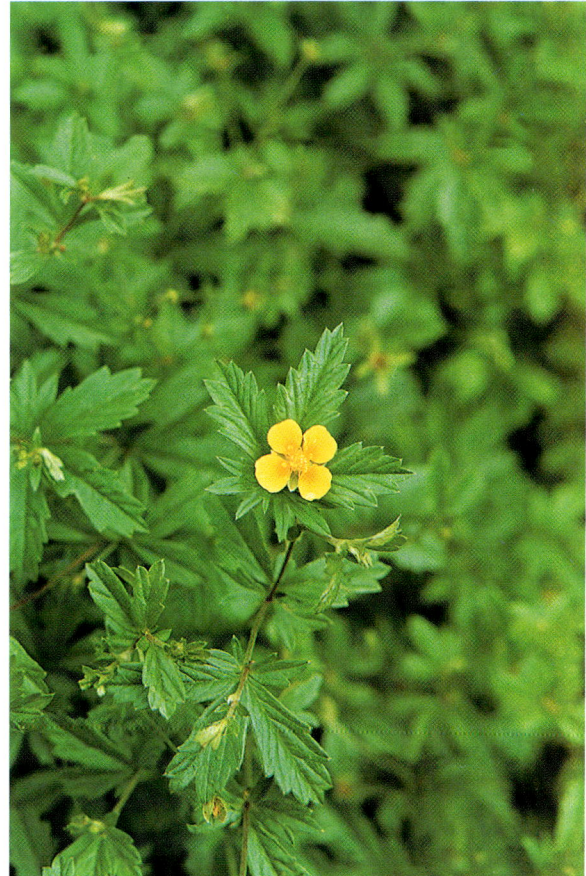

Abbildung 9-5: Blutwurz. *Foto: A. Sonn.*

*te Schleimhautentzündungen im Mund- und Ra-
chenraum*
Dosierung: Tagesdosis 4–6 g Droge

Die Blutwurz ist verbreitet von der Ebene bis
zum Hochgebirge. Sie gedeiht in lichten Wäldern, auf Magerwiesen, aber ebenso in Hoch-
und Flachmooren. Sie hat als einzige Pflanze
unter den Rosengewächsen nur vier kleine gelbe
Blütenblättchen. Name und Beiname verweisen
auf ihre Heilkraft: Die an der Schnittfläche
rötlich anlaufende (wie blutende) Wurzel stillt
Blutungen; ihr Beiname «Tormentill» kommt
von lat. «tormentum», Kolik und weist auf die
schmerzlindernde Wirkung bei Koliken hin.

20% Gerbstoffe lassen die Blutwurz zur
«Gerbstoffdroge Nr. 1 in Deutschland» werden:
Mit ihren zusammenziehenden, blutstillenden,

antiseptischen und krampflindernden Eigenschaften wird sie vor allem bei blutigem, kolikartigem Durchfall, bei Ruhr, Sommerdiarrhoe und anderen infektiösen Darmerkrankungen eingesetzt sowie für alle Durchfallerkrankungen, die keiner antibiotischen Therapie bedürfen. Um «Montezumas Rache» zu begegnen, kann man Blutwurz-Tinktur im Reisegepäck mitführen oder auch das Rhizompulver, von dem mehrmals täglich 1 Mokkalöffel (in Flüssigkeit aufgeschwemmt oder in geriebenem Apfel) eingenommen wird.

Normalerweise kommen Gerbstoffe schon im Magen zur Wirkung und können die Schleimhaut angreifen, so dass es zu Magenbeschwerden kommt. Tormentill-Gerbstoffe sind an Eiweiße gebunden und werden nur langsam, dafür länger anhaltend abgegeben. Sie besitzen also eine Depotwirkung und schädigen die Magenschleimhaut nicht.

Bei der Teezubereitung sollte beachtet werden, dass Blutwurz nur kurz gekocht wird. Längeres Kochen führt zur Hydrolyse der Gerbstoffe und zu verminderter Gerbwirkung!

9.7 Große Brennnessel/ Urtica dioica L. Kleine Brennnessel/ Urtica urens L. (Abb. 9-6)

Brennnesselgewächse, Urticaceae

▶ **Arzneilich verwendete Pflanzenteile/Drogenbezeichnung**
Brennnesselkraut, Urticae herba
Brennnesselsamen, Urticae semen
Brennnesselwurzel, Urticae radix

▶ **Hauptinhaltsstoffe**
Kraut: Chlorophyll, Mineralstoffe (u. a. Kieselsäure, Eisen, Kalium- und Calciumsalze), Vitamin C, organische Säuren (Ameisen- und Essigsäure), biogene Amine (Histamin, Acetylcholin und Serotonin) und Flavonoide
Wurzeln: Gerbstoffe, Phytosterole, Urtica-Agglutinine, Polysaccharide
Samen: essenzielle Fettsäuren, Mineralien, Vitamin E, Phytohormone

▶ **Hauptwirkungen**
Kraut: entwässernd, entzündungshemmend, stoffwechselanregend, durchblutungsfördernd, blutbildend, entgiftend, harnsäureabführend, milchbildend und vitalisierend
Wurzel: immunmodulierende Eigenschaften

▶ **Nebenwirkungen**
keine bekannt

▶ **Gegenanzeigen**
Ödeme infolge eingeschränkter Herz- oder Nierenfunktion

▶ **Indikationen**
Innerlich, Kraut: zur Anregung des Körperstoffwechsels (zu «Frühjahrskuren» und als Bestandteil sog. «Blutreinigungsmittel»), bei Rheuma, Gicht und Hautkrankheiten. Bei Erkrankungen der Harnwege, z. B. bei Nieren- und Harngrieß. Bei leichten Anämien (neue Untersuchungen bestätigten eine blutbildende Wirkung) sowie bei Erschöpfungszuständen und in der Rekonvaleszenz

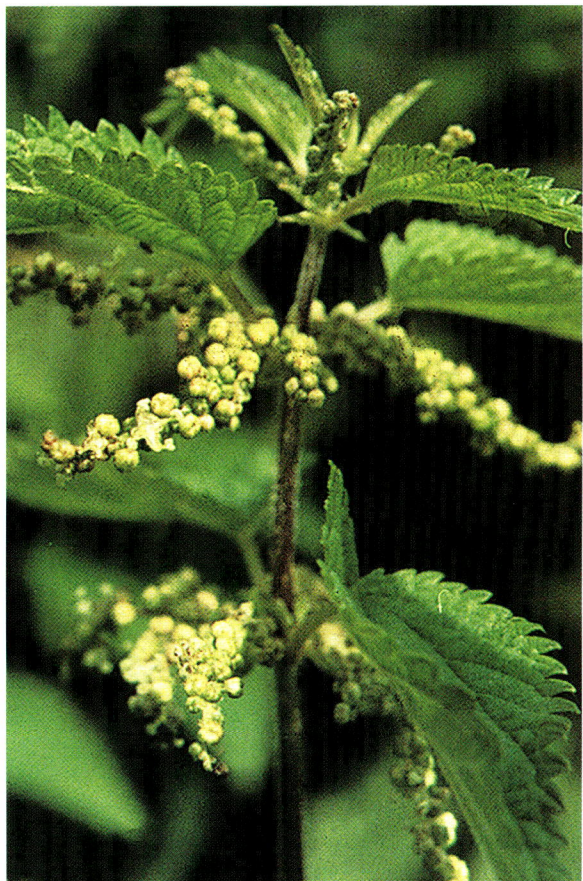

Abbildung 9-6: Brennnessel. *Foto: U. Bühring.*

Innerlich, Wurzel: bei Prostatavergrößerung; Urtica verbessert die Symptome der gutartigen Prostatahyperplasie, erhöht das Miktionsvolumen und erniedrigt die Restharnmenge. Als Langzeitanwendung: 3-mal täglich 1 TL (4–6 g) grob gepulverte Wurzel als Abkochung

Äußerlich: Spiritus bei neuralgischen, arthrotischen und rheumatischen Schmerzen, Lumbago, Ischialgie, Sehnenscheidentzündungen und Zerrungen. Essigaufguss als Haarwuchsmittel und gegen Schuppen
Traditionell angewendet: zur Anregung der Milchbildung. Frischpflanzenpresssaft oder Tee bei Galle- und Leberbeschwerden; Samen zur Vitalisierung und als Aphrodisiacum. Traditionsreich ist die so genannte «Urtikation», eine Radikalkur, die von schmerzgeplagten, an Ar-

throse leidenden Menschen gelobt wird. Dabei wird mit Brennnesselkraut auf die betroffenen Regionen geschlagen: 1-mal täglich an 2–3 aufeinanderfolgenden Tagen, danach 2 bis 3 Tage aussetzen. In dieser Zeit sollte man sich nicht waschen, weil sonst das intensive wohltuende, stundenlang anhaltende Wärmegefühl wieder in Brennen übergeht.

▶ **Anwendungsarten**

Innerlich: Tee, Frischpflanzenpresssaft, «Brennnesselwasser», Mus, Wildgemüse, Fertigpräparate
Äußerlich: Spiritus, Shampoo, Urtikation
Teezubereitung: 1 TL Droge (1,3 g) mit 150 ml siedendem Wasser übergießen und 10 min bedeckt stehen lassen. 3- bis 4-mal täglich 1 Tasse Tee

▶ **Anwendungsempfehlung laut Kommission E**

Kraut: Bei Einnahme und äußerer Anwendung: zur unterstützenden Behandlung rheumatischer Beschwerden
Bei Einnahme: zur Durchspülung bei entzündlichen Erkrankungen der ableitenden Harnwege und zur Vorbeugung und Behandlung von Nierengrieß (reichlich trinken!)
Dosierung: mittlere Tagesdosis 8–12 g Droge
Wurzeln: Miktionsbeschwerden bei Prostataadenom Stadium I und II

Cäsars Truppen sollen die Brennnessel in nordische Provinzen eingeführt haben. Noch 1918 zahlte die «Berliner Nesselanbaugesellschaft» hohe Prämien für Anbau und Ernte, denn es ging um die Versorgung des Heeres mit Unterbekleidung aus Nesselfasern. Seit einigen Jahren gibt es in Norddeutschland Forschungen und Anbauversuche mit dem Ziel, einen preisattraktiven, strapazierfähigen (Brenn-)Nesselstoff zu entwickeln, der den heutigen Erwartungen an Tragekomfort und Aussehen gerecht wird. In der Industrie können Brennnesselfasern bereits Glasfasern in verstärkten Kunststoffteilen (z.B. Formteile wie Abdeckhauben in Kofferräumen) ersetzen.

Die Brennnessel ist auch in der Medizin neu entdeckt und erforscht worden: Das blühende Kraut wirkt, wie es unsere Vorfahren schon lange wussten, entzündungshemmend und schmerzlindernd. Es hat sich in vielen Studien bewährt zur unterstützenden Behandlung bei rheumatischen Beschwerden. Brennnessel bessert die Beweglichkeit, schützt die Gelenkknorpel und verhütet das Voranschreiten der Knorpelzerstörung, indem sie körpereigene Botenstoffe (Zytokine) blockiert, die entzündliche und knorpelzerstörende Prozesse auslösen.

Die Samen sind, wie der römische Dichter Ovid vor rund 2000 Jahren berichtete, das beste Aphrodisiakum der Welt. Ovid mischte sie damals im Verhältnis 1:1 mit schwarzem Pfeffer. Man kann sie auch einfach als vitalisierende Zutat aufs Butterbrot streuen. Überhaupt ist Brennnessel als Wildgemüse altbekannt, köstlich und gesund, ob als Suppe, Gemüse oder in Pfannkuchenteig gebackene Blätter. Damit noch nicht genug: Sie ist eine der wichtigen Schmetterlingspflanzen; die Raupen von Admiral, Tagpfauenauge und Kleinem Fuchs ernähren sich fast ausschließlich von ihren Blättern. Im Bio-Garten verbessern Brennnesselgaben den Boden und unterstützen das Wachstum der Pflanzen.

9.8 Fenchel/Foeniculum vulgare Mill. (Abb. 9-7)

Doldengewächse, Apiaceae (Umbelliferae)

▶ **Arzneilich verwendete Pflanzenteile/Drogenbezeichnung**

Fenchelfrüchte, Foeniculi fructus
Fenchelöl, Foeniculi aetheroleum

▶ **Hauptinhaltsstoffe**

2–5% ätherisches Öl mit trans-Anethol und Fenchon, fettes Öl, Eiweiß

▶ **Hauptwirkungen**

auswurffördernd, schleimlösend, keimhemmend, entkrampfend, blähungshemmend, appetitanregend

▶ **Nebenwirkungen**

Ätherisches Fenchelöl kann in Einzelfällen allergische Haut- und Atemwegsreaktionen hervorrufen und sollte bei Schwangerschaft und für Säuglinge und Kleinkinder nicht angewendet werden.

▶ **Gegenanzeigen**

nicht bekannt
Hinweis: Bei Anwendung des ätherischen Öls grundsätzlich nur 100% naturreine, ätherische Öle verwenden und ausreichend verdünnen – s. S. 60 ff., 169.

▶ **Indikationen**

Innerlich: als schleimlösendes Mittel bei Erkältungskrankheiten vor allem bei Kindern (Fenchelhonig), als krampflösendes und blähungshemmendes Mittel insbesondere bei Säuglingen und Kleinkindern und zur Appetitanregung (Aperitif)
Traditionell angewendet: zusätzlich zur Anregung der Milchproduktion; das Kraut als Breiumschlag bei Menstruationsbeschwerden und Brustdrüsenentzündungen
Äußerlich: als Tee für Augenbäder und Gurgelwässer

▶ **Anwendungsarten**

Innerlich: Tee, Fenchelhonig, Fenchelsirup, Aperitif, Fertigpräparate, Gewürz

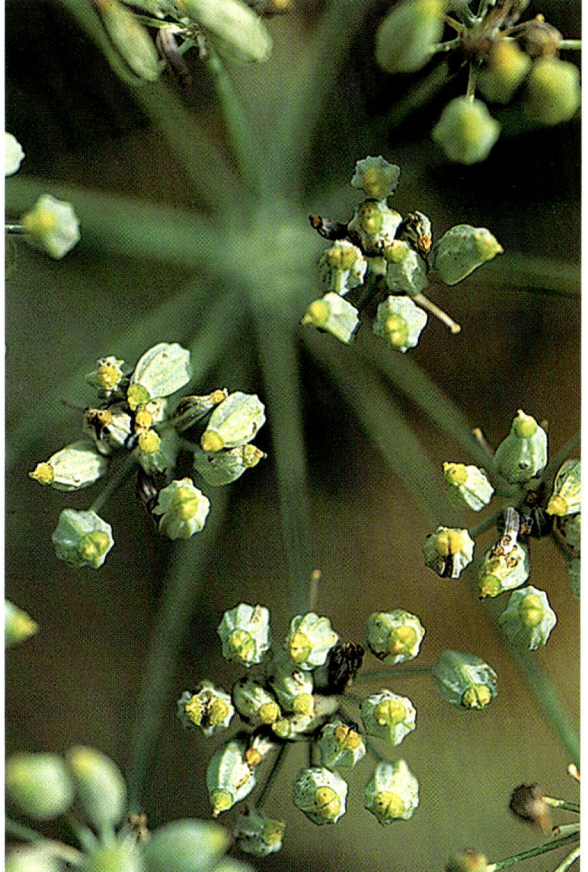

Abbildung 9-7: Fenchel. *Foto: U. Bühring.*

Äußerlich: Breiumschläge (Kraut), Gurgelwasser
Teezubereitung: 1 TL frisch gequetschte Fenchelfrüchte (2,5 g) mit 1 Tasse heißem Wasser überbrühen, 5 min bedeckt ziehen lassen. 3-mal tägl. 1 Tasse. Die Tagesdosis für Säuglinge beträgt 1–2 g, jene für Kleinkinder bis 3 g Fenchelfrüchte.

▶ **Anwendungsempfehlung laut Kommission E**

Dyspeptische Beschwerden wie leichte, krampfartige Magen-Darm-Beschwerden, Völlegefühl, Blähungen. Katarrhe der oberen Luftwege
Fenchelsirup, Fenchelhonig: Katarrhe der oberen Luftwege bei Kindern
Dosierung: Tagesdosis 5–7 g Droge. 10–20 g Fenchelsirup oder Fenchelhonig

Schon in den alten Hochkulturen in Ägypten, China und Arabien war Fenchel ein geschätztes Heilmittel. Damals verwendete man es bei Nieren-, Augen- und Lungenleiden, wie von uralten Papyri aus der Pharaonenzeit zu erfahren ist.

Fencheltee hat sich bis heute in der Säuglings- und Kinderheilkunde bewährt und ist bei Kindern aufgrund seines süßlich-milden Geschmacks sehr beliebt. Bei Säuglingsdyspepsie mit Durchfall wird zu Beginn Fencheltee gegeben, ansonsten gefastet. Mit dem Tee kann man auch die Milch- oder Breinahrung zubereiten. Stillenden Müttern ist Fenchel besonders anzuraten: Er wirkt milchbildungsfördernd, und die Babys haben weniger Blähungen. In Abführtees vermindert Fenchel Gasansammlungen und schmerzhafte Darmkrämpfe; bei Magen-Darmbeschwerden ist die Beigabe von Kümmel empfehlenswert. Altbekannt ist der «Vierwindetee» gegen Blähungen mit Fenchel, Kümmel, Anis und Melisse.

Fenchelsamen beschleunigen an der Bronchialschleimhaut die Schlagfrequenz der Flimmerepithelien und wirken dadurch sekretlösend; zur Auswurfförderung hat sich die Beigabe von Anis bewährt.

Die Blätter der Pflanze können auch laufend geerntet und den Speisen beigegeben werden.

9.9 Frauenmantel/Alchemilla vulgaris L. (Abb. 9-8)

Rosengewächse, Rosaceae

▶ **Arzneilich verwendete Pflanzenteile/Drogenbezeichnung**
Frauenmantelkraut, Alchemillae herba

▶ **Hauptinhaltsstoffe**
Gerbstoffe, Bitterstoffe, wenig ätherisches Öl, Flavonoide

▶ **Hauptwirkungen**
entzündungshemmend, schmerzlindernd, zusammenziehend

▶ **Nebenwirkungen/Gegenanzeigen**
keine bekannt

▶ **Indikationen**
Innerlich: Tee aufgrund des Bitterstoff- und Gerbstoffgehaltes bei Verdauungsstörungen, leichten Magen-Darm-Katarrhen, Blähungen und leichten Durchfallerkrankungen
Traditionell angewendet: Tee bei Wechseljahrsbeschwerden, Menstruationsstörungen, vor und nach der Geburt, zur Milchbildungsförderung und bei Brustdrüsenentzündung (Teeauflage). Bei Hautunreinheiten junger Mädchen, bevorzugt als Teemischung mit Stiefmütterchenkraut. Waschungen mit Tee bei eiternden Wunden, entzündeten Augen und nässenden Ekzemen, zu Scheidenspülungen beim Ausfluss junger Mädchen, zu Mundspülungen bei entzündeten Schleimhäuten und als Gurgelmittel bei Halsweh

▶ **Anwendungsarten**
Innerlich: Tee und Fertigpräparate
Äußerlich: Waschungen, Spülungen, Gurgelmittel
Teezubereitung: 1 TL (1 g) Kraut mit 1 Tasse heißem Wasser aufgießen, 7 min ziehen lassen, abgießen. Täglich 1–3 Tassen

▶ **Anwendungsempfehlung laut Kommission E**
Leichte unspezifische Durchfallerkrankungen

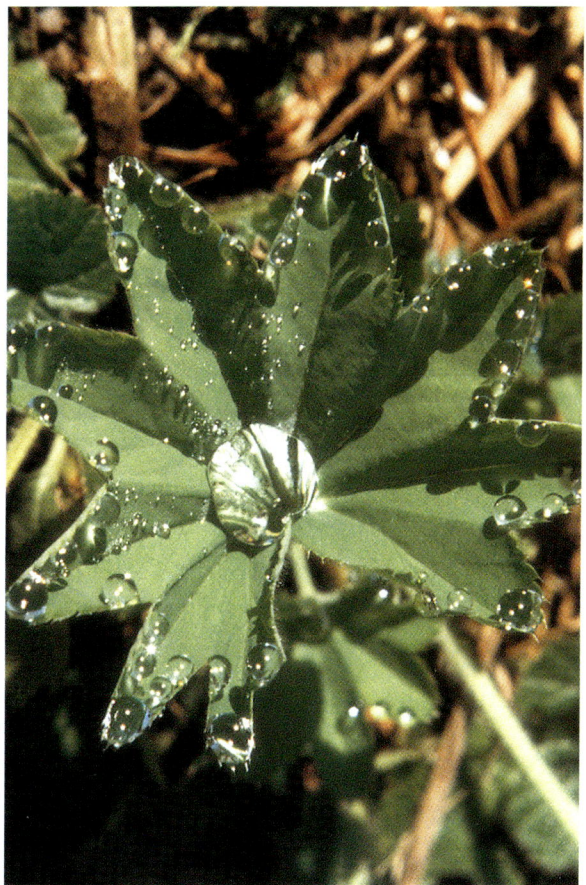

Abbildung 9-8: Frauenmantel. *Foto: A. Sonn.*

Dosierung: mittlere Tagesdosis 5–10 g Droge. Sollten die Durchfälle länger als 3 bis 4 Tage anhalten, ist ein Arzt aufzusuchen.

Frühmorgens sieht man Frauenmantelblätter übersät von glitzernden Tropfen. Sie rollen im Laufe des Tages hinunter in den Grund des Blattkelches, verschmelzen zu einer diamantschillernden Wasserperle – und verdunsten irgendwann. Die alten Alchemisten erkannten, dass dies ein besonderes Geheimnis der Natur ist und versuchten, daraus den Stein der Weisen herzustellen. Nach ihnen wurde der Frauenmantel benannt: Alchemilla. Es sind keine gewöhnlichen Tautropfen, die die Blätter dieses Rosengewächses schmücken, sondern reiner Pflanzensaft, den Alchemilla aus den Spitzen ihrer Blattzähnchen ausscheidet. Wasser, aus der

Erde aufgesogen, durchs Pflanzengewebe filtriert und des Morgens als «Guttationstropfen» wieder ausgeschwitzt – kein Wunder, dass solch ein Wasser schön machen soll.

Seit dem Mittelalter kennt man Frauenmantel als entzündungshemmende, schmerzlindernde Wundheilpflanze, kräftigend und zusammenziehend. In der Volksheilkunde wird Alchemilla vor allem in der Frauenheilkunde verwendet. Auch wenn die frauenheilkundliche Anwendung in der Schulmedizin als überholt gilt, können Frauen nach wie vor auf die jahrhundertelang bewährte Heilkraft des Frauenmantels vertrauen: Sechs Wochen vor bis vier Wochen nach der Geburt zur Kräftigung der Gebärmutter, Stärkung der weiblichen Beckenorgane und zur Kapillarabdichtung sowie zur schnellen Wundheilung der Geburtswege nach der Geburt hat sich Frauenmanteltee schon seit langem bewährt.

9.10 Gänsefingerkraut/ Potentilla anserina L. (Abb. 9-9)

Rosengewächse, Rosaceae

▶ **Arzneilich verwendete Pflanzenteile/Drogenbezeichnung**
Gänsefingerkraut, Anserinae herba

▶ **Hauptinhaltsstoffe**
Gerbstoffe, Flavonoide, Cumarine und Stoffe unbekannter Struktur mit krampflösender Wirkung

▶ **Hauptwirkungen**
zusammenziehend auf Haut und Schleimhaut, leicht stopfend, entzündungshemmend, krampflösend

▶ **Nebenwirkungen/Gegenanzeigen**
nicht bekannt
   Bei Reizmagen können die Beschwerden verstärkt werden.

▶ **Indikationen**
Innerlich: zur unterstützenden Therapie leichter, unspezifischer akuter Durchfallerkrankungen mit Krämpfen und zur Schmerzlinderung bei Menstruationsbeschwerden
Äußerlich: als Gurgelmittel bei Entzündungen des Zahnfleisches und des Rachenraums sowie als Badezusatz bei Entzündungen der Haut
Traditionell angewendet: innerlich als Tee, Tinktur oder in Milch ausgezogen bei Menstruationskrämpfen, Muskel- und Wadenkrämpfen. Äußerlich als Kräuterkissenauflage bei Bauchkrämpfen

▶ **Anwendungsarten**
Innerlich: Tee und Fertigpräparate (Cefadian)
Äußerlich: Gurgelmittel, Bäder
Teezubereitung: 1 TL (1 g) Droge mit 1 Tasse siedendem Wasser überbrühen und 7 min ziehen lassen.

▶ **Anwendungsempfehlung laut Kommission E**
Leichte dysmenorrhoische Beschwerden; zur unterstützenden Therapie leichter, unspezifischer, akuter

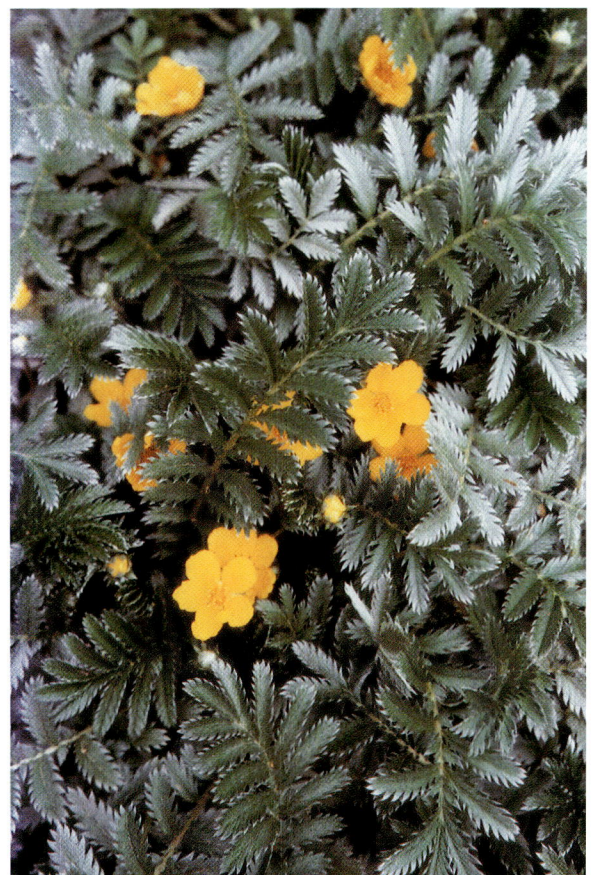

Abbildung 9-9: Gänsefingerkraut. *Foto: A. Sonn.*

Durchfallerkrankungen. Leichte Entzündungen im Bereich der Mund- und Rachenschleimhaut
Dosierung: Tagesdosis 4–6 g Droge

Die silbrig glänzenden, scharf gesägten Fiederblättchen dieses Rosengewächses leuchten hell an trittfesten Wegen. Seine fünf Blütenblätter schimmern golden aus dem Blätterdickicht – es ist, als begegneten sich Sonne und Mond. Auf der nördlichen Hemisphäre ist dieses Kraut weit verbreitet und bildet mit seinen Ausläufern ganze Teppiche, vor allem auf verdichtetem Boden. Der lateinische Beiname «Anserina» bedeutet «Gans» und weist darauf hin, dass die Pflanze gerne dort wächst, wo Gänse den Boden festtreten. Der Gattungsname «Potentilla» kommt von «mächtig» und spricht von ihrer großen Heilkraft.

Schon im 16. Jh. war das «Silberkraut» geschätzt. Seitenlange Heilberichte kann man lesen bei Johannes Lonicerus, Leonhard Fuchs oder Pietro Andrea Matthiolus. Tabernaemontanus schreibt: «Gänserich heylet und reyniget die alten Schäden und zeycht alte Hitze herauß, so darübergelegt wie ein Pflaster. Wer aber die Liebe der Menschen gewinnen möchte, gehe am Johannistag vor Sonnenaufgang, grabe die Wurzel der Anserine aus und trage sie stets als Amulett.»

Gänsefingerkraut wird vor allem zur Schmerzlinderung bei Menstruationsbeschwerden eingesetzt. Dort wirkt es zuverlässig und rasch, weshalb sich die Bezeichnung «Krampfkraut» eingebürgert hat. Für die moderne Phytomedizin konnte Prof. Jarich vom pharmakologischen Institut der Universität Innsbruck den krampflösenden Effekt nachweisen (zitiert nach Vonarburg 1996): «Gänsefingerkraut entspannt, löst Krämpfe, wirkt stopfend und blutstillend.» Auch bei Wadenkrämpfen kann Gänsefingerkrauttee lindern.

9.11 Goldrute/Solidago virgaurea L. (Abb. 9-10)

Korbblütengewächse, Asteraceae (Compositae)

▸ **Arzneilich verwendete Pflanzenteile/Drogenbezeichnung**

Blühendes Kraut (mit nicht mehr als 20% Stängelanteil), Solidaginis herba

▸ **Hauptinhaltsstoffe**

1% Flavonoide, Saponine, 10% Gerbstoffe, 0,5% ätherisches Öl, Phenolglykoside

▸ **Hauptwirkungen**

harntreibend, krampflösend, entzündungshemmend, schmerzlindernd, antibakteriell

▸ **Nebenwirkungen**

keine bekannt

▸ **Gegenanzeigen**

Hinweis: Bei einer Durchspülungstherapie ist auf reichlich zusätzliche Flüssigkeitszufuhr zu achten. Bei chronischen Nierenerkrankungen soll vor der Anwendung von Goldrute ärztlicher Rat eingeholt werden.

Keine Durchspülungstherapie bei Ödemen infolge eingeschränkter Herz- oder Nierentätigkeit

▸ **Indikationen**

Innerlich: als harntreibendes Mittel bei Nierensteinen, Blasen- u. Nierenentzündungen und Harnverhalten

Traditionell angewendet: Das «Heidnisch Wundkraut» wird äußerlich auch als Kompresse bei schlecht heilenden Wunden, Geschwüren, Ekzemen und Hautausschlägen verwendet oder als Gurgellösung bei Entzündungen des Mund- und Rachenraums.

▸ **Anwendungsarten**

Innerlich: Tee, Fertigpräparate
Äußerlich: Kompressen, Gurgelmittel
Teezubereitung: 1–2 TL (3–5 g) Droge werden mit 150 ml siedendem Wasser übergossen und nach 15 min abgesiebt. 2- bis 4-mal tägl. 1 Tasse Tee zwischen den Mahlzeiten

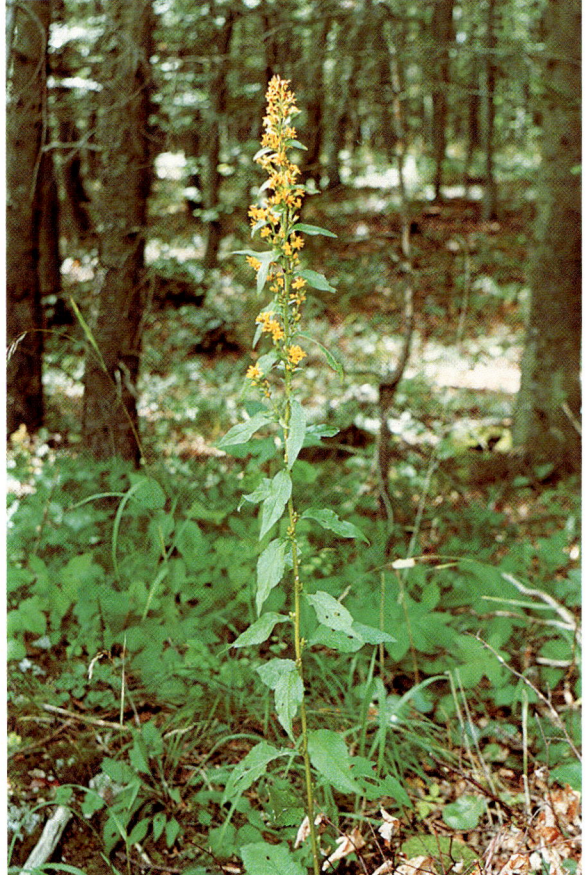

Abbildung 9-10: Goldrute. *Foto: A. Sonn.*

▸ **Anwendungsempfehlung laut Kommission E**

Zur Durchspülung bei entzündlichen Erkrankungen der ableitenden Harnwege, Harnsteinen und Nierengrieß; zur vorbeugenden Behandlung bei Harnsteinen und Nierengrieß
Dosierung: Tagesdosis 6–12 g Droge

In lichten Wäldern, auf trockenen Hügeln und auf Heiden wächst das ausdauernde Kraut, das erst durch seine goldfarben leuchtenden Blütenköpfchen auffällt. Das schöne Blütengold leuchtet vom Spätsommer bis in den Herbst hinein und hat den Namen der Pflanze geprägt.

Seit Jahrhunderten wird das «Heidnisch Wundkraut» bei Nierenleiden verwendet. Jakob Theodor von Bergzabern, genannt Tabernaemontanus, (1522–1590) schreibt: «diss gülden wundkraut hat eine sonderliche krafft und eigenschafft gegen den stein und das nierenwehe.»

Goldrute ist mit der gelungenen Kombination ihrer Wirkungen – ausschwemmend, entzündungshemmend, krampflösend, schmerzlindernd und (Nieren-) steintreibend – eine der großen Heilpflanzen für Nierenerkrankungen, auch bei entzündlichen Erkrankungen der ableitenden Harnwege. Sie kann zur Erhöhung der Harnmenge gut mit anderen aquaretisch wirkenden Pflanzen kombiniert werden.

Zwei weitere Solidago-Arten breiten sich in großer Anzahl bei uns aus: Solidago canadensis, die Kanadische Goldrute und Solidago gigantea bzw. serotina, die Riesengoldrute. Sie haben eine ähnliche Wirkungsweise und werden durch die begrenzte Verfügbarkeit von Solidago virgaurea häufig als Austauschdrogen angeboten. Allerdings besitzen sie keine entzündungshemmende und antibakterielle Wirkungen.

9.12 Hamamelis/Hamamelis virginiana L. (Abb. 9-11)

Zaubernussgewächse, Hamamelidaceae

▶ **Arzneilich verwendete Pflanzenteile/Drogenbezeichnung**

Hamamelisblätter, Hamamelidis folium
Hamamelisrinde, Hamamelidis cortex

▶ **Hauptinhaltsstoffe**

10% Gerbstoffe, Flavonoide, ätherisches Öl, Proanthocyanidine, organische Säuren

▶ **Hauptwirkungen**

zusammenziehend, entzündungshemmend, desinfizierend, örtlich betäubend, blutstillend, venentonisierend und gefäßverengend

▶ **Nebenwirkungen/Gegenanzeigen**

bei empfindlichen Patienten gelegentlich Magenreizungen

▶ **Indikationen**

Innerlich: gegen Hämorrhoidal- und Krampfaderbeschwerden
Äußerlich: bei Windeldermatitis, Neurodermitis, Ekzemen, Milchschorf, bei Venenentzündungen und Hämorrhoiden, oberflächlichen Wunden, Insektenstichen, Furunkeln, Verbrennungen, Mund- und Zahnfleischentzündungen sowie zur Pflege trockener und rissiger Haut
Traditionell angewendet: zur Behandlung von Hauterkrankungen, zur unterstützenden Therapie bei unspezifischen Durchfällen, bei Beschwerden während der Menstruation und in den Wechseljahren
Kosmetik: «Hamameliswasser» (Apotheke) beruhigt die gereizte Haut und ist Bestandteil kosmetischer Gesichts- und Rasierwässer, Augenlotionen, Hautcremes und Deodorantien.

▶ **Anwendungsarten**

Innerlich: Tee, Extrakte, Zäpfchen, Fertigpräparate
Äußerlich: Umschläge, Spülungen, Salben, Destillate
Teezubereitung: für die äußerliche Anwendung als (Teil-) Bäder, Waschungen und Auflagen eig-

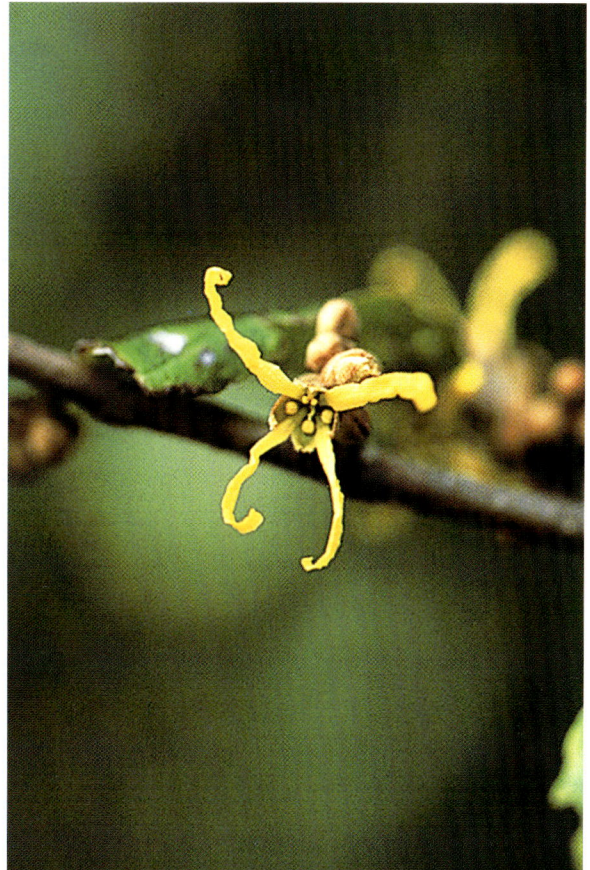

Abbildung 9-11: Hamamelis. *Foto: U. Bühring.*

net sich vor allem ein Tee aus der Rinde: 1 TL (2–3 g) Hamamelisrinde (Hamamelidis cortex) in 150 ml Wasser 10–15 min kochen und dann abgießen. Für die innerliche Anwendung werden Hamamelisblätter (Hamamelidis folium) bevorzugt: 1 TL/150 ml Wasser, 2–3 Tassen tägl. trinken.

▶ **Anwendungsempfehlung laut Kommission E**

Leichte Hautverletzungen, lokale Entzündungen der Haut- und Schleimhäute, Hämorrhoiden, Krampfaderbeschwerden
Dosierung äußerlich: Wasserdampfdestillat unverdünnt oder im Verhältnis 1 : 3 mit Wasser verdünnt zu Umschlägen. Dekokte aus 5–10 g Droge/250 ml Wasser zu Umschlägen und Spülungen

Innerlich: (auf Schleimhäute): Zäpfchen 1- bis 3-mal täglich

Die Indianer Amerikas nutzen seit vielen Jahrhunderten die wertvolle Hamamelis virginiana. Tee aus Blättern verwendeten sie bei Geschwüren oder Brandwunden. Frische Zweige kochten sie in einem Kessel über dem Feuer und konservierten den Sud mit Alkohol. Diese Zubereitung wurde unter dem Namen «Golden Treasure» zum Allheilmittel Nordamerikas für Verbrennungen und Wunden.

Die wirksamkeitsbestimmenden Gerbstoffe und Flavonoide machen die Zaubernuss zu einem äußerst heilkräftigen Wundheilmittel. In wissenschaftlichen Studien ist die hervorragende Hautverträglichkeit und die positive Wirksamkeit im dermatologischen Bereich hervorgehoben worden. Vor allem bei akuten und chronisch entzündlichen Hauterkrankungen wie Ekzemen oder Neurodermitis liegen die Therapieerfolge im vergleichbaren Bereich wie leichte Kortikoidgaben. Gerade in der Kinderheilkunde hat sich die verträgliche und nebenwirkungsarme Anwendung von Hamamelisbädern oder -auflagen bewährt.

9.13 Heidelbeere/Vaccinium myrtillus L. (Abb. 9-12)

Heidekrautgewächse, Ericaceae

▶ **Arzneilich verwendete Pflanzenteile/Drogenbezeichnung**

getrocknete Heidelbeeren, Myrtilli fructus

▶ **Hauptinhaltsstoffe**

Bis zu 10% Catechingerbstoffe, Anthocyane, Flavonoide, Invertzucker, Pektine, Fruchtsäuren und Vitamine

▶ **Hauptwirkungen**

stopfend, entzündungshemmend, zusammenziehend

▶ **Nebenwirkungen/Gegenanzeigen**

keine bekannt

Hinweis: Durchfälle, die länger als 3–4 Tage andauern, sind ärztlich abzuklären.

▶ **Indikationen**

Innerlich: bei unspezifischen Durchfallerkrankungen und bei Brüchigkeit und veränderter Durchlässigkeit der Blutkapillaren (vor allem am Auge)

Traditionell angewendet: äußerlich zur Epithelregenerierung und bei Mundschleimhautentzündungen, zur Förderung der Vernarbung von Wunden, Verbrennungen und Ulcus cruris

▶ **Anwendungsarten**

Innerlich: getrocknete Beeren, Tee, Heidelbeer-Muttersaft, Fertigpräparate

Äußerlich: Umschläge, Waschungen, Gurgelmittel

Teezubereitung: 1–2 EL (8–15 g) Droge mit 150 ml kaltem Wasser zum Kochen bringen, 10 min kochen und danach abgießen

Hinweis: Heidelbeerauszug muss relativ hoch dosiert werden, um zur vollen Wirkung zu gelangen. Die Tagesdosis beträgt für Säuglinge 5–10 g, für Kleinkinder 10–15 g, über 4 Jahren 15–20 g, für Jugendliche und Erwachsene 20–60 g Droge.

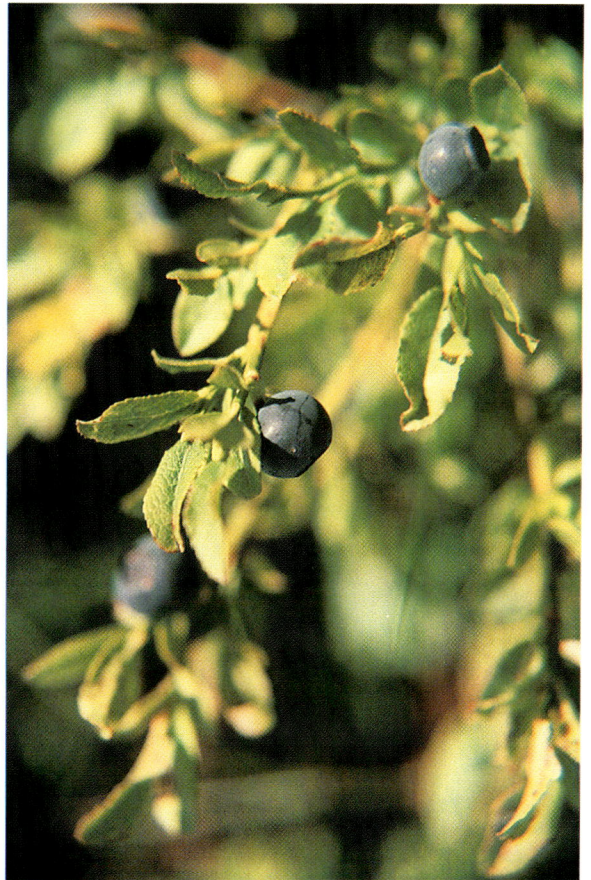

Abbildung 9-12: Heidelbeere. *Foto: U. Bühring.*

▶ **Anwendungsempfehlung laut Kommission E**

Unspezifische akute Durchfallerkrankungen. Lokale Therapie leichter Entzündungen der Mund- und Rachenschleimhaut

Dosierung: Tagesdosis 20–60 g Droge zur lokalen Anwendung als 10-prozentiges Dekokt (Abkochung)

Heidelbeerblätter erhielten aufgrund nicht belegter Wirksamkeit eine negative Monographie.

Wer hat nicht als Kind Heidelbeeren gesammelt, den Mund blau und voll der köstlichen Beeren, und anschließend gab es Heidelbeeren in Milch und Zucker oder Heidelbeerpfannkuchen. Jedoch: *Frische* Heidelbeeren wirken abführend und sind keinesfalls bei Durchfall zu empfehlen!

Schon im 12. Jh. kannte Hildegard von Bingen die hervorragende Wirkung sorgfältig getrockneter Heidelbeeren als ein stopfendes, zusammenziehendes und kühlendes Mittel, insbesondere bei akuten, unspezifischen Durchfallerkrankungen, wenn zusätzlich Brechreiz vorliegt. Vor allem Kinder vertragen und mögen diese fein schmeckende, lilafarbene Medizin aus getrockneten Beeren. Bei Säuglingsdyspepsie bereitet man eine 3-minütige Abkochung aus Heidelbeerpulver (Dosierung s.o.) zu. Entweder pur geben oder die Fläschchen- oder Breinahrung damit anrichten, z.B. mit etwas Reismehl. Meistens hört bald danach das heftige Erbrechen der Kinder auf. Größere Kinder kauen die (getrockneten!) Beeren. Sie beinhalten allerdings die Schalen und können bei empfindlichen Schleimhäuten Reizungen hervorrufen.

Der blaue Farbstoff Myrtillin führt zu einer verbesserten Nachtsehleistung und macht sich bei Netzhaut-Gefäßerkrankungen kapillarabdichtend bemerkbar.

9.14 Holunder/Sambucus nigra L. (Abb. 9-13)

Geißblattgewächse, Caprifoliaceae

▶ **Arzneilich verwendete Pflanzenteile/Drogenbezeichnung**

Holunderblüten, Sambuci flos
Holunderfrüchte, Sambuci fructus

▶ **Hauptinhaltsstoffe**

Blüten: Flavonoide, ätherisches Öl, Chlorogensäure, Kaffeesäureester, Gerbstoffe, Phytosterine, Schleim
Beeren: Flavonoide, Anthocyanglykoside, ätherische Öle; Zucker, Fruchtsäuren, Vitamin C und B_2, Folsäure, im Samen cyanogene Glykoside (Sambunigrin)

▶ **Hauptwirkungen**

schweißtreibend, verbessert die Bronchialsekretion, schwach harntreibend

▶ **Nebenwirkungen**

Blüten: keine bekannt
Beeren: Bei unreifen, rohen oder ungenügend erhitzten Beeren kann es zu Übelkeit, Erbrechen und Durchfall kommen. (Sambunigrin baut sich bei Reife, d.h. wenn die Beeren schwarz sind, und beim Kochen ab.)

▶ **Gegenanzeigen**

keine bekannt

▶ **Indikationen**

Innerlich: Blüten und Beerensaft als schweißtreibendes Mittel bei Erkältungskrankheiten
Äußerlich: Blüten in Kräuterkissen
Traditionell angewendet: zusätzlich bei Rheuma, Gicht und Hautkrankheiten als harntreibendes Mittel. Den Beerensaft bei Erkältungen, als mildes Abführmittel und zur Schmerzlinderung bei Nervenschmerzen (Vitamin B_2).

▶ **Anwendungsarten**

Innerlich: Tee, Mus, Saft (Beeren), Fertigpräparate (Blüten)
Äußerlich: Bad, Kräuterkissen (Blüten)
Teezubereitung: 1 TL Blüten (2–3 g) mit 150 ml Wasser überbrühen und 7 min ziehen lassen.

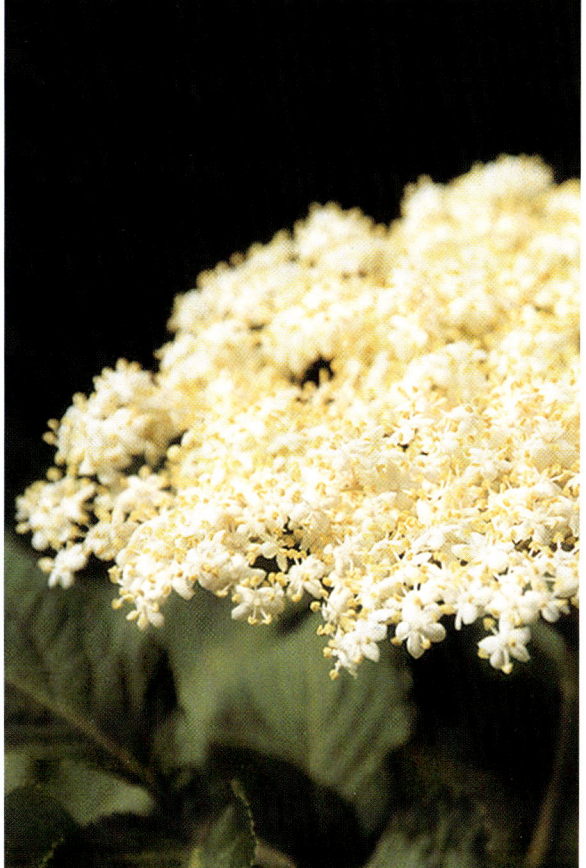

Abbildung 9-13: Holunder. *Foto: J. Georg.*

Mehrmals täglich möglichst heiß 1–2 Tassen trinken, besonders in der zweiten Tageshälfte.

▶ **Anwendungsempfehlung laut Kommission E**

Erkältungskrankheiten
Dosierung: Mittlere Tagesdosis 10–15 g Droge

Holunder galt in der Antike als Universalmedizin; man verwendete Wurzeln, Blätter, Rinde und Beeren. Prähistorische Funde von Holundersamen weisen auf seine vielfältige Verwendung hin. Der «Hollerbusch» durfte an keinem Gehöft fehlen. Er war den Menschen heilig, er galt als Lebens- und Sippenbaum und als «Sitz des guten Hausgeistes». «Vor dem Holunder zieh den Hut herunter!» – in dieser Redensart fand die Wertschätzung des hochverehrten Strauches ihren Ausdruck.

Im Juni stehen die Hollerbüsche in voller Blüte. Holunderblüten verbessern die Bronchialsekretion, beeinflussen das Wärmeregulationszentrum im Gehirn und bringen den Körper zum Schwitzen. Diese Eigenschaft macht man sich vor allem bei beginnenden Erkältungen zunutze. Schweißtreibende Tees und Fußbäder sind am Nachmittag/Abend besonders wirksam – anschließende Bettruhe gehört dazu. Mischungen mit Linden- und Mädesüßblüten sind zu empfehlen.

Seit alters her wird aus den Blüten Holunderlimonade hergestellt, ein belebendes und erfrischendes Getränk, das ebenfalls der Abwehrsteigerung dient. Mus oder Saft aus den vollreifen, wohlschmeckenden vitaminreichen Holunderbeeren ist als «Fiebersaft» in Erkältungszeiten sehr beliebt.

9.15 Huflattich/Tussilago farfara L. (Abb. 9-14)

Korbblütengewächse, Asteraceae (Compositae)

▶ **Arzneilich verwendete Pflanzenteile/Drogenbezeichnung**

Huflattichblätter, Farfarae folium

▶ **Hauptinhaltsstoffe**

Schleim, Inulin, Gerbstoffe, Bitterstoffe, Flavonoide, Pyrrolizidinalkaloide in Spuren. (Eine spezielle Anbau-Sorte von Salus/Schoenenberger ist frei von Pyrrolizidinalkaloiden.)

▶ **Hauptwirkungen**

reizmildernd auf Bronchialwege, Magen und Darm; schleimverflüssigend, entzündungshemmend, auswurffördernd und keimhemmend

▶ **Nebenwirkungen**

nicht bekannt

▶ **Gegenanzeigen**

Schwangerschaft, Stillzeit, als Vorsichtsmaßnahmen auch im Kindesalter (0 bis 6 Jahre). Wegen der Pyrrolizidinalkaloide ist die Einnahmedauer auf 4–6 Wochen/Jahr begrenzt.

▶ **Indikationen**

Innerlich: bei Reizhusten, Heiserkeit und chronischen Lungenleiden; bei Entzündungen der Mund- und Rachenschleimhaut und bei Magen- und Darmreizungen

Traditionell angewendet: Asthma, Fieber und Entzündungen der Harnwege; die Blätter bei Haut- und Venenentzündungen und bei schmerzenden, entzündeten Gelenken zu Bädern, Umschlägen oder als frisch gequetschte Blattauflage

▶ **Anwendungsarten**

Innerlich: Tee, Fertigpräparate
Äußerlich: Bäder, Umschläge, Frischpflanzensaft (für Kinder: von Pädiatris)
Teezubereitung: 1 TL (1–1,5 g) Droge mit 1 Tasse heißem Wasser aufbrühen und nach 7 min abgießen. Zweimal tägl. max. 4–6 Wochen pro Jahr

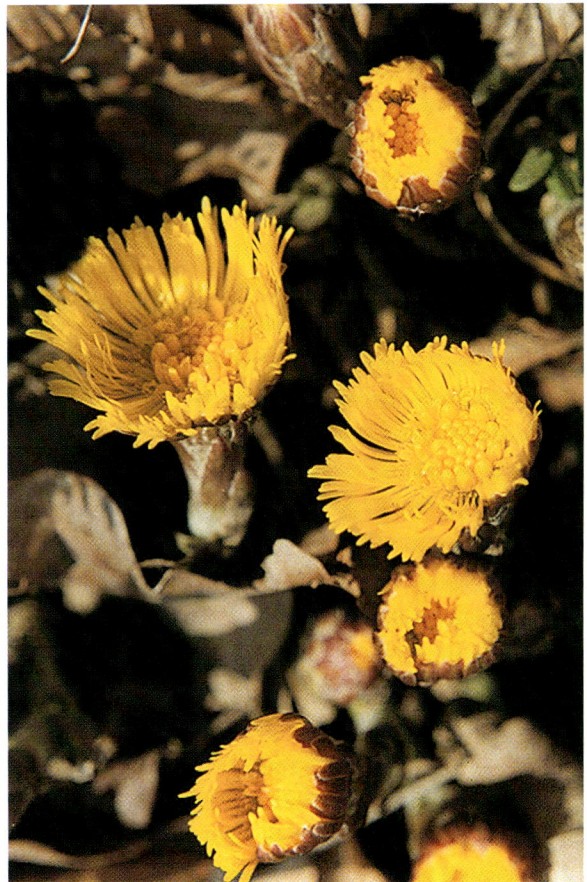

Abbildung 9-14: Huflattich. *Foto: U. Bühring.*

▶ **Anwendungsempfehlung laut Kommission E**

Akute Katarrhe der Luftwege mit Husten und Heiserkeit; akute, leichte Entzündungen der Mund- und Rachenschleimhaut
Dosierung: Tagesdosis 4,5–6 g Droge

Strahlend gelb wie kleine Sonnen zeigen sich die ersten Huflattichblüten zwischen altem Schnee und Vorjahreslaub – die Sonne hat bereits genügend Kraft für den Frühjahrsvorboten.

Tussilago kommt vom lateinischen «tussis», Husten und «agere», vertreiben, also: der «Hustenvertreiber». Für Raucher oder solche, die es noch nicht lassen können, stellt man seit langem aus Huflattich eine «Asthmazigarette» her oder, wie Kräuterarzt Pietro Andrea Matthioli im 16. Jh. empfiehlt, «es seyend aber unsere tabakpfeifen bequemer dazu». Also, die Blätter trocknen und in die Pfeife stopfen. Wie so ein Heilkraut-Pfeifchen schmeckt – der Kenner mag's entscheiden.

Huflattichblätter sind aufgrund ihres Schleimgehaltes bestens geeignet zur Reizmilderung bei Schleimhautentzündungen im Bronchial-, Mund- und Rachenraum, sie mildern trockenen Reizhusten. Durch seine Bitterstoffe wirkt Huflattich zusätzlich tonisierend und bewährt sich bei chronischen Bronchitiden wie Emphysembronchitis oder Silikosen. Hier wie auch beim Raucherhusten wird abends vor dem Schlafengehen und morgens vor dem Aufstehen eine Tasse mit honiggesüßtem Tee empfohlen – das erleichtert das morgendliche Abhusten.

Huflattichblätter und die süßen Blüten finden in der Wildkräuterküche (ab und zu) Verwendung.

9.16 Johanniskraut/Hypericum perforatum L. (Abb. 9-15)

Hartheugewächse, Hypericaceae (Guttiferae)

▶ Arzneilich verwendete Pflanzenteile/Drogenbezeichnung

Johanniskraut, Hyperici herba
Johannisöl, Hyperici oleum

▶ Hauptinhaltsstoffe

Hypericine, Phloroglucinderivat Hyperforin, Flavonoide, Gerbstoffe, ätherisches Öl

▶ Hauptwirkungen

Innerlich: stimmungsaufhellend
Äußerlich: antibakteriell, antiviral, antimykotisch, zusammenziehend, entzündungshemmend, wundheilend und schmerzlindernd

▶ Nebenwirkungen

Photosensibilisierung ist möglich, insbesondere bei hellhäutigen Personen

▶ Gegenanzeigen

keine bekannt
Hinweis: Bei Fertigpräparaten Wechselwirkungen beachten! (s. Kap. 5.1.3.8)
Wechselwirkungen sind dosisabhängig: Bei einer Tagesdosis von weniger als 900 mg, wie sie bei Tee- oder Tinkturgaben verabreicht werden, wurden keine Wechselwirkungen beobachtet. Bei Fertigpräparaten mit einer Tagesdosis über 900 mg wurden Wechselwirkungen bisher beobachtet bei Ciclosporin, Digoxin, Indinavir u.a. Proteaseinhibitoren, Nefazodon, Amitriptylin, Nortriptylin, Paroxetin, Dertralin und Theophyllin; abgeschwächte Wirkung von Antikoagulantien vom Cumarintyp. Noch nicht eindeutig nachgewiesen sind Auswirkungen auf orale Kontrazeptiva: Bei Studien wurden zwar vermehrt Zwischenblutungen festgestellt, aber keine hormonellen Veränderungen! Hyperforingehalte über 40 mg/Tag sind **kontraindiziert** bei chirurgischen Eingriffen am Herzen, frischem Lungenödem, tiefer Venenthrombose, Thrombophilie und Herzwandaneurysmen.

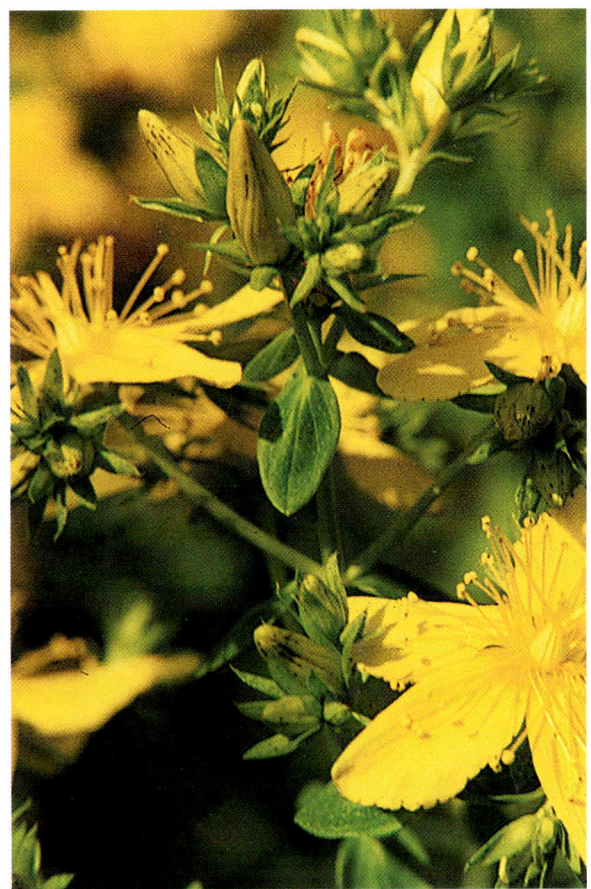

Abbildung 9-15: Johanniskraut. *Foto: U. Bühring.*

▶ Indikationen

Innerlich: bei (Winter-) Depressionen, Angstzuständen, Erschöpfung, Wechseljahrsbeschwerden, Migräne, Bettnässen, Schlafstörungen und Wetterfühligkeit
Äußerlich: bei Schnitt- und Schürfwunden, Prellungen, Verstauchungen und Verrenkungen, bei Verbrennungen, Sonnenbrand, Nervenschmerzen, Hexenschuss, verspannter Muskulatur, Gürtelrose und bei rheumatischen Beschwerden. Zur Vorbeugung und Therapie bei Wundliegen, bei alten Narben und Amputationsbeschwerden. Gut geeignet zur Pflege spröder und trockener Haut.

▶ Anwendungsarten

Innerlich: Tee, Tinktur, Fertigpräparate
Äußerlich: Öl, Kompresse

Teezubereitung: 1 TL Droge (2 g) mit 150 ml heißem Wasser übergießen und 7 min bedeckt ziehen lassen. 3-mal tägl. 1 Tasse 2 bis 3 Monate lang trinken

▶ **Anwendungsempfehlung laut Kommission E**

Innerlich: Psychovegetative Störungen, depressive Verstimmungszustände, Angst und/oder nervöse Unruhe

Äußerlich: Ölige Hypericumzubereitungen zur Behandlung und Nachbehandlung von scharfen und stumpfen Verletzungen, Myalgien und Verbrennungen 1. Grades

Dosierung: Mittlere Tagesdosis für innerliche Anwendung: 2−4 g Droge oder 0,2−1,0 mg Gesamthypericin in anderen Darreichungsformen

Als lichtliebende Pflanze wächst das Echte Johanniskraut auf sonnendurchfluteten Wiesen und Waldlichtungen. Es unterscheidet sich von anderen Hypericum-Arten durch seinen zweikantigen Stängel, den roten Saft, der beim Zerreiben der Blüten austritt, und durch die Blättchen, die gegen Licht gehalten wie perforiert aussehen.

An *Johanni*, dem Tag der Sommersonnenwende, hat die Sonne ihren höchsten Stand erreicht. Unsere Vorfahren feierten diesen Tag mit großen Feuern, denn dann sollten Pflanzen besondere Kräfte in sich bergen. Das heilkräftige Johanniskraut wurde dabei als Symbol der lebensspendenden Sonne in Kränze gebunden, übers Dach geworfen oder ins Sonnwendsträußchen gewunden und versprach Schutz vor allem Bösen.

Seit vielen Jahren wird Hypericum perforatum als *das* Antidepressivum ohne Nebenwirkungen – bis auf eine evtl. erhöhte Lichtempfindlichkeit – empfohlen. Deshalb ist während der Einnahme vorsorglich auf erhöhten Sonnenschutz zu achten. Johanniskraut erreicht seine volle Wirksamkeit erst nach ca. zwei Wochen Einnahme und sollte kurmäßig während zwei bis drei Monaten eingenommen werden. Im Vergleich zu anderen Antidepressiva macht es nicht teilnahms- oder lustlos, sondern es fördert die Leistungsfähigkeit und wirkt herzstärkend.

Äußerlich wird Johanniskraut als eines der besten und wichtigsten Heilöle mit Erfolg angewendet. Johanniskrautöl wird aus den Blüten und Knospen, die sechs Wochen lang in kaltgepresstem Olivenöl ausgezogen werden, hergestellt (s. S. 170). Innerhalb dieser Zeit färbt sich das Öl rubinrot; deshalb wird es auch als «Rotöl» bezeichnet.

9.17 Echte Kamille/Chamomilla recutita/Matricaria chamomilla
(Abb. 9-16)

Korbblütengewächse, Asteraceae (Compositae)

▸ **Arzneilich verwendete Pflanzenteile/Drogenbezeichnung**
Kamillenblüten, Matricariae flos
Kamillenöl, Chamomillae aetheroleum

▸ **Hauptinhaltsstoffe**
0,2–0,8 % ätherisches Öl (mit Chamazulen und alpha-Bisabolol), Cumarine, bis 10 % Schleimstoffe, Flavonoide

▸ **Hauptwirkungen**
Innerlich: entzündungshemmend, krampflösend, entblähend, ulkusprotektiv (α-Bisabolol bewirkt eine spezifische Hemmung der Pepsinsekretion im Magen), mild beruhigend
Äußerlich: wundheilend, granulationsfördernd, antibiotisch, antimykotisch (hauptsächlich gegen grampositive Keime wie Streptokokken und Staphylococcus aureus!), mild schmerzlindernd

▸ **Nebenwirkungen**
Selten (!) allergische Reaktionen (Allergien ruft nur die anthemis nobilis, die Hundskamille, hervor – nicht Matricaria recutita). Überdosierung kann Schwindel, nervöse Unruhe oder Bindehautentzündung verursachen.

▸ **Gegenanzeigen**
Kontaktallergien (Schnupfen, Asthma, Hautirritationen)
  Kamillenzubereitungen sollen aus hygienischen Vorsichtsmaßnahmen nicht am Auge eingesetzt werden.
Hinweis: Bei Anwendung des ätherischen Öls grundsätzlich nur 100 % naturreine, ätherische Öle verwenden und ausreichend verdünnen – s. S. 60 ff.; 169.

▸ **Indikationen**
Innerlich: bei Magen-Darm-Beschwerden mit Krämpfen, Reizmagen, Blähungen, Brechreiz oder Gastritis sowie bei Menstruationsbe-

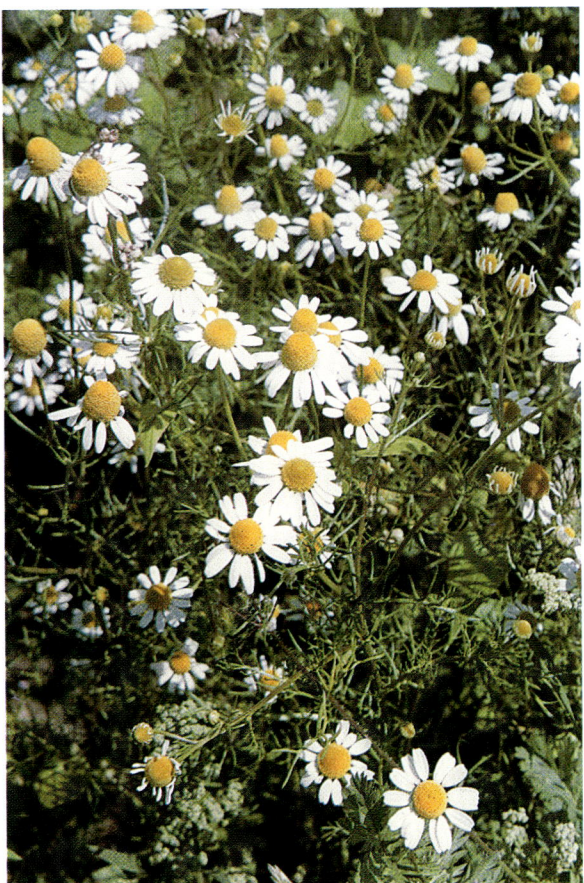

Abbildung 9-16: Echte Kamille. *Foto: A. Sonn.*

schwerden. Bei Magengeschwüren Rollkur mit Kamille
Äußerlich: zum Gurgeln bei entzündeter Mund- und Rachenschleimhaut; Dampfinhalationen bei Erkrankungen der oberen Atemwege; Kompressen bei schlecht heilenden Wunden, Abszessen oder Furunkeln; Sitzbäder bei Hämorrhoiden und Frauenkrankheiten
Traditionell angewendet: als Schlaftrunk, leichtes Beruhigungsmittel und als Kräuterkissen

▸ **Anwendungsarten**
Innerlich: Tee, Tinktur, Extrakte. (Alkoholisch-wässrige Extrakte besitzen eine andere Wirksamkeit als Teezubereitungen.) *Hinweis:* Die Kombination von Tee mit Tinktur hat sich bewährt, um den Gesamtkomplex der Kamillenwirkstoffe zu erhalten: Im Tee sind nur etwa

15% der ätherischen Öle gelöst, dafür Flavonoide und Schleimstoffe nahezu vollständig; in alkoholischen Extrakten dagegen sind die ätherischen Öle und Flavonoide, nicht aber die Schleimstoffe.

Äußerlich: Kompressen, Bäder (Sitz-, Fußbad: 1 Handvoll Droge), Dampfinhalationen, Spülungen, Gurgellösungen

Teezubereitung: pro Tasse 1 TL (1,5 g) Droge mit heißem Wasser übergießen, zudecken und nach 3 min filtrieren (durch die kurze Ziehdauer wird eine Überreizung der Schleimhaut vermieden). Ein- bis dreimal tägl. 1 Tasse trinken; die Anwendung im Magen-Darmbereich sollte 2–3 Wochen über die akute Symptomatik hinaus dauern. Für die äußerliche Anwendung den Tee 10 min ziehen lassen.

▶ Anwendungsempfehlung laut Kommission E

Äußerlich: *Haut- und Schleimhautentzündungen sowie bakterielle Hauterkrankungen einschließlich der Mundhöhle und des Zahnfleischs. Entzündliche Erkrankungen und Reizzustände der Luftwege (Inhalationen). Erkrankungen im Anal- und Genitalbereich (Bäder und Spülungen)*

Innerlich: *Bei Entzündungen im Gastro-Intestinal-Trakt*

Dosierung: *1 El Kamillenblüten (3 g) mit 150 ml heißem Wasser übergießen, abdecken und nach 5–10 min filtrieren. Bei Magen-Darm-Erkrankungen 3- bis 4-mal täglich eine Tasse trinken. Bei Schleimhautentzündungen im Mund- und Rachenbereich mehrmals täglich mit Tee spülen oder gurgeln.*

Äußere Anwendung: *3–10-prozentige Aufgüsse für Umschläge und Spülungen; als Badezusatz 50 g Droge auf 10 l Wasser*

Im alten Ägypten wurde die Kamille als heilig und mit ihrem gelben Blütenboden als Blume des Sonnengottes verehrt. Sie galt als ein Universalmittel und ist eines der ältesten und bekanntesten Heilmittel überhaupt. Von der Antike bis zum Mittelalter finden sich unzählige Kamillen-

anwendungen. Für die Heilkunde sollte auf einwandfreie (Apotheken- oder selbst gesammelte) Ware geachtet werden. Teebeutel aus Lebensmittelläden enthalten oft Kamillenkraut und gelten als minderwertig; deutsche Kamillensorten sind besonders hochwertig.

Die Kamille wirkt reizmildernd und heilungsfördernd und ist daher ein hervorragendes Heilmittel für alle Schleimhäute. Vor allem hat sie sich durch ihre speziell schleimhautschützenden und vor Geschwüren schützenden Eigenschaften für die sog. «Rollkur» bewährt: 2–3 Tassen Kamillentee früh nüchtern noch im Bett trinken und sich je 5 min auf die rechte Seite, auf den Rücken, die linke Seite und schließlich auf den Bauch «rollen», damit die Magenschleimhaut von allen Seiten benetzt wird. Möglichst eine halbe Stunde nachruhen mit einem warmen Leibwickel, damit der zusätzlich beruhigende Effekt zur Geltung kommen kann. Die Rollkur sollte mindestens 8 bis 10 Tage hintereinander durchgeführt werden. Bei starken Reizbeschwerden kann der Tee mit 10 Tropfen Kamillen-Tinktur und/oder mit 50 ml Leinsamenschleim angereichert werden.

Bei Magenbeschwerden aufgrund zu träger Magensaft-Sekretion verstärkt Kamillentee die Beschwerden eher. Ein Wechsel zu Pfefferminztee verschafft hier Erleichterung.

Äußerlich verwendet man die Kamille bei schlecht heilenden Wunden. Die Kamille kann eine Anregung des Hautstoffwechsels bewirken und einen Heilreiz setzen. Sie ist weniger geeignet für großflächige, nässende Ekzeme – und wenn, dann in Abwechslung mit Eichenrindenauflagen –, aber hervorragend bei Ulcus cruris.

«Die Kraft, das Weh im Leib zu stillen
verlieh der Schöpfer den Kamillen.
Sie blühen und warten unverzagt
auf jemand, den das Bauchweh plagt.
Der Mensch jedoch in seiner Pein
glaubt nicht an das, was allgemein
zu haben ist. Er schreit nach Pillen.
Verschont mich, sagt er, mit Kamillen,
um Gotteswillen!»

Karl Heinrich Waggerl

9.18 Königskerze/Verbascum densiflorum Berlol. (Abb. 9-17)

Braunwurzgewächse, Scrophulariaceae

▶ **Arzneilich verwendete Pflanzenteile/Drogenbezeichnung**
Wollblumen, Verbasci flos

▶ **Hauptinhaltsstoffe**
Saponine, Schleime, Flavonoide, ätherisches Öl

▶ **Hauptwirkungen**
reizlindernd, auswurffördernd

▶ **Nebenwirkungen/Gegenanzeigen**
keine bekannt

▶ **Indikationen**
Innerlich: bei trockenem Husten, Heiserkeit und zur Auswurfförderung bei chronischer Bronchitis
Traditionell angewendet: als harntreibendes Mittel
Äußerlich: Königskerzenöl (Weleda) als Umschlag bei Wunden, Ausschlägen, Neuralgien, Rheuma, bei Ohrenschmerzen, Furunkeln im Ohr, Ekzemen im Gehörgang und bei chronischer Mittelohrvereiterung. Als Sitzbad bei Hämorrhoiden, Afterjucken, Durchfall und Bettnässen

▶ **Anwendungsarten**
Innerlich: Tee, Fertigpräparate
Äußerlich: Öl, Bad
Teezubereitung: 1 TL Droge (0,5 g) mit 150 ml heißem Wasser übergießen, nach 10 min durch ein feines Teesieb/Papierfilter geben. Solchermaßen zubereiteter Tee wirkt auswurffördernd (Saponine). Bei Reizhusten und Heiserkeit wird ein Kaltauszug angesetzt, damit die reizlindernden Schleime zur Wirkung kommen: 1 TL Blüten mit 1 Tasse kaltem Wasser übergießen, unter gelegentlichem Umrühren 1–2 Stunden ziehen lassen, abgießen. 2–3 Tassen tägl. schluckweise trinken.

Zu beachten ist, dass die Blüten wegen ihrer feinen Härchen durch einen Papierfilter abgegossen werden, damit sie nicht die Rachenschleimhaut reizen.

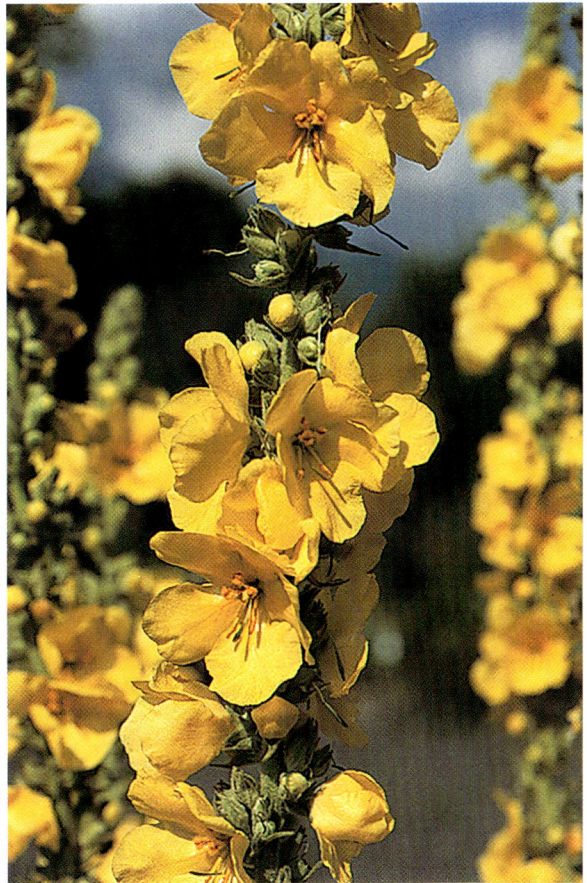

Abbildung 9-17: Königskerze. *Foto: U. Bühring.*

▶ **Anwendungsempfehlung laut Kommission E**
Katarrhe der Luftwege
Dosierung: 3–4 g Droge

Wahrhaft königlich erhaben steht die bis 2 m hohe Pflanze an sonnigen Böschungen, Bahndämmen und auf Schuttplätzen.

In der griechischen Antike wurde die Königskerze vielfältig verwendet: Der griechische Arzt Dioskurides benutzte im 1. Jh. n. Chr. Wurzeln und Blätter zur Behandlung von Durchfällen, Augenentzündungen und Wunden. Aristoteles nahm die Samen zum Fischfang – er nutzte die auf Fische nervenlähmende Wirkung der Saponine. Außerdem sollte die Königskerze magische Kräfte besitzen, um böse Geister zu vertreiben. Im 12. Jh. empfahl Hildegard von Bingen die sonnenhaften Blüten gegen Schwermütigkeit. Adamus Lonicerus wendete Verbascum im 16. Jh. bei Brustverschleimung, Herzschwäche und Fieber an. Im Mittelalter tauchte man außerdem den stattlichen Fruchtstand in Pech und Harz und verwendete ihn als Fackel – zum Beispiel in Königshäusern. Damals drehte man aus den getrockneten wolligen Blättern Lampendochte; der Flaum diente als Zunder.

Heute verwendet man die Blüten in Hustenteemischungen. Durch ihre Schleimstoffe und Saponine hat sich die Königskerze bei trockenem Husten, bei Heiserkeit und zur Auswurfförderung bei Bronchitis schon seit längerer Zeit bewährt.

Die Ernte der Blüten muss sehr behutsam erfolgen, denn sie sind äußerst druckempfindlich und neigen dazu, Wasser an sich zu binden. Man sammelt sie täglich spät am Vormittag und legt sie zum Trocknen einzeln nebeneinander. Gut trocken aufbewahren, damit sie nicht schimmeln!

9.19 Lavendel/Lavandula angustifolia Mill. (Abb. 9-18)

Lippenblütengewächse, Lamiaceae (Labiatae)

▶ **Arzneilich verwendete Pflanzenteile/Drogenbezeichnung**

Lavendelblüten, Lavandulae flos
Lavendelöl, Lavandulae aetheroleum

▶ **Hauptinhaltsstoffe**

1–3% ätherisches Öl, Cumarine, Gerbstoffe, Phenolcarbonsäuren

▶ **Hauptwirkungen**

beruhigend, gallefördernd; blähungshemmend, keimhemmend; äußerlich aufgetragen (mit Pflanzenöl verdünnt) wirkt es mild durchblutungsfördernd.

▶ **Nebenwirkungen/Gegenanzeigen**

Für Lavendelblüten keine bekannt. Bei empfindlichen Personen kann es aufgrund der Cumarinverbindungen zu Kopfschmerzen kommen.
Hinweis: Bei Anwendung des ätherischen Öls grundsätzlich nur 100% naturreines, ätherisches Öl (*Lavendel fein* oder *Lavendel extra*) verwenden und ausreichend verdünnen – s. S. 60, 169.

▶ **Indikationen**

Innerlich: in Gallentees als galletreibende Droge, zur Beruhigung, entblähend
Äußerlich: als Bad gegen Unruhe und Nervosität; Lavendel-Spiritus als Einreibung gegen Rheuma. Ätherisches Lavendelöl wirkt schmerzlindernd und heilungsfördernd bei Verbrennungen, hier darf es sogar pur aufgetragen werden (Ausnahme!).
Traditionell angewendet: als Tee bei überreizten Nerven, Magen- und Darmbeschwerden, nervöser Erschöpfung, Kopfschmerzen und Schwindel. Äußerlich als erwärmende, anregende kreislaufunterstützende Einreibung zur Tonisierung des Nervensystems, bei Gliederschmerzen, Rheuma und Gicht

▶ **Anwendungsarten**

Innerlich: Tee, Fertigpräparate

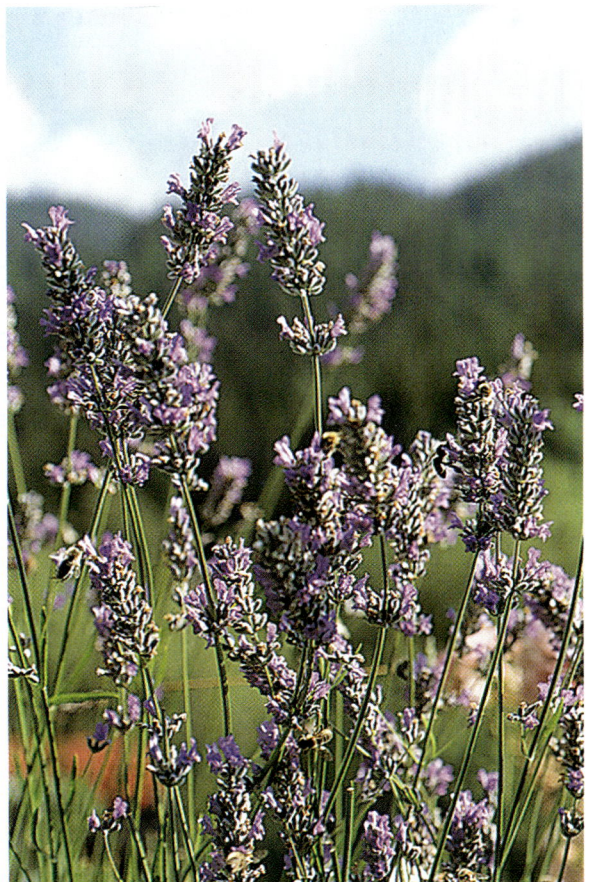

Abbildung 9-18: Lavendel. *Foto: U. Bühring.*

Äußerlich: Balneotherapie: funktionelle Kreislaufstörungen (100 g/2 l heißes Wasser), Lavendelspiritus, Aromatherapie
Teezubereitung: 1 TL (0,8 g Droge) mit 1 Tasse heißem Wasser überbrühen und 5 min abgedeckt ziehen lassen.

▶ **Anwendungsempfehlung laut Kommission E**

Innerlich: Befindensstörungen wie Unruhezustände, Einschlafstörungen, funktionelle Oberbauchbeschwerden (nervöser Reizmagen, -darm, Roemheld-Syndrom, Meteorismus)
Äußerlich: Balneotherapie bei funktionellen Kreislaufstörungen
Dosierung: Innerlich als Tee 1–2 TL Droge/Tasse
Äußerlich als Badezusatz: 20–100 g Droge auf 20 l Wasser

Wer in der Blütezeit des Lavendels den süßen Duft wahrnimmt, atmet unwillkürlich tief ein. Lavandula ist ein Bad für Seele, Sinne und Körper. Im 16. Jh. schrieb der Wissenschaftler und Arzt Rembert Dodoen (Rembertus Dodonäus): «Es stärkt dies schön gut und lebendig riechende Kraut die Sinne, den Verstand und das Gedächtnis.» Lavandula kommt von «lavare»: baden, waschen.

Der Lavendel wird geerntet, wenn sich die Blütchen gerade entfalten – dann haben die Aromastoffe ihren höchsten Wirkungsgrad. In Erkältungszeiten streute man im Mittelalter Lavendelblüten auf den Boden der Krankenhäuser. Diese aromatischen Teppiche vertrieben die «Krankheitsdämonen». Heute hat sich das Aufstellen einer Duftlampe mit ätherischem Lavendelöl im Krankenzimmer bewährt. Lavendelöl eliminiert ca. 70 % der pathogenen Keime in der Luft. Außerdem wehrt Lavendelöl auch Insekten ab.

In Südfrankreich werden unruhigen Säuglingen Lavendel-Sträußchen über das Kinderbettchen gehängt. Die bekannten Lavendelkissen fördern das Einschlafen – und vertreiben Motten.

9.20 Lein/Linum usitatissimum L.

(Abb. 9-19)

Leingewächse, Linaceae

▶ **Arzneilich verwendete Pflanzenteile/Drogenbezeichnung**

Leinsamen, Lini semen
Leinöl, Lini oleum

▶ **Hauptinhaltsstoffe**

7–12% Schleim, ca. 40% fettes Öl, Eiweiß, Rohfaser, Mineralstoffe und Spurenelemente, cyanogene Glykoside.

▶ **Hauptwirkungen**

abführend im Sinne einer physiologischen Darmregulierung, schleimhautschützend durch reizmildernde, abdeckende Wirkung

▶ **Nebenwirkungen**

Bei Beachtung der Dosierungsanleitung, d.h. der gleichzeitigen Einnahme von genügend Flüssigkeit (pro EL Leinsamen ca. 150 ml Flüssigkeit), sind keine Nebenwirkungen bekannt.

▶ **Gegenanzeigen**

Darmverschluss

Hinweis: Wie bei jedem Mucilaginosum ist eine negative Beeinflussung der Resorptionsverhältnisse von Arzneistoffen u.a. möglich. Deshalb sollte Leinsamenschleim (für Gastritis o.ä.) 60 min vor oder nach der Medikamentengabe und nur max. 7 Tage hintereinander eingenommen werden, danach Pause.

▶ **Indikationen**

Innerlich: bei Verstopfung, Hämorrhoiden, Magenschleimhautentzündung
Äußerlich: als Gurgelmittel bei Heiserkeit, als erweichender Breiumschlag bei Furunkeln, Abszessen und bei Nasennebenhöhlenentzündungen
Traditionell angewendet: innerlich bei entzündlichen Prozessen der Verdauungsorgane, Verstopfung. Äußerlich in Form von heißen Kompressen bei Haut-, Nasennebenhöhlen- und Augenentzündungen (Gerstenkorn) und Geschwüren. Das Öl lindert Verbrühungen und Verbrennungen.

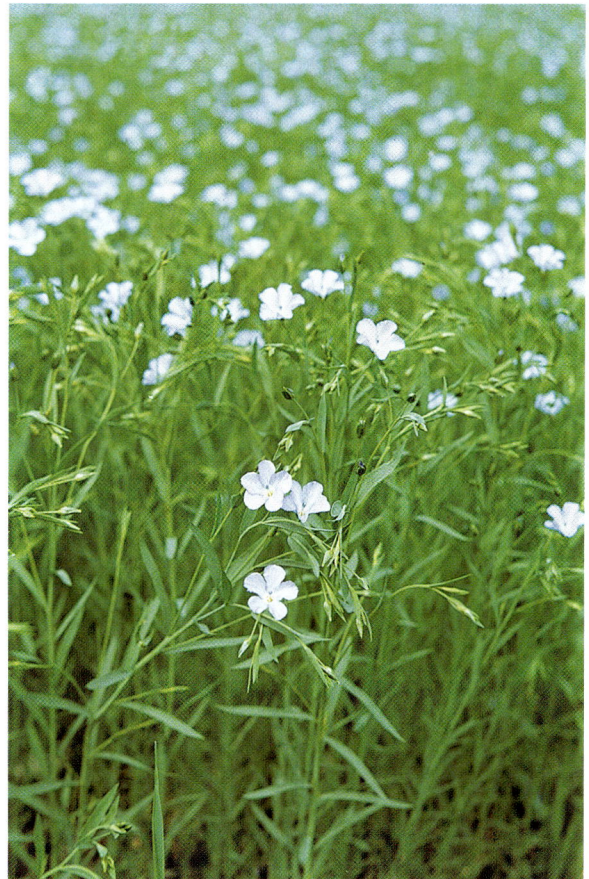

Abbildung 9-19: Lein. *Foto: A. Sonn.*

▶ **Anwendungsarten**

Innerlich: Tee und Samen (ganz, «aufgebrochen» oder frisch geschrotet, aber nicht fertig geschrotet kaufen, weil dieser zu schnell ranzig wird), Fertigpräparate
Äußerlich: Leinsamenkompresse, Gurgelmittel
Teezubereitung: 1–2 EL Leinsamen mit 150 ml kaltem Wasser übergießen, 60 min stehen lassen und gelegentlich umrühren. Ohne auszupressen die Flüssigkeit abgießen und auf Wunsch zur Anwendung leicht erwärmen, bei Schleimhautentzündungen des Verdauungstraktes schluckweise trinken.

▶ **Anwendungsempfehlung laut Kommission E**

Innerlich: Habituelle Obstipation, durch Abführmittelabusus geschädigtes Kolon, Colon irritabile,

Divertikulitis; als Schleimzubereitung bei Gastritis und Enteritis
***Äußerlich:** Als Kataplasma bei lokalen Entzündungen*
***Dosierung:** innerlich 2- bis 3-mal täglich 1 EL unzerkleinerten oder «aufgeschlossenen» (nicht geschroteten) Leinsamen zusammen mit jeweils ca. 150 ml Flüssigkeit einnehmen.*
2–3 EL eines geschroteten bzw. zerkleinerten Leinsamens zur Zubereitung eines Leinsamenschleimes
***Äußerlich:** 30–50 g Leinsamenmehl als feucht-heiße Kompresse*

Schon in Darstellungen altägyptischer Bauwerke und im Alten Testament wurde eine hochwertige Flachskultur beschrieben. Lein, auch Flachs genannt, zählt zu den ältesten Kulturpflanzen. Die zähen Fasern der Pflanze wurden, lange bevor sie als Heil- und Genussmittel bekannt war, zur Herstellung von Geweben gebraucht.

Hippokrates verwendete schließlich die Samen bei Unterleibsschmerzen und Katarrhen; Hildegard von Bingen nutzte die erweichende, entzündungswidrige und schmerzlindernde Kraft, die auch heute als Leinsamenkompressen zum Einsatz kommen (s. S. 188 f.).

In der heutigen Medizin werden die schleimhaltigen Leinsamen vor allem bei *Stuhlträgheit* verwendet. Sie haben hervorragende Gleit- und Quelleigenschaften. Die Wasserbindekraft macht den Kot weich und geschmeidig. Infolge der Volumenzunahme kommt es im Dickdarm zu einem Dehnungsreflex, der die Darmperistaltik anregt und die Kotsäule weitertransportiert. Dazu muss der Leinsamen «im Darm quellen»; das geschieht, indem die ganzen Samen gleichzeitig mit viel Flüssigkeit zu sich genommen werden. Leinsamen sind zur Langzeitanwendung geeignet, im Gegensatz zu Faulbaum, Sennes oder Aloe, die nur während max. 10 Tagen eingesetzt werden sollen.

Bei *Magen- oder Darmschleimhautentzündung* verwendet man den Leinsamenschleim, der sich ca. 60 min nach Einweichen der Samen (1–2 EL in 150 ml kaltem Wasser) gebildet hat. Dieser Schleim wirkt als reizmildernder Säurepuffer. Er kann auch als Gurgelmittel bei Heiserkeit oder äußerlich zur Linderung von Hämorrhoidalbeschwerden verwendet werden.

Das *Leinsamenöl* wird äußerlich zur Linderung von Verbrennungen, Wunden, Ekzemen oder Milchschorf angewendet. Innerlich eingenommen ist Leinöl durch seinen hohen Anteil an ungesättigten Fettsäuren ein hochwertiges Speiseöl.

Die ganzen Leinsamen sind durch ihren hohen Lignangehalt phytoöstrogenhaltig. Sie werden deshalb in der Frauennaturheilkunde wie Soja zur Ernährung in den Wechseljahren empfohlen.

Hinweis: Leinsamen möglichst nicht geschrotet, sondern als ganze Samen kaufen (Arzneibuchqualität, kadmiumfrei!). Geschrotete Samen werden schnell ranzig und dürfen dann nicht mehr verwendet werden.

9.21 Linde
Sommerlinde/Tilia platyphyllos Scop.
Winterlinde/Tilia cordata Mill.

(Abb. 9-20)

Lindengewächse, Tiliaceae

▶ **Arzneilich verwendete Pflanzenteile/Drogenbezeichnung**

Die voll entwickelten Blütenstände (Lindenblüten) mit dem pergamentartigen Hochblatt, Tiliae flos

▶ **Hauptinhaltsstoffe**

Schleim, bis zu 2% Flavonoide, ätherisches Öl, Gerbstoffe, Phenylcarbonsäuren und Glykoside

▶ **Hauptwirkungen**

schweißtreibend, fiebersenkend, schwach krampflösend und hustendämpfend. Lindenblüten wirken allgemein abwehrsteigernd

▶ **Nebenwirkungen/Gegenanzeigen**

keine bekannt

▶ **Indikationen**

Innerlich: Tee als schweißtreibendes Mittel (möglichst heiß getrunken) bei fieberhaften Erkältungen, bei Husten und zur Stärkung der allgemeinen Abwehrkräfte
Traditionell angewendet: bei Rheuma, Krämpfen oder zum Entwässern, (Teil-) Bäder gegen Migräne und zur Beruhigung

▶ **Anwendungsarten**

Innerlich: Tee, Fertigpräparate
Äußerlich: Bäder
Teezubereitung: 1 TL (2 g) Droge mit 1 Tasse siedendem Wasser überbrühen und abgedeckt 7 min ziehen lassen

▶ **Anwendungsempfehlung laut Kommission E**

Erkältungskrankheiten und damit verbundener Husten
Dosierung: Tagesdosis 2–4 g Droge

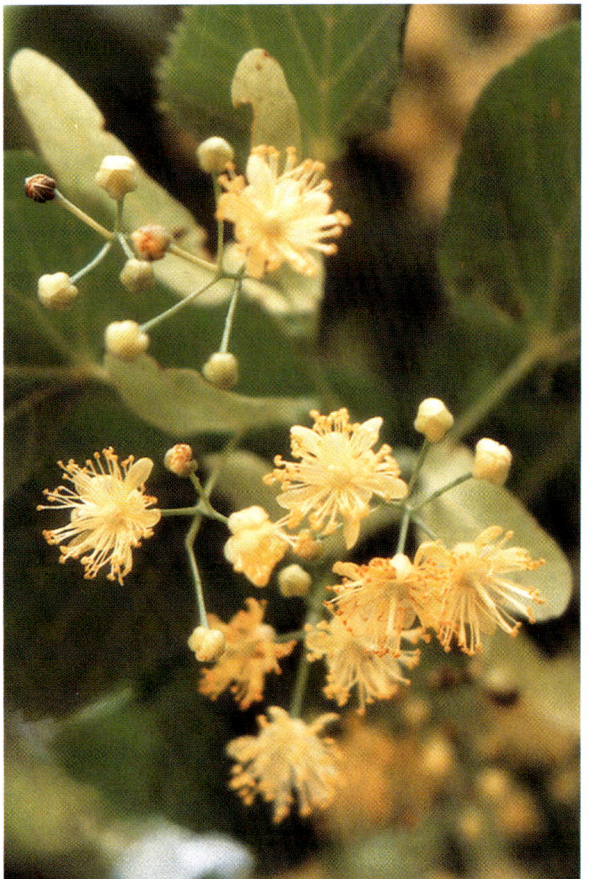

Abbildung 9-20: Linde. *Foto: A. Sonn.*

«Sieh das Lindenblatt, Du wirst es wie ein Herz gestaltet finden. Darum sitzen die Verliebten auch am liebsten unter Linden», dichtete einst Heinrich Heine. Unter dem duftenden Blätter-Baldachin der Linde versammelte sich schon in alten Zeiten das Volk zu Tanz und Spiel, um Feste zu feiern, Geschichten zu erzählen und auch um Recht zu sprechen. Die Linde war der heilige Schutzbaum der Germanen, unter dem Asyl gewährt und Dingversammlungen (Gerichte) abgehalten wurden. Es gibt bis zu 1000 Jahre alte Bäume wie die «Wolframslinde», unter der Wolfram von Eschenbach seine Balladen dichtete.

Das weiche, aber zähe und elastische Holz mit seinem seidigen Glanz diente als «lignum sanctum» vor allem zum Schnitzen heiliger Figuren wie Tilmann Riemenschneiders (1460–1531)

Madonna im Rosenkranz. Die Linde hat von allen europäischen Bäumen das leichteste Holz, das zudem nie vom Holzwurm befallen wird. Aus diesem Grund ist es zur Herstellung von Klangböden für Klaviere und Orgeln gefragt. Die Rinde ist weich und biegsam und wurde als Bast verwendet («lentos, lint» ist indogermanisch und heißt «biegsam»). Die Blätter dienten als Färbemittel und zaubern auch heute noch schöne Beige-, Ocker- und Brauntöne auf Stoffe.

Lindenblütentee ist als schweißtreibendes Mittel bei Erkältungskrankheiten bekannt. Es ist wissenschaftlich erwiesen, dass Lindenblüten außerdem die körpereigene Abwehrkraft stärken. Darüber hinaus wirken sie aufgrund ihres Schleimgehaltes schmerz- und reizlindernd, wärmend und mild abführend. Als Geheimtipp in der Volksmedizin gilt, dass Lindenblüten beruhigen und den Schlaf fördern, vor allem bei kleinen Kindern und älteren Menschen. Es lohnt sich, das auszuprobieren.

9.22 Löwenzahn/Taraxacum officinale Web. (Abb. 9-21)

Korbblütengewächse, Cichoriaceae (Compositae)

▶ Arzneilich verwendete Pflanzenteile/Drogenbezeichnung

Kraut mit der Wurzel

Löwenzahn (Löwenzahn-Ganzpflanze), Taraxaci radix cum herba

Löwenzahnwurzel, Taraxaci radix

▶ Hauptinhaltsstoffe

Bitterstoffe, Vitamine, Mineralstoffe, Schleimstoffe, Inulin (im Frühjahr ca. 2 %, im Herbst ca. 40 %)

▶ Hauptwirkungen

verdauungsfördernd, appetitanregend, gallesekretionsfördernd, stoffwechselanregend, harntreibend

▶ Nebenwirkungen

Wie bei allen bitterstoffhaltigen Drogen können hyperazide Magenbeschwerden auftreten.

▶ Gegenanzeigen

Verschluss der Gallenwege, Gallenblasenempysem; Ileus. Bei Gallensteinleiden nur nach Rücksprache mit einem Arzt anwenden.

▶ Indikationen

Innerlich: bei Störungen des Gallenflusses, Appetitlosigkeit, Verdauungsbeschwerden, zur unterstützenden Therapie bei chronischen rheumatischen und arthrotischen Beschwerden und als wassertreibendes und mild abführendes Mittel. Wichtiger Bestandteil sog. Frühjahrskuren, auch als Wildkräutersalat

Traditionell angewendet: bei Leber- und Gallenkrankheiten, Gicht und Rheuma, Hautkrankheiten, Blasen- und Nierenleiden und zur Verhütung von Nierensteinen. Aufgrund des hohen Inulingehaltes wird Löwenzahnwurzel als Gemüse bei Diabetes empfohlen (ohne einen kausalen Einfluss auf die Zuckerkrankheit zu haben).

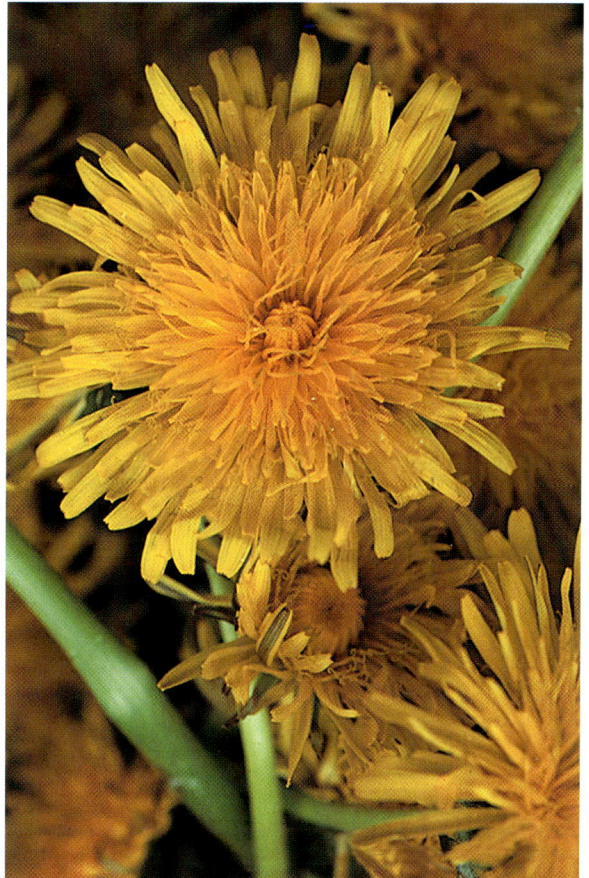

Abbildung 9-21: Löwenzahn. *Foto: U. Bühring.*

▶ Anwendungsarten

Innerlich: Frischpflanzenpresssaft, Tee, Tinktur, Wildgemüse

Teezubereitung: 1 TL (2,5 g) Droge (Wurzel mit Kraut) mit 1 Tasse kaltem Wasser kurz aufkochen, nach 10 min abgießen. 2- bis 3-mal täglich 4 – 6 Wochen lang trinken.

▶ Anwendungsempfehlung laut Kommission E

Störungen des Gallenflusses. Appetitlosigkeit und dyspeptische Beschwerden wie Völlegefühl und Blähungen

Dosierung: Aufguss 1 EL der geschnittenen Droge/ 1 Tasse Wasser

Abkochung 3 – 4 g der geschnittenen oder gepulverten Droge/1 Tasse Wasser

Tinktur 3-mal täglich 10 – 15 Tropfen

Bei Gallensteinleiden nur nach Rücksprache mit einem Arzt anwenden.

Löwenzahn ist überall bekannt. Wenn der hohle Stängel die Blüten der Sonne präsentiert, werden satte Wiesen mit leuchtendem Gelb überstreut. Die harntreibenden Auswirkungen des Löwenzahns haben ihm unrühmliche Namen eingebracht wie «Bettseicher» oder auf französisch «pisse en lit». Seine bekannte wassertreibende Wirkung beruht auf einem saluretischen Effekt, d.h. auf der vermehrten Ausscheidung von Natrium, Kalium und Chlorid im Harn und nicht auf einer Nierenreizung. Aufgrund unzureichender bzw. nicht eindeutig belegter Daten wurde die Angabe «zur Anregung der Diurese» in der aktuellen Monographie nicht mehr aufgenommen.

Die Hauptwirkung des Löwenzahns liegt im *Leber-Galle*-Bereich. Seit langem wird er als bitterwirksames Heilmittel gebraucht bei Leber- und Gallestörungen wie z.B. Fett-Unverträglickeit, schlechte Verdauung, Verstopfung oder Müdigkeit. Löwenzahn sollte bei keiner Frühjahrskur fehlen. Wer einmal die erstaunlichen Verbesserungen, wie die Beweglichkeit der Gelenke bzw. das Nachlassen der Steifigkeit miterlebt hat, wird immer wieder zu Löwenzahn greifen. Immerhin verspricht der Frischsaft laut alten Überlieferungen auch «wundersame Liebeserfolge» …

9.23 Malve/Malva sylvestris L.
(Abb. 9-22)

Malvengewächse, Malvaceae

▶ **Arzneilich verwendete Pflanzenteile/Drogenbezeichnung**

Malvenblüten, Malvae flos
Malvenblätter, Malvae folium

▶ **Hauptinhaltsstoffe**

Viele Schleimstoffe (Blüten 10%/Blätter 8%), wenig Gerbstoffe, in den Blättern Flavonglykoside, in den Blüten das Anthozyanglykosid Malvin, Spuren ätherischer Öle

▶ **Hauptwirkungen**

Der hohe Schleimgehalt ist verantwortlich für die reizlindernde Wirkung bei Schleimhautentzündungen im Mund- und Rachenraum und im Magen-Darm-Trakt.

▶ **Nebenwirkungen/Gegenanzeigen**

nicht bekannt

▶ **Indikationen**

Innerlich: bei Entzündungen der Mund- und Rachenschleimhaut, bei trockenem, entzündlichem Husten, Heiserkeit oder Kehlkopfkatarrh, bei Magen-Darmschleimhaut-Entzündungen wie Gastritis oder Colitis ulcerosa und bei Entzündungen der weiblichen Beckenorgane
Äußerlich: zum Gurgeln bei Halsschmerzen oder als beruhigende, lindernde Kompresse bei trockener, entzündeter Haut, Pruritus vulvae et ani (Juckreiz der Vaginal- und Analregion), bei Ekzemen, Neurodermitis oder Psoriasis
Traditionell angewendet: als Badezusatz bei Hauterkrankungen, Wunden, Insektenstichen, Furunkeln und Hämorrhoiden
Kosmetik: als Waschung bei empfindlicher, trockener Haut

▶ **Anwendungsarten**

Innerlich: Tee, Tinktur, Blüten und Blätter als Wildgemüse
Äußerlich: Umschläge, Kompressen, Bäder
Teezubereitung: 1 TL (0,5 g) Droge mit 1 Tasse kaltem Wasser übergießen, unter gelegentlichem

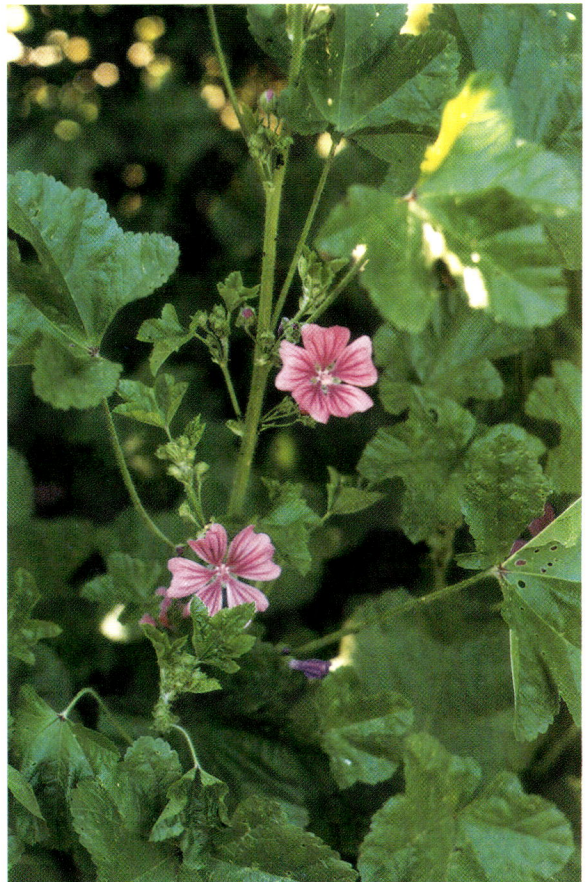

Abbildung 9-22: Malve. *Foto: A. Sonn.*

Umrühren 1–2 Stunden ziehen lassen, abgießen; 2–3 Tassen tägl. schluckweise trinken, nicht länger als 1 Woche, danach Pause (verminderte Resorption).

▶ **Anwendungsempfehlung laut Kommission E**

Schleimhautreizungen im Mund- und Rachenraum und damit verbundener trockener Reizhusten
Dosierung: Tagesdosis 5 g Droge

Der Gattungsname Malva ist von griechisch «malakos» abgeleitet und bedeutet «weich». Wer einmal Malvenblätter oder -blüten zwischen den Fingern zerreibt, spürt den weichen Pflanzenschleim. Mit diesem Schleimstoff wirkt die Malve reiz- und schmerzmildernd, schleimlösend, entzündungshemmend, wundheilend, erweichend und mild abführend. Wie mit einem Schutzfilm überzieht ein Blatt- und Blütenauszug die Schleimhäute der Bronchien und des Magen-, Darm- und Genitaltraktes.

Die mehrjährige Pflanze wächst mit aufrechtem Stängel und gestielten, 5-lappigen Blättern an Weg- und Wiesenrändern. Rosa-lila Blütenblätter leuchten wie schmale Herzen und weisen mit drei dunklen Streifen Insekten den Weg zur Nektarquelle. Auch andere Angehörige der Malvenfamilie dienen der Heilkunde und können entsprechend angewendet werden. So die Moschus- und die Rosenmalve, die Stockrose und vor allem der Eibisch, dessen Wurzel besonders viel Pflanzenschleim enthält.

Hinweis: Ein «Malventee» aus dem Lebensmittelhandel ist ein reiner Haustee für den täglichen Gebrauch. Er besteht nicht aus Malven-, sondern aus Hibiskusblüten. Hibiskus gehört zur Familie der Malvengewächse, enthält jedoch keine Pflanzenschleime und hat keinerlei medizinische Bedeutung. Im Gegenteil: Er ist säurehaltig und reizt entzündete Schleimhäute.

9.24 Mariendistel/Silybum marianum L. Gaertner/Carduus marianus L. (Abb. 9-23)

Korbblütengewächse, Asteraceae (Compositae)

▸ **Arzneilich verwendete Pflanzenteile/Drogenbezeichnung**
Mariendistelfrüchte (fälschlich als Samen bezeichnet) ohne Pappus (Haarkrone)
  Cardui mariae fructus

▸ **Hauptinhaltsstoffe**
1,5–3% Silymarin, 20–30% fettes Öl, 25–30% Eiweiß, Schleim

▸ **Hauptwirkungen**
vorbeugende und heilende Leberwirksamkeit

▸ **Nebenwirkungen/Gegenanzeigen**
selten Stuhlverflüssigung

▸ **Indikationen**
Innerlich: die *Droge* wird bei Verdauungsbeschwerden und zur Vorbeugung angewendet, die *Zubereitungen* bei toxischen Leberschäden, z. B. durch Alkoholmissbrauch, leberschädigende Arzneimittel oder Umweltgifte. Als Begleittherapie bei chronisch-entzündlichen Leber-Erkrankungen (Virushepatitiden) sowie zur Aszitesentwässerung bei Leberzirrhose. *Carduus marianus* wird zur Vorbeugung und zur Therapie verwendet.
Traditionell angewendet: Im Vordergrund steht die Behandlung dyspeptischer Beschwerden, die auf Lebererkrankungen zurückgeführt werden, vielfach kombiniert mit choleretisch wirkenden Pflanzen wie Schöllkraut und Gelbwurz. Auch bei Gallensteinen, Koliken, Unterschenkelgeschwüren, Krampfadern, Kopfschmerz und Migräne.

▸ **Anwendungsarten**
Innerlich: Tee (nur bei Verdauungsbeschwerden, da sich lediglich 25% der leberwirksamen Substanzen in Wasser lösen); für die Indikation *Lebererkrankungen* nur Fertigpräparate!
Teezubereitung: 1–2 TL (3–5 g) Droge mörsern und mit 1 Tasse siedendem Wasser übergießen, nach 15 min abgießen; 3- bis 4-mal täglich 1 Tasse etwa 2 Stunden vor der Mahlzeit.

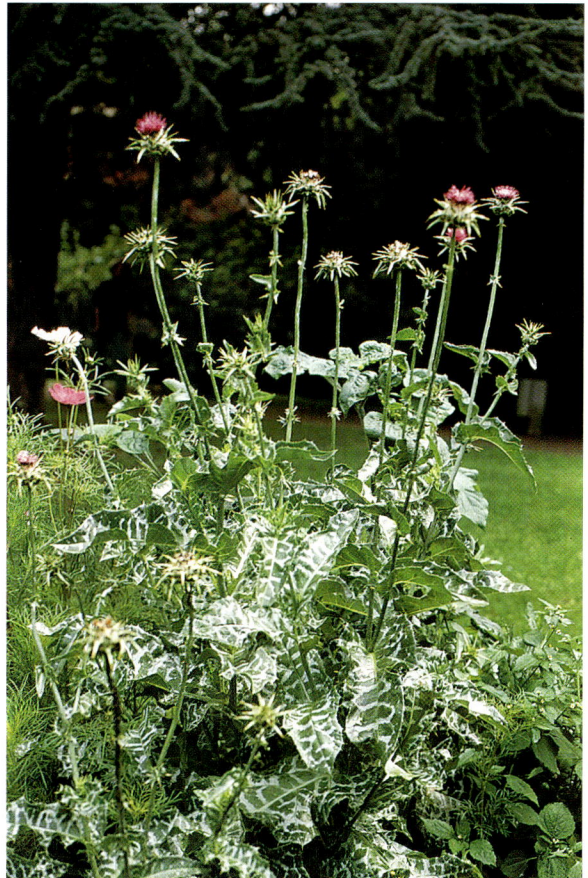

Abbildung 9-23: Mariendistel. *Foto: U. Bühring.*

Zum vorbeugenden Leberschutz täglich 1–2 EL der (harten!) Früchte kauen (oder mahlen). Mariendistel kann und soll über längere Zeit (3 bis 6 Monate) eingenommen werden.

▸ **Anwendungsempfehlung laut Kommission E**
Dyspeptische Beschwerden; toxische Leberschäden; zur unterstützenden Behandlung bei chronisch-entzündlichen Lebererkrankungen und Leberzirrhose
Dosierung: 12–15 g Droge. Zubereitungen: Entsprechend 200–400 mg Silymarin, berechnet als Silibinin.

Die Mariendistel wächst wild in Südeuropa, Westasien und Nordafrika. Ihre großen, auffällig marmorierten, dornig gezackten Blätter sind unverwechselbar. Die schwarzbraunen Samen (eigentlich Früchte) haben eine seidige, weiß-glänzende Haarkrone, die sie wie Löwenzahn-samen durch die Lüfte segeln lässt.

Carduus marianus ist die einzige Pflanze, welche die Leberzellregeneration anregen kann und die Neubildung von Leberzellen stimuliert. Die Membranen der Leberzellen werden durch den Wirkstoffkomplex Silymarin stabilisiert, so dass das Eindringen von Giften erschwert wird und selbst vorgeschädigte Leberzellen wieder ausheilen können. Bei Knollenblätterpilzver-giftung gilt ein Silymarinderivat als sicheres Gegenmittel.

Mariendistel regt außerdem die Gallentätig-keit an und unterstützt die Verdauung. Sie hat sich auch als mildes, nebenwirkungsfreies Ab-führmittel in der Schwangerschaft bewährt.

9.25 Melisse/Melissa officinalis L. (Abb. 9-24)

Lippenblütengewächse, Lamiaceae (Labiatae)

▶ **Arzneilich verwendete Pflanzenteile/Drogenbezeichnung**

Melissenblätter, Melissae folium
  Melissenöl, Melissae aetheroleum

▶ **Hauptinhaltsstoffe**

0,02–0,2 % ätherisches Öl, Flavonoide, Gerbstoffe, Phenylcarbonsäuren und Bitterstoffe

▶ **Hauptwirkungen**

beruhigend, krampflösend, verdauungsfördernd, antiviral, antibakteriell

▶ **Nebenwirkungen/Gegenanzeigen**

nicht bekannt

Hinweis: Bei Anwendung des ätherischen Öls grundsätzlich nur 100 % naturreines, ätherisches Öl verwenden und ausreichend verdünnen – s. S. 60 ff.; 169 ff.

▶ **Indikationen**

Innerlich: als Tee, alkoholische Zubereitung oder alkoholisches Destillat bei nervösen Magen- und Darmstörungen, als mildes Beruhigungsmittel, insbesondere bei nervösen Herzbeschwerden

Äußerlich: für Einreibungen mit «Melissengeist» bei Rheuma, Nerven- und Kopfschmerzen oder Migräne; abends an den Schläfen aufgetragen zur Entspannung und bei Schlafstörungen; Melissenextrakt-Salbe gegen Lippenbläschen (Herpes labialis)

Traditionell angewendet: bei nervösen Herz-, Magen- und Unterleibsbeschwerden sowie bei Erbrechen in der Schwangerschaft

▶ **Anwendungsarten**

Innerlich: Tee, Tinktur, Destillat, Fertigpräparate

Äußerlich: Salbe (Lomaherpan®), Melissengeist

Teezubereitung: 1 TL (1 g) Droge mit 1 Tasse heißem Wasser überbrühen und 7 min bedeckt ziehen lassen. 3-mal täglich 1 Tasse

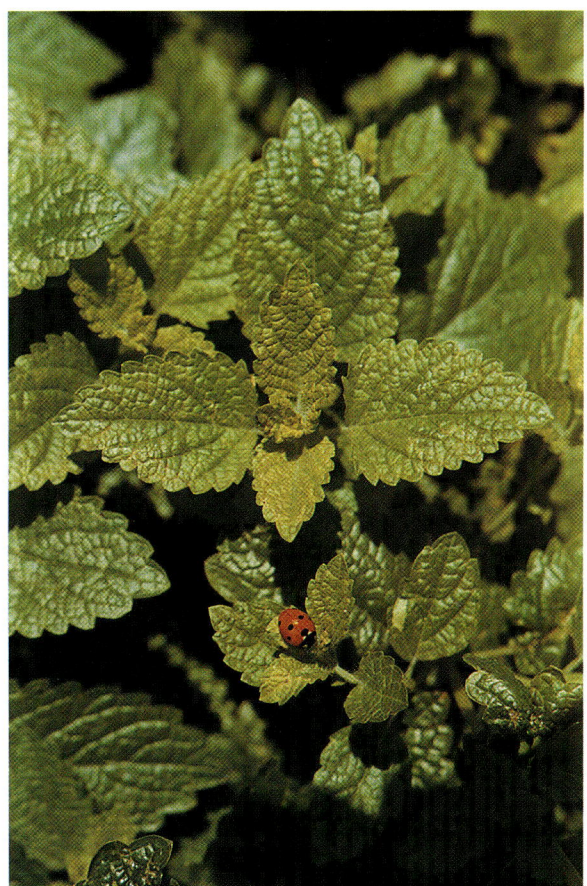

Abbildung 9-24: Melisse. *Foto: A. Sonn.*

▶ **Anwendungsempfehlung laut Kommission E**

Nervös bedingte Einschlafstörungen, funktionelle Magen-Darm-Beschwerden

Dosierung: 1,5–4,5 g Droge auf eine Tasse als Aufguss mehrmals täglich nach Bedarf

Die Melisse, ursprünglich aus Südeuropa, ist seit langem in unseren Gärten als Zitronenmelisse bekannt. Die herzförmigen Blätter duften beim Zerreiben intensiv nach Zitrone. In diesen Duftblättern sitzt die Heilkraft, über die Hildegard von Bingen schrieb: «Dies Mittel greift die Wärme und die Milz an und macht das Herz fröhlich.»

Nicht nur auf das extrem flüchtige ätherische Öl, sondern auf die Komposition der gesamten Inhaltsstoffe führt man die beruhigenden, krampflösenden, entblähenden, gallefördernden und antiviralen Eigenschaften zurück. Melisse ist die richtige Heilpflanze für die heutige Zeit: Sie hilft bei Stress, ist gut verträglich und hat sich bestens bewährt als Teemischung mit anderen unterstützenden Kräutern: bei nervösen Herzbeschwerden mit Weißdorn, Herzgespann und Rose, bei nervösem Magen mit Minze, Fenchel und Gänsefingerkraut oder bei Unruhe und Schlafstörungen mit Hopfen und Lavendel. Auch ein Kräuterkissen mit Melisse beruhigt bei nervösen Beschwerden.

Ihre antiviralen Eigenschaften wirken vor allem bei Lippen-Herpes. Gleich zu Beginn der Erkrankung eine Melissenextrakt-Salbe (Loma-herpan®) oder den Pflanzenfrischsaft von zerriebenen Blättern mehrmals auf die betroffene Stelle tupfen.

> «Wie ein sanftes Ruhekissen wirkt der Tee von den Melissen
> Stärket Nerven, Herz und Magen, hilft bei vielen Frauenplagen
> Fördert auch den Schlaf ganz herrlich, kurzum: macht sich unentbehrlich.»

Das echte Melissenöl ist sehr teuer. Deshalb werden viele Massageöle oder Ölbäder mit dem ähnlich riechenden Lemongras-Öl (auch als Melissae indicum bezeichnet) hergestellt, das beruhigend wirkt und wesentlich preiswerter ist.

9.26 Passionsblume/Passiflora incarnata L. (Abb. 9-25)

Passionsblumengewächse, Passifloraceae

▶ **Arzneilich verwendete Pflanzenteile**
Kraut (die blattreichen Schlingtriebe mit Ranken, Blüten und Blättern)

▶ **Drogenbezeichnung**
Passionsblumenkraut, Passiflorae herba

▶ **Hauptinhaltsstoffe**
Flavonoide (u. a. Maltol: weißdornähnliche, beruhigende, Herz-Kreislauf unterstützende Wirkung), Cumarinderivate, Spuren von ätherischem Öl und cyanogenen Glykosiden

▶ **Hauptwirkungen**
beruhigend und krampflösend

▶ **Nebenwirkungen/Gegenanzeigen**
keine bekannt

▶ **Indikationen**
Innerlich: zur unterstützenden Therapie bei nervöser Unruhe, Einschlafstörungen, Depressionszuständen und Konzentrationsschwierigkeiten, Kreislaufschwäche, Klimakteriums- und wetterbedingten Beschwerden, nervös bedingten Beschwerden im Magen-Darm-Bereich sowie Bronchialasthma

▶ **Anwendungsarten**
Innerlich: Tee (teuer!), Fertigpräparate
Äußerlich: Waschungen
Teezubereitung: 1–2 TL (1,5–3 g) Droge mit 1 Tasse siedendem Wasser übergießen und 5 min ziehen lassen. 2- bis 3-mal täglich 1 Tasse oder vor dem Schlafengehen 1–2 Tassen trinken.

▶ **Anwendungsempfehlung laut Kommission E**
Nervöse Unruhe
Dosierung: Tagesdosis: 4–8 g Droge (mit 60–120 mg Trockenextrakt)

Die Gattung der Passionsblumengewächse umfasst ungefähr 500 verschiedene Arten. Sechzig

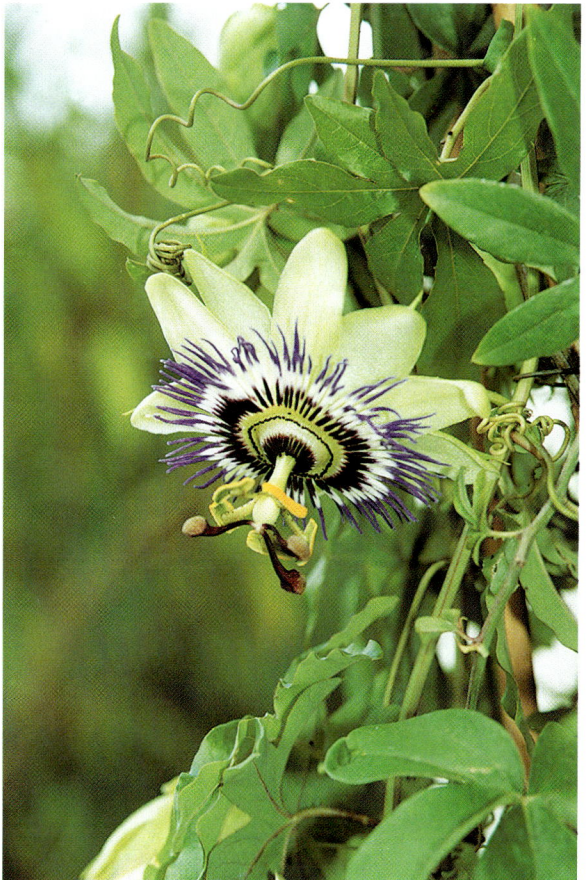

Abbildung 9-25: Passionsblume. *Foto: U. Bühring.*

Arten tragen essbare Früchte (Passionsfrucht, Granadille oder Maracuja), die einen wohlschmeckenden Saft ergeben. Georg Markgraf von Sachsen beschrieb die Passiflora edulis im 16. Jh. unter ihrem indianischen Namen «maracuja», eine Bezeichnung, die wir für den köstlichen, medizinisch aber nicht genutzten Saft übernommen haben.

Die arzneilich verwendete Passiflora incarnata war eine der ersten, die den Weg von ihrer subtropischen Heimat – Südamerika und Ostindien – nach Europa fand. Viele Botaniker waren von ihrer attraktiven Blüte begeistert. Heute wird Passiflora wegen ihrer wunderschönen Blüten im mitteleuropäischen Bereich auch als Zierpflanze gehalten. Das Kraut der Schlingpflanze wird zur Blütezeit geerntet und getrocknet oder gleich frisch verarbeitet.

Passionsblumenzubereitungen wirken beruhigend und krampflösend.

Sie werden nahezu ausschließlich in Kombination mit anderen Heilpflanzen eingesetzt, bevorzugt mit Baldrian, Melisse oder Hopfen.

Die Passionsblume eignet sich wegen ihrer mild beruhigenden Eigenschaften besonders gut für die Kinderheilkunde und in der Pubertät bei nervöser Unruhe, Einschlafstörungen und Konzentrationsschwierigkeiten. Sie ist ein gutes Tagessedativum und wird als Antistressmittel eingesetzt. Bewährt haben sich ihre Zubereitungen auch bei wetterbedingten und Wechseljahrs-Beschwerden und bei Kreislaufstörungen.

9.27 Pfefferminze/Mentha x piperita L. (Abb. 9-26)

Lippenblütengewächs, Lamiaceae (Labiatae)

▶ **Arzneilich verwendete Pflanzenteile**
Blätter und das daraus gewonnene ätherische Öl

▶ **Drogenbezeichnung**
Pfefferminzblätter, Menthae piperitae folium
    Pfefferminzöl, Menthae piperitae aetheroleum

▶ **Hauptinhaltsstoffe**
Bis 1,9% ätherisches Öl (Hauptbestandteil: Menthol 35–50%), Flavonoide und Gerbstoffe

▶ **Hauptwirkungen**
krampflösend, gallenflussfördernd, gärungs-widrig, antiseptisch. Reines Menthol wirkt im Bereich der Atemwege sekretlösend, äußerlich örtlich betäubend und erfrischend.

▶ **Nebenwirkungen/Gegenanzeigen**
Blätter: bei Gallensteinleiden nur nach Rück-sprache mit dem Arzt
Öl (äußerlich): nicht bei Verschluss der Gallen-wege, Gallenblasenentzündungen oder schweren Leberschäden; pfefferminzölhaltige Zubereitun-gen nicht bei Säuglingen und Kleinkindern, vor allem nicht im Bereich des Gesichts oder der Nase. In der Schwangerschaft meiden; nicht bei Epilepsie-Neigung
Hinweis: Bei Anwendung des ätherischen Öls grundsätzlich nur 100% naturreines, ätheri-sches Öl *(Mentha piperita)* verwenden und aus-reichend verdünnen.
    Während homöopathischer Behandlung Pfefferminztee oder -ölhaltige Zubereitungen meiden.

▶ **Indikationen**
Innerlich: Tee bei krampfartigen Magenbe-schwerden und Gallenleiden. Blätter und ätheri-sches Öl als Geruchs- und Geschmackskorrigens bei Arzneimitteln und Körperpflegemitteln (Hustenbonbons, Zahnpasta, Mundwässer)
Äußerlich: Öl oder alkoholische Verdünnungen für Einreibungen bei Kopf- und Nervenschmer-zen, Schnupfen, Husten, Juckreiz und Sportver-letzungen (Alkohol-Mentholsprays)
Volksmedizin: bei Übelkeit und Erbrechen, Schwangerschaftserbrechen, Schluckauf, Mund-geruch sowie äußerlich bei Entzündungen

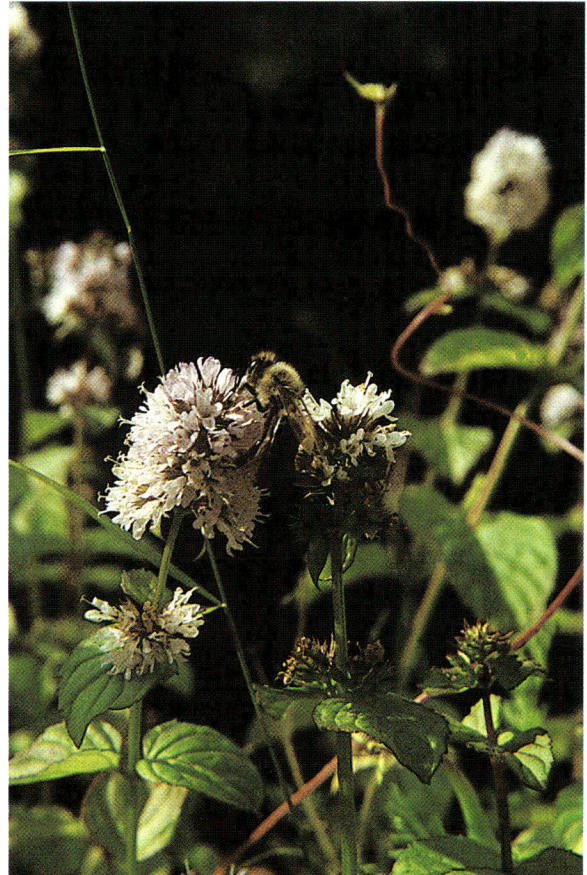

Abbildung 9-26: Pfefferminze. *Foto: J. Georg.*

▶ **Anwendungsarten**
Innerlich: Tee, Likör, Zahnpasta, Gurgellösung, Bonbons, Fertigpräparate
Äußerlich: Salben, Sprays, Öl, Frischblatt
Teezubereitung: 1–2 TL (1–2 g) Droge mit 1 Tasse siedendem Wasser übergießen, bedeckt 10 min ziehen lassen. 3- bis 4-mal täglich 1 Tasse
Hinweis: Von einem Dauergebrauch von Pfef-ferminzzubereitungen ist, vor allem bei chroni-schen Magenbeschwerden, abzuraten!

▶ **Anwendungsempfehlung laut
  Kommission E**

Pfefferminzblätter: Krampfartige Beschwerden im Magen-Darm-Bereich sowie der Gallenblase und -wege; Katarrhe der oberen Luftwege

Dosierung: Tagesdosis 3–6 g Droge, 5–15 g Tinktur

Pfefferminzöl äußerlich: Muskel- und Nervenschmerzen

Dosierung: In halbfesten und öligen Zubereitungen 5–20%, in wässrig-ethanolischen Zubereitungen 5–10%, in Nasensalben 1–5% ätherisches Öl

Die Pfefferminze ist schon seit Urzeiten hochgeschätzt. Bis heute hat sich Pfefferminztee bestens bewährt bei akuten Magenverstimmungen mit Übelkeit und Brechreiz.

Das ätherische Minzöl wirkt schmerzlindernd bei Kopfschmerzen, Migräne, Myalgien und Nervenschmerzen. In einer Vergleichsstudie zwischen 10 prozentigem Minzöl und Paracetamol bei Spannungskopfschmerzen wurde eine gleich gute Wirkung belegt – aber Minzöl hat keine Nebenwirkungen!

Eine Pfefferminzteewaschung hat sich sehr gut zur Fiebersenkung bewährt: behutsam von außen nach innen waschen und nicht abtrocknen (s. S. 182).

9.28 Quark/Massa lac bovinae ferment. et inspiss. (Abb. 9-27)

(Die ganz besondere Droge)
Frischkäsegewächs (Caseaceae)

▶ **Synonyme**
Topfen, Luckeleskäs, Schichtkäse, Hüttenkäse, cottage cheese (engl.), fromage blanc (franz.)

▶ **Arzneilich verwendete Teile**
Speisequark (-masse)

▶ **Hauptinhaltsstoffe**
aus Heublumen und Wildkräutern in einem Zwischenwirt konvertiertes Eiweiß, Fett (mager oder bis zu 40 %), Laktose; acidum lacticum

▶ **Hauptwirkungen**
Äußerlich: kühlend, antiphlogistisch, analgetisch, antiödematös, Hämatom reduzierend, reizlindernd
Innerlich: nutritiv, saturierend, lukullisch

▶ **Nebenwirkungen/Gegenanzeigen**
Innerlich: Gicht, Unverträglichkeit von tierischem Eiweiß bzw. Milcheiweiß
Äußerlich: nicht auf offene Wunden (Kontaminationsgefahr); nur frischen Quark verwenden (geöffnete Packung nicht länger als 1 Tag und im Kühlschrank lagern)
   Verfälschte Produkte (sog. Zaziki, Frühlingskräuter- oder Früchte-Quark) sowie Speisequark-Zubereitungen sind mit Bindemittel, Konservierungsstoffen u. ä. versetzt und für die äußerliche Anwendung nicht geeignet.
   Zeichen einer Überdosierung: *innerlich:* Gichtanfälle; *äußerlich:* milchsaurer Körpergeruch

▶ **Indikationen**
Innerlich: Sättigungs-Defizit-Syndrom
Äußerlich: kühl bei Schwellungen, stumpfen Traumen wie Quetschungen, Blutergüssen, Verstauchungen; bei akuten Gelenkschmerzen; bei entzündlichen Prozessen (Thrombophlebitis, beginnende Mastitis, Abszess); Verbrennungen 1. Grades, Sonnenbrand; Akne und Hautunreinheiten. Warme Anwendung bei Bronchitis, chronischer Gelenksentzündung.

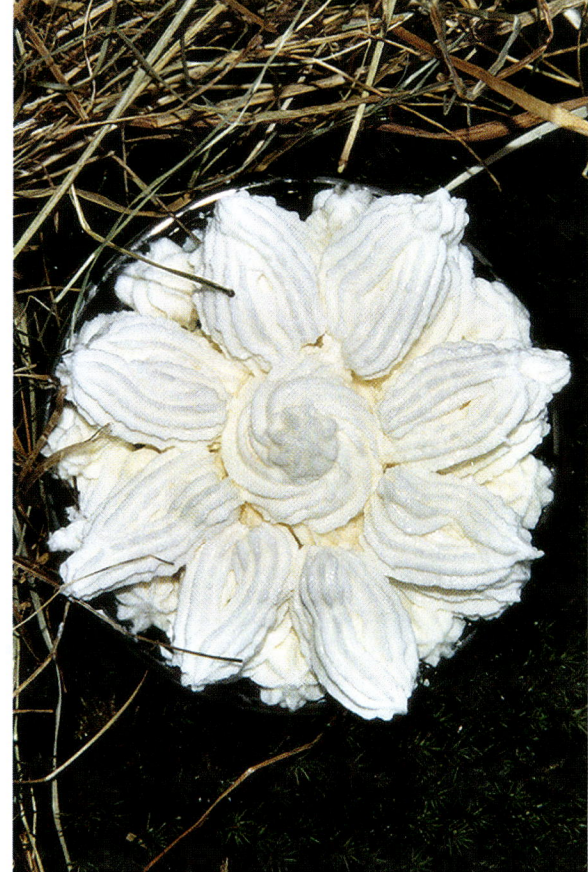

Abbildung 9-27: Quark. *Foto: A. Sonn.*

Traditionell angewendet: Sonnenbrand; Venenentzündung; Brustdrüsenentzündung; bei Halsschmerzen und Husten; zur fazialen Verjüngung («Quarklifting»)

▶ **Anwendungsarten**
Äußerlich: Kompressen und Auflagen (messerrückendick in Gaze eingepackt), ein- bis mehrmals tägl. je nach Bedarf; bei akuten Indikationen nach 20 min entfernen, sonst auch längere Anwendungsdauer möglich
Innerlich: Bewährtes Mittel mit Breitbandspektrum von der traditionellen Hausmannskost bis hin zur *nouvelle cuisine*

▶ **Anwendungsempfehlung laut Kommission E**
Einzige bisher überlieferte Aussage: «So'n Quark!»

Vorliegende Pflegefacharbeiten der vergangenen Jahre wurden noch nicht aufgearbeitet.

Quark wächst in Kulturen, er kommt in der Natur nicht wild vor. Er durchläuft eine Art von gesteuerter Metarmorphose: das bovine Keimstadium («Laktation») verläuft zunächst im Kuheuter. Eine Zwischenernte findet bereits im unreifen Zustand statt («Rohmilch») am besten frühmorgens oder abends («melken»). Die weitere Verarbeitung erfolgt rasch: Die rohe, weiße Flüssigkeit wird in speziellen Gewächshäusern (auch als Molkereien bekannt) entrahmt, mit Milchsäurebakterien und Labenzym versetzt und unter konstanten klimatischen Bedingungen (subtropisch, bei 20–30 °C) gesäuert und eingedickt. Hierbei kommt es zur Gerinnung und Ausfällung der Proteine. Die festen Bestandteile (Quarkbruch) trennen sich dabei von den flüssigen (Molke). Kommerzielle Anbauer zentrifugieren die festen Bestandteile und sieben sie ultrafein. Zur optischen Aufbesserung und zum besseren Degustieren wird das ganze noch zu einer glatten Masse passiert. Für den Hausgebrauch kann man die Masse durch ein Tuch drücken.

Manche Anbauer verfremden die ursprüngliche Droge, indem sie ihr Rahm zusetzen (für 20- oder 40-prozentigen Quark), sowie Meerrettich, Frühlingskräuter und so genannte Wildfrüchte (die meist nur zu einem geringen Anteil aus Wildfrüchten und stattdessen aus Bindemitteln und künstlichen Aroma- und Farbstoffen bestehen).

Es empfiehlt sich deshalb, die unverfälschte Urdroge (Speisequark) von zuverlässigen Anbauern oder dem Naturkosthandel zu beziehen, insbesondere für arzneiliche Zwecke.

Quark ist hierzulande eine der meistgebräuchlichen Nährdrogen. Insbesondere in den 1960er und -70er Jahren steigerte sich sein Pro-Kopf-Verbrauch dramatisch. Kritiker sehen in diesem «Quarkrummel» eine wesentliche Ursache für viele Zivilisationskrankheiten und sprechen in diesem Zusammenhang von «Eiweißmast»; militante Kritiker («Gesundheitsapostel») plädieren sogar für eine Rezeptpflicht.

9.29 Ringelblume/Calendula officinalis L. (Abb. 9-28)

Korbblütengewächse, Asteraceae (Compositae)

▶ **Arzneilich verwendete Pflanzenteile/Drogenbezeichnung**

Ringelblumenblüten, Calendulae flos

▶ **Hauptinhaltsstoffe**

Triterpensaponine, Flavonoide, Cumarine, Carotinoide, ätherisches Öl, Polysaccharide

▶ **Hauptwirkungen**

wundheilend, entzündungshemmend, granulationsfördernd, immunstimulierend, lymphabflussfördernd, krampflösend, antimikrobiell

▶ **Nebenwirkungen/Gegenanzeigen**

keine bekannt

▶ **Indikationen**

Innerlich: bei Gallebeschwerden
Äußerlich: Wundheilmittel bei Hautentzündungen, Geschwüren und Ekzemen, bei allen schlecht heilenden Wunden z.B. Quetsch-, Schlag-, Schnitt-, Biss- und Risswunden, Wundliegen, Abszessen, Karbunkeln, Verbrennungen und Erfrierungen
Traditionell angewendet: innerlich bei entzündlichen Erkrankungen der Verdauungsorgane, Magen- und Darmgeschwüren und bei Menstruationsstörungen. Äußerlich bei allen Wunden und Entzündungen der Haut- und Schleimhaut, bei Brustdrüsenentzündung, Venenentzündungen sowie als Augenlotion bei Bindehautentzündung

▶ **Anwendungsarten**

Innerlich: Tee, Fertigpräparate
Äußerlich: Öl, Salben, Tinktur für Umschläge, Verbände, Kompressen; Tee zum Gurgeln
Teezubereitung: 1 TL (1 g) Droge mit 150 ml heißem Wasser übergießen, 10 min bedeckt stehen lassen und abgießen

▶ **Anwendungsempfehlung laut Kommission E**

Innere lokale Anwendung: Entzündliche Veränderungen der Mund- und Rachenschleimhaut

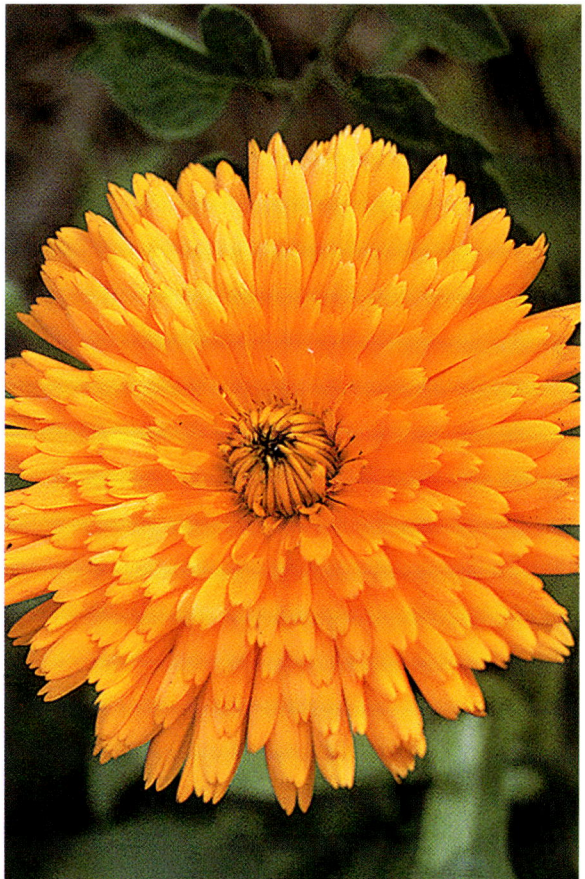

Abbildung 9-28: Ringelblume. *Foto: U. Bühring.*

Äußere Anwendung: Wunden, auch mit schlechter Heilungstendenz, Ulcus cruris
Dosierung: 1–2 g Droge auf 1 Tasse Wasser (150 ml) oder 1–2 g (2–4 ml) Tinktur auf $^1/_4$–$^1/_2$ l Wasser oder in Salben entsprechend 2–5 g Droge in 100 g Salbe

«Sponsa solis», «Sonnenbraut» wird die Ringelblume genannt. Gelbe und orangerote kleine Sonnen leuchten den ganzen Sommer über aus Gärten und von Balkonen. Ihrer enormen Wuchs- und Regenerationskraft wegen galt sie bei den Ägyptern als ein Verjüngungsmittel.

Die Ringelblume blüht umso mehr, je häufiger man sie erntet. Traditionell wird sie in einen Hochzeitsstrauß eingebunden mit dem symbolischen Wunsch: Je mehr geliebt wird, umso mehr blüht und gedeiht die Liebe selbst.

Die Calendula ist eine Zierde für jeden Garten und gedeiht mühelos, und die Ernte für die Hausapotheke ist genauso einfach: an sonnigen Tagen die voll erblühten Blütenköpfchen sammeln und trocknen. Ringelblumenblüten kann man auch essen. Die leuchtenden Blütenblätter dienten früher als Safranersatz, sie färben Butter, Reis, Käse, Suppen und bringen Farbe in den Salat. Daher auch ihr poetischer Name «Safranrose».

Ihre Eigenschaft, Wunden schnell und komplikationslos abheilen zu lassen, machten sie zu einer der bekanntesten Wundheilpflanzen. Wunde Kinderpopos oder wunde Brustwarzen stillender Mütter, entzündete Haut oder Schleimhaut, aufgeschürfte Knie oder trockene, rissige Hände und Lippen – die Ringelblume fördert die Heilung.

9.30 Rosmarin/Rosmarinus officinalis L. (Abb. 9-29)

Lippenblütengewächse, Lamiaceae (Labiatae)

▸ **Arzneilich verwendete Pflanzenteile/Drogenbezeichnung**

Rosmarinblätter, Rosmarini folium
Rosmarinöl, Rosmarini aetheroleum

▸ **Hauptinhaltsstoffe**

Ätherisches Öl, Labiatengerbstoffe, Flavonoide, Triterpene

▸ **Hauptwirkungen**

kreislaufanregend, äußerlich hautreizend, durchblutungsfördernd, krampflösend, sekretionsfördernd (Magen- und Gallensaft)

▸ **Nebenwirkungen**

Bei normaler Dosierung sind keine Nebenwirkungen zu befürchten. Rosmarin-Bad am Abend kann den Schlaf stören.
Hinweis: Bei Verwendung des ätherischen Öls grundsätzlich nur 100 % naturreines, ätherisches Öl verwenden und ausreichend verdünnen – s. S. 60. In der Schwangerschaft meiden, nicht bei Säuglingen und Kleinkindern anwenden. Rosmarinöl vom Chemotyp *Cineol* bevorzugen *(marokkanisch)* – ist wegen des geringeren Kampfergehalts etwas besser verträglich.

▸ **Gegenanzeigen**

Schwangerschaft

▸ **Indikationen**

Innerlich: als Tonikum bei niedrigem Blutdruck, Kreislaufschwäche und in der Rekonvaleszenz
Äußerlich: zur schmerzstillenden Einreibung bei Neuralgien, Rheuma und Gicht. Als anregendes Bad bei Kreislaufbeschwerden, Müdigkeit und Erschöpfung
Traditionell angewendet: bei Verdauungs- und Menstruationsbeschwerden, Herz- und Kreislaufbeschwerden und zur Potenzsteigerung. Äußerlich bei Rheuma, Muskel- und Nervenschmerzen

▸ **Anwendungsarten**

Innerlich: Tee, Wein, Presssaft, Fertigpräparate

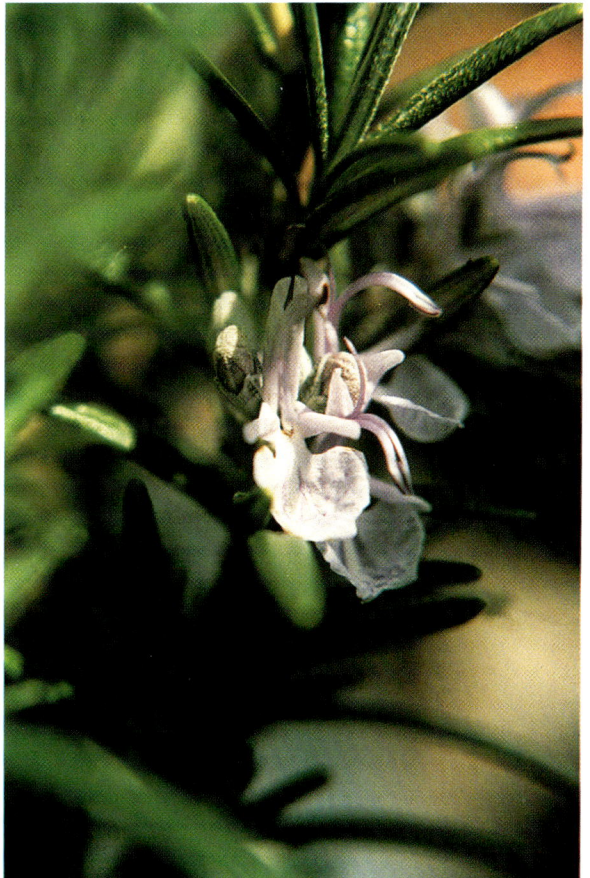

Abbildung 9-29: Rosmarin. *Foto: U. Bühring.*

Äußerlich: Spiritus, Öl, Salben, Bäder
Teezubereitung: 1 TL (2 g) gut zerkleinerte Droge mit 150 ml siedendem Wasser übergießen, 7 min bedeckt stehen lassen und abgießen. Drei- bis viermal täglich 1 Tasse. Alkoholische Extrakte sind intensiver wirksam; das ätherische Öl geht nur zu 25 % in eine Teezubereitung über.

▸ **Anwendungsempfehlung laut Kommission E**

Innere Anwendung: Dyspeptische Beschwerden
Äußere Anwendung: Kreislaufbeschwerden, zur unterstützenden Therapie rheumatischer Erkrankungen
Dosierung: Tagesdosis 4–6 g Droge
*   Äußere Anwendung: 50 g Droge auf ein Vollbad; 6–10 % ätherisches Öl in Zubereitungen*

Rosmarin ist als Fruchtbarkeits- und Liebessymbol in vielen Hochzeitsbräuchen zu finden. Die Pflanze war der Liebesgöttin Aphrodite geweiht und galt als ein Zeichen für Treue und Aufrichtigkeit in der Liebe. Rosmarin wird den Täuflingen in die Wiege gelegt; doch genauso gehört er zu verschiedenen Totenkulten: Schon den ägyptischen Pharaonen gab man Rosmarin mit ins Grab.

Wer an den nadelförmigen Blättern des mediterranen Halbstrauches reibt und den intensiven, strengwürzigen Geruch einatmet, spürt schon die Wirkung: ein Duft, der wach macht, der die Sinne klärt. Die alten Kräuterkundigen beschrieben den Rosmarin so: »*Rosmarin sterket die Memory, das ist die Gedächtnüsz. Erwärmet das marck in den Beinen, bringet die sprach wieder, macht keck und herzhafftig und retardieret das Alter, so man es allen Tag trinket.*« Rosmarin ist eine gute Regenerationshilfe für gestresste, überarbeitete Menschen. Er regt den Blutkreislauf und die Hirndurchblutung an und stärkt das Gedächtnis, die Konzentration und die geistige Leistungsfähigkeit. Rosmarintee ist eine gute Alternative zu Bohnenkaffee. Zudem ist Rosmarin gut gegen kalte Hände und Füße, die häufig bei niedrigem Blutdruck auftreten.

9.31 Salbei/Salvia officinalis L.

(Abb. 9-30)

Lippenblütengewächse, Lamiaceae (Labiatae)

▶ **Arzneilich verwendete Pflanzenteile/Drogenbezeichnung**

Salbeiblätter, Salviae folium
Salbeiöl, Salviae aetheroleum

▶ **Hauptinhaltsstoffe**

Ätherisches Öl (Thujon, Cineol und Kampfer), Gerbstoffe, Bitterstoffe, Flavonoide

▶ **Hauptwirkungen**

entzündungshemmend, antibakteriell, pilzhemmend, virenhemmend, zusammenziehend, schweißhemmend, milchbildungshemmend, Anregung der Verdauungssäfte

▶ **Nebenwirkungen**

Bei länger andauernder Einnahme von alkoholischen Extrakten können epileptiforme Krämpfe auftreten.

▶ **Gegenanzeigen**

Während der Schwangerschaft keine alkoholischen Extrakte einnehmen.
Hinweis: Aromatherapeutinnen raten von der Verwendung des ätherischen Öls wegen seines hohen Gehalts an Thujon ab (potenziell abortiv, neurotoxisch, epileptische Krämpfe auslösend).

▶ **Indikationen**

Innerlich: bei übermäßigem Schwitzen in den Wechseljahren, bei Nachtschweiß, psychosomatisch bedingtem Schwitzen, in der Rekonvaleszenz und bei Verdauungsbeschwerden
Äußerlich: bei Halsschmerzen, Entzündungen des Zahnfleisches und der Mund- und Rachenschleimhaut, bei Schnupfen: Inhalationen
Traditionell angewendet: zur Erleichterung des Abstillens, bei Gallenleiden, Durchfall, Wechseljahresbeschwerden, Asthma und Bronchialerkrankungen und bei Hals- und Rachenentzündungen. Die frischen Blätter werden gegen Mundgeruch gekaut oder als Ersatz für eine Zahnbürste verwendet.

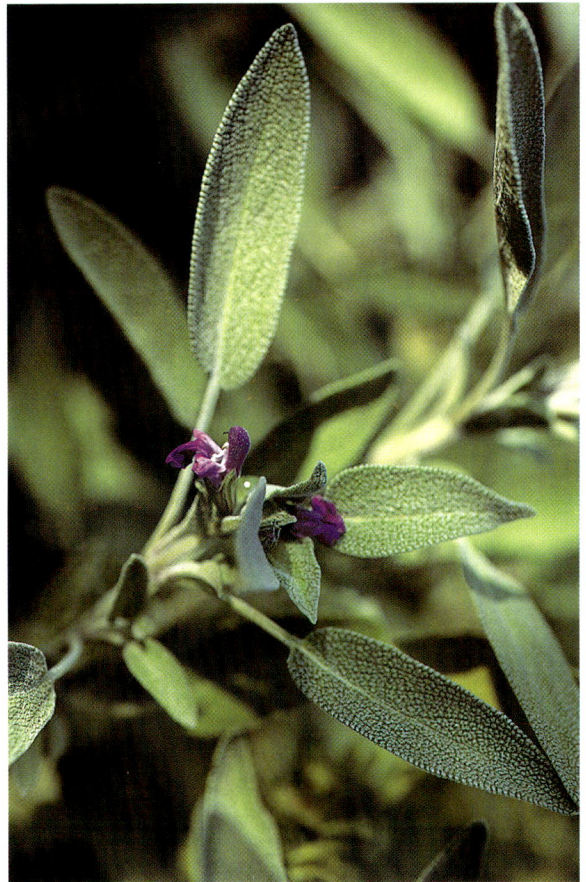

Abbildung 9-30: Salbei. *Foto: U. Bühring.*

▶ **Anwendungsarten**

Innerlich: Tee, Pastillen, Frischpflanzenpresssaft, Fertigpräparate
Äußerlich: Gurgelmittel, Pinselung, Spülung, Inhalation, Auflage
Teezubereitung: 1 TL (2 g) Droge mit 150 ml siedendem Wasser übergießen. Für die innerliche Anwendung 1–3 min bedeckt ziehen lassen, für die äußerliche Anwendung 10–15 min bedeckt stehen lassen. Ein- bis dreimal täglich 1 Tasse trinken, 1–3 Wochen lang. Zur Verminderung des Nachtschweißes mit erhöhter Drogenmenge (3 g) 1–2 Tassen abends

▶ **Anwendungsempfehlung laut Kommission E**

Äußerlich: Entzündungen der Mund- und Rachenschleimhaut

Innerlich: Dyspeptische Beschwerden; vermehrte Schweißsekretion
Dosierung: *Tagesdosis 4–6 g Droge*
Zum Gurgeln und Spülen: *2,5 g Droge bzw. 2–3 Tropfen des ätherischen Öls auf 100 ml Wasser als Aufguss bzw. 5 g alkoholischer Auszug auf 1 Glas Wasser*
Pinselung: *Unverdünnter alkoholischer Auszug (Tinktur)*

Salbei (von lat. «salvare»: heilen) ist ein bedeutsames Heilkraut. An der berühmten Schule von Salerno, Ursprungsstätte medizinischer Fakultäten in Europa, kursierte im 14. Jh. die Aussage: «Wieso soll ein Mensch sterben, wenn Salbei in seinem Garten wächst?»

Salbeiblätter gelten seit langem als «Naturzahnbürste»: einfach mit einem frischen Blatt Zähne und Mundschleimhaut massieren, das gibt frischen Atem, wirkt keimhemmend, blutstillend und strafft das Zahnfleisch.

Salbei kann mehr als Halsweh lindern. In der Krankenpflege haben sich schweißreduzierende und desodorierende Salbeiteewaschungen bewährt (bei Tumor- und fiebrigen Erkrankungen, Morbus Hodgkin, Tbc u. a., siehe S. 182).

Salbei hemmt nicht nur die Schweißbildung, sondern auch die Milchsekretion stillender Mütter und wird daher zum Abstillen verwendet.

Alkoholische Salbeizubereitungen sind weitaus wirksamer als wässrige, dürfen aber wegen des hohen Thujongehaltes (toxisch) nicht hochdosiert bzw. zu lange angewendet werden.

9.32 Schafgarbe/Achillea millefolium L. (Abb. 9-31)

Korbblütengewächse, Asteraceae (Compositae)

▶ **Arzneilich verwendete Pflanzenteile/Drogenbezeichnung**

Blühendes Kraut oder nur die Blüten
Schafgarbenkraut, Millefolii herba
Schafgarbenblüten, Millefolii flos

▶ **Hauptinhaltsstoffe**

Ätherisches Öl (der Kamille ähnlich), Flavonoide, Gerbstoffe, Bitterstoffe, Kalium

▶ **Hauptwirkungen**

antibakteriell, entzündungshemmend, zusammenziehend, blutstillend, menstruationsregulierend, krampflösend, appetitanregend, entblähend, Magen- und Galle-sekretionsfördernd

▶ **Nebenwirkungen**

keine bekannt

▶ **Gegenanzeigen**

Überempfindlichkeit/Allergien gegen Schafgarbe und andere Korbblütler

▶ **Indikationen**

Innerlich: zur Anregung von Appetit und Verdauungssäften, bei Krämpfen der Verdauungsorgane und der Gebärmutter sowie bei Magen- und Darmschleimhautentzündungen
Äußerlich: bei Mundschleimhautentzündung, Wunden und Geschwüren
Traditionell angewendet: bei Leber- und Nierenleiden, Störungen der Gallensekretion, bei Wunden, Hämorrhoiden, gegen übermäßiges Schwitzen, bei Störungen der Regelblutung, Ausfluss und Krämpfen im Unterleib

▶ **Anwendungsarten**

Innerlich: Tee, Pflanzenpresssaft, Fertigpräparate
Äußerlich: Sitz-Bäder, Wickel und Auflagen, Spülungen
Teezubereitung: 1 TL (1,3 g) Droge mit 150 ml siedendem Wasser übergießen und bedeckt 7 min ziehen lassen; 2–3 Tassen tägl. trinken.

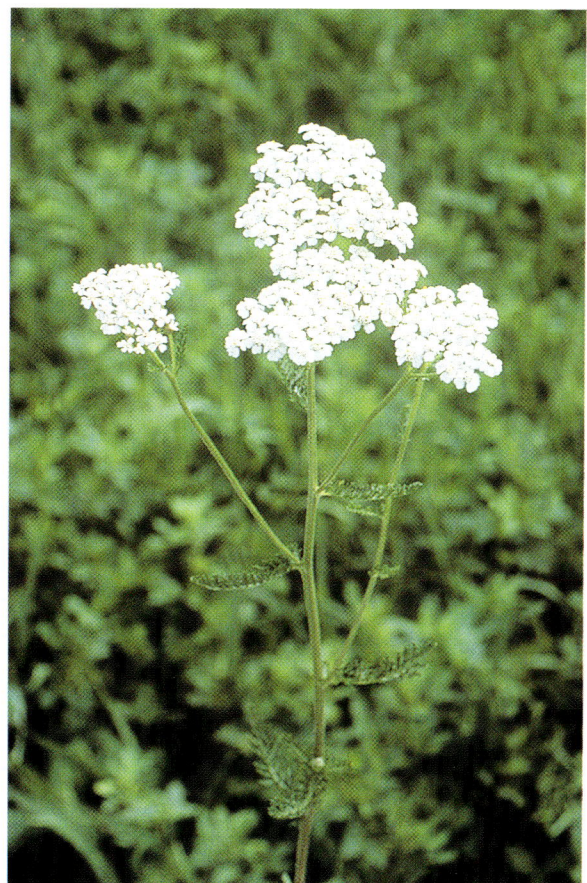

Abbildung 9-31: Schafgarbe. *Foto: U. Bühring.*

▶ **Anwendungsempfehlung laut Kommission E**

Innerlich: Appetitlosigkeit, dyspeptische Beschwerden wie leichte, krampfartige Beschwerden im Magen-Darm-Bereich
Äußerlich Sitzbäder: bei Pelvipathia vegetativa (schmerzhafte Krampfzustände psychovegetativen Ursprungs im kleinen Becken der Frau)
Dosierung: Tagesdosis 4,5 g Schafgarbenkraut, 3 TL Frischpflanzenpresssaft, 3 g Schafgarbenblüten; für Sitzbäder: 100 g Schafgarbenkraut mit 20 l Wasser

Sanft, zart geschwungen, filigran, «tausendblättrig», so sieht ein junges Schafgarbenblatt aus. Die Menschen gaben der Pflanze früher den Namen: Supercilium veneris, «Augenbraue der Venus».

Der Mythologie nach soll der griechische Held Achilles, ein Schüler des heilkundigen Centauren Chiron, mit der Schafgarbe die Verwundung des Königs der Myser geheilt haben. Offensichtlich wusste man damals schon um die wundheilenden und entzündungshemmenden Eigenschaften der Schafgarbe (von althochdeutsch «garwe»: gesund machen). Der französische Phytotherapeut und Kräuterpapst Maurice Mésségué (geb. 1921) nannte die Pflanze in seinem «Heilkräuterlexikon» die «Jod-Tinktur der Wiesen und Felder». Die keimhemmenden und blutstillenden Eigenschaften macht man sich in der Wundbehandlung mittels Auflagen oder Teilbädern zunutze.

Ein altes Sprichwort beschreibt seine Verwendung in der Frauenheilkunde «*Schafgarb im Leib tut wohl jedem Weib*». Schafgarbe wirkt krampflösend, keimhemmend, menstruationsregulierend und blutstillend. Bei schlecht heilendem Dammschnitt im Wochenbett haben sich Sitzbäder mit Schafgarbentee bewährt. *Achillea* kann auch gegen übermäßiges Schwitzen in den Wechseljahren und zur unterstützenden Therapie bei Hämorrhoiden und Venenbeschwerden verwendet werden.

Bei Verdauungsbeschwerden kommen die Bitterstoffe mit ihren verdauungs- und gallefördernden sowie krampflösenden Eigenschaften zur Wirkung. Bei Entgiftungs- oder Fastenkuren hat sich eine Schafgarbenauflage, auf die Leber gelegt und mit $1/2$-stündiger Ruhepause genossen, sehr bewährt. Im Frühjahr bereichern die gesunden zarten kleinen Schafgarbenblätter die Wildkräuterküche.

9.33 Sonnenhut/Echinacea
Roter Sonnenhut/Purpursonnenhut/Echinacea purpurea (L.)
Blassfarbene Kegelblume/
Echinacea pallida Nutt. (Abb. 9-32)

Korbblütengewächse, Asteraceae (Compositae)

▶ **Arzneilich verwendete Pflanzenteile/Drogenbezeichnung**

Purpursonnenhutkraut, Echinaceae purpureae herba

Wurzel der Kegelblume, Echinaceae pallidae radix

▶ **Hauptinhaltsstoffe**

Ätherisches Öl, Alkylamide, Kaffeesäureester, Polysaccharide

▶ **Hauptwirkungen**

Stimulierung der unspezifischen Immunabwehr, antiviral, keimhemmend

▶ **Nebenwirkungen**

Bei innerlicher und äußerlicher Anwendung: nicht bekannt

Parenterale Anwendung: Dosisabhängig treten Schüttelfrost, kurzfristige Fieberreaktionen, Übelkeit und Erbrechen auf; in Einzelfällen auch heftige allergische Reaktionen. Inzwischen obsolet.

▶ **Gegenanzeigen**

Äußerliche Anwendung: nicht bekannt

Innerliche Anwendung: progrediente Systemerkrankungen wie Tuberkulose, Leukosen, Kollagenosen, Multiple Sklerose, AIDS-Erkrankungen, HIV-Infektion und andere Autoimmunerkrankungen

Hinweis: Bei Neigung zu Allergien, besonders gegen Korbblütler, sowie in der Schwangerschaft keine parenterale Applikation

▶ **Indikationen**

Echinaceae purpureae herba

nur bei grippalen Infekten

Innerlich: bei Erkältungskrankheiten wie grippalen Infekten, Schnupfen, Nasennebenhöhlen-

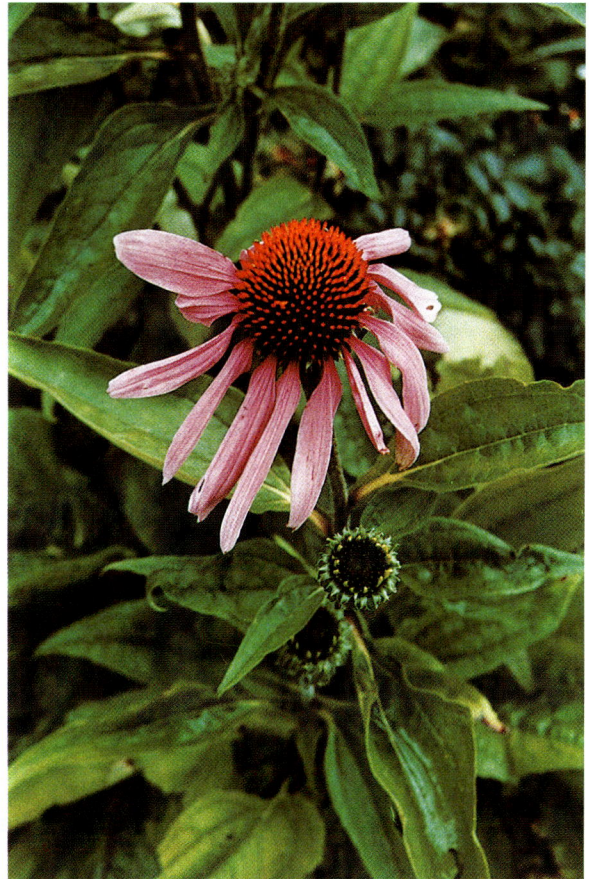

Abbildung 9-32: Roter Sonnenhut. *Foto: A. Sonn.*

erkrankungen und Halsentzündungen, Infektanfälligkeit, Eierstockentzündung und entzündlichen Prozessen im Urogenitalbereich

Äußerlich: bei schlecht heilenden, oberflächlichen Wunden, Sonnenbrand, Herpes simplex, Abszessen, Furunkel, Nagelbettentzündungen, Brandwunden, Unterschenkelgeschwüren, Insektenstichen und Erfrierungen

Echinaceae pallidae radix

Die Einnahme soll sofort bei den ersten Anzeichen eines grippalen Infekts mit hoher Initialdosis (80–90 Tr.) erfolgen, anschließend 2 bis 3 Tage lang 3-mal täglich 30–50 Tr. einnehmen, 8 Tage Pause und bei Bedarf eine nochmalige Gabe wiederholen. Die Prophylaxe (bei geschwächtem Immunsystem) soll nur in Intervallen (2 Wochen lang 3-mal täglich 20 Tr.,

2–3 Wochen Pause) erfolgen. Maximal 6–8 Wochen

▶ **Anwendungsarten**

Innerlich: Frischpflanzenpresssaft, Fertigpräparate
Äußerlich: Salben, Umschläge

▶ **Anwendungsempfehlung laut Kommission E für Echinaceae purpureae herba**

Innerlich: Unterstützende Behandlung rezidivierender Infekte im Bereich der Atemwege und der ableitenden Harnwege
Äußerlich: Schlecht heilende, oberflächliche Wunden
Dosierung: Tagesdosis 6–9 ml Presssaft.
Äußere Anwendung: Halbfeste Zubereitungen mit mindestens 15 % Presssaft

▶ **Anwendungsempfehlung laut Kommission E für Echinaceae pallidae radix**

Zur unterstützenden Therapie grippeartiger Infekte

Wie ein stachelbewehrter Igel präsentiert sich der Blütenkopf des Sonnenhuts – und wehrhaft ist der «Igelkopf» (von griech. «echinos», Igel) auch wirklich, denn er steigert auf natürliche Weise die körpereigenen Abwehrkräfte.

Echinacea ist ein Korbblütler mit kräftiger Pfahlwurzel und aufrechtem, behaartem Stängel, an dessen Spitze je eine große Korbblüte sitzt. Zungenförmige lila Randblüten bilden gleichsam die Hutkrempe des Blütenbodens. Die Pflanze, deren Blüte tatsächlich einem Sonnenhut mit breiter Krempe ähnelt, stammt aus dem «Wilden Westen». Die Indianer Nordamerikas verwenden traditionell Wurzeln und Kraut dieser Pflanze bei Wunden und fieberhaften Erkrankungen.

Es handelt sich beim Echinacea-Wirkstoffkomplex um so genannte Immunmodulatoren, die das unspezifische Immunsystem im Sinne einer Erhöhung der immunologischen Widerstandskraft aktivieren. Echinacea stimuliert die Interferonproduktion, aktiviert T- und B-Lymphozyten und blockiert gleichzeitig die Vermehrung von Viren, Bakterien und Protozoen. Auf diese Weise steigert der Sonnenhut unspezifisch die körpereigene Abwehr.

Bestens bewährt hat sich seine Anwendung bei Erkältungen: Das Vollbild der Erkrankung wird verhütet, der Verlauf und die Behandlungsdauer werden verkürzt und die Symptome klingen rascher ab. Echinacea ist auch als Begleitmittel zur Antibiotikatherapie geeignet, denn Antibiotika weisen häufig immunsuppressive Eigenschaften auf, und zur Infektionsheilung muss ein intaktes Abwehrsystem vorliegen.

Aufgrund seiner Eigenschaften ist Echinacea ebenfalls gut geeignet zur Begleittherapie bei rezidivierenden Erkrankungen der ableitenden Harnwege. Äußerlich werden Echinacea-Zubereitungen mit Erfolg eingesetzt zur Wundbehandlung von schlecht heilenden Wunden, bei Ekzemen, Verbrennungen und Herpeserkrankungen.

9.34 Spitzwegerich/Plantago lanceolata L. (Abb. 9-33)

Wegerichgewächse, Plantaginaceae

▶ **Arzneilich verwendete Pflanzenteile/Drogenbezeichnung**

Spitzwegerichblätter, Plantaginis lanceolatae folium

▶ **Hauptinhaltsstoffe**

2% Aucubin, 5% Gerbstoffe, ca. 6% Schleim, Kieselsäure, Flavonoide, Vitamin C, Mineralstoffe

▶ **Hauptwirkungen**

zusammenziehend, blutstillend, reizmildernd, antibakteriell und gewebefestigend

▶ **Nebenwirkungen/Gegenanzeigen**

keine bekannt

▶ **Indikationen**

Innerlich: bei Entzündungen des Mund- und Rachenraumes, Bronchitis, Husten (spez. bei Kindern) und Asthma
Äußerlich: als frischer Presssaft und in Salben zur Förderung der Wundheilung oder als Bronchialbalsam

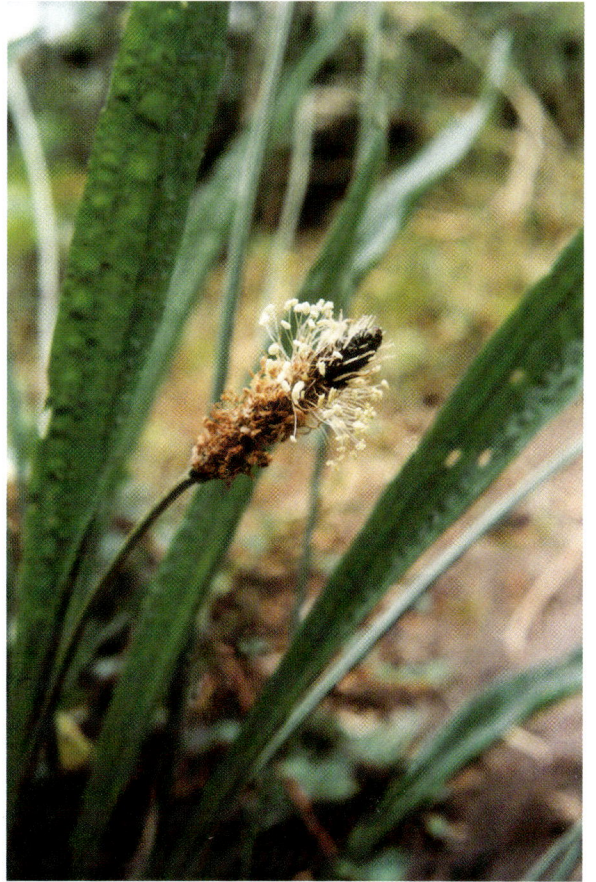

Abbildung 9-33: Spitzwegerich. *Foto: A. Sonn.*

▶ **Anwendungsarten**

Innerlich: Presssaft, Tee, Sirup, Pastillen, Tinktur, Wildkräuterküche
Äußerlich: Presssaft, Salben (Plantago Bronchialbalsam), Frischblatt
Teezubereitung: 1 TL (1 g Droge) mit 1 Tasse heißem Wasser überbrühen, 5 min ziehen lassen und abgießen; 3- bis 5-mal täglich 1 Tasse schluckweise trinken.

▶ **Anwendungsempfehlung laut Kommission E**

Innere Anwendung: Katarrhe der Luftwege; entzündliche Veränderungen der Mund- und Rachenschleimhaut
Äußere Anwendung: Entzündliche Veränderungen der Haut
Dosierung: Mittlere Tagesdosis 3–6 g Droge

Der Spitzwegerich ist eine Pflanze auf Weltreise. Mit den Bauernvölkern der Steinzeit kam er zu uns, und mit den weißen Siedlern zu den Indianern Nordamerikas. «Fußstapfen des weißen Mannes» nannten sie ihn. Sein Samen hat eine klebrige Außenschicht, mit der er sich an Wagenräder und Fußsohlen (plantago) geheftet hat. Er ist auf nahezu jeder Wiese anzutreffen und an seinen schmalen Blättern mit den parallelen Blattnerven gut zu erkennen. Spitzwegerich findet man heute in Nordamerika, Europa, Asien und Nordafrika.

Plantago lanceolata wurde ausführlich untersucht und 1995 auf dem Phytotherapiekongress als «Arzneipflanze des Jahres» vorgestellt: Bei Hustenerkrankungen, vor allem bei akuter Bronchitis und Reizhusten zeigen Spitzwegerichanwendungen eine besonders gute Wirksamkeit. Mit seiner gelungenen Wirkstoffkombination ist Spitzwegerich ein hervorragendes Heilmittel bei allen Lungen- und Bronchialleiden: Gerbstoffe festigen die Schleimhäute, Kieselsäure kräftigt das Lungengewebe, Schleimstoffe schützen die gereizten Schleimhäute und mildern die Schmerzen beim Husten und Durchatmen, das Aucubin wirkt keimhemmend.

Aufgrund seiner ausgezeichneten Wirksamkeit und fehlender Nebenwirkungen wird Spitzwegerich (-sirup) in der Kinderheilkunde bevorzugt verwendet. Besonders beliebt ist der selbst hergestellte Spitzwegerich-Honig, der aus kleingeschnittenen frischen Spitzwegerichblättern und Honig, schichtweise in ein Glas gegeben, hergestellt wird. Drei Wochen ziehen lassen, absieben und 3–10 TL pro Tag einnehmen.

Die äußere Anwendung des frischen Spitzwegerichsaftes ist so einfach wie wirkungsvoll: Mehrere Blätter zwischen den Handflächen zerreiben und den Saft auf Stiche, Brennnesselquaddeln, Sonnenbrand oder Schürfwunden auftragen.

Junge Spitzwegerichblätter sind außerdem ein köstliches Wildgemüse: roh als Salat oder gekocht als feine Suppe.

9.35 Thymian/Thymus vulgaris L. (Abb. 9-34)

Lippenblütengewächse, Lamiaceae (Labiatae)

▶ **Arzneilich verwendete Pflanzenteile/Drogenbezeichnung**

Blühendes Kraut, Thymi herba (Gute Ware besteht nur aus den oberen Teilen blühender Triebe bzw. den abgestreiften Blättern.)

Thymianblätter, Thymi folium
Thymianöl, Thymi aetheroleum

▶ **Hauptinhaltsstoffe**

Ätherisches Öl (Thymol und Carvacrol), Flavonoide, Gerb- und Bitterstoffe

▶ **Hauptwirkungen**

schleimlösend, krampflösend, auswurffördernd, antibakteriell und keimhemmend

▶ **Nebenwirkungen**

keine bekannt

▶ **Gegenanzeigen**

Hinweis: Bei Anwendung des ätherischen Öls grundsätzlich nur 100% naturreines, ätherisches Öl verwenden und stark verdünnen – s. S. 169. Bevorzugt Thymianöl vom Chemotyp *Linalool* und *Geraniol* verwenden; Thymianöl vom Chemotyp *Thymol* und *Carvacrol* vermeiden, wirkt sehr hautreizend; kann Leberschäden und Schilddrüsenüberfunktion verschlimmern.

▶ **Indikationen**

Innerlich: bei (spastischer!) Bronchitis, Keuch- und Krupphusten, Blähungen und Appetitlosigkeit

Äußerlich: bei Entzündungen der Mund- und Rachenschleimhaut, Husten, rheumatischen Beschwerden und zur Wundbehandlung

Traditionell angewendet: bei Reizhusten, Asthma und zur Infektvorbeugung, bei Kopfschmerzen, Magenkrämpfen, Durchfall. Bei Menstruationsschmerzen und zur Förderung der Monatsblutung. Äußerlich bei Akne und unreiner Haut und zum Gurgeln bei Halsschmerzen und Heiserkeit

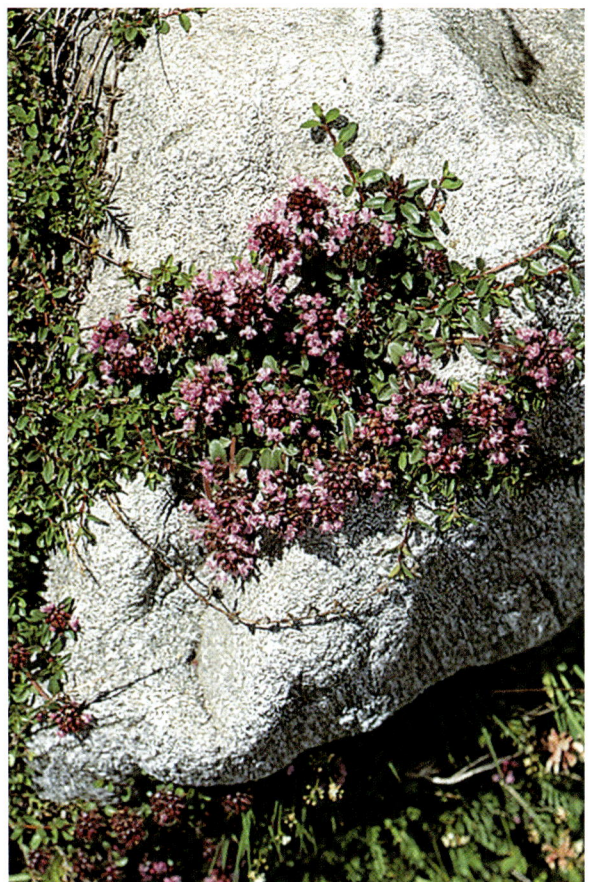

Abbildung 9-34: Thymian. *Foto: U. Bühring.*

▶ **Anwendungsarten**

Innerlich: Tee, Sirup, Fertigpräparate
Äußerlich: Spülungen, Spiritus, Bad, Salben, Inhalation, Wickel oder Auflagen, Gurgelmittel, Kräuterkissen, Zahnpasta
Teezubereitung: 1 TL Droge (1,5 g) mit 150 ml siedendem Wasser übergießen, 7 min bedeckt stehen lassen und abgießen. Dreimal täglich eine Tasse

▶ **Anwendungsempfehlung laut Kommission E**

Symptome der Bronchitis und des Keuchhustens, Katarrhe der oberen Luftwege
Dosierung: 1–2 g Droge auf eine Tasse als Aufguss mehrmals täglich nach Bedarf. Ein- bis dreimal täglich 1–2 g Fluidextrakt. Für Umschläge 5 prozentiger Aufguss oder Fluidextrakt: 1–2 g

Seit alter Zeit wird dem Thymian, wie allen aromatischen Kräutern, große Heilkraft zugeschrieben. Der Name stammt von griechisch «thymos»: Mut, Kraft, Stärke. Die Römer schützten mit Thymian ihre Getreidevorräte vor Schädlingen und, da Thymian außerdem Mut und Tapferkeit verlieh, mussten die römischen Soldaten in Thymian baden, bevor sie in den Krieg zogen. Im Mittelalter räucherte man mit Thymian zur Abwehr von Seuchen.

Thymian schützte mit seinen antibakteriellen Eigenschaften auch die Gebärenden. Die Jungfrau Maria soll die Krippe ihres Kindes mit Thymian ausgepolstert haben, deshalb wird Thymian heute noch «Marienbettstroh» genannt.

«Die nächste Grippe kommt bestimmt, doch nicht zu dem, der Thymian nimmt», – diese Worte rühmen zurecht das «Antibiotikum der armen Leute», denn Thymian hat sich bei Erkältungserkrankungen sehr gut bewährt. Vor allem seine krampflösenden, auswurffördernden und antibiotischen Eigenschaften machen ihn zu einem hervorragenden Therapeutikum bei allen krampfartigen Bronchialerkrankungen. Außerdem wirkt Thymian anregend und kann daher auch als Kaffee-Ersatz dienen.

9.36 Eingriffeliger Weißdorn/ Crataegus monogyna Jacq. Zweigriffeliger Weißdorn/ Crataegus laevigata (Poir.) DC.

(Abb. 9-35)

Rosengewächse, Rosaceae

▶ **Arzneilich verwendete Pflanzenteile/Drogenbezeichnung**

Weißdornblüten, Crataegi flos
Blätter und Blüten gemischt, Crataegi folium cum flore
Weißdornbeeren, Crataegi fructus

▶ **Hauptinhaltsstoffe**

Flavonoide, Procyanidine, Amine, Catechingerbstoffe, Chlorogen- und Kaffeesäure

▶ **Hauptwirkungen**

herzkranzgefäßerweiternd, Zunahme der Herzkranz- und Herzmuskeldurchblutung, Verbesserung der Sauerstoffversorgung des Herzmuskels, Steigerung der Kontraktionskraft des Herzmuskels, herzfrequenzsteigernd

▶ **Nebenwirkungen/Gegenanzeigen**
keine bekannt

▶ **Indikationen**
Innerlich: bei nachlassender Leistungsfähigkeit des Herzens, bei Druck- und Beklemmungsgefühl in der Herzgegend; für das noch nicht digitalisbedürftige Altersherz; zur unterstützenden Nachbehandlung des Herzinfarkts; bei leichten Formen von Herzrhythmusstörungen, die mit einer Verlangsamung der Herztätigkeit einhergehen, bei Angina pectoris und Cor pulmonale (nach intravenösen Gaben rasche Besserung!), bei funktionellen Herzbeschwerden
Traditionell angewendet: als Herzkräftigungsmittel und zur Blutdruckregulierung; ergänzend zum physikalischen Ausdauertraining vor ungewohnten körperlichen Anforderungen

▶ **Anwendungsarten**
Innerlich: Tee, Pflanzenpresssaft, Fertigpräparat

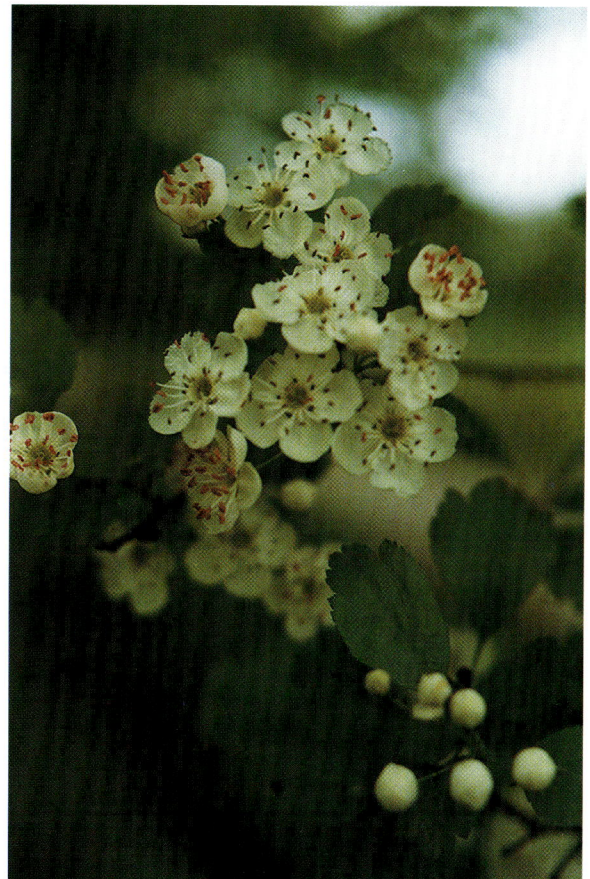

Abbildung 9-35: Weißdorn. *Foto: A. Sonn.*

Teezubereitung: 1 TL Weißdornblüten und -blätter (2,5 g) mit 150 ml siedendem Wasser übergießen, 10 min bedeckt stehen lassen und abgießen. Ein- bis dreimal täglich 1 Tasse Tee trinken, mindestens 6 Wochen lang. (Die Weißdornfrüchte dienen nicht zur Teezubereitung.)

▶ **Anwendungsempfehlung laut Kommission E**
Nachlassende Leistungsfähigkeit des Herzens entsprechend Stadium I–II nach NYHA (= New York Heart Association)
Dosierung: 160–190 mg wässrig-alkoholischer Auszug (DEV: 4–7:1)

Crataegus stammt von griechisch «krataios»: fest, sehr stark. Nicht nur das Holz des Dornbusches ist fest und stark, sondern auch seine

Schutzwirkung auf das menschliche Herz. Was früher als schützender, lebender Zaun diente, hat heute einen wichtigen Platz in der modernen naturheilkundlichen Medizin: Weißdorn ist *das* pflanzliche Herzmittel schlechthin. Crataegus ist kein starkes, schnell wirksames Herzmedikament wie Digitalis (Fingerhut), sondern es soll über einen längeren Zeitraum hinweg (6 bis 12 Monate) eingenommen werden und hat keine Nebenwirkungen. Die Wirkungen sind bedeutsam und bemerkenswert nachhaltig:

Weißdorn wird vor allem beim so genannten Altersherz verordnet. Crataegus sollte aber auch bei jeder Grippe als Begleitmedizin gegeben werden, um Kraft und Leistung des Herzmuskels zu unterstützen.

Die Früchte, innen gelblich und mehlig, dienten in Notzeiten als Mehlersatz. Sie galten früher als Stärkungsmittel und wurden wegen ihrer stopfenden Wirkung auch bei Durchfallerkrankungen verwendet.

9.37 Zwiebel/Allium cepa L.

(Abb. 9-36)

Liliengewächse, Liliaceae (Alliaceae)

▶ **Arzneilich verwendete Pflanzenteile/Drogenbezeichnung**
Zwiebel, Allii cepae bulbus

▶ **Hauptinhaltsstoffe**
Allicin-Homologe und Sulfinyldisulfide, Peptide, Flavonoide, Amine (Diphenylamin), Propanthialoxid (bewirkt das Augentränen beim Zwiebelschneiden)

▶ **Hauptwirkungen**
entzündungshemmend, antiseptisch, lipid- und blutdrucksenkend, antiasthmatisch, Hemmung der Thrombozytenaggregation, außerdem sekretionsanregend, verdauungsfördernd, appetitsteigernd, harntreibend und wundheilend

▶ **Nebenwirkungen/Gegenanzeigen**
keine bekannt

▶ **Indikationen**
Innerlich: ausgezeichnetes Vorbeugungsmittel gegen Grippe, Schnupfen, Halsentzündungen und krampfartigen Husten. Zur Vorbeugung altersbedingter Gefäßerkrankungen
Äußerlich: frische Zwiebelscheibe auf Insektenstiche gelegt, unterdrückt allergische Reaktionen der Haut; auch bei Nesselfieber oder Nahrungsmittelallergien
Traditionell angewendet: warme Zwiebelscheiben als Auflage bei Furunkeln, Warzen und Blutergüssen, als Inhalat bei Schnupfen, in der Kinderheilkunde Zwiebel-Ohrauflagen bei Mittelohrentzündungen; Zwiebelsirup bei Husten, als ableitende Fußsohlenauflage bei Kopfgrippe oder -schmerzen

▶ **Anwendungsarten**
Innerlich: frischer Presssaft in Milch, Sirup, Gewürz
Äußerlich: Zwiebelscheiben, Zwiebelauflage

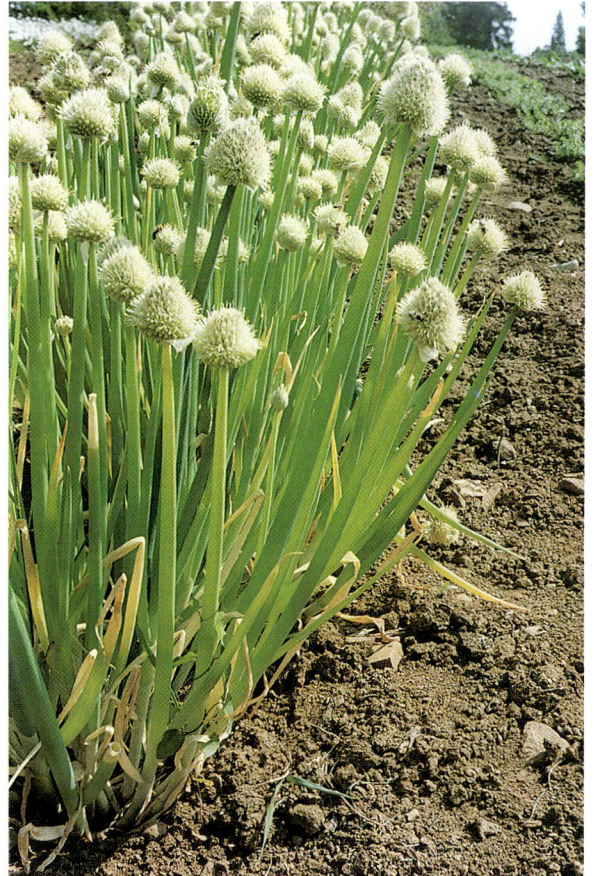

Abbildung 9-36: Zwiebel. *Foto: A. Sonn.*

▶ **Anwendungsempfehlung laut Kommission E**
Appetitlosigkeit, zur Vorbeugung altersbedingter Gefäßveränderungen
Dosierung: Tagesdosis 50 g frische Zwiebel bzw. 20 g getrocknete Droge

Zwiebel, das zu Tränen reizende Gewächs, gehört zu den am längsten kultivierten Pflanzen. Überlieferungen aus der Zeit um 3400 v. Chr. berichten vom Anbau im Nildelta zur Zeit der ältesten ägyptischen Dynastie. Die Römer brachten die in Südwestasien beheimatete Allium cepa nach Mitteleuropa; dort wurde sie seit 816 v. Chr. in den Klöstern angebaut.

Die Pflanze aus der «Küchenapotheke» ist ein ideales Mittel zur Vorbeugung gegen altersbedingte Gefäßveränderungen. Zur Lipidsenkung nimmt man täglich frischen Zwiebelpresssaft von 50 g Zwiebeln ein. Vielerorts wird die Pflanze als Jungbrunnen eingesetzt, zusammen mit dem ihr verwandten Knoblauch.

Die Volksmedizin kennt viele Hausmittel mit Zwiebeln: bei Erkältungskrankheiten und Keuchhusten *Zwiebelsirup* (1 kleingeschnittene Zwiebel mit 1 Tasse Wasser aufkochen, den Sud etwas abkühlen lassen und anschließend 2 EL Honig zugeben. Dann den Sirup noch 1 h lang ziehen lassen, abgießen und löffelweise einnehmen) oder *Zwiebel-Honigmilch*; bei Mittelohrentzündung *warme Zwiebelauflage* über Ohr und Kieferwinkel: Die Schleimhäute schwellen ab,

die Schmerzen lassen nach und der Druck im Ohr auch (s. S. 114). Zur schmerzlindernden Einreibung bei Insektenstichen nimmt man *frische Zwiebelscheiben. Frisch gehackte* und in ein Tüchlein gehüllte *Zwiebelwürfel* als Zwiebelsäcklein über die Wiege gehängt, ermöglicht Säuglingen das Durch-die-Nase-Atmen beim Trinken. Außerdem entspannt Zwiebelfrischpresssaft die Bronchien und beugt Asthmaanfällen vor, wie Studien belegt haben. Genau betrachtet ist die Küchenzwiebel ein billiges, immer verfügbares wahres «Wundermittel» und sollte viel häufiger verwendet werden.

Anhang

Teetabellen

Tee-Zubereitungstabelle zum Herauskopieren und Ausfüllen.

Tee-Sorte	Pflanzenteil	Wirkung	Dosierung pro Tasse (150 ml)	Zubereitung*	Ziehzeit

*Zubereitungsarten:
Aufguss (Infus):   mit kochendem Wasser übergießen, wie angegeben zugedeckt ziehen lassen, abseihen
Abkochung (Dekokt):   mit kaltem Wasser aufsetzen, zum Kochen bringen, wie angegeben zugedeckt köcheln/ziehen lassen, abseihen
Kaltauszug (Mazerat):   mit kaltem Wasser aufsetzen, zudecken, wie angegeben ziehen lassen, abseihen

Verordnungsliste zum Herauskopieren und Ausfüllen.

Zimmer	Patientin	Tee	Menge	Beachte

Literatur

Literaturhinweise

In den meisten Kapiteln finden sich Literatur-
hinweise zu den einzelnen Themen. Die nach-
stehenden Lesetipps beschränken sich auf Nach-
schlagewerke und einschlägige Zeitschriften.

Nachschlagewerke

Pschyrembel, Willibald (Hrsg.): Wörterbuch der Natur-
heilkunde und alternativen Heilverfahren. DeGruyter,
Berlin 1996.
Von Burger, Artur; Wachter Helmut: Hunnius Pharma-
zeutisches Wörterbuch. Studienausgabe DeGruyter,
Berlin 1997.

Zeitschriften

Der Heilpraktiker & Volksheilkunde. Fachzeitschrift für
Natur- und Erfahrungsheilkunde. Offizielles Organ
des Fachverbandes Deutscher Heilpraktiker e.V. und
seiner Landesverbände sowie des Verbandes Deutscher Heilpraktiker e.V. Verlag Volksheilkunde, Fach-
verband Deutscher Heilpraktiker, Maarweg 10, 53123
Bonn. Internet: http://www.verlag-volksheilkunde.de
12 Ausgaben jährlich
Die Schwester/Der Pfleger. Die Fachzeitschrift für Pflegeberufe. Postfach 1150, 34201 Melsungen. Internet:
http://www.bibliomed.de
12 Ausgaben jährlich

Forum Sozialstation. Luisenstr. 56, 53252 Bonn. Internet: http://www.forumsozialstation.de
6 Ausgaben jährlich
Gesundheitsnachrichten. A. Vogel AG, Hätschen, Postfach 63, CH-9053 Teufen
Heilberufe. Das Pflegemagazin. Urban und Vogel Medien
und Medizin Verlagsgesellschaft mbH, Neumarkter
Str. 43, 81673 München. Internet: http://www.urban-
vogel.de
12 Ausgaben jährlich
Naturarzt. Ihr Ratgeber für ein gesundes Leben. Access
Marketing GmbH, Alt Falkenstein 37a, 61462 König-
stein. Internet: http://www.naturarzt-access.de
12 Ausgaben jährlich
Natürlich. AZ Fachverlage AG, Neumattstr. 1, CH-5001
Aarau. Internet: http://www.natuerlich-online.ch
mit regelmäßiger Rubrik «Chrüteregge» (Kräuterecke)
12 Ausgaben jährlich
Pflege- & Krankenhausrecht. Beilage in Die Schwester/
Der Pfleger.
4 Ausgaben jährlich.
Pflegen Ambulant. Das Magazin für Pflege, Organisation,
Betriebsführung. Bibliomed – Medizinische Verlags-
gesellschaft mbH, Stadtwaldpark 10, 34212 Melsungen. Internet: http://www.bibliomed.de
6 Ausgaben jährlich
Zeitschrift für Phytotherapie. Hippokrates Verlag, Postfach 300504, 70445 Stuttgart. Internet: www.thie-
me.de/phyto/
10 Ausgaben jährlich

Aus- und Fortbildungsmöglichkeiten

Freiburger Heilpflanzenschule Ursel Bühring
Oberbirken 17
79252 Stegen
Tel.: 07661-981961
Fax: 07661-981962
E-Mail: info@heilpflanzenschule.de
Internet: http://www.heilpflanzenschule.de

LINUM Schule
(Wickel-Fachausbildung, Kurse zu Wickel
u. Heilpflanzen)
E-Mail: info@linum-schule.de
Internet: http://www.linum-schule.de

Phytaro Heilpflanzenschule
HP Peter Germann
Köln-Berliner-Str. 9
44287 Dortmund
Tel.: 0231-4440675
E-Mail: info@phytaro.de
Internet: http://www.phytaro.de

Artemisia Allgäuer Kräutergarten und
Heilpflanzenseminare, -ausbildungen
Hopfen 29
88167 Stiefenhofen im Allgäu
Tel.: 08386-960510
E-Mail: info@artemisia.de
Internet: http://www.artemisia.de

Heilen mit Pflanzen e.V.
Institut für Phytotherapie und Heilpraktikerschule
Klaus Krämer
Paul-Lincke-Ufer 42/43
10999 Berlin-Kreuzberg
Tel.: 030-61128933
E-Mail: buero@heilen-mit-pflanzen.de
Internet: http://www.heilen-mit-pflanzen.de

Heilpflanzenschule Verden
Dipl. Biol. Margitta Paprotka-Kühne
(Ausbildungen, Heilpflanzengarten)
Schafwinkeler Dorfstr. 1 A
27308 Kirchlinteln
Tel.: 04237-942282
Fax: 04237-9440112
www.heilpflanzenschule-verden.de

Schule für Klassische Naturheilkunde Zürich
Schöntalstr. 21
CH-8004 Zürich
Tel.: 0041-1-2415683
E-Mail: info@naturheilkunde.ch
Internet: http://www.naturheilkunde.ch

Verband anthroposophisch orientierter Pflegeberufe e.V.
Roggenstr. 82
70794 Filderstadt
Tel.: 0711-7359219
E-Mail: mail@anthro-pflegeberufe.de
Internet: http://www.anthro-pflegeberufe.de

PRIMULAVERIS Madeleine Ducommun-Capponi
(Wickel-Fachausbildung, Kurse zu Wickel u. Heilpflanzen)
Allmendstr. 39
CH-4534 Flumenthal
Tel.: 0041-32-6372069
E-Mail: info@primulaveris.ch
Internet: http://www.primulaveris.ch

Susanna Anderegg-Rhyner
(Wickelfachfrau und Fachfrau für ganzheitliche
Aromatherapie und Heilpflanzenkunde)
Lentulusstr. 48
CH-3007 Bern
Tel.: 0041-31-3721609
E-Mail: anderegg48@bluewin.ch

Pia Hess Naturkosmetik und Heilpflanzenkurse
(Drogistin, Fachfrau für ganzheitliche Aromatherapie
und Pflanzenheilkunde)
Falkenriedweg 5
CH-3032 Hinterkappelen
Tel.: 0041-31-9012221
Fax: 0041-31-9012406

Adova – Schule für angewandte Pflanzen-
und Duftheilkunde
René Strassmann und Franz Beyerle
St. Karlistr. 41a
CH-6004 Luzern
Tel.: 0041-41-2403370
Fax: 0041-41-2403382
E-Mail: adova@bluewin.ch

ARVEN Schule für ganzheitliche Aromatherapie
und Pflanzenheilkunde
Susanne Fischer-Rizzi
Postfach 24
87475 Sulzberg
Fax: 08376-1295
Internet: http://www.arven.de

AiDA INTERNATIONAL
Institut für Aromapraxis in Therapie und Pflege
Eliane Zimmermann
Ardaturrish Beg
IRL-Glengarriff, County Cork (Republik Irland)
Service Tel.: 089-8962329-0
E-Mail: zimmermann@aromapraxis.de
Internet: http://www.aromapraxis.de

Primavera Life
Am Fichtenholz 5
87475 Sulzberg
Tel.: 08376-8080
Fax: 08376-80839
E-Mail: info@primavera-life.de
Internet: http://www.primavera-life.de

Studienkreis Forum Essenzia
Meier-Helmbrecht-Str. 4
81377 München
Tel.: 089-7145391
Fax: 089-71039929
E-Mail: Forum-Essenzia@t-online.de
Internet: http://www.forum-essenzia.com

Heilpflanzengärten

*Unter der **Bad Heilbrunner Gesundheitsdatenbank** sind zahlreiche Heilpflanzengärten in Deutschland mit den wichtigsten Angaben (Öffnungszeiten, Anreise, Kontaktpersonen etc.) beschrieben (nach Bundesländern aufgelistet): http://www.tee.org/ kgarten/uebersicht.html*

Heilkräuterlehrpfad Löffingen (Raum Titisee-Neustadt an der B 31)
Heilkräuter in ihrer natürlichen Umgebung; Initiator Heilpraktiker Peter Spiegel hat in Löffingen auch das «Löffinger Heilkräuterstüble» – Tel.: 07654-8610.

Kytta-Arzneigarten (Nähe Alpirsbach/Schwarzwald – zwischen Schenkenzell und Schiltach) mit ca. 250 Heilkräutern
Näheres unter: **http://www.tee.org/kgarten/liste-bw.html**

Heilpflanzengarten der Firma WALA in 73087 Bad Boll/Eckwälden (bei Göppingen) – Näheres

unter http://www.wala.de/hintergruende/heilgarten/index.htm. Führungen sind möglich und sehr empfehlenswert – Anmeldung unter Tel.: 07164-930250, Fax: 07164-930297.

Heilpflanzengarten der Firma WELEDA in Schwäbisch Gmünd: Kontakte am besten über Pflegefachberaterin Fr. Birgitt Bahlmann, Tel.: 07171-919179, Fax: 07171-919507; E-Mail: bbahlmann@weleda.de

Heilkräutergarten im Merian Park, Botanischer Garten in Brüglingen bei Basel: Auf einem großen Areal sind Heilpflanzen nach Indikationen angeordnet. Ein Besuch lohnt sich.
Vorder Brüglingen 5, CH-4052 Basel. Lage- und Anfahrtspläne, Öffnungszeiten und weitere Einzelheiten unter http://www.bogabrueglingen.ch

Naturlehrpfad Heilpflanzengarten Liemberg
Bio-Betrieb Hans Zaugg, Liemberg, CH-4938 Rohrbachgraben, Tel.: 0041-62-9652961.

Bezugsquellen

Pflanzen und/oder Samen

Viele Heil- und Gewürzkräuter sind in örtlichen (Stauden-) Gärtnereien erhältlich.

ARTEMISIA GbR

Heil- und Duftpflanzen aus dem Bioland-Betrieb
Alexandra von der Chevallerie, Erwin Heger
Untere Guldenstr. 28
79346 Endingen
Tel.: 07642-923370
Fax: 07642-927733
E-Mail: compost@artemisiagarten.de
Internet: http://www.artemisiagarten.de

Hof Berggarten

Wilde Blumen für lebendige Gärten
Großherrischwand, Lindenweg 17
79737 Herrischried
Tel.: 07764-239
Fax: 07764-215
E-Mail: hof-berggarten@t-online.de
Internet: http://www.hof-berggarten.de

Staudengärtnerei Dieter Gaissmayer

Jungviehweide 3
89257 Illertissen
Tel.: 07303-7258
Fax: 07303-42181
E-Mail: info@staudengaissmayer.de
Internet: http://www.staudengaissmayer.de

Naturkosmetika, Massageöle etc.

WALA Arzneimittel und
Dr. Hauschka Naturkosmetik

WALA Heilmittel GmbH
Bosslerweg 2
73087 Bad Boll/Eckwälden
Service-Tel.: 07164-930-181
Fax: 07164-930-297
E-Mail: info@wala.de
Internet: http://www.wala.de; www.walaarznei-mittel.de; www.dr.hauschka.de

WELEDA AG

(Pflegefachberatung Fr. Birgitt Bahlmann)
Möhlerstr. 3
73525 Schwäbisch Gmünd
Tel.: 07171-919179
Fax: 07171-919507
E-Mail:bbahlmann@weleda.de

Tautropfen Naturkosmetik

Silvia & Rainer Plum GmbH & Co. KG
Bahnhofstr. 5
83119 Obing
Tel.: 08624-8785-0
Fax: 08624-8785-32
E-Mail:
TAUTROPFEN. Naturkosmetik@t-online.de
Internet: http://www.tautropfen.de

Pia Hess Heer

Naturkosmetik und Kurse in Naturkosmetik
Falkenriedweg 5
CH-3032 Hinterkappelen
Tel.: 0041-31-901 22 21

Kräutertees

Medizinaltees: über Apotheken erhältlich
(lose oder als Teebeutel)

Sidroga GmbH (Medizinaltees)

Mumpferfährstr. 68
79713 Bad Säckingen
Tel.: 07761-93976-0
Fax: 07761-93976-48
E-Mail: administration@sidroga.com
Internet: http://www.sidroga.com

Kneipp-Werke (Medizinaltees)

Steinbachtal 43
97082 Würzburg
Tel.: 0931-8 00 20
Fax: 0931-800197
E-Mail: info@kneipp.de
Internet: http://www.kneipp.de
ständiger Fabrikverkauf:
Johannes-Gutenberg-Str. 8
97199 Ochsenfurt-Hohestadt
(Di, Mi, Fr 10–16 Uhr, Do 12–18 Uhr;
Montag geschlossen)

Medizinaltees

Alfred Stüber GmbH
Ältestes Auslieferungslager der
A. Vogel-Produkte Deutschland
Postf. 7050
72734 Reutlingen
Tel.: 07121-5 20 21
Fax: 07121-58 04 99
E-Mail@stuebers.de

Hohensteiner Kräutertees

Johanna Schwörer
Kirchstr. 15
72531 Hohenstein
Tel.: 07387-82 16

La Luna Kräutermanufaktur

(Demeter- und Biolandqualität)
Rudi Beiser
Herrenstr. 12
77948 Friesenheim

Lebensbaum

Donum naturae (kbA-Qualität, DAB-geprüft)
über Naturkosthandel zu beziehen

Firma *Gahlke* (kbA- und konventionelle Ware, DAB-geprüft); Großhändler, der Naturkostläden und Apotheken beliefert.

Wickel-Zubehör

Woll-Außentücher 40 × 150 cm (100 % reine Merino-Schafschurwolle), auf Wunsch auch umhäkelt, sowie Halswickel-Sets für Erwachsene und für Kinder erhältlich bei:
Bärbl Buchmayr
Kirchenstr.14
83454 Anger
Tel.: 08656-98 54 41
Fax: 08656-98 54 42
E-Mail: office@altehausmittel.com

Kirschkernsäckchen

Udo Bierfreund
Gabrielenstr. 3
66798 Wallerfangen
Tel.: 068 31-6 93 25
Fax: 068 31-6 94 25

Autorinnen

Annegret Sonn

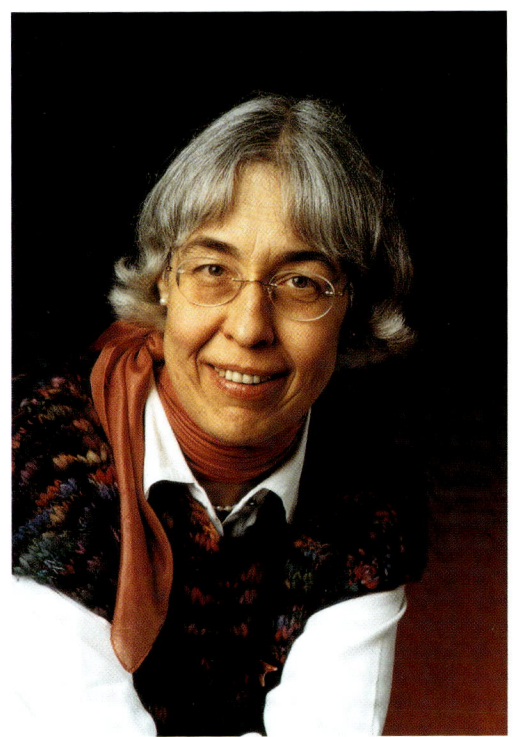

Annegret Sonn (geb. 14. 10. 1950, gest. 21. 7. 2003) war Kranken- und Kinderkrankenschwester, Hebamme und Fachschwester für Gemeindekrankenpflege. Während ihrer über 25-jährigen Berufspraxis in der stationären und ambulanten Pflege beschäftigte sie sich intensiv mit naturheilkundlichen Methoden der Gesundheits- und Krankenpflege. Seit 1988 war sie als freiberufliche Dozentin im Rahmen von innerbetrieblichen Fortbildungen und zusammen mit Berufsverbänden und Einrichtungen der Fort- und Weiterbildung für Pflegeberufe tätig.

Dabei war es ihr ein besonderes Anliegen, KollegInnen in der Pflege Mut zu machen, äußere Anwendungen als eigene pflegetherapeutische Möglichkeit wieder zu entdecken und professionell anzuwenden.

Im Rahmen der Erwachsenenbildung wurde sie zu Vorträgen und Führungen eingeladen und vermittelte Fertigkeiten und Kenntnisse über Möglichkeiten und Grenzen von naturheilkundlich orientierten Methoden (Hausmittel, Wickel, Heilpflanzen usw.) für die Familie und zur Selbstpflege.

Sie veröffentlichte regelmäßig Beiträge in der Fachpresse und war (Ko-) Autorin von Fachbüchern. Sie liebte die Begegnung mit Heilpflanzen über das Fotografieren, woraus schließlich Farbfotokarten mit Textbeiblatt entstanden (zu inzwischen über 80 Heilpflanzen). Zum Wickelthema brachte sie einen Satz von zwölf großformatigen Farbpostern mit einzelnen Handlungsschritten zu Wickel-Anwendungen heraus. 1999 gründete sie die LINUM Schule für naturheilkundliche Methoden der Gesundheits- und Krankenpflege und führte die erste Wickel-

Fachausbildung durch. Die inzwischen mehr als 60 zertifizierten Wickel-Fachleute, die in verschiedensten Bereichen der Pflege arbeiten, haben sich zum Wickel-Fachforum zusammengeschlossen, dessen Anliegen es ist, Professionalität und Qualität von Wickel-Anwendungen zu sichern. Annegret Sonn war darüber hinaus eine der beiden Initiatorinnen der jährlichen Dreiländertreffen der Wickelfachleute aus der Schweiz, Österreich und Deutschland.

Bereits 1994 erwarb sie die Zulassung als Heilpraktikerin und eröffnete schließlich nach einer intensiven, dreijährigen Ausbildung in der Klassischen Homöopathie 2001 eine eigene Praxis in Sonnenbühl.

Ursel Bühring

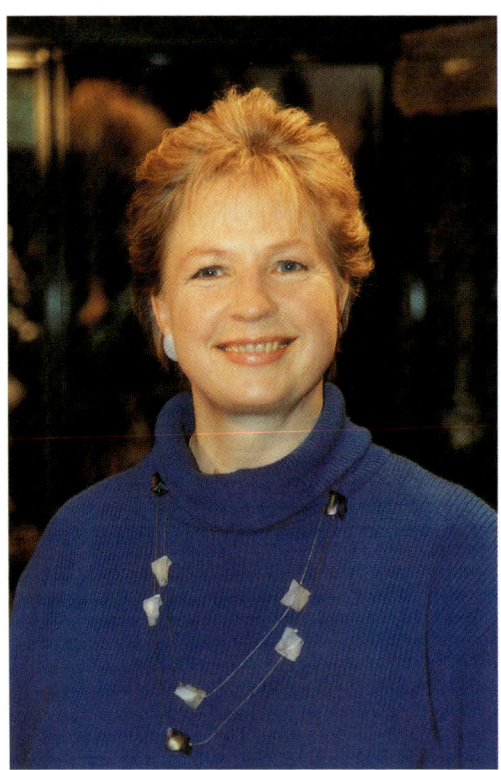

Ursel Bühring, Jahrgang 1950, ist Krankenschwester mit 30 Jahren Berufspraxis in der Pflege, Heilpraktikerin (seit 1985), Natur- und Umweltpädagogin und Phytotherapeutin. Ihre Arbeit ist geprägt durch eine tiefe Verbundenheit mit den Pflanzen. Dies ist die innere Triebfeder für ihre intensive Beschäftigung mit Heilpflanzen. Seit vielen Jahren ist sie als **Dozentin** für Pflanzenheilkunde in verschiedenen Institutionen (Kliniken, HP- und Pflegeschulen, Kongressen, Ökologischen und naturpädagogischen Bildungsstätten) im In- und Ausland tätig.

1997 hat Ursel Bühring die **Freiburger Heilpflanzenschule** (Oberbirken 17, 79252 Stegen) gegründet und sich zum Ziel gesetzt, das traditionelle Wissen über Kräuterheilkunde wieder aufzugreifen und mit den neuesten Erkenntnissen der Phytomedizin zu verbinden. Die Schule bietet Grundausbildungen, Fortbildungen und Kurzausbildungen in Kinder- und Frauen-Naturheilkunde mit Schwerpunkt Phytotherapie sowie in Aromatherapie und Heilkräutergärtnern an. Sie findet einen regen Zulauf, und inzwischen wurden mehr als 600 TeilnehmerInnen ausgebildet.

In der «Edition Achillea» veröffentlicht Ursel Bühring ihre eigenen Pflanzenbücher und Heilpflanzen-Blätter. Sie ist außerdem als (Ko-) **Autorin** von Fachbüchern und als Autorin von Heilpflanzen-Artikeln in Fachzeitschriften im In- und Ausland bekannt, wirkt in verschiedenen Radiosendungen mit und ist regelmäßig live im Fernsehen zu sehen. Im August 2001 wurde Frau Bühring für ihr Engagement in der Pflanzenheilkunde der «**Regiopreis** für Gesundheit und Ernährung» vom Kultur-Förderkreis der Wirtschaft verliehen.

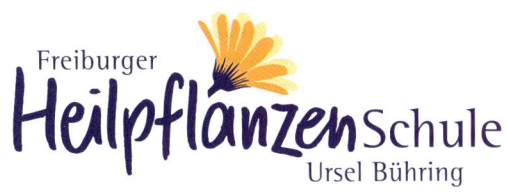

Verzeichnis der Abbildungen

Abbildung 1-1: zvg

Abbildung 1-2: zvg

Abbildung 1-3: Foto: Archiv für Kunst und Geschichte. Aus: Greiner, K.; Weber, A.: Magie und Heilkraft der Frauenkräuter. Mosaik, München 1999.

Abbildung 1-4: Foto: Archiv für Kunst und Geschichte. Aus: Greiner, K.; Weber, A.: Magie und Heilkraft der Frauenkräuter. Mosaik, München 1999.

Abbildung 1-5: zvg

Abbildung 1-6: Foto: A. Sonn.

Abbildung 1-7: zvg

Abbildung 1-8: Skizze von W. M. Thackeray, Weimar 1830. Aus: Mit Goethe durch das Jahr 2002. Artemis & Winkler, Düsseldorf/Zürich 2001.

Abbildung 1-9: Foto: Maria Bililis-Gueffroy, Ludwigsburgerstr. 80/3, 71693 Freiberg/N.

Abbildung 1-10: Weiss, R. F.; Fintelmann, V.: Lehrbuch der Phytotherapie. Hippokrates, 1997 (4. Auflage).

Abbildung 1-11: Glöckler, M.; Schürholz, J. Walker, M. (Hrsg.): Anthroposophische Medizin. Ein Weg zum Patienten. Verlag Freies Geistesleben, Stuttgart 1993.

Abbildung 2-1: Foto: A. Sonn.

Abbildung 2-2: Foto: A. Sonn.

Abbildung 2-3: Foto: A. Sonn.

Abbildung 2-4: Foto: U. Bühring.

Abbildung 2-5: Zeichnung: A. Sonn.

Abbildung 2-6: Foto: A. Sonn.

Abbildung 2-7: Foto: I. Schneider, M. Will.

Abbildung 2-8: Foto: A. Sonn.

Abbildung 2-9: Foto: U. Bühring.

Abbildung 3-1: Foto: A. Sonn.

Abbildung 4-1: Foto: U. Bühring. Originalzeichnung: Ina Zielke.

Abbildung 4-2a: Foto: U. Bühring. Originalzeichnung: Ina Zielke.

Abbildung 4-2b: Foto: U. Bühring. Originalzeichnung: Ina Zielke.

Abbildung 4-3a: Foto: U. Bühring. Originalzeichnung: Ina Zielke.

Abbildung 4-3b: Foto: U. Bühring. Originalzeichnung: Ina Zielke.

Abbildung 4-4a: Foto: U. Bühring. Originalzeichnung: Ina Zielke.

Abbildung 4-4b: Foto: U. Bühring. Originalzeichnung: Ina Zielke.

Abbildung 4-4c: Foto: U. Bühring. Originalzeichnung: Ina Zielke.

Abbildung 4-5a: Foto: U. Bühring. Originalzeichnung: Ina Zielke.

Abbildung 4-5b: Foto: U. Bühring. Originalzeichnung: Ina Zielke.

Abbildung 4-5c: Foto: U. Bühring. Originalzeichnung: Ina Zielke.

Abbildung 4-5d: Foto: U. Bühring. Originalzeichnung: Ina Zielke.

Abbildung 4-5e: Foto: U. Bühring. Originalzeichnung: Ina Zielke.

Abbildung 4-5f: Foto: U. Bühring. Originalzeichnung: Ina Zielke.

Abbildung 4-5g: Foto: U. Bühring. Originalzeichnung: Ina Zielke.

Abbildung 4-6: Foto: U. Bühring. Originalzeichnung: Ina Zielke.

Abbildung 5-1: Foto: U. Bühring. Originalzeichnung: Ina Zielke.

Abbildung 6-1: Foto: A. Sonn.

Abbildung 6-2: Foto: A. Sonn.

Abbildung 7-1: Fotos: A. Sonn, U. Bühring.

Abbildung 7-2: Fotos: A. Sonn, U. Bühring.

Abbildung 7-3: Fotos: A. Sonn, U. Bühring.

Abbildung 7-4: Fotos: A. Sonn, U. Bühring.
Abbildung 7-5: Fotos: A. Sonn, U. Bühring.
Abbildung 7-6: Fotos: A. Sonn, U. Bühring, J. Georg.
Abbildung 7-7: Fotos: A. Sonn, U. Bühring.
Abbildung 7-8: Fotos: A. Sonn, U. Bühring, J. Georg.
Abbildung 7-9: Fotos: A. Sonn, U. Bühring.
Abbildung 7-10: Fotos: A. Sonn, U. Bühring.
Abbildung 7-11: Fotos: A. Sonn, U. Bühring, J. Georg.
Abbildung 7-12: Fotos: A. Sonn, U. Bühring.
Abbildung 7-13: Fotos: A. Sonn, U. Bühring.
Abbildung 7-14: Fotos: A. Sonn, U. Bühring.

Abbildung 8-1: Foto: U. Bühring.
Abbildung 8-2: Foto: U. Bühring.
Abbildung 8-3: Foto: U. Bühring.
Abbildung 8-4: Foto: U. Bühring.
Abbildung 8-5a: Foto: A. Sonn.
Abbildung 8-5b: Foto: A. Sonn.
Abbildung 8-6: Foto: A. Sonn.
Abbildung 8-7: Foto: A. Sonn.
Abbildung 8-8: Foto: A. Sonn.
Abbildung 8-9: Foto: A. Sonn.
Abbildung 8-10: Foto: A. Sonn.
Abbildung 8-11: Foto: A. Sonn.
Abbildung 8-12: Foto: A. Sonn.
Abbildung 8-13: Foto: A. Sonn.
Abbildung 8-14: Foto: A. Sonn.
Abbildung 8-15: Foto: A. Sonn.
Abbildung 8-16: Foto: A. Sonn.
Abbildung 8-17a: Foto: A. Sonn.
Abbildung 8-17b: Foto: A. Sonn.
Abbildung 8-18: Foto: A. Sonn.
Abbildung 8-19: Foto: A. Sonn.
Abbildung 8-20: Foto: A. Sonn.
Abbildung 8-21: Foto: A. Sonn.
Abbildung 8-22: Foto: U. Bühring.
Abbildung 8-23: Foto: U. Bühring.
Abbildung 8-24: Foto: U. Bühring.
Abbildung 8-25: Foto: A. Sonn.

Abbildung 9-1: Foto: U. Bühring.
Abbildung 9-2: Foto: A. Sonn.
Abbildung 9-3: Foto: A. Sonn.
Abbildung 9-4: Foto: A. Sonn.
Abbildung 9-5: Foto: A. Sonn.
Abbildung 9-6: Foto: U. Bühring.
Abbildung 9-7: Foto: U. Bühring.
Abbildung 9-8: Foto: A. Sonn.
Abbildung 9-9: Foto: A. Sonn.
Abbildung 9-10: Foto: A. Sonn.
Abbildung 9-11: Foto: U. Bühring.
Abbildung 9-12: Foto: U. Bühring.
Abbildung 9-13: Foto: J. Georg
Abbildung 9-14: Foto: U. Bühring.
Abbildung 9-15: Foto: U. Bühring.
Abbildung 9-16: Foto: A. Sonn.
Abbildung 9-17: Foto: U. Bühring.
Abbildung 9-18: Foto: U. Bühring.
Abbildung 9-19: Foto: A. Sonn.
Abbildung 9-20: Foto: A. Sonn.
Abbildung 9-21: Foto: U. Bühring.
Abbildung 9-22: Foto: A. Sonn.
Abbildung 9-23: Foto: U. Bühring.
Abbildung 9-24: Foto: A. Sonn.
Abbildung 9-25: Foto: U. Bühring.
Abbildung 9-26: Foto: J. Georg.
Abbildung 9-27: Foto: A. Sonn.
Abbildung 9-28: Foto: U. Bühring.
Abbildung 9-29: Foto: U. Bühring.
Abbildung 9-30: Foto: U. Bühring.
Abbildung 9-31: Foto: U. Bühring.
Abbildung 9-32: Foto: A. Sonn.
Abbildung 9-33: Foto: A. Sonn.
Abbildung 9-34: Foto: U. Bühring.
Abbildung 9-35: Foto: A. Sonn.
Abbildung 9-36: Foto: A. Sonn.

Leben wie der Lein

Zum Tod von Annegret Sonn

Fast schien es, als offenbare Annegret Sonn auf ihrem letzten Weg all die Begabungen, die ihr Leben und ihre Arbeit geprägt haben. Die Menschen, die sie gekannt und geliebt haben, die mit ihr gearbeitet und von ihr gelernt haben, ließen auf der Trauerfeier die vielen Talente dieser ungewöhnlichen Krankenschwester noch einmal lebendig werden.

Annegret Sonn, 1950 geboren, ist eine Pionierin nicht nur der naturheilkundlichen Pflege. In der Fachwelt bekannt wird sie, die unter anderem auch Kinderkrankenschwester, Hebamme und Heilpraktikerin für Klassische Homöopathie war, bereits Ende der siebziger Jahre. Als eine der ersten Pflegenden setzt sie sich für die damals in der ambulanten Pflege noch weitgehend unbekannte Dokumentation des Pflegeprozesses ein. Sie gehört außerdem zu einer Gruppe von Berliner Experten, die in der Krankenwohnung eine ideale Ergänzung zur ambulanten Pflege sehen. Annegret Sonns Publikationen in der Fachpresse und ihr berufspolitisches Engagement zeugen von ihrem hohen Anspruch an die professionelle Pflege, ihrem fundierten Wissen und ihrer internationalen Praxiserfahrung.

Ihre Liebe gilt den Heilpflanzen und deren medizinisch-pflegerische Anwendung in Wickeln und Auflagen zum Wohlfühlen und Gesundwerden. Nach ihrer Zeit in der Gemeindekrankenpflege in Plieningen bei Stuttgart, arbeitet

Annegret Sonn seit 1988 als freiberufliche Dozentin und entwickelt ein vielseitiges Seminarprogramm. 1999 gründet sie die LINUM-Schule für naturheilkundliche Methoden der Gesundheits- und Krankenpflege. Mehr als 60 beruflich Pflegende absolvieren hier eine Wickel-Fachausbildung.

LINUM zum Logo ihrer Schule zu machen, ist typisch für Annegret Sonns Bodenständigkeit und für ihre Liebe zum Detail. Linum ist der botanische Name für Lein. Die vielseitig genutzte Heil- und Kulturpflanze war auf der Schwäbischen Alb bis weit ins 19. Jahrhundert hinein für viele Menschen Lebensgrundlage. Und: Lein und Wickel gehören zusammen – als Leinsamenauflage und als Leinenstoff für Wickeltücher. Mit dem LINUM-Curriculum erfüllt Annegret Sonn ihren Anspruch, Pflegende darin zu unterstützen, eigenständig und eigenverantwortlich handeln zu können. Sie sucht dazu auch den kollegialen Austausch mit KollegInnen in Österreich und der Schweiz. Auf dem Programm von LINUM stehen außerdem Heilpflanzenseminare, Kräuterwanderungen auf der Alb und die eigene Herstellung von Salben und Ölen.

Zusammen mit FORUM SOZIALSTATION startet Annegret Sonn 1988 die Kolumne «Heilkunderbunt» mit Informationen über natürliche Methoden der Gesundheits- und Krankenpflege, deren Autorin sie bis Ende 2002 bleibt. In über 70 Beiträgen beschreibt sie detailliert in Wort und Bild erprobte Anwendungen von Wickeln und Auflagen. Zeit ihres Lebens kämpft sie dafür, natürlichen Hausmitteln einen Platz in der professionellen Pflege einzuräumen. In einem Interview mit FORUM SOZIALSTATION sagt sie 1996: «Wir brauchen mehr Vergleichsstudien, damit Pflege mit natürlichen Heilmitteln nicht belächelt wird.»

Ihr Vorhaben, ihre LINUM-Schule einer Stiftung zu zuführen, hat Annegret Sonn nicht mehr zu Ende bringen können. Ihren Wunsch, auf diese Weise naturheilkundliche Pflege erforschen und ihre Wirkung wissenschaftlich nachweisen zu lassen, verfolgt jetzt eine Gruppe von LINUM-Absolventinnen. Auch ihr Buch «Heilpflanzen in der Pflege», das sie zusammen mit der Freiburger Expertin Ursel Bühring verfasst hat, konnte sie nicht mehr vollendet sehen.

Ausgestattet mit schwäbischem Humor, offen und dialogfähig, eigensinnig und einfallsreich, professionell und beharrlich – mit dieser Mischung hat Annegret Sonn ihr Wissen an Pflegende weitergegeben. Viele von ihnen haben sich auf dem Friedhof in Plieningen mit Sonnenblumen und Leinsamen von ihr verabschiedet. Menschen, die verstanden haben, was Annegret Sonn mit Pflanzen und besonders mit dem Lein verband: sehr zart und äußerst robust zugleich zu sein.

Uschi Grieshaber

Der Nachruf ist erschienen in FORUM SOZIALSTATION, Magazin für ambulante Pflege, Bonn, Nr. 124/Oktober 2003

Sachwortverzeichnis

Komplementäre Pflege

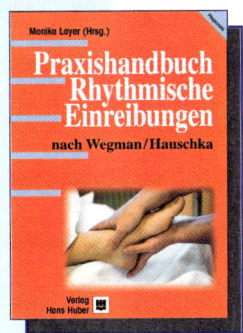

Monika Layer (Hrsg.)

Praxishandbuch Rhythmische Einreibungen nach Wegman/Hauschka

2003. 200 S., 51 meist vierfarbige Abb., 13 Tab., Kt
€ 34.95 / CHF 59.00
(ISBN 3-456-83591-4)

Ein Praxishandbuch über Grundlagen, Anwendungen und Übungen rhythmischer Einreibungen nach Wegman/Hauschka, geschrieben von ExpertInnen aus dem Bereich der anthroposophischen Pflege.

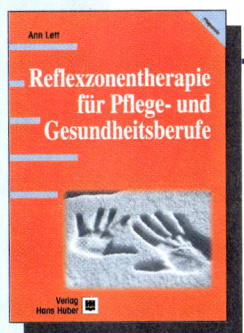

Ann Lett

Reflexzonentherapie für Pflege- und Gesundheitsberufe

2003. 324 S., 112 Abb., 1 Tab., Kt
€ 39.95 / CHF 67.00 (ISBN 3-456-83832-8)

Praxishandbuch zur Reflexzonentherapie von Fuß, Hand und Rücken für Gesundheits- und Pflegeberufe. – Ein Buch für Hand und Fuß mit Hand und Fuß.

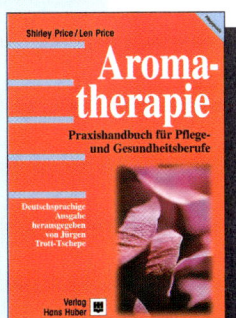

Shirley Price / Len Price

Aromatherapie

Praxishandbuch für Pflege- und Gesundheitsberufe

2003. 407 S., 121 Abb., 34 Tab., Kt
€ 39.95 / CHF 67.00 (ISBN 3-456-83440-3)

Aromatherapie – fundierte und praxisorientierte Darstellung und Anwendung der Aromatherapie für Pflege- und Gesundheitsberufe.

http://Verlag.HansHuber.com

Verlag Hans Huber
Bern Göttingen Toronto Seattle